精神症候学 第2版

Sémiologie psychiatrique   2ème édition

濱田秀伯 著
Hidemichi Hamada

弘文堂

第2版 序

　ある地方都市の講演に招かれたときのことである。講演を終えて演壇を降りる私のところに，見知らぬ初老の紳士が近づいていらした。自分はこの町で開業する精神科医と名のられたうえで，その方は手もとの鞄から本書を取り出した。本は，ほとんどのページに日付や下線，おびただしい書き込みがあり，表紙は擦り切れて原形をとどめないほどになっていた。驚いて一瞬言葉を失った私に，その方は「なにしろ毎日の外来に欠かさず持ち運び，診療後に疑問があるとそのたびに開いてみるので，こんな姿になってしまいました」と，申し訳なさそうに，少し誇らしげに微笑まれた。

　本書の初版が出版されたのは1994年12月である。準備期間を含めると，その周辺に四半世紀近い年月が流れた。海外にもあまり類のない「読む事典」というスタイルが珍しいためか，思いがけず多数のお便りや質問，励ましを頂戴した。精神医学に限らず，領域を超えて哲学，心理学，文学，司法，教育，福祉，歴史，出版関係，それに一般の読書愛好家の方がたからである。このたび修正，用語変更，書き残したこと，新たに知りえたことなどを加えて，第2版を世に送る運びになった。初版から一貫して変わらぬ点は，取材，採否，構成，記述のすべてを，独断の謗りを承知しつつ，私ひとりで行ったことである。変わった点があるとすれば，もとは自身の勉強のために始めたものが，いつの間にか著者の手を離れて歩き出し，さまざまな場所に育っているという感慨が，私の立つ位置を変え，直接お会いしていない読者に向けて筆を運ばせたことであろう。

　初版に序をお寄せいただいた恩師保崎秀夫先生は，お健やかに傘寿

を越えられた．私は長年勤めた大学を離れ，医療の現場で患者さんたちのそばに戻っている．すべては感謝である．

2009 年 11 月

濱 田 秀 伯

初版 序

慶應義塾大学名誉教授

保 崎 秀 夫

　著者の濱田秀伯講師は，現在慶應義塾大学医学部精神神経科学教室において，浅井昌弘教授のもとで精神病理学研究班の責任者として各方面で活躍されているのは周知の事実であり，数々の業績からみてもこの方面の最前線をゆく研究者として将来を嘱望されているのも当然である。

　同君は昭和47年の慶應義塾大学医学部卒業で，精神神経科入局後，臨床精神医学のみならず神経病学も学び，昭和53年9月に「40歳以降に初発する幻覚妄想状態の臨床的研究——特に予後の見地から」で医学博士号を受け，昭和54年9月から58年3月まで，フランス政府給費留学生として，パリ大学附属サンタンヌ病院でピショー教授のもとでフランス精神医学を学び，帰国後は今日にいたるまで一貫して精神病理学の領域で研究をつづけ活躍中である。

　経歴からみてフランス精神医学に強いのは勿論であるが，さらに英米独の精神医学，神経病学をはじめ広い領域にわたって，着々と地道に研究をすすめ，今回『精神症候学』をまとめるにいたったのは大変喜ばしいことである。「精神症候学」という形の本は久し振りであるが，フランス精神医学の基盤の上に，各国の精神医学，心理学，神経学を加え，さらにわが国において現在問題になっている業績もとり入れ，DSM, ICD なども参考にするなど，偏りのないバランスのとれたものとなっている。

　私もかつてこのような本を書いてみたいと思ったことがあるが，エ

ネルギーがつづかなくてあきらめてしまっただけに，古今東西，新旧の業績を読んで，高い見地から著者の考えも入れてまとめられた努力には敬服している．

著者のことであるから，さらに新たに仕入れたことや気付いたことを時期をみて加えてゆくものと思うが，すでに本書そのものが詳細な索引とともに小事典的な役割を果しており，読みやすく身近に感ずる本である．

わが国の臨床精神医学は，主流であったドイツ精神医学に加えて英米精神医学が力を得ていた．一方でフランス精神医学は以前より独自の立場をもちつづけており，特に症候学の面では確固たる地位を築いていたが，残念なことに，紹介される機会の少なさのせいか，充分に注目されていたとは言いがたい．本書では，フランス精神医学のエッセンスが，その特色を生かしながら，偏ることなくうまく取りまとめられており，わが国特有の傾向も加えられているのがうれしい．

本書が精神医学をこころざす人々にとって，身近に備えておきたい一冊になることは間違いないと信じており，著者のますますの発展を祈る次第である．

『精神症候学』[第2版] 目　次

第2版序 ——————————————————————— I

初版序 ——————————————————— 保崎秀夫　III

凡　例 ——————————————————————— IX

序　説 ——————————————————————— 1
   1．症状，症候群，症候学　1
   2．精神症候学の成立　4
      a．フランスにおける流れ
      b．ドイツにおける流れ
   3．力動精神医学の登場　17
   4．機械・局在論　22
   5．精神病理学の成立　23
   6．戦後の動向　26
      a．力動精神医学の発展
      b．現存在分析と了解人間学
      c．反精神医学
      d．再医学化の流れ
   7．統合への道——まとめ——　32

第Ｉ部　外観・行為の異常 ——————————— 39
  Ａ　年齢・性差 ——————————————— 40
  Ｂ　ライフサイクル ————————————— 49
   1．乳児期（生後1歳まで）　49
   2．幼児期（1〜5，6歳）　50
   3．学童期（6〜12歳）　51

4．思春期・青年期（12～22, 3歳）　52

　　5．成人期（24, 5～50歳）　53

　　6．初老期（50～65歳）　54

　　7．老年期（65歳以降）　54

　　8．死　54

C　経　　過 ―――――――――――――――――― 57
D　体　　質 ―――――――――――――――――― 68
E　体　　型 ―――――――――――――――――― 72
F　性　　格 ―――――――――――――――――― 79
G　人　　格 ―――――――――――――――――― 85

　　1．人格と体験　86

　　2．人格の変化　87

　　3．人格の異常　89

H　着衣・結髪 ――――――――――――――――― 95
I　体　　痕 ―――――――――――――――――― 97
J　姿　　勢 ―――――――――――――――――― 102
K　態　　度 ―――――――――――――――――― 109
L　表　　情 ―――――――――――――――――― 123
M　言語活動 ―――――――――――――――――― 128

　　1．形式の異常　128

　　2．内容の異常　136

　　3．失　　語　139

　　4．書字障害, 失書　143

　　5．読字障害, 失読　145

N　行動の変化, 異常行為 ―――――――――――― 147

　　1．行動の量的な変化　149

　　2．行動の質的な変化　152

　　3．失　　行　155

　　4．生理機能に関連する行動異常　157

O　身体との関連 ―――――――――――――――― 176

1．症状精神病　182
　　2．器質精神病　185
　　3．局在症候群　188
　　4．中毒精神病　193
　P　社会との関連 ――――――――――――――――200

第Ⅱ部　異常体験 ――――――――――――――――217
　A　意識の障害 ――――――――――――――――218
　　1．量的な意識障害　223
　　2．質的な意識障害　227
　　3．無意識　235
　B　自我と自我意識の障害 ―――――――――――238
　　1．存在意識の障害　242
　　2．能動意識の障害　243
　　3．単独意識の障害　246
　　4．自他と内外の障害　247
　C　知覚の障害 ――――――――――――――――251
　　1．感覚・知覚の量的な障害　255
　　2．知覚の質的な障害　260
　　3．幻　覚　265
　　　a．感覚領域の幻覚
　　　b．仮性幻覚
　　　c．特殊な幻覚
　　　d．幻覚症
　　4．失　認　281
　D　感情の障害 ――――――――――――――――286
　　1．感情の量的な障害　293
　　2．感情の質的な障害　307
　E　意志・欲動の障害 ―――――――――――――314
　　1．意志・欲動の量的な障害　321

2．意志・欲動の質的な障害　324
　F　思考の障害 ——————————————327
　　1．思考の流れ，まとまりの障害　331
　　2．思考体験の障害　335
　　3．思考内容の障害　340
　　4．妄　　想　350
　　　a．妄想形式の種類と進展
　　　b．妄想の主題・内容
　　　　(1) 被害妄想群　　(2) 微小妄想群
　　　　(3) 誇大妄想群　　(4) 被影響妄想群
　　　c．パラノイアとパラフレニー
　G　記憶の障害 ——————————————371
　　1．記銘の障害　375
　　2．追想の量的な障害　377
　　3．追想の質的な障害　382
　H　知能の障害 ——————————————384
　　1．知能の量的な障害　386
　　2．知能の質的な障害　398

Résumé ————————————————————405

初版あとがき ————————————————409

和　文　索　引 ————————————————411
欧　文　索　引 ————————————————439
人　名　索　引 ————————————————476

　　　　　　　　　　　　カバー画：蝦名協子「女」1994 年
　　　　　　　　　　　　　　　　　　（国画会会員）

凡　例

1) 精神症候学，疾患分類学の用語を中心に，心理学，神経病学，神経心理学，精神分析学，哲学など関連領域の用語，一部に学術用語ではないものも収めた．
2) 序説，第Ⅰ部，第Ⅱ部に分けて記述したが，厳密，体系的に分けるのではなく，意味の似た語を集めたり，意味は違うが語感が似ていたり同時に知っておくとよさそうな語を近くに置き，必要な語は場所を変えて繰り返し記すなどの重層的な構成になっている．
3) 用語は精神神経学用語集改訂第6版（日本精神神経学会，新興医学出版社，2008），神経学用語集改訂第3版（文光堂，2008）をもとにしたが，一致していない語もある．
4) ギリシャ，ラテン，英，独，仏，伊の各語をそれぞれ（G），（L），（E），（D），（F），（I），で表した．同義語は並記し，必要に応じてギリシャ，ラテン語の語源を添えた．
5) 別名，由来，生没年，略語，語の省略可能な部分に（　）を用い，提唱者，発表年，分類コードには［　］を用いた．
6) 人名はファミリー・ネームを記し，ファースト・ネーム，ミドル・ネーム等は頭文字を連ね，省略されることの多い部分はイタリック体で示した（例：Jean Etienne Dominique Esquirol→Esquirol *JED*, Jean-Pierre Falret→Falret J-P）．なお，後者は注では省略した．
7) ICDはWHOによる国際疾患分類を示し，数字は改訂次数を表す．DSMはアメリカ精神医学会の精神障害の診断と統計の手引で，数字は版数を表す．

序　説

La forme du corps lui est plus essentielle que sa substance.
形は肉体にとってその実質よりも本質的である。
[Villiers de L'Isle-Adam A][1]

1．症状，症候群，症候学

精神医学 psychiatry（E），Psychiatrie（D），psychiatrie（F）の語源であるふたつの語 psyches, $\varphi v \chi \tilde{\eta} \varsigma$ [2] と iatreion, $i\alpha\tau\rho\varepsilon\tilde{\iota}o\nu$ は，「魂の癒し」「命の施薬所」をさす文学的表現で，結合して単語の psychiaterie になり，古代ギリシャで図書館玄関の碑文となった。類似の碑文はテーベの図書館にも掲げられている[3]。ここから派生したドイツ語の古い綴り Psychiaterie は，1808～10年ハレ大学の Reil J-C（1759-1813）と Hoffbaner JC の著作にみられる[4]。今日の綴り Psychiatrie は，ライプチッヒの Heinroth J-C*FA*（1773-1842）によるもので，彼はこの語を1818年哲学的医学の意味に用いた。19世紀半ばのドイツ医学文献には，名詞あるいは形容詞の形でしばしば登場するようになる。

19世紀半ばのフランスに psychiatrie（F）の語は入ってはいたものの，ドイツ精神医学の紹介として用いられるにとどまっていた。フランス精神医学

1）ジャン-マリ マチアス フィリップ オーギュスト ド ヴィリエ ド リラダン（1828-1889）はフランスの名門貴族出身の小説家，劇作家。実証主義，物質万能の風潮を蔑んで神秘と夢想を好み，貧困のなかで終生，高潔孤高の精神主義を貫いた。短編集『残酷物語』[1883]，科学的哲学小説『未来のイヴ』[1886]，戯曲『アクセル』[1890] など。
2）生命力，気，魂をあらわすギリシャ語プシュケ psyche はヘブライ語の「生きるもの」ネヘシュ nephesch，ラテン語のアニマ anima，英語のソウル soul に相当する。ギリシャ神話のプシュケは美しく大胆で好奇心旺盛な王女で試練を乗り越えエロスと結ばれ天上に住む。蝶の意味もあり絵画ではしばしば蝶の羽をつけた乙女の姿に描かれる。英語読みはサイキで Keats J に『サイキに寄せて Ode to Psyche』の詩がある。
3）Yourcenar M [1903-87] の小説『ハドリアヌス帝の回想 Mémoires d'Hadrien』[1958] において，皇帝ハドリアヌスがローマにギリシャ文化の中心として建設させた図書館には同じ碑文が刻まれた。
4）Reil J-C, Hoffbaner JC : *Beiträge zur Beförderung einer Kurtmethode auf psychischen Wege.* 1808-10.

は，ほぼ同じころに登場した狂医 aliéniste（F）という語を好んだが，その学である狂学 aliénisme（F）という語はあまり流通せず，もっぱら心的医学 médecine mentale（F）を用いた．1877年パリのサンタンヌ病院に初めて設立された大学精神医学講座名は「脳と心的疾患クリニック Clinique des Maladies Mentales et de l'Encéphale」，1890年創立の学会名は「フランス語圏狂医・神経病医学会 Congrès des Aliénistes et Neurologistes de Langue Française」である．フランスに psychiatrie の名称が行きわたるのは20世紀になってからで，施療院 asiles（F），asylum（E）（ἄσυλον：聖域）が精神科病院 hôpitaux psychiatriques（F）と改称されたのは1937年である．

精神症候学 sémiologie psychiatrique（F）とは，患者に生じた異常体験を心理学的所見として取り出し，その特徴を適切な表現を用いて記載し，それぞれの成り立ちや相互の関連，意味するところを吟味して再構成することにより，精神障害を把握しようとする精神医学の一方法である．

Littré E と Robin C [1878] は，症候学を「病気の徴候を扱う医学の一分野」と定義している[5]．semeion, σημεῖον（しるし，徴候），logos, λόγος（学，論）が語源であり，séméiologie（F）と綴ることもあるが，ギリシャ語の二重母音 εῖ はフランス語の i に相当するので sémiologie（F）が正しい．

症状ないし**症候** symptôme（F）は，病気のあらゆる表現で主観的要素を含むのに対し，徴候 signe（F）とはあらわれた症状から観察者（医師，時には患者自身）が下す判断で客観的要素が強い．「徴候とは観察された諸症状から観念 esprit（F）が引き出す結論である．症状は感覚 sens（F）の領域であるが，徴候は判断 jugement（F）の領域に属する」ともいう．したがって，厳密には symptomatologie（F）を症候学，sémiologie（F）は徴候学とすべきであるが，実際には病気の自覚症状，他覚所見を合わせて広く症候学と呼んでいる．

スイスの言語学者 de Saussure F（1857-1913）[6]は，sémiologie を意志の伝達を可能にする記号，信号，象徴の系統を扱う科学としての記号学の意味に用いた．類語である sémiotique（F）も，今日では記号学としてなじみが深いが，もとはフランスルネサンス期の外科医 Paré A（1510?-90）がやはり症候学の意味に用いたとされる．そこで，sémiologie を本来の症候学の意味に用

---

5) Littré E, Robin C：*Dictionnaire de médecine, de chirurgie, de l'art vétérinaire et des sciences qui s'y rapportent*. 14éd. Baillère, Paris, 1878.
6) de Saussure F：*Cours de linguistique générale*. Payot, Paris, 1916.

いる場合に sémiologie médicale（F），構造主義言語学の文脈に用いる場合には sémiologie générale（F）と記して区別することもある。

　症状が単独で生じることは稀である．症状同士のあらゆる組み合わせは不可能ではないが，臨床において認める症状の組み合わせはほぼ定まっており，**症候群** syndrome（E, F）(syndromos, σύνδρομος：一緒に走る，一致する)，Syndrom（D）と呼ばれる．ただしその内容は均質ではなく，人名を冠したもの（例えば，カプグラ症候群），文学作品に材を取ったもの（ミュンヒハウゼン症候群），発症機序を示すもの（離断症候群），症状の印象をあらわすもの（悪性症候群），局在部位によるもの（前頭葉症候群）など多様である．すなわち症候群とは，ある病像を表現するために複数の症状をまとめたもので，本来は疾患の原因や本質を問わない実用的な概念である．

　ひとりの患者から集められた症状に含まれた，意味するところの交わる，あるいは収斂する点が疾患であり，これを求める操作を**診断** diagnosis（E）(dia, διά：～を通って, gnosis, γνῶσις：知ること)，Dyagnose（D），diagnostic（F）と呼んでいる．交わる点が小さく，均一であるほど疾患は「純粋」であると信じられており，この点を正しく貫く症状を抽出することが診断に重要になる．すなわち症候学は，症状を症候群としてまとめ，診断から治療をもたらす実用の学という側面と，症状の意味するところを求め，疾患の本質を考える理念の学という側面を併せもっている．

　疾患を特徴づける診断に有用な症状を**主症状** primary symptom（E）というが，構造分析では必須症状ないし必発症状 obligatorisches Symptom（D）[Birnbaum K]，進行麻痺では主軸症状 Achsensymptom（D）[Hoche AE]と呼ばれる．必ずみられるとは限らないものは**副症状** secondary symptom（E），任意症状，偶発症状 fakultatives Symptom（D），辺縁症状 Randsymptom（D）という．症状精神病の主症状は意識障害，慢性脳器質疾患の場合は認知症（痴呆）である．標的症状 target symptom（E）[Freyhan FA 1957]というのは，各種の向精神薬が有効な，その薬効を期待できる症状のことである．

　これに対して**基本障害** Grundstörung（D）ないし**基本症状** basic symptom（E），Grundsymptom（D）は，疾患の根底にある一次性の本質的障害で，病像としてあらわれる諸々の異常すべてをここから説明する．理念であるから臨床的にみえなくてもよく，実証できるとも限らない．Schneider K のいう統合失調症の一級症状は主症状で基本障害ではなく，Bleuler E のいう基本症状も主

症状のことで，一次症状の方が基本障害である。DSM-Ⅳ-TR によって診断する統合失調症は，主症状と副症状を組み合わせた統合失調症候群であり，基本障害が何であるかは問わない。Minkowski E の「現実との生きた接触の喪失」は基本障害であるが，実際の患者を前にすると，採用する人としない人があらわれて意見が一致しない。

2．精神症候学の成立
【a．フランスにおける流れ】

精神症候学は 18 世紀末から 19 世紀初頭のヨーロッパ，主としてフランスとドイツにおいて，これと対をなす**疾患分類学**あるいは**疾病分類学** nosologie (F) (nosos, νόσος：病気，苦痛，災難) と関わりながら成立した。

フランスにおいては，まず Pinel P (1745-1826) が啓蒙思想のもとに，多数の患者の観察にもとづいた実証的な症状記載と臨床分類を行なった。その分類はスウェーデンの医師，博物学者 Linné C (1707-78) の植物分類を模したカテゴリー モデルによるもので，綱 classe，目 ordre，属 genre，種 espèce の順に区分される。心神狂 aliénation mentale (F)（狂気 folie）は，神経症綱の脳機能の神経症目に入っている。

　第Ⅳ綱：神経症 névroses
　　第 2 目：脳機能の神経症 névroses des fonctions cérébrales
　　　亜目 2：ウェザニア vésanies
　　　　属：心神狂 aliénations mentales，心気症 hypocondrie，夢遊（症）somnambulisme，恐水病 hydrophobie

神経症 neurosis (E)，Neurose (D)，névrose (F) は，スコットランドの生気論者 Cullen W (1710-90) が 1769 年につくった語で，語尾 -osis, -ωσις をもつ neurosis, psychosis などは熱のない病気にかかっていることを示した。1777 年の著作[7]には「神経症とは感情と運動の特性を侵す病気の総称で，発熱は病気の一部にすぎず，特定臓器によるものではなく，より全般的な神経系，とりわけ感情と運動にかかわる系の病気である」と定義されている。ここでいう感情とは感覚のことで，神経症は感覚と運動のふたつの領域にまたがる，

---

7) Cullen W：*Firsts lines of the practice of physics*. 1777. Bosquillon M による仏訳は *Eléments de médecine pratique*. Barrais, Paris, 1787.

中枢・末梢神経系の炎症や局在病変のない全般的な障害を指していた。

　Pinel P はこの用語を『哲学的論稿』初版［1798］から採用しており[8]，6 版［1818］では感覚の神経症（錯聴，複視など），脳機能の神経症（カタプレキシー，てんかん，心気症，心神狂など），運動と声の神経症（神経痛，テタニー，けいれん，麻痺，失声など），栄養機能の神経症（心臓痛，拒食，過食，消化不良，反芻，喘息，動悸，失神など），生殖の神経症（男性色情症，女性色情症，ヒステリーなど）の 5 種に区分されている。したがって Pinel P は精神障害を，炎症や熱を欠く脳機能の破綻とみていた。

　心神狂 aliénation mentale は前景を占める病像から**マニー** manie（F），**メランコリー** mélancolie（F），**痴呆（デマンス）** démence（F），**白痴** idiotisme（F）の 4 種が区分されるが，これを分ける基準はデリール délire（F）（知能・思考と精神全般の病的な偏り）と，心的衰退 affaiblissement mental（F）のふたつにあるといわれている。すなわち，いずれも悟性 entendement（F）（知覚，思考，記憶，判断など）の障害をもち，マニーは全般的デリール，メランコリーは部分的デリールを指し，痴呆（デマンス）と白痴の差は心的衰退の程度による。心神狂の背景には脳の器質病変から遺伝，感情作用まで広範な原因が想定されている。このように Pinel P にあっては，侵された心理機能に対応する形でつくられた状態像がそのまま疾患に結ばれており，症候学はまだ経過や病因的要素を含んでいない。

　Pinel P の弟子 Esquirol JED（1772-1840）は，師の分類を継承し，メランコリーを抑うつ性のリペマニー lypémanie（F）（λύπη：悲哀）と，高揚性の**モノマニー** monomanie（F）（monos，μόνος：唯一の）に分けた[9]。前者は後のうつ病へ，後者は**パラノイア**へと発展する概念である。モノマニーは，侵された心理機能に応じて知性モノマニー，感情モノマニー，本能モノマニーが区別され，さらに内容から色情モノマニー，酩酊モノマニー，放火モノマニー，殺人モノマニーなど多数の類型が記載された。すなわち，横断的な病像の観察が詳細になり，あたかも発見された植物の新種，変種を記載するように症候学が洗練される一方で，分類はあまりに複雑に細分化され，一人の患者の

8）Pinel P：*Nosographie philosophique ou la méthode de l'analyse appliquée à la médecine*. Maradon, Paris, 1798.
9）Esquirol E：*Des maladies mentales considérée sous les rapports médical, hygiénique et médico-légal*. Baillière, Paris, 1838.

異なる時期によっていくつもの診断がつくことになった。

　Esquirol JED の弟子 Georget EJ（1795-1828）[10]は，これまで混同されていた脳器質疾患による精神障害と，原因不明な狭義の精神病を対比する形で区別するという近代的な視点を導入した。このような近代の**心身二元論** dualism（E）は Descartes R（1596-1650）に始まるが，精神医学の領域においてはその後フランスの Parchappe du Vinay J-B*M*（1800-66）[11]，Baillarger J*GF*（1809-90）[12]，ドイツの Kahlbaum K*L* らに受け継がれて今日まで続くひとつの潮流をなしている。

　Esquirol *JED* が院長をしていたパリ郊外シャラントン病院のアンテルヌ（内勤医）であった Bayle A-L*J*（1799-1858）は，1822 年に提出した学位論文[13]において，**進行麻痺**が梅毒によるびまん性脳脊髄炎であることを初めて記載した。次いで 1826 年の概論[14]では，精神障害の本体の解明に病理解剖が重要であることを強調し，進行麻痺が臨床的に，

　1．誇大妄想を有するモノマニー
　2．マニー
　3．痴呆

の 3 病期を順に経過することを示した。

　このような観察を拡大し，彼は各種の精神障害を器質病変から説明しようと試み，精神疾患の大部分は髄膜に原発する慢性炎症，フレグマジー phlegmasie（F）の症状であると主張するに至った。この主張は当時の臨床病像による分類を真っ向から否定するものであったから，Pinel・Esquirol 学派の激しい批判を浴びることになった。しかし Bayle A-L*J* の考えは，精神症状と神経症状がともに同一の病変にもとづくという斬新な**心身一元論** monism（E）に立つものであり，さらに臨床的には異なる病気にみえるものが，実はひとつの疾患の一側面にすぎないことを示した点において，後の疾患単位概念への道を開いた。今日に続く生物学的精神医学の最初の足跡である。

　古代ギリシャのフレン phren，φρήν とノース noos，νόος は，どちらも心，

---

10) Georget E：*De la folie. Considérations sur cette maladie*. Vrevot, Paris, 1820.
11) Parchappe du Vinay J-B：*Traité théorique et pratique de la folie*. Becher et Labbé, Paris, 1841.
12) Baillarger J：*Recherches sur les maladies mentales*. Masson, Paris, 1890.
13) Bayle A-L：*Recherches sur les maladies mentales*. Thèse, Paris, 1822.
14) Bayle A-L：*Traité des maladies du cerveau*. Gabon et Compagnie, Paris, 1826.

悟性を指した。前者が感情要素を併せもつ精神全体を広く表現するのに対し，後者は知的側面を強調するニュアンスがある[15]。文献によるとフレニティス phrenitis, φρενῖτις は心の病気ではなく，精神変調をもたらす身体疾患を指したらしい。Hippocrates はマラリア熱をモデルに，興奮，振戦，やせ，発熱を伴う急性精神病をフレニティスと呼び，これとの鑑別に興奮がより長く続き発熱を欠くマニーを挙げた。

　Falret J-P（1794-1870）[16] は，初めは Bayle A-LJ にならって脳の病理解剖をこころざし，次いで心理学理論にもとづいて精神機能を記憶，判断，抽象，観念連合などに細分し，各々の亢進，低下，錯誤の組み合わせから異常を説明しようと試みたが，晩年に至ってこれらをすべて放棄し，症状を理論化することなく「あたかも自然の中にあるかのように」全体として把握しようとした。すなわち，外にあらわれた華々しい妄想ばかりでなく，その背後にある感情にも注意を払うべきであり，さらに「病気の経過，これが貫くいくつかの病期や，これが示す動揺と変遷をみてとるべきである」と述べて，何よりも臨床経過を重視した。彼はこの見地から狂気 folie（F）あるいは慢性デリールに，

1. 前駆期ないし形成期
2. 体系期
3. 最終期ないし慢性期

の3病期を区分した。またマニー，メランコリー，モノマニー，痴呆などは一時的な状態をあらわしているにすぎないとして，これらを独立疾患とみる Pinel・Esquirol の分類を批判し，モノマニーの存在そのものを否定した。

　さらに Falret J-P は，これらの状態像から，精神・身体現象全体と前もって予測される展開様式に従って，疾患の**自然型** type naturel（F）あるいは自然種 espèce naturelle（F）を抽出しようと試みた。自然型のモデルになったのは Bayle A-LJ の進行麻痺であるが，Falret J-P はほかに，てんかん狂気，アルコールによる急性・慢性妄想，そして後の躁うつ病になる**循環狂気** folie circulaire（F）などを例に挙げ，自然型を基礎におく新しい分類を提唱した。こ

---

15) ノースを語源とする用語には，道具機能と対立する知的活動をさす noétisme，精神賦活薬に当たる nooanaleptiques，精神圏 noosphäre ［Teilhard de Chardin P］など。

16) Falret J-P : *Des maladies mentales et des asiles d'aliénés. Leçons cliniques et considérations générales.* Baillière, Paris, 1864.

うした彼の疾患の全体的な時間経過への着目は，弟子の Lasègue EC（1816-83）に被害妄想病 délire de persécution（F）の構想をもたらし，後に続く Morel B-A や Magnan J-JV ばかりでなく，ドイツの Kahlbaum KL そして Kraepelin E にも影響を与えた．

　Morel B-A（1809-73）は同じく Falret J-P の弟子で，精神障害をその原因から分類しようと試み，科学，宗教，社会的要素を併せもつ独特な立場から**変質** dégénérescence（F）の概念を提唱した[17]．変質とは完璧な原型から創造された正常な人間の病的偏倚を示すもので，遺伝的に伝えられ，滅亡に至るまで進行する．すなわち変質家族の初代は神経質，2代目は神経症傾向，3代目は精神病，4代目は白痴となり，5代目で家系が絶えるという[18]．変質を有する人（変質者 dégénéré）には，身体（頭の非対称，耳介の異常など），精神（行動や感情の変化）にそのスティグマ stigmata（L）が認められるとされ，これを発見することが症候学の目的のひとつであった．20世紀初頭を代表する Séglas LJE（1856-1939）の症候学［1903］でさえ，全体の15％にあたる30ページが変質徴候の記載で占められている．さしずめ今日なら，精神病の遺伝負因のある家族の発病準備性，あるいは遺伝子をもっているが発病していない無症状の症候学である．

　変質理論は，フランスにおいては Magnan J-JV とその一派に引き継がれて発展するが，19世紀後半から20世紀初頭にヨーロッパ全土を席巻し，ドイツの Griesinger W，Schüle H（1840-1916）[19] と von Krafft-Ebing RFJ（1840-1902）[20] に代表されるいわゆるイレナウ学派，Kraepelin E，イギリスの Maudsley H（1835-1918）[21]，イタリアの Lombroso CEM（1836-1909）[22] などに広範な影響を与えた．その背景には，Bayle A-LJ 以来，精神障害の原因解明に期待されていた病理解剖学的方法論が行き詰りをみせていたこと，Darwin C（1809-82）の『種の起源』［1859］が出版され，進化論が急速に関心を集

---

17) Morel B-A：*Traité des dégénérescences physique, intellectuelle et morales de l'espèce humaine.* Baillière, Paris, 1857.
18) Zola E（1840-1902）の小説『ルーゴン＝マカール叢書』［1869-93］でも5代目で家系が絶える．
19) Schüle H：*Klinische Psychiatrie. Specielle Pathologie und Therapie der Geisteskrankheiten.* 3 Aufl. Leipzig, 1886.
20) von Krafft-Ebing R：*Lehrbuch der Psychiatrie.* 7 Aufl. Enke, Stuttgart, 1903.
21) Maudsley H：*The physiology and pathology of mind.* McMillan, London, 1867.
22) Lombroso C：*L'Uomo delinquente.* Hoepli, Milano, 1876.

めつつあった状況がある。

　こうした流れを統合し，疾患の経過と変質理論を組み合わせて 19 世紀末のフランスを代表する分類体系を作り上げたのは Magnan J-JV（1835-1916）[23]である．それは疾患をまず素質 predisposition（F）の有無で二分し，さらに変質の有無で二分する，次に示すような二分法的分類になっている．

　A．遺伝素質のあるものに起きる精神病
　1．変質のないもの（単純，要素精神病 psychoses simples, élémentaires）
　　a．マニー，メランコリー
　　b．体系・進行的経過をとる慢性妄想病 délire chronique à évolution systématique et progressive
　　c．間欠狂気 folies intermittentes
　2．変質を伴うもの（変質状態 états dégénératifs）
　　a．定常，基本的精神状態（白痴 idiots，痴愚 imbéciles，軽愚 débiles，不均衡者 déséquilibrés）
　　b．挿話症候群 syndromes épisodiques（疑惑癖 folie du doute，不潔恐怖）
　　c．理性マニー manie raisonnante，加害的被害者 persécuté-persécuteur（好訴妄想 délire des processifs）
　　d．妄想状態 états délirants
　　　 ⅰ）突発妄想 délires d'emblées
　　　 ⅱ）変質者の体系妄想 délires systématisés des dégénérés
　B．正常者に起きる偶発精神病 aliénations accidentelles
　1．神経症性デリール délires névrosiques（てんかん，ヒステリー）
　2．器質認知症（進行麻痺，動脈硬化，脳梗塞，脳腫瘍）
　3．中毒狂気（アルコール，コカイン，急性デリール délire aigu，自家中毒）

　変質のない妄想状態は進行性で，潜伏期，被害期，誇大観念期，認知症期の 4 病期を規則的に経過する**体系・進行的経過をとる慢性妄想病**（後に短くMagnan の慢性妄想病と呼ばれる）となる．一方，変質のある場合は妄想が単一で固定（体系妄想）するか，あるいは規則性を欠き，急性に発症して突然に治癒する突発妄想あるいは**急性錯乱** bouffée délirante（F）になる．すなわち

---

23) Magnan V : *Leçons cliniques sur les maladies mentales*. Progrès Médical, Paris, 1 série, 1893, 2 série, 1897.

Magnan J-JV によると，変質の有無で病像はまったく異なる形をとり，両者に移行はないとされている。

【b. ドイツにおける流れ】

哲学者の Kant I (1724-1804) が精神障害に興味をもち，晩年に『実用的見地における人間学』[1798][24]のなかでその分類を試みていたことはよく知られている。彼によると，狂気とは共通心性 sensus communis (L) が失われ，私的心性 sensus privatus (L) に置き換えられたものであるという。

19世紀前半のドイツでは，啓蒙思想に対する反動から**ロマン派精神医学** romantische Psychiatrie (D) がひろまり，Heinroth J-CFA[25]，Ideler K W (1795-1860)[26] らが精神障害の本質を宗教・道徳的欠落による霊魂の不自由にあるとみて，身体器質派と対立していた。後の力動精神医学の先駆でもある。

von Zeller EA (1804-77) は，抑うつ Schwermut (D)，狂躁 Tollheit (D)，**偏執狂** Verrücktheit (D)，痴呆 Blödsinn (D) が，ひとつの疾患の経過にすぎないとして**単一精神病** Einheitspsychose (D) の概念を提唱した。同じく単一精神病の立場に立つ Neumann H (1814-84)[27] も，精神異常を感覚が意識に作用する変形 Metamorphose (D) の過剰ないし消失から生じると考え，病的産物の産生，表象関連の弛緩，精神荒廃の順に進み，あらゆる精神病はこれに対応してメランコリー，ワーンジン Wahnsinn (D)，偏執狂，痴呆の段階を経過するとした。一種のディメンジョン モデルである。

ベルギーの Guislain J (1797-1860)[28] は 1833 年，精神病全体をあらわすためにフレノパチー phrénopathie (F) という語を考案した。躁状態をヒペルフレニー hyperphrénie，強い抑うつの心痛 douleur morale をフレナルジー phrénalgie と呼び，フレノパチーは後者から一種の心理反応として発病するとみている。彼はさらにメランコリー，エクスターズ extase (昏迷に近い)，マニー，狂気 folie (意志の異常で Esquirol JED の本能モノマニーに相当する)，デリール

---

24) Kant I : *Anthropologie in pragmatischer Hinsicht abgefaßt*. Nicolovius, Königsberg, 1798.
25) Heinroth JC : *Lehrbuch der Störungen des Seelenlebens, oder der Seelenstörungen und ihrer Behandlung*. Vogel, Leipzig, 1818.
26) Ideler K : *Grundriss der Seelenheilkunde*. Enslin, Berlin, 1835-38.
27) Neumann H : *Lehrbuch der Psychiatrie*. Enke, Erlangen, 1859.
28) Guislain J : *Leçons orales sur les phrénopathies ou traité théorique et pratique des maladies mentales*. Hebbelynck, Gand, 1852.

（思考の異常），痴呆などを記載し，実際の臨床では疾患の純型 forme pure（F）は稀にしかみられず混合型が多いが，この純型の比較から疾病分類を行なうべきであると考えた。フレニアトリー phréniatrie（F）は 19 世紀に存在した psychiatrie の同義語。Muller O［1879］のフレナルジー phrénalgie ないしプシカルジー psychalgie は，強迫のこと。フレナステニー phrénasthénie（F）は de Sanctis S［1901］の語で神経症状を伴う知的衰退の一種に用いられた。

接尾語 -phrenie のついた用語は 18 世紀末に登場する。19 世紀半ばのドイツの精神医学は，語の本来もっていた意味に立ち戻り，phren から発熱，急性というニュアンスをはずし，発熱がなく知的変化を伴う慢性病態に当てるようになった。1867 年バーデンの Schüle H が，精神痛を神経痛性ディスフレニー neuralgische Dysphrenie（D）と名づけたのはこうした流れによる。19 世紀後半のドイツでディスフレニー Dysphrenie（D）は非特異的な精神障害を指したが，1938 年フランス語の文献には機能精神病の同義語として登場する。これがやがて拡大して Paraphrenie, Schizophrenie など今日に知られる用語になる。ポリフレニー polyphrénie（F）は，言語性の幻覚精神病を一括した Revault d'Allonnes［1923］の語[29]。Guislain J のヒペルフレニー hyperphrénie（F）は 20 世紀になると躁病のニュアンスが弱まり，bradyphrénie（F）の反対語，tachypsychie（F）の同義語になった。

単一精神病と Guislain J の考えを統合し，ドイツ精神医学の自然科学的な基礎を築いたのは Griesinger W（1817-68）である[30]。彼は脳を脊髄反射弓の分化した反射中枢と考え，精神反射作用 psychische Reflexaktion の乱れから表象，意志，意識などの精神障害があらわれるとした。脳病理学がこの過程を明らかにするまでは，精神障害を外にあらわれた症状の共通性に応じた症候群として区別するにとどめるべきであるとして，「狂気とは脳の各種異常状態が示す症候群である」と述べた。その分類は，感情障害を特徴とする一次性で局在病変不定のメランコリーと躁暴 Tobsucht（D），二次性で局在部位の固定した偏執狂，錯乱 Verwirrtheit（D），痴呆に分けている。偏執狂については，彼自身が 1867 年に一次性の類型を認めており，この先行する感情障害を欠き慢性に経過して痴呆にならない原発偏執狂がパラノイアの原型のひと

---

29) Revault d'Allonnes：La polyphrénie. *Ann Méd-Psychol* 82, T2：229-243, 1923.
30) Griesinger W：*Die Pathologie und Therapie der psychischen Krankheiten für Aerzte und Studierende*. Krabbe, Stuttgart, 1845.

精神病 psychosis（E），Psychose（D），psychose（F）の語は，ウィーン医科大学長の職にあった von Feuchtersleben E（1806-49）が 1845 年につくった。彼はこの語に精神不安定を示す Psychopathie（D）に近い意味をもたせ，神経症の心理症状を表現しようとした[31]。やがてこの語は，ドイツ語圏において純粋に心理的な原因から生じる病気をさすようになり，これを主張する心理派と脳の関与を重視する身体派との論争に発展する。19 世紀後半のフランスの文献に psychose（F）の語は散見されるにすぎない。この時期のフランス精神医学は変質理論を基盤におく身体論が強く，一方 psychose（F）には今日とは逆に，むしろ心因性精神障害のイメージがあったからである。19 世紀末にふたつの動向があらわれる。ひとつは，神経症から中枢・末梢性神経病が分離して精神神経症 psychonévrose（F）が成立したこと，もうひとつは，精神病が病因仮説を離れて症候学的に規定されるようになったことである。すなわち原因を問わず，狂気 folie（F），心神狂 aliénation mentale（F），ウェザニア vésanie（F）などの症状をもつものが精神病と呼ばれるようになり，1920 年代に現在のような精神病 psychosis（E）の概念が成立した[32]。

ゲルリッツの私立精神科病院長を務めていた Kahlbaum K L（1828-99）は，進行麻痺をモデルに疾患の時間的展開，経過を重視し，症状の規則的発展の背後に病型 Typus（D）を想定し，次のように分類した[33]。

　1．ウェザニア vesania
　2．ウェコルディア vecordia
　3．ディスフレニア dysphrenia
　4．ネオフレニア neophrenia
　5．パラフレニア paraphrenia

ウェザニアは，人格全体を侵し単一精神病の経過をたどる特発性精神障害を指している。定型ウェザニア vesania typica（L）の特殊段階として記載され

---

31) von Feuchtersleben E : *Lehrbuch der ärztlichen Seelenkunde*. Gerold, Wien, 1845 に「すべての精神病は神経症である。なぜなら神経系の関与なくして精神の変化は何も生じないからである。しかしすべての神経症が精神病というわけではない」と記されている。
32) わが国の呉 秀三が癲狂に代えて精神病の語を用いたのは 1909 年で，Psychose, Irresein など複数の語に対応させた。
33) Kahlbaum K : *Die Gruppirung der psychischen Krankheiten und die Eintheilung der Seelenstörungen*. Kafemann, Danzig, 1863.

た弛緩メランコリー melancholia attonita（L）が，1874年に**緊張病** Katatonie（D）へと発展する。ウェコルディアは持続性経過をとる人格の部分障害のことで，Esquirol JED のモノマニーに相当するが，侵される部位に応じて感情面のディスチミア dysthymia，知能（思考）面のパラノイア paranoia，意志面のディアストレフィア diastrephia（モラル狂気 folie morale）に分けられる。ディスフレニアは身体疾患にもとづく器質性，症候性の精神障害を一括したもので，経過は一定しない。パラフレニアは生物学的な節目である思春期，老年期に生じて急速に認知症（痴呆）に陥る精神障害を指している。老年期のものは主に老年認知症だが，思春期の型（paraphrenia hebetica）を弟子のHecker E（1843-1907）が1871年に**破瓜病** Hebephrenie（D）として独立させる。

このように Kahlbaum KL の分類は独特な用語を用いてはいるものの，まず身体疾患によるものと，これによらない狭義の精神病を分け（まだ痴呆と破瓜病の混同はあるが），次に後者を発展性の経過をとり末期には痴呆に至るものと，障害が部分にとどまり固定して痴呆にならないものとに二分した点に特徴がある。すなわち終末に明らかな精神衰退を示す Griesinger W の続発偏執狂と，痴呆を伴わない体系的な妄想性障害（パラノイア）とが，ここで初めて分離したことになり，Kraepelin E への距離はもういくらもない。

こうした流れを受けて Kraepelin E（1856-1926）は，各々の精神疾患に固有の原因，症状，転帰をもつ**疾患単位** Krankheitseinheit（D）の理念を提唱し，状態像の展開と終末像を根拠に分類体系を打ち立てようとした。彼の疾患分類は教科書の版を重ねるたびに大きく変化する。疾患単位の考えは，初めて**早発痴呆** Dementia praecox（L）の名が登場する教科書4版［1893］からあらわれ始め，先天性と後天性に大別した5版［1896］において，以下に示すように状態像から疾患単位への明確な分類転換を図った[34]）。

 A．獲得性精神障害 erworbene Geistesstörungen
 1．疲憊状態 Erschöpfungszustände（虚脱せん妄，急性の錯乱，急性痴呆，慢性の神経性疲憊）
 2．中毒 Vergiftungen
 3．代謝疾患 Stoffwechselerkrankungen
  a．粘液水腫 Myxödem

---

34) Kraepelin E：*Psychiatrie*. 5 Aufl. Barth, Leipzig, 1896.

b．認知症化過程 Verblödungsprozeß（早発痴呆，緊張病，妄想痴呆）
　　　c．麻痺痴呆 Dementia paralytica
　　4．脳疾患による精神病 Irresein bei Hirnerkrankungen
　　5．退行期の精神病 Irresein bei Rückbildungsalter（メランコリー，老年認知症）
　B．病的素質にもとづく精神障害 Geistesstörungen aus Krankhafter Veranlagung
　　1．体質的精神障害 konstitutionelle Geistesstörungen（周期性精神病，偏執狂）
　　2．全般性神経症 allgemeine Neurosen（てんかん，ヒステリー）
　　3．精神病質状態 psychopathische Zustände（変質精神病，神経衰弱，強迫，衝動精神病，性倒錯）
　　4．発達障害 Entwicklungsstörungen

　疲憊状態の項にある急性の錯乱 akute Verwirrtheit（D）とは Meynert T のアメンチア，産褥精神病を指し，急性痴呆 Dementia acuta（L）は治癒性の精神薄弱 Schwachsinn（D）となっているが，いずれも一部に緊張病を含んでいるらしい。早発痴呆は，特有な精神衰弱が急速に進展する認知症化過程に含まれ，Hecker E の破瓜病が中心になっている。メランコリー Melancholie（D）は，中高年のすべての病的な不安性気分変調 ängstliche Verstimmung（D）とされ，退行期うつ病をめぐる議論の発端になる。偏執狂（パラノイア）Verrücktheit（Paranoia）には非幻覚性の結合型と幻覚性の空想型のふたつが区別され，後者は Magnan の慢性妄想病に相当する。したがって，この版までのパラノイアには幻覚があってもよかったことになる。

　教科書6版［1899］は**早発痴呆，躁うつ病，パラノイア**が独立し，それぞれの概念がほぼ確立した著作として知られる。早発痴呆の下位群に破瓜病，緊張病，妄想型の3つが並び，偏執狂（パラノイア）は幻覚を欠く好訴妄想が中心を占めた。これまで分散していた感情障害は躁うつ病 manisch-depressives Irresein（D）の名称でまとめられたが，メランコリーは退行期の精神病に残された。この版で頂点に達する疾患単位の考えは Kahlbaum KL を発展，さらに徹底させたものであるが，その原点が Falret J-P にあることは疑いない。彼の生前に刊行された最後の8版［1909-15］の分類は次のようである[35]）。

　　1．外傷による精神病 Irresein bei Verletzungen

2. 脳疾患による精神病 Irresein bei Hirnerkrankungen
3. 中毒 Vergiftungen
4. 感染精神病 infektiöses Irresein
5. 梅毒性精神障害 syphilitische Geistesstörungen
6. 麻痺痴呆 Dementia paralytica
7. 老年, 初老期精神病 seniles und präseniles Irresein
8. 甲状腺精神病 thyreogenes Irresein
9. 内因性認知症化 endogene Verblödungen
 a. 早発痴呆 Dementia praecox
 b. パラフレニー Paraphrenie
10. てんかん精神病 epileptisches Irresein
11. 躁うつ病 manisch-depressives Irresein
12. 心因性疾患 psychogene Erkrankungen
13. ヒステリー Hysterie
14. 偏執狂（パラノイア）Verrücktheit（Paranoia）
15. 生来性病的状態 originäre Krankheitszustände
16. 精神病質人格 psychopathische Persönlichkeiten
17. 全般性精神発達制止 allgemeine psychische Entwicklungshemmungen

　1～7は外因性，11～17は内因・体質性の疾患群であり，8～10は原因不明だがおそらくは自家中毒による外因，体質のいずれにも関わるものとみられ，全体が切れ目なく連続する近代的な分類に近づいた。早発痴呆の下位群には，単純痴呆，児戯性認知症化，抑うつないし昏迷性認知症化，妄想形成を伴う抑うつ認知症化，循環型，周期型，緊張病，妄想型，言語錯乱が含まれる。情意障害の目立たないパラフレニーが新しく設立され，系統，誇大，作話，空想の4型が区別された。偏執狂（パラノイア）から好訴妄想がはずれて縮小し，一方，躁うつ病はメランコリーを吸収統合して拡大した。理念を追って純粋な疾患単位を分離しようとすると，その基準を充分に満たさない症例の位置づけをめぐって版を重ねるたびに分類が複雑化し，一方では，臨床的に比較的均一な意識障害や認知症が，病因別の異なる項に分散する不便を残すことになった。

---

35) Kraepelin E：*Psychiatrie*. 8 Aufl. Barth, Leipzig, 1909-15.

これに対して Bonhoeffer K（1868-1948）は，脳に異なる原因が作用しても非特異的な**外因反応型** exogene Reaktionstypen（D）の病像を呈するとし，Hoche AE（1864-1943）は，機能精神病を前形成的に定まった症状の組み合わせが誘発されたものとみて，症候群学説の立場から疾患単位を批判した．Kraepelin E も，その後は現実の多様な臨床型や移行型と理念の間で悩み，イギリスの内科医 Jackson JH（1835-1911）[36]の進化と解体の学説を援用して，同じ病気が別の表現型をとりうると自説を修正している．

　治療あるいは**療法** therapy（E），Therapie（D），thérapie（F）の語源である古代ギリシャ語の therapia, θεραπεία は，神への奉仕，礼拝，誰かの利益になる行ない，注意，丁寧（ラテン語の obsequium）などを指した．この語はやがて動物の育成，植物の栽培という意味を帯びるようになり，Hippocrates において患者の介護と治療をあらわす語になった．同じく therapon, θεράπων は侍者，助手を，therapeutis, θεραπευτής は初め祭儀を執り行なう人，神につかえる働きをする人を指したが，後に病人の世話，看病をする人という意味になった．

　精神科治療の原型は**モラル療法**あるいは**モラル トリートメント** moral therapy, moral treatment（E）[37]，moralische Behandlung（D）[Reil J-C 1803][38]，traitement moral（F）である．18 世紀末イギリスの Tuke W（1732-1822），イタリアの Chiarugi V（1759-1820），サヴォアの Daquin J（1732-1815）[39]，フランスの Pinel P らが，患者の一時的に失われた理性をとりもどすために，優しく話しかけ，おちいった悪に共感し，共に祈り，親切な世話，宗教訓練，作業，娯楽などを通じてなぐさめ，希望を与える精神的，霊的な働きかけを重視した．ドイツではロマン派精神医学と結びつき，アメリカには Ruch B（1746-1813）がとりいれたが，手間と時間がかかり過ぎるために，19 世紀半ばに入院患者が増えると廃れていった．

　19 世紀から 20 世紀初頭にかけて，いくつもの治療関連用語が登場する．**臥床療法** Bettbehandlung, Klinotherapie（D）[Meyer L], clinothérapie（F）(clini,

---

36) Taylor J : *Selected Wrightings of John Hughlings Jackson*. Hodder and Stoughton, London, 1932.
37) モラル moral, morale は道徳に限らず，18 世紀後半からラテン語 mos に由来する moeurs（人間の品行，慣習）の意味をもつようになった．
38) Reil J-C : *Rhapsodien über die Anwedung der psychischen Kurmethode auf Geisteszerrüttungen*. Curt, Halle, 1803.
39) Daquin J : *La philosophie de la folie*. Chambéry, 1791.

κλίνη：ベッド)40)は，19世紀半ばからハンブルクを中心に行なわれ，19世紀末フランスに導入された．冷水のシャワー，熱い風呂による水療法 hydrothérapie（F）[Fleury M 1852]41)は長い間治療の中心を占めていた．作業療法（活動療法）occupational therapy, ergotherapy（E）(ergon, ἔργον：行為，仕事)，Werktherapie, Arbeitsbehandlung（D），ergothérapie（F）の必要性は，早くからPinel P [1809] がモラル療法の一環として主張している．Simon H (1873-1961)42)はギューターソロー病院で臥床療法に代わるより積極的な患者治療 aktivere Krankenbehandlung（D）として体系化した．フランスでは形容詞 méthode ergothérapeutique（F）の形で，19世紀末に使用されていたらしいが，1929年にオランダの精神科病院を訪問した見聞録に記載がある43)．光療法 photothérapie（F）は19世紀末に登場した語で，うつ病患者を色で刺激するなど．金属療法 métallothérapie（F）は金属片を麻痺した部位に当てるもので，Burq P が1870年代にヒステリーの治療に用いた．音楽療法 Musiktherapie（D），musicothérapie（F）は20世紀初頭に登場した語で，類義語としてメロディ療法 mélothérapie（F），リズム療法 rythmothérapie（F）がある．発熱療法 Fiebertherapie, Fieberbehandlung（D），pyrétothérapie（F）(pyretos, πυρετός：熱) は1910年代，けいれん療法 sisimothréapie（F）(seismos, σεισμός：地震，振動，落盤，衝撃)[Courbon P と Perrin J] は1930年代に精神医学に登場した語である．

3．力動精神医学の登場

19世紀前半まで，精神医学の対象は社会からの隔離を必要とする重症の器質精神病，内因精神病であった．軽い精神障害の診断・治療は一般医，内科医により行なわれており，**ヒステリー**の多彩な症状を蒐集し，男性例，小児例を記載したことで知られる Briquet P（1796-1881）44)も，パリのシャリテ病院に勤務する一般内科教授である．神経症に関心がもたれるようになったの

---

40) クリニック clinic, clinique の語源でもある．
41) Fleury M：*Traité pratique d'hydrothérapie*. Paris, 1852.
42) Simon H：Aktivere Krankenbehandlung in der Irrenanstalt. *Allg Zeitschr Psychiatr* 87：97-145, 1927.
43) Halberstadt G：A propos de l'ergothérapie. *Ann Méd-Psychol* 87, T Ⅰ：193, 1929.
44) Briquet P：*Traité clinique et thérapeutique de l'hystérie*. Baillière, Paris, 1859. ヒステリーの子宮起源説を批判して「動揺，感情，情念からなる脳病である」と記した．

は1880年頃からであり，内科医で神経病学者のCharcot J-M（1825-93）[45]が一連のヒステリー研究を始めるのは1872年，講義の形をとるのは1887年である。彼はヒステリーを神経病のように確立しようと試み，その発作が類てんかん，大運動発作，熱情的態度，せん妄の4期を経過すると考えた。さらに**催眠**hypnosisを導入し，ヒステリー患者が催眠下にカタレプシー，嗜眠，夢遊を示すという大催眠理論を立てた。Charcot J-Mは多くの弟子を育てたことで知られ，内外の医師や学者がそのもとに学んでいる。Babinski J*FF*（1857-1932），Marie P（1853-1940），Richer P*MLP*（1849-1933），Ballet G*LS*（1853-1916），Gilles de la Tourette G（1857-1904），Bourneville D-M（1840-1909），Binet A（1857-1911）ら近代神経病学，精神医学，心理学を築く人たちが名をつらね，そのなかにJanet P*MF*（1859-1947），ウィーンのFreud S（1856-1939），わが国の三浦謹之助（1864-1950）もいた。

　神経症は19世紀全般を通して，神経病から精神病まで広範囲にわたっていた。Charcot J-Mと同世代のフランスの内科，病理医Axenfeld A*A*（1825-76）[46]は神経症を「知性，感性，運動のいずれかが，あるいはすべてが同時に変化する，熱のない病的状態で，これに対応する局在病変を欠き，持続的な構造変化をもたらさない」と定義し，知性の神経症（心神狂の諸型），感性の神経症（感覚過敏，神経痛，無感覚など），運動の神経症（けいれん，スパスム，麻痺など），複合神経症（舞踏病，てんかん，カタレプシー，ヒステリーなど）の4つに分けている。ここから中枢・末梢性神経病や精神病，そして精神神経症が分離する。

　精神神経症Psychonevrose（D），psychonévrose（F）は，Dubois P*C*（1848-1918）[47]が1871年に提唱した心因性精神障害である。彼はこの名称のもとに，狂気とは異なり社会や家族のなかで生活でき，精神科医ではなく一般医や内科医を受診する，一群の軽い神経機能障害患者をまとめた。症状形成は理念化idéationによるとされ，代表的な類型はヒステリーと神経衰弱である。Nevrosisme（F）もほぼ同義で19世紀全般に用いられた。Freud Sは，1890年代に現実の性的欲求不満から生じる現実神経症Aktualneurose（D）に対して，無意識の葛藤から生じるものを精神神経症と呼んでいる。今日のような

---

45) Charcot J-M : *Leçons sur les maladies du système nerveux*. Prog Méd, Paris, 1887.
46) Axenfeld A : *Traité des névroses*. Baillière, Paris, 1863.
47) Dubois P : *Les psychonévroses et leur traitement moral*. Masson, Paris, 1871.

神経症概念は精神神経症をもとに，19世紀末に Freud S, Janet P*MF* [48]らの仕事を経てつくられた。

精神療法あるいは**心理療法** psychotherapy（E），Psychotherapie（D），psychothérapie（F）の語は，1872年イギリスの Tuke H（1827-95）[49]の著作に形容詞形 psychotherapic（E）で初めて登場する。精神療法学 psychotherapeutics（E）も，患者の精神機能を介した身体治療をさす Tuke H の造語である。オランダの医師，詩人 van Eeden F は，アムステルダムに van Renterghem と共同で暗示療法の診療所を開設し，Tuke H の精神療法学を「精神による身体の治療で，精神諸機能を集中させることにより，一方の精神から他方の精神へ伝達される刺激によるもの」と考えた。Bernheim H*MF*（1840-1919）[50]，Freud S, Janet P*MF*, Dubois PC らがこの語を取り上げ，精神神経症の治療技法に用いた。Janet P*MF* は，Mesmer FA（1733-1815）[51]の動物磁気（生動磁気）説や Bernheim H の後催眠暗示をもとに，ヒステリーや彼の提唱した精神衰弱の心理分析を行なった。精神活動を反射動作から心理的力と心理緊張に支えられた創造傾向に至る9段階に区分し，こうした心的エネルギーの消耗する神経症では，現実への適応が失われ，より低級な心的活動が統制のとれない自動症の形であらわれるとしている。

精神症候学に解釈 Deutung（D）という新しい概念を導入したのは Freud S である。彼は1890年代に主としてヒステリー患者の治療過程を通して，無意識を想定するとともに，1895年に Breuer J（1842-1925）との共著『ヒステリー研究』[52]を発表した。このなかに心的外傷，症状の無意識的な意味と解釈，意識化への抵抗，抑圧，転移，葛藤などの基礎概念が用いられており，精神分析の誕生を告げる著作とされている。解釈とは素材の潜在的意味を明らかにすることで，『夢解釈（夢判断）』[1900][53]において展開された。

Freud S に始まる**精神分析** Psychoanalyse（D），広く力動精神医学 dynamic

---

48) Janet P : *Les névroses*. Flammarion, Paris, 1909.
49) Tuke H : *Illustrations of the influence of the mind upon the body in health and desease designed to elucidate the action of imagination*. London, 1872（仏訳 *Le corps et l'esprit. Action du moral et de l'imagination sur le physique*. 1886）.
50) Bernheim H : *De la suggestion et de ses applications a la thérapeutique*. Doin, Paris, 1886.
51) Mesmer F : *De Planetarum Influxu*. 1766.
52) Breuer J, Freud S : *Studien über Hysterie*. Deuticke, Leipzig, 1895.
53) Freud S : *Die Traumdeutung*. Deuticke, Leipzig, 1900.

psychiatry（E）と呼ばれる立場は，精神現象を生物・心理・社会的因果関係の結果としてとらえようとする．すなわちエス，自我，超自我からなる心的構造論，エネルギー論，幼少時の体験，対人関係，環境への適応などの観点から，症状の背後にある無意識的な機制や動機を問題にし，疾患分類よりは症状の解釈に重点がおかれる．Freud S にとって症状は，精神内部において解決に失敗した葛藤を抑圧するところから生じるとされるので，この立場に立つと，夢の内容や妄想主題はもとより，従来の症候学では関心の対象にならなかった常同症，恐怖症，強迫の内容にも，生活史上の出来事と関連づけて光が当てられることになった．

Jung CG（1875-1961）は，分析心理学 analytical psychology（E）の立場から，個人的無意識よりさらに深く，人類に共通する普遍的無意識を提唱し，その内容として時代や文化を越えた元型 Archetypus（D）を想定した．1907年に『早発痴呆の心理』[54]を著わし，無意識内に抑圧されたコンプレクスが患者の心的生活を妨げ，元型的なイメージが夢や妄想にあらわれるとする．こうした影響のもとにチューリッヒの Bleuler E（1857-1939）は，早発痴呆を異なる原因からなる症候群とみなす立場から 1910 年に**統合失調症** Schizophrenie（D）[55]の語をつくり『早発痴呆あるいは統合失調症候群』[1911][56]を著わした．特異的な基本症状として連合と情動の統合失調症性障害，両価性ならびに自閉を，非特異的な副症状として幻覚，妄想を挙げている．また疾患から直接に生じる一次症状として連合障害を想定し，これ以外のほとんどを患者の心性の反応による二次症状とみている．すなわち発病そのものでなく症状形成に心理・力動的説明がなされており，診断には経過や終末像より病像の横断面が重視されている．ここから，ひとつには一過性，急性統合失調症という概念が生じ，もうひとつは正常との区別が難しい潜伏統合失調症が記載されたが，こうした統合失調症概念の拡大は各国にひろまり，特に第二次大戦後のアメリカにおいて顕著であった．

スイスに生まれアメリカで活躍した Meyer A（1866-1950）は，個人を生物・

---

54) Jung CG : *Über der Dementia praecox : Ein Versuch*. Marhold, Halle, 1907.
55) 動詞 schizo, σχίζω は，古代・近代ギリシャ語で，ひびを生じさせる，引き裂く，分割するなどを指し精神医学用語に限らない．わが国では schizophrenie を精神乖離症，精神分裂病などと訳したが 2002 年から統合失調症に呼称変更された．韓国では調絃病，現代中国では精神分裂症を用い，統合失調症の語は小児の神経病に当てる．
56) Bleuler E : *Dementia Praecox oder Gruppe der Schizophrenien*. Deuticke, Leipzig, 1911.

心理・社会的要素の統合体と考える精神生物学 psychobiology（E）の立場から，精神障害を過去の生活史における一種の不適応反応の結果とみなし，統合失調症を統合失調症反応あるいは活動錯誤 parergasia（E）と呼んで，疾患単位の考えに反対した[57]。

チュービンゲンの Kretschmer E（1888-1964）は，1918 年に『敏感関係妄想』を著わし，ある種の妄想が性格や状況から了解できると述べた。彼は精神異常を体質・性格，環境，体験が相互に絡み合う結果から生じるとみており，1919 年に生活を営む人間の多様な側面に対応する多元診断 mehrdimensionale Diagnostik（D）を唱えた[58]。この考えは，一方では患者を生きた個人としてとらえる人間学や発病状況論につながり，他方では妄想性障害の症候学に精神療法を中心とする治療的見地を含ませる道を開いた。同時代のベルリンで Birnbaum K（1878-1960）[59]が 1919 年に発表した構造分析 Strukturanalyse（D）も似た考えで，精神症状を主として体質による病像成因的 pathogenetisch（D）なものと，病像に内容と色彩を与える病像形成的 pathoplastisch（D）なものとに分ける。Birnbaum K が従来の疾患単位を認めた上で構造分析を行なうのに対し，Kretschmer E の多元診断はいきなり各々の要素を列挙して疾患単位を離れている点が異なる。

パリのサンタンヌ病院を主宰していた Claude HCJ（1869-1945）[60]は 1922 年，院内にフランス初の精神分析クリニックを開設するとともに，1926 年に統合失調症を器質性の早発痴呆と，病的体質から心因性，反応性に生じる統合失調精神病 schizose（F）に分けた。こうした統合失調症の整理は，ノルウェーの Langfeldt G［1937][61]の統合失調症様精神病 schizophreniform psychosis（E），ドイツの Kisker KP［1964］によるエゴパチー Egopathie（D）などの概念につながり，今日の中核群・非定型群の区別の先駆となるものである。

---

57) Meyer A : *Psychobiology, a science of man.* Thomas, Springfield, 1957.
58) Kretschmer E : Über psychogene Wahnbildung bei traumatischer Hirnschwäche. *Z Gesamte Neurol Psychiatr* 45 : 272-300, 1919.
59) Birnbaum K : *Der Aufbau der Psychose : Grundzüge der psychiatrischen Strukturanalyse.* Springer, Berlin, 1923.
60) Claude H : *Démance précoce et schizophrénie. Rapport au Congrès des Médecins Aliénistes et Neurologistes.* Gènève-Lausanne, 1926.
61) Langfeldt G : *The prognosis in schizophrenia and facters influencing the course of the disease.* Levin & Munksgaard, Copenhagen, 1937.

4. 機械・局在論

19世紀後半から20世紀前半にかけての40年間は，**大脳局在論** theory of cerebral localization（E），Lokalisationslehre der Gehirns（D）が最も隆盛であった時期といわれる。Wernicke K（1848-1905）[62)]は Griesinger W の考えを発展させ，失語症理論をもとに原因より局在部位を重視して脳病理学的な分類を行なった。精神症状をウィーンの Meynert T（1833-92）に倣って精神反射弓 psychischer Reflexbogen の3要素（精神感覚，精神運動，精神内界），3つの機能障害（過剰，低下，変容）と3つの観念内容（自己，外界，身体）の組み合わせから説明しており，次のように分類している。

 1．外界精神病 Allopsychose：外界の錯誤を伴う
 2．自己精神病 Autopsychose：自己に関する表象の錯誤を伴う
 3．身体精神病 Somatopsychose：身体自我の障害を伴う
 4．運動精神病 Motilitätspsychose：概念運動路の分離 sejunktion による

Wernicke K の門下にあった Kleist K（1879-1960）[63)]は，戦傷脳を研究し局在論の立場から精神障害を外因，身体因，神経因に分けた。神経因性のものには遺伝変性疾患としての統合失調症のほか，自発性動揺を示す躁うつ病，不安精神病，錯乱精神病，運動精神病などが含まれ，脳幹の損傷が推定されている。Leonhard K（1904-88）がこれを継承し，統合失調症を遺伝性の神経変性疾患とみなしうる体系統合失調症と，内分泌・代謝障害などによる非体系統合失調症に分け，後者を類循環精神病に近いものとみて，いわゆる非定型精神病 atypische Psychose（D）の概念を発展させた。

Kraepelin E がフランスに紹介されたのは1887年ころ，早発痴呆概念は1899年 Christian J（1840-1907）[64)]により初めて教科書4版の内容が導入された。1893年 Charcot J-M が没すると，かつてサルペトリエール病院でその影響下にあった若い精神科医たちは，催眠学説への反動から，当時脳病理と疾患分類学で勢いを増しつつあったドイツ精神医学，とくに Kraepelin E に関心を抱き，多少とも反心理学・機械論的な立場をとった。いわゆるサルペトリエール学派 Groupe de la Salpêtrière（F）と呼ばれる人々である。彼らは

---

62) Wernicke K：*Grundriß der Psychiatrie in klinischen Vorlesungen*. Thieme, Leipzig, 1906.
63) Kleist K：*Gehirnpathologie*. Barth, Leipzig, 1934.
64) Christian J：De la démence précoce des jeunes gens. *Ann Méd-Psychol* 47, T1：43-65, 200-216, 420-436, T2：5-23, 177-188, 1899.

20世紀初頭のフランスにおいて Magnan J-JV と Kraepelin E の体系を照合することで，統合失調症の範囲を他国のように拡大せず，おおむね Kraepelin E が 5 版に記載した早発痴呆に限定するとともに，くずれの少ない慢性の妄想性障害を独立させ，その発病を基盤となる病的体質と妄想形成メカニズムから機械論的に把握しようと試みた。それが Sérieux P（1864-1947）と Capgras J-MJ（1873-1950）の解釈妄想病［1909］，Dupré FP-LE（1862-1921）と Logre J の空想妄想病［1910］，Ballet GLS の慢性幻覚精神病［1911］などフランス独特な一群の**慢性妄想病** délires chroniques（F）である。Séglas LJE（1856-1939）[65]による言語性精神運動幻覚［1888］も，Charcot J-M の失語症図式から考えられた機械論的な症候学である。

Claude HCJ 門下の Ey H（1900-77）[66]はこうした傾向を，
1．症候学の原子論的細分化
2．機械的な発生論による精神病理状態の説明
3．臨床単位による疾病論の展開

と批判しているが，不統一精神病や精神錯乱の記載で知られる Chaslin PEA（1857-1923）[67]の症候学の著作とともに，精緻な症状記載をもって症候学のひとつの到達点を示すものであった。機械・局在論は 1960 年代，神経心理学領域において Geschwind N（1926-84）の離断症候群などの形で復活をとげている。

5．精神病理学の成立

精神病理学 Psychopathologie（D）の語は，1878 年 Emminghaus H が臨床精神医学に，19 世紀末に Störring G（1860-1947）が，精神医学研究の体系的な方法論の基礎を示すものとして用いたとされる。その語感は，Jaspers K に始まる記述現象学を念頭におくもの，何かしらの思想のもとに精神異常をとらえようとするもの，臨床精神医学とほぼ同義に用いるもの，症状から診断への過程に当てるもの，治療との関連を重視するものなどさまざまであるが，症候学を基礎とする点ではどの立場も一致している。

フランスの心理学者 Ribot TA（1839-1916）は，イギリスの哲学者 Spencer

---

65) Séglas J：*Leçons cliniques sur les maladies mentales et nerveuses.* Asselin & Houzeau, Paris, 1895.
66) Ey H：*Études psychiatriques.* Desclée de Brouwer, Paris, 1954.
67) Chaslin P：*Éléments de sémiologie et de clinique mentale.* Asselin et Houzeau, Paris, 1912.

H (1820-1903) や Jackson JH の考えを取り入れて 1880 年代前半に精神病理学の基礎を築いた。すなわち記憶，意志，人格などの病的状態を診断し分類するにとどまらず，そのものを研究対象にすることから健康を理解しようとした。病理法に相当するもので，ここから忘却の逆行法則が取り出された。

Jaspers K (1883-1969) は，Dilthey W (1833-1911) の了解心理学と Husserl E (1859-1938) の現象学（初期）の影響下に厳密で独自の方法論を確立し，1913 年に『精神病理学総論』を著わした[68]。すなわち，現象学を個人的な心的生活の記述に限定し，自然科学的な因果関連 kausaler Zusammenhang (D) に対し，動機の理解や追体験 Nacherleben (D)，感情移入 Einfühlung (D) にもとづく了解関連 verständlicher Zusammenhang (D) を区別した。患者の症状を心理的に追体験できる場合を静的了解 statisches Verstehen (D)，動機との関連がわかる場合を発生的了解 genetisches Verstehen (D) とし，一方，了解できない場合は何かしらの**病的過程**あるいは**過程** Prozeß (D) によるのでこれを説明 Erklären (D) できるに過ぎないと述べ，精神現象を心理的な根本事実である理解あるいは了解の可否から直観的に全体としてとらえようとした。超越論的な次元のことを経験的次元に還元して因果的にとらえることは，かのごとき了解 als-ob-Verstehen (D) といい，彼は Freud S が無意識的なものを了解するのはこれに当たると批判する。Jaspers K の分類 [1913] は以下のようになっている。

1. 器質精神病（外因性，症候性）：器質脳病的過程 organischer Hirnprozeß
2. 精神的過程 psychischer Prozeß：統合失調症
3. 変質精神病：躁うつ病，異常反応，人格の発展

こうした Jaspers K の考え方は，以後の症候学に全体像の優先，内面の重視という視点を定着させることになった。個々の症状の分析に先立って病像全体を把握するというみかたは，一方で Goldstein K (1878-1965) らのゲシュタルト心理学や人間学にもつながりをもち，他方ではオランダの Rümke HC (1893-1967) が提唱したプレコクス感のような精神症候学に独特な概念を育む土壌となった。さらに，疾患単位や疾患分類への関心が低下するに伴い，症候学は次第に個々の患者の内面生活を表現する主観的，哲学的色彩を帯び

---

68) Jaspers K：*Allegemeine Psychopathologie*. Springer, Berlin, 1913.

るようになり，多少とも臨床から離れる傾向を生むことにもなる。

1910～20年代のハイデルベルクにJaspers Kを中心にWilmanns K（1873-1945），Gruhle HW（1880-1958），Mayer-Gross W（1889-1961）らの，記述現象学の立場で活躍した一群の精神医学者をハイデルベルク学派と呼ぶ。第二次大戦後に，彼らを継ぎ教室を再建したSchneider K（1887-1967）は，経験二元論に立って1950年に『臨床精神病理学』を著わし，理論によらず臨床に則して明快かつ簡潔な体系を築いた[69]。精神異常を心的資質の異常変異と精神病に分け，前者に異常知能素質，異常人格，神経症に相当する異常体験反応を入れている。精神病とは身体疾患の結果であり，これに身体に基礎をおく精神病，統合失調症，循環病（躁うつ病）を含め，精神病を特徴づける所見として，生命発展のまとまり，意味規則性，意味連続性の断裂を挙げている。また診断に有用なのは患者の体験様式であるとして，その形式と内容を区別し，疾患の経過より状態像を重視する立場をとっており，ここから統合失調症の一級症状や妄想知覚の二分節性の記載が出てくる。

パリ警察特別医務院で精神鑑定業務に携わったGatian de Clérambault GHAELM（1872-1934）[70]は，1920年代に精神自動症automatisme mental（F）を提唱した。これは患者の精神に突然，自動的に押しつけられる考想化声に代表される一群の干渉現象ないし仮性幻覚で始まり，しだいに聴覚的，運動言語的色彩を帯びた幻覚へ移行する。すなわち中立的なものから主題的，具体的なものへと進展するが，妄想は仮性幻覚を説明する形で二次的に生じ，患者の知的，感情的な性格傾向を反映するという。彼は精神自動症の原因に感染，中毒などの器質過程を想定しており，年齢と病変の広がりに応じて白痴から早発痴呆を経て慢性幻覚精神病に至る連続した臨床型を考えている。ヨーロッパに精神分析が浸透しつつあった2大戦間において，いささか時代錯誤的な機械論は，同時代に活躍したClaude HCJらの力動論とは対立関係にあった。生活史も家族歴も不明な患者の内面を，一期一会の臨床観察と面接技術のみで掬い上げる症候学であり，彼の記載したもうひとつの成果である熱情精神病とともに，フランス精神医学黄金期の最後の光芒でもあった。

---

69) Schneider K : *Klinische Psychopathologie*. Thieme, Stuttgart, 1950.
70) Gatian de Clérambault G : *Œuvre psychiatrique*. Presses Universitaire de France, Paris, 1942.

6．戦後の動向
【a．力動精神医学の発展】

　Meyer A の影響を受けたアメリカの Sullivan HS（1892-1948）は，精神障害を歪んだ対人関係から生じるとみて，小児期から青年期にかけての親子関係を重視した。ここで強い不安にさらされると，安定を保つ自己システムの機能が破綻し，解離に失敗して自閉・幻想的な parataxic な体験様式へ退行する。統合失調症患者はこの初期の緊張病の段階を，妄想的解決と破瓜病的荒廃のふたつの機制で合理化して脱するという[71]。

　彼に続く Fromm E（1900-80）[72]，Horney K（1885-1952）らに代表される新フロイト学派 neo-Freudian（E）は，個人の発達とそれに影響を及ぼす対人関係を重くみており，ここから Lidz T［1958][73]の夫婦関係の病理をはじめ，Bateson G［1956］の二重拘束説，Wynne LC［1958］の偽相互性など1950～60年代にかけて一連の家族病理の研究へと発展する。

　Freud S が晩年に到達した自我心理学 ego psychology（E）は，娘の Freud A（1895-1982）[74]や Federn P（1871-1950）[75]らに受け継がれて体系化した。ウィーンからアメリカに亡命した Haltmann H（1894-1970）[76]は，自我の独立した発達を認めるとともに，積極的に外界と接触して適応を果たす自我自律性を提唱した。さらに精神現象を自我との関わり，適応や防衛機制から理解しようとする立場には，Erikson EH（1902-94）の同一性理論や，Kohut H（1913-81）[77]の自己愛パーソナリティ障害論などがある。

　主にイギリスで活躍した Klein M（1882-1960）[78]は，前エディプス期の対象関係（とくに母子関係）を重視し，乳幼児の不安や攻撃衝動を中心とする精神発達理論を提唱した。彼女に端を発した対象関係論 object relations theory（E）は，自我本来の対象希求性を主張する Fairbairn RD（1889-1964）[79]，依存から

---

71) Sullivan HS : *Conception of Modern Psychiatry*. Norton, New York, 1953.
72) Fromm E : *Escape from freedom*. Rinehart & Winston, New York, 1941.
73) Lidz T : *The family and human adaptation*. Int Unv Press, New York, 1963.
74) Freud A : *Das Ich und Abwehrmechanismus*. Int Psychoanal Verlag, Wien, 1936.
75) Federn P : *Ego psychology and the psychoses*. Imago Publishing, London, 1953.
76) Haltmann H : Ich-Psychologie und Anpassungsproblem. *Int Zeitschr Psychoanal Imago*, 1939.
77) Kohut H : *The analysis of self : A systematic approach to the psychoanalytic treatment of narcissistic personality disorders*. Int Unv Press, New York, 1971.
78) Klein M : *Envy and Gratitude*. Tavistock, London, 1957.
79) Fairbairn RD : *Psychoanalytic studies of the personality*. Tavistock, London, 1952.

独立する中間段階の移行対象を記載した Winnicott DW（1896-1971），排他的二者関係を特徴とする基底欠損を提唱した Balint M（1896-1977）[80]らによって推進された。

　戦後の力動精神医学は自我心理学と対象関係論を中心に発展をとげたが，フランスの Lacan J*ME*（1901-81）[81]はこれに反対し，パリ・フロイト学派を組織して Freud S への回帰を求めた。彼は無意識が言語のように構造化されたものであると考え，生後6〜18か月の乳幼児が鏡の中の自己像を見て自我の想像的要素を形成する鏡像段階を重視している。フランスで精神医学が神経病学から独立したのは1965年である。以後，精神科医が急増し，その教育に精神分析が主流を占めるようになった。

【b．現存在分析と了解人間学】

　精神活動を種々の要素に細分し，その異常としての症状を取り出し再構成する症候学的な方法論に対し，人間を要素に分割できない総体とみて，精神障害をそうした人間の全体構造の変容として把握しようとする立場を**人間学** Anthropologie（D）[82]と呼んでいる。この考え方は Jaspers K にもとづいているが，当時隆盛であった現象学や実存主義哲学の影響があり，加えて力動精神医学の流れも受けて患者の生活史を重視し，病める一個人の生き方をたどることで了解の範囲を広げ，彼の過程概念を乗り越える試みとみることもできる。

　ウィーンの Frankl VE（1905-97）[83]は，ナチの強制収容所体験をもとに実存分析 Existenzanalyse（D）を唱え，自由と責任をもち多くの価値を実現しようと努力する人間の意味への意志が阻止されると，実存的欲求不満が生じて発病すると考えた。主にパリで活躍した Minkowski E（1885-1973）は，Bergson H（1859-1941）の生の哲学を借りて自閉概念を発展させ，統合失調症の基本障害として現実との生きた接触の喪失を提唱した。統合失調症では人格が外界と調和をとりながら発展する心的生活の動的要素が消滅するため

---

80) Balint M：*The basic fault：Therapeutic aspect of regression.* Tavistock, London, 1968.
81) Lacan J：*Les écrits techniques de Freud.* Seminaire Ⅰ, Seuil, Paris, 1953-54.
82) 動物とは異なる人間特有の在りかたとそれが産み出す多様な文化の本質を全体的に捉えようとする Scheler M（1874-1928），Plessner H（1892-1985），Gehlen A（1904-76）らの哲学を哲学的人間学 philosophische Anthropologie（D）といい，単に人間学というとこれを指すことが多い。
83) Frankl VE：*Aerztliche Seelsorge.* Deuticke, Wien, 1946.

に，活動が柔軟を欠いて常同的になるという。

　スイスの Binswanger L（1881-1966）[84]は，現象学と Heidegger M（1889-1976）の存在論哲学をもとに現存在分析 Daseinsanalyse（D）を創始し，患者を世界内存在の変容として捉えた。統合失調症は自然な経験の一貫性が解体し，この状況に圧倒されるか克服するかの二者択一をせまられ，思い上がった理想形成を試みるが，結果的に現存在は消耗し，現実から逃避して他者にすべてをゆだねた状態であるとする。同じ現存在分析でも Boss M（1903-90）[85]の立場はより Heidegger M に忠実で，主な対象も性倒錯や神経症となっている。

　フランクフルトの Zutt J と Kulenkampff C［1956］[86]は，了解人間学 verstehende Anthropologie（D）を唱え，統合失調症は地位や住居の生活秩序（現存在秩序）が乱されることによる立場の喪失から了解することができるとしている。

　力動精神医学により導入された生活史の重視は，内因精神病の了解範囲を広げるとともに，ドイツに発病状況論あるいは状況因 Situagenie（D）という新たな視点をもたらした。「状況とは停止した生活史である」［von Baeyer W 1966］[87]という言葉がこのあたりをよく示しており，成果はむしろ躁うつ病領域においてめざましい。Bürger-Prinz H［1950］の根こぎうつ病，Schulte W［1951］の荷下ろしうつ病などの一連の誘発うつ病の記載がそれである。このみかたは内因うつ病と抑うつ神経症との境界を不鮮明にするとともに，うつ病を連続したディメンジョン　モデルでとらえるか，それとも不連続なカテゴリー　モデルで分類するかというイギリスの 1920 年代に遡る Gillespie RD, Lewis AJ らの論争，さらに 1950～70 年代における Kendell RE らロンドン学派と Roth M らのニューカッスル学派による論争にも関連する。

　Tellenbach H（1914-94）は，メランコリー親和型を提唱し，病前性格と誘発状況を包括的に捉えたうつ病状況論を展開した。Blankenburg W（1928-2002）は，状況の判断や他者との相互理解を可能にするア　プリオリな自然な

---

84) Binswanger L：*Grundformen und Erkentnis Menschlichen Daseins*. 4 Aufl. Reinhardt, München, 1964.
85) Boss M：*Psychoanalyse und Daseinsanalytik*. Huber, Bern, 1957.
86) Zutt J, Kulenkampff C：*Das paranoide Syndrom in anthropologischer Sicht*. Springer, Berlin, 1959.
87) von Baeyer W：*Situation, Jetztsein, Psychose*：*Conditio Humana*. Springer, Berlin, 1966.

自明性を提唱し，統合失調症ではこれが失われるために経験の連続性や行動の自発性が障害されるという．

【c．反精神医学】

反精神医学 antipsychiatry（E）とは，1960〜70年代にかけて，既存の精神病概念に異議を唱え精神医学そのものを否定する動向である．主張はそれぞれ異なるが代表する人物として，イギリスの Laing R*D*（1927-89），Cooper D（1931-86），アメリカの Szasz TS，フランスの Mannoni M，イタリアの Basaglia F（1924-80）らが知られている．

Laing R*D*[88)]によると，一見不可解な過程も家族ひとりひとりの実践をたどることで了解することができ，統合失調症の家族には患者の自立を狂気として疎外する欺瞞と共謀があるという．Cooper D は，家族内の葛藤が耐えがたくなった時，それを引き受ける犠牲にされるのが患者であり，統合失調症の診断は精神科医のレッテル貼りに過ぎず，医療と称する手続きによりひとりの人間を社会的に無効にする一種の暴力であるとする．彼らが中心となって1965〜71年に運営されたロンドンのキングズリーホール Kingsley Hall では，家族や社会に疎外されて発病した患者が，病気を自由に展開することで本来の自己に立ち戻るという思想のもとに，薬物，電気ショックなど従来の治療をいっさい排し，医師と患者の区別さえ設けず共同生活が行なわれたという．

こうした動きは，患者の了解範囲を広げようとする力動的な立場や家族研究など，精神医学の一連の**脱医学化** demedicalization（E）を過激な形で押し進めたとみることもできる．その背景には，一方で若者と学生を中心に世界各地で展開された，旧体制や管理社会構造に対する抗議と改革運動があり，他方ではフランスの哲学者 Foucault M（1926-84）[89)]らの指摘するように，18世紀以来の西欧合理主義が問い直され，科学の名のもとに理性により形成された精神医学への批判という側面をもつことも否定できない．

---

88) Laing R：*Sanity, Madness and the Family*. Tavistock, London, 1964.
89) Foucault M：*Histoire de la folie à l'âge classique*. Plon, Paris, 1961.

【d．再医学化の流れ】

脱医学化の極に達した精神医学が**再医学化** remedicalization（E）に向かうのは 1970 年以降とされている．その背景として，マラリア療法 Malariatherapie（D）[Wagner von Jauregg J 1917][90]，malariothérapie, paludothérapie（F）に始まり，インスリン ショック療法 Insulinschocktherapie（D）[Sakel MJ 1933][91]，カルジアゾル ショック療法 Cardiazolschockbehandlung（D）[von Meduna LJ 1935]，ロボトミー lobotomy（E）[Moniz E ら 1936][92]，通電（電気ショック）療法 electroconvulsive therapy（E）[Cerletti U 1938][93]，Elektrokonvulsionsbehandlung（D），向精神薬 psychotropica（L），psychotrope（F）（tropos：様式，方法，人間の生活様式，習慣）[Delay JLP 1952][94] などの生物学的治療法の開発とその成果がある．

とくに**精神薬理学** psychopharmacology（E）の発展は，一方では患者の社会復帰を促進するとともに，治療の形態を入院主体から外来ないし地域医療へと移行させ，他方では神経伝達物質や受容体の変化など，精神障害の有力な生理・生化学的仮説をもたらした．Delay JLP（1907-87）ら[95]は向精神薬を精神弛緩薬 psycholeptique（F）（催眠薬，トランキライザー，抗精神病薬，気分調整薬），精神攪乱薬 psychodysleptique（F）（催幻覚薬，麻薬），精神賦活薬 psychoanaleptique（F）（抗うつ薬 thymoanaleptique, 覚醒刺激薬 nooanaleptique）の 3 群に分けている．神経弛緩薬 neuroleptique（F）は，同じく Delay JLP と Deniker P が提唱した臨床薬理学用語．Steck H [1954] によりレセルピンがクロルプロマジンと同様のパーキンソニスムとアカシジアを引き起こすとの報告を受けて，これら新しい一群の薬物に共通する神経作用を表現するために 1955 年フランス医学アカデミーに提案された．今日ではその本体はとも

---

90) Wagner von Jauregg J：Über die Einwirkung der Malaria auf progressive Paralyse. *Psychiatr Neurol Wochenschr* 20：132-134, 251-255, 1918-19.
91) Sakel M：*Neue Behandlungsmethode der Schizophrenie*. Perthes, Wien, 1935.
92) Moniz E, Lima PA：*Tentative opératoire dans le traitement de certaines psychoses*. Masson, Paris, 1936.
93) Cerletti U：L'Electroshock. *Riv Speriment Freniat Med Leg Alienaz Ment* 64：209-310, 1940.
94) psychotrope は精神を変化させる可能性をもつ化学作用物質全体をさす Delay J の造語．「psychotrope とは心理トロピスム tropisme psychologique をもつ自然ないし人工の化学物質で，精神活動を変化させるが変化のタイプを予測することはできない」．トロピスムとは向性，植物の向日性など方向性をもつ運動反応．Sarraute N に同名の小説 [1939] がある．
95) Delay J, Deniker, P：*Méthodes chimiothérapiques en psychiatrie*. Masson, Paris, 1961.

かく，また原因か結果かの議論はあるものの，多くの精神科医がほとんどすべての精神障害に何かしら生物学的基盤の存在を認める見解をとっている。

Crow TJ [1980] は統合失調症を，幻覚・妄想，滅裂思考などの陽性症状を主とし薬物への反応が良好なⅠ型と，感情の平板化，意欲低下などの陰性症状を主とし薬物の効果が不良なⅡ型に分け，各々に異なる生物学的基盤を推定した[96]。彼のいう陰性・陽性症状は，後にふれる Ey H のそれとはまったく異なるが，近年は症状の科学的根拠や治療実績から内因精神病を類型分類しようとする傾向が増えている[97]。こうした実証を求める流れは 1990 年代に医学界全体に押し寄せたエヴィデンス医学 evidence-based medicine（EBM）(E) の方向に一致した。一方，ナラティヴ医学 narrative based medicine（NBM）(E)[98]は，病気を個々の患者人生の物語とみなし治療者との対話を重視する医療で，イギリスの一般医 Greenhalgh T らが 1998 年に提唱した。

再医学化の流れは，これまで脱医学化の最も強かったアメリカにおいて，おそらくはそのこと自体を理由のひとつに，急速かつ顕著に進展した。そして力動精神医学が重視しなかった症候学や疾患分類学に，再び関心が向けられるようになった。アメリカ精神医学会（American Psychiatric Association：APA）による精神障害の診断と統計の手引 3 版 DSM-Ⅲ [1980] の刊行は，こうした動きを反映したものとみられる[99]。

DSM-Ⅰ [1952] が Meyer A の不適応反応の概念，DSM-Ⅱ [1968] が WHO の国際疾病分類 8 版 ICD-8 のそれぞれ影響下に作成されたのに対し，DSM-Ⅲの特徴は，病因論的要素を排除した基本姿勢にある。疾患分類は，Morel B-A の変質理論以来，Kraepelin E の疾患単位概念にしても Jaspers K の過程概念にしても，病因論的仮説にもとづいていた。DSM-Ⅲはこれを除外したことにより，分類の基礎を記述的な症候学におき，身体・心理・社会的要因の情報を補うために多軸システムを採用している。さらに評価尺度やコン

---

96) Crow TJ：Molecular pathology of schizophrenia：more than one disease process? *Brit Med J* 280：66-68, 1980.
97) 微弱な陽性症状 attenuated positive symptoms（E）[McGorry PD ら 2003] は，知覚変容，要素幻聴，被注察感など明らかな病的レベルに達していない精神病症状．
98) ナラトロジー narratology は人間の語る行為やその産物としての物語を研究することで，Todorov T の『デカメロン文法』[1969] に始まるとされる．
99) American Psychiatric Association：*Diagnostic and statistical manual of mental disorders.* 3 ed. Washington DC, 1980.

ピューター診断の要素を取り入れて，実用的かつ操作的な[100]診断基準を設定した。

　こうした点から，DSM-Ⅲは Kraepelin E を復活させたといわれるが，病因を問わず症候学に徹したという意味ではむしろ Esquirol JED に近い．実際，DSM-Ⅲを用いて非定型精神病を縦断的に診断しようとすると，ひとりの患者でありながら各エピソードに異なる診断がつくという，かつてモノマニーにみられたものと似た困難が生じてくる［阿部裕美ら 1992］．DSM-Ⅲとその改訂版 DSM-Ⅲ-R［1987］は，精神症候学や精神病理学につきまとう概念の曖昧さを払拭した点で評価される一方，伝統的診断を重んじる立場からの批判も少なくないが，10 か国語以上に翻訳されて再医学化の流れに貢献したことは疑いがなく，基本的な枠組みは同 4 版 DSM-Ⅳ［1994］とその改訂版 DSM-Ⅳ-TR［2000］に受け継がれ，ICD-10［1992］にも大きな影響を与えた．

7．統合への道——まとめ——

　18 世紀から今日に至る精神症候学の展開を顧みると，それぞれの時代において医学はもとより，自然科学，生物学，心理学，哲学，文学あるいは政治的背景や社会的要請などを敏感に反映して移り変ってきている．これらの議論の中から身体派とロマン派，機械論と力動論，局在論と全体論，生物学と心理学，脳と心，個人と社会などの，互いに対立する図式を抽出することが可能である．カテゴリーないしディメンジョンという分類モデルの相違，あるいは個人を越えた疾患概念を純化するか，それとも病んだひとりの患者の生き方を重視するかという視点の対立も繰り返された争点のひとつであった．ある主義の隆盛期には早くも次の主義が準備され，徹して極端に走ると後の反動も大きく，棄てられたはずの古い考えが形を変え，装いを新たにして繰り返し登場する．

　精神障害に関する近年の考え方は，再医学化の流れを受けて物質還元論，機械論へと傾いており，形態学的であれ生化学的であれ，背後に何かしらの脳内物質変化を想定する精神科医は少なくない．この流れは今後さらに加速して，いずれは精神障害の分子レベルの解明とその操作へ向かうものとみら

---

100) 操作 operation は，概念のもつ内包的な意味を消し具体的な実験操作で示すこと．アメリカの物理学者 Bridgman PW（1882-1961）が提唱し行動主義に取り入れられた．

れる.しかし,あらゆる疾患は侵襲と生体の特異・非特異的反応の合体にほかならないのであるから,症候学は臨床の立場に立つ限り,異なる要素を統合する**全体論** holisme（F）（holos, ὅλος：全体）[101]のみかたをとらざるをえない.「もの」としての病因を発見しようとする分野がいわゆる生物学的精神医学であり,精神症候学の対象となるのは病因となる物質そのものではなく,結果として人間に表現される「こと」としての精神異常現象である.その意味では,症候学は純然たる自然科学ではなく,用語本来の意味における修辞学や詩学に近いところがあり,人間存在を単に動物からの延長とはみなさない人間学の領域ともいえるであろう.

　対立する考えを統合しようとする試みは,古くから繰り返しなされてきた.分類学的であるとともに啓蒙主義的な Pinel P に始まり,変質理論と経過を組み合わせた Magnan J-JV,終末像に重きをおいた Kraepelin E,自然科学とは異なる独自の方法論を模索した Jaspers K,統合失調症を器質性と反応性の2群に分けた Claude HCJ,内因と状況を有機的に結んだ Tellenbach H,精神分析と分子生物学の融合をめざす Kandel ER らを,その例として挙げることができる.これらはいずれも時代の節目にあって,行き過ぎた機械論を修正し,全体論的な視野を求めたものである.

　アメリカの応用数学者 Wiener N（1894-1964）[102]は,1948年に生体を自動制御系とみるサイバネティクス cybernetics（E）の概念を示したが,これはかつての素朴な人間機械論を修正した近代の機械論とみることもできる.ウィーンの von Bertalanffy L（1901-72）[103]は,生命を物質現象とみる点では機械論に立ちながら,その階層性を認める点で単純な還元論に陥らない有機体論あるいは一般システム理論を唱えたが,近年はこの開放システムの考えを Ciompi L（1929-）[104]が精神医学にとりいれている.再医学化に最も貢献した精神薬理学の分野でも,患者の防御・修復システム,レジリアンス resilience（E）を重視するネオ ヒポクラティズム［八木剛平 1993］のような全体

---

101) 全体を意味するホロス holos に由来し,南アフリカの哲学者 Smats JC（1870-1950）が『全体論と進化』［1926］で用いた.
102) Wiener N: *The human use of human being : cybernetics and society*. Mifflin, Boston 1950.
103) von Bertalanffy L: *Das Biologische Weldbild*. Ⅰ : *Die Stellung des Lebens in Natur und Wissenschaft*. Francke, Bern, 1949.
104) Ciompi L: *Affektlogik, Über die Struktur der Psyche und ihre Entwicklung*. Kette-Cotta, Stuttgart, 1982.

論が生まれつつある。

　ここでは現代の代表的な統合論のひとつである Ey H の器質力動説を取り上げ，これに著者自身の考えを加えて論を進めたい。Ey H は，1930 年代後半に Jackson JH の神経機能の進化と解体の考えを発展させ，**器質力動説** organodynamisme（F）あるいは**新ジャクソン学説** néo-Jacksonisme（F）を提唱した[105]。それによると精神機能も同じく層構造 hierarchy[106] をなしており，下層は神経系装置から空間的に構成されているが，上層は解剖学的構造によらない時間的展開をもつエネルギー システムであるという。病的状態とは諸機能が解体し退行する動きを表現しており，陰性症状は原因の結果を直接にあらわす上位の脱落症状であり，これに反応して下位の水準で再統合，再構成しようとする作業が陽性症状となるが，この水準で統合されたものの自律的展開もあり，損傷が臨床症状として顕在化するにはある程度の時間を要する（器質臨床懸隔 écart organo-clinique）としている。神経障害は局在する要素機能の部分的解体であるが，精神障害は精神生活全般を司る共時的な意識野ないし通時的な人格の全体的解体であり，精神医学の対象となるのは後者であるが，諸々の臨床像は解体の水準を示すのみで疾患との対応はなく，相互の移行も認められると述べて疾患分類に否定的な立場をとっている。

　このように器質力動説は，一種の層理論 stratification theory（E）であり，形を変えた単一精神病論でもある。Janet P*MF*，Freud S，Bleuler E，Kretschmer E らの考え方も基本的に層理論であるが，Ey H のそれは脳損傷と精神障害の本質的な相違を，空間と時間，解体の部分と全体から描き分け，原因は器質的，症状形成を心理・力動的にみて，意識野や人格の解体として全体論的にとらえようとする点に特徴がある。

　多様な精神症状が意味するもの，疾患の本質を表現するものとしての基本障害をどうとらえるかは，精神症候学に課せられた使命のひとつであり，内因精神病とくに統合失調症をめぐる中心課題でもある。古今の精神科医がこれをさまざまに記載している。心内失調 [Stransky E]，連合障害 [Bleuler E]，

---

105) Ey H : *Des idées de Jackson à un modèle organo-dynamique en psychiatrie*. Privat, Toulouse, 1975.
106) ヒエラルキーの語源である位階ヒエラルキア hierarchia は神に引き上げられる秩序を指し，神に相似し神と一体化することを目的とする。5～6 世紀の未特定修道者 Pseudo-Dionysius が天上位階論，教会位階論に用いた。

現実との生きた接触の喪失［Minkowski E］，意識の緊張低下［Berze J］，志向弓の拡散低下［Beringer K］，エネルギー ポテンシャル減衰［Conrad K］，自然な経験の一貫性の解体［Binswanger L］，アチモルミー［Guiraud P*LE*］，自己の存在論的不安定［Laing R*D*］，自然な自明性の喪失［Blankenburg W］，父の名の排除［Lacan J*ME*］，自己の個別化原理の危機［木村 敏］，パターンの逆転［安永 浩］，状況意味失認［中安信夫］などであり，拠り所は哲学，現象学から生物学，神経心理学に至るまで多岐にわたる。

　著者はこれに，**自由の制限** restriction of freedom（E），liberté restreinte（F）という概念をつけ加え，霊・魂・体の人間学的三元論による霊的精神力動論 psychodynamisme spirituel（F）あるいは新エー学説 néo-Eyisme（F）を提唱しようと思う。自由とは束縛の不在といわれるが，より明確には「〜からの自由」と「〜への自由」とが区別される。前者は価値追求性を含み，後者には複数の可能性をなしうる能力と選択が含まれている。Kant I の流れをくむドイツの民間哲学者 Schopenhauer A（1788-1860）は，物理・肉体的自由，知的自由，道徳的自由を区別した。物理・肉体的自由は，外的障害の存在しない自由の基本的形態であり，知的自由は認識や判断が正しく行なわれることで，選択の自由もこれに含まれる。道徳的自由とは，より根源的な人間を動かす動機，意志の自由で，内的な拘束を受けず，目的を志向し価値を追求するものとみなされる。精神異常をこうした自由の制限ないし喪失とみるのは，ことさら新しい考えではない。遠くはロマン主義にも，近くは人間学にも，わが国にもこれに類したみかたがある。

　人間は肉体的，社会的に拘束されていても，心の中では自由に考え，空想を羽ばたかせることができる。人間の心のあり方として「秘密を保てる」ことを挙げたのは Janet P*MF* であるが，他人と重要な会話をしながらまったく別のことを，たとえどのように不道徳な内容であるにせよ，それを考えるのは他人に知られない自由であり，さらに口に出す時は嘘をつくことも，考えと行動を別にして「二重帳簿」を演じ分けることもできる。こうした自由が損なわれると，主観的には考想察知や考想伝播など，プライヴァシーが保たれない苦痛な体験として感じられることになるだろう。

　自由のもうひとつの側面は，体験の自己所属性，能動性である。英語の free の語源は，印欧語の自己所属性を示す prijo といわれているが，統合失調症の初期にはよく知られるように自我意識が希薄になり，自己所属性が脅

かされる症状のみられることが多い．すなわち思考，記憶，表象などがとりとめなく自生的にあらわれ，それに知らず知らずとらわれ，時には身体の一部が離れる，ひとりでに動くなどと訴えられる．Wernicke K の自生思考，Baillarger JGF の精神幻覚，Gatian de Clérambault GHAELM の精神自動症などに記載されているのがこの症状であり，Ey H の器質力動説では自由な器官の解体の初段階に相当する．

　次いでニュートラルな離人症の段階を経て，「他人からあやつられる」「外から影響される」という被影響体験に移行するが，こうした内の統制を欠き，外から強制される方向へ進展する一連の自我障害を，個人のとりうる自由の範囲がしだいに狭まっていく過程とみることも可能である．さらに制限が思考や判断に及ぶと，選択の余地は少なくなり，視点を現在から未来へ，自分から他人へと自在に移動させることが困難で，複数の角度からの現実検討ができなくなるために，ものの見方は柔軟を欠いて硬直し，秩序や価値基準が転倒し，偏った意味内容，低い価値へのこだわりを生じるようになる．Conrad K（1905-61）が，『統合失調症のはじまり』［1958］においてドラマチックに記載しているのはこのような進展の経過であり，精神症候学は自由の制限という基本障害を，より分化した機能領域の個別の表現としてとらえているのではないだろうか．

　やがて疾患が進行すると，もう患者は自ら意志を行使して生きる目的を設定することも，意味やより高い価値を求めて行動することもない．一方では閉じこもって離れたところに身をおく患者があり，他方では衝動を抑えきれず唐突な行為を起こして周囲との摩擦の絶えない患者がいる．そして外界からの働きかけに抵抗することさえ止めてしまうと，「下りていく坂を上がろうとする努力」［Bergson H］[107)]を放棄して，ひたすら安易な受動の方向，低いレベルの安定へと流されていくようにみえる．

　複雑で多面的な人間の精神現象すべてを，ただひとつの理論や主義から説明するのが困難なことは，精神医学，症候学の歴史が語っている．ただしその限界を知り，ある範囲の所見の整理に適用するなら許されるであろう．自由の制限とは，統合失調症の中核を自我ないし自我意識の障害とみて，これにもう少し広がりを含ませた具体的な表現で言い換えたものである．いずれ

---

107) Bergson H : *L'évolution créatrice*. 1907.

も損傷を受けて初めて気づくという点で病理法の適用が有効であり，逆にあるべき健全な精神の姿に示唆を与えてくれる。

　精神とは，脳という物質的基盤にその大半を依存しながら，自由度を拡大し，因果律に従わない非決定性と目的追求性を特徴とする脱物質的な活動，すなわち脳を超越し人間の根源的な霊性 spirituality（E）を志向しようとする作用そのものではなかろうか。したがってその障害は，おそらくはまず精神構造の最上層に生じる時間性の弛緩ないしエネルギー展開の破綻であり，これが病初期の患者に超越的なものから離反する漠然とした悲哀，存在の不安，内的な束縛からなる自由の制限として表現される。侵襲が緩徐にあるいは段階的に進行する経過においては，失われた部分を修復，補完する作業が機械的，心理的な両面からなされて，これらの混じり合う多彩な症状を示すが，時には行き過ぎ，修復過剰，別の機能による代替もあるようにみえる。そして侵襲が下層まで達し深くなるほど，病態は少しずつ因果的な自然法則の支配する物質現象，すなわち神経疾患，脳病に近づいていくように思う。

　症候学は精神医学の根幹をなすものの，大きな発見や話題に乏しい地味な分野である。しかし精神科医にとっては，たとえ志向する立場は異なっていてもそれが臨床的である限り，自らの技術や学問の深度を測り，折にふれて立ち戻っては，歩みの軌道を偏りのない調和のとれた方向へと修正させる総論である。

全般的な参考文献

(1) Ballet G：*Traité de pathologie mentale*. Doin, Paris, 1903.
(2) Berrios GE, Freeman H：*150 Years of British Psychiatry, 1841-1991*. Gaskell, London, 1991.
(3) Chaslin P：*Eléments de sémiologie et clinique mentales*. Asselin et Houzeau, Paris, 1912.
(4) Conrad K（山口直彦ほか訳）：分裂病のはじまり．岩崎学術出版社，東京，1994.
(5) Ey H：*La notion de schizophrénie*. Desclée de Brouer, 1977.（武正建一ほか訳：精神分裂病の概念．創造出版，東京，1990.）
(6) Guiraud P：*Psychiatrie générale*. Le François, Paris, 1950.
(7) 濱田秀伯：パラフレニーとフランスの慢性妄想病群．精神医学 27：256-265, 376-387, 1985.
(8) 原田憲一：進行麻痺研究史にみる精神病理学．臨床精神病理 8：205-220, 1987.
(9) 保崎秀夫：保崎秀夫著作集Ⅰ，Ⅱ（濱田秀伯編）．群馬病院出版会，2011.

(10) Jaspers K（西丸四方訳）：精神病理学原論．みすず書房，東京，1971．
(11) Kandel ER：A new intellectual framework for psychiatry. *Am J Psychiatry* 155：457-469, 1998
(12) 笠原　嘉：精神病理学の役割．臨床精神病理 8：195-203，1987．
(13) 小林忠義：病因論の諸問題．東海大学出版会，東京，1988．
(14) 河野　真：人間と自由．以文社，東京，1984．
(15) Lanteri-Laura G：La sémiologie psychiatrique, son évolution et son état en 1982. *Evol psychiatr* 48：329-361, 1983.
(16) 松本雅彦：精神病理学とは何だろうか．悠久書房，東京，1987．（増補改訂版，星和書店，東京，1996．）
(17) 三浦岱栄：精神医学者の世界．岩崎学術出版社，東京，1967．
(18) 村上　仁：精神病理学論集Ⅰ，Ⅱ．みすず書房，東京，1971．
(19) 中井久夫：分裂病と人類．東京大学出版会，東京，1982．
(20) 中谷宇吉郎：科学の方法．岩波書店，東京，1958．
(21) 西丸四方：精神医学の古典を読む．みすず書房，東京，1989．
(22) 大橋博司：精神症状学序論．現代精神医学大系 3 A．（懸田克躬・大熊輝雄・島薗安雄ほか編）中山書店，東京，pp. 3-23，1978．
(23) 大鳥蘭三郎：近世医学史から．形成社，東京，1975．
(24) Pichot P：L'avenir de la psychiatrie．（濱田秀伯訳：精神医学の将来．臨床精神医学 15：1597-1607，1986．）
(25) Postel J, Quétel C：*Nouvelle histoire de la psychiatrie*. Privat, Toulouse, 1983.
(26) 坂部　恵：かたり．弘文堂，東京，1990．
(27) Schneider K（平井静也，鹿子木敏範訳）：臨床精神病理学．文光堂，東京，1957．
(28) 土屋雅春：生体反応とアグレッソロジー．日本医学館，東京，1994．
(29) 内村祐之：精神医学の基本問題．医学書院，東京，1972．
(30) 臺　　弘：自由を失う病とその治療．精神医学，34：777-784，1992．
(31) 渡辺　慧：生命と自由．岩波書店，東京，1980．
(32) 八木剛平：精神分裂病の薬物治療学．金原出版，東京，1993．
(33) Zilboorg G：*A History of Medical Psychology*. Norton, New York, 1941．（神谷美恵子訳：医学的心理学史．みすず書房，東京，1958．）

第 I 部　外観・行為の異常

　患者の内面生活や精神状態は，その外観 presentation（E）や行為 act（E）に反映される。服装，表情，話しぶりなどを観察し，家庭や社会における行動，活動状況の情報を得て，その全体的印象から，患者のおかれている精神状態を窺い知ることができる。外観・行為が患者の年齢や社会的地位にふさわしいか，その場にそぐうか，過去との連続性が保たれているか，などに注意が必要である。正常 normal（E）とは，価値を含まず平均的，皆と変わらないという意味と，ある価値を設定してそれに合っているという意味がある。精神症状の分析や異常体験の解釈に先立つ，いわばマクロ的症候学 sémiologie "macroscopique"（F）［Ey H］であるが，病理学者がいきなり顕微鏡に向かわずにまず全体像を観察するように，あるいはミクロの観察を終えた後，再びマクロの所見に立ち戻るように，あらゆる症状把握の基本となる部分である。

A　年齢・性差

　精神障害にはそれぞれ固有の好発年齢と性差がある。遺伝・生物学的なものから，社会・環境的なものまでさまざまな要因の関与が推定されている。
　統合失調症は10歳台後半から30歳台前半に発病し，破瓜型が18～21歳，緊張型が21～25歳，妄想型は25～35歳に多い。性比は男女ほぼ同数であるが，男性は女性より発病，初回入院が早い。したがって，年齢が低いと男性患者が多くなり，10歳台後半では女性の3～4倍を占めるとされる。再発や自殺も男性に多いという。
　感情（気分）障害は20歳台と50歳前後に発病の山があり，抑うつ状態と単極うつ病は女性に多いが，双極うつ病では性差が少ないといわれる。一般に発病が早いほど，遺伝負因が強い。いわゆる非定型精神病は女性の頻度が高い。
　非定型精神病 atypische Psychose（D）は，統合失調症と感情（気分）障害（一部にてんかんを含む）のどちらにもうまく当てはまらない内因精神病。几帳面で熱中しやすい性格者に，何かしらの誘因のあと意識・感情・精神運動性の障害が急性に生じ，多彩で浮動性の挿話を反復するが著しい残遺症状を残さない。Kretschmer E をはじめとするチュービンゲン学派は混合精神病 Mischpsychose（D）と考えるが，Kleist K や Leonhard K は独立疾患群とみて細分し，満田久敏［1942］[1)]は遺伝的な独立性を，鳩谷 龍［1955］は間脳・下垂体系の機能低下を主張した。フランスでは変質者の多形妄想 délire polymorphe（F）や急性錯乱 bouffée délirante（F）がこれに当たるが，近年は気分変調性統合失調症 schizophrénie dysthymique（F）と呼ぶ。初めは感情（気分）障害にみえて途中から統合失調症状があらわれると，妨害要素 disturbing elements（E）が出た，などということがある。
　Pauleikhoff B［1957］の非定型精神病 atypische Psychose（D）は，ふたつの内因精神病の間にあってどちらにも含まれない病像を，病前性格，起始，症

---

1) 満田久敏：精神分裂病の遺伝臨床的研究. 精神経誌 46：298-362, 1942.

状，経過，転帰を同じくする複数の類型にまとめたもので，精神病的原始反応，アメンチア，挿話昏迷，挿話緊張病，生命切迫緊張病，30歳台の幻覚妄想精神病，パラノイア性嫉妬妄想，パラノイア性恋愛妄想，体感異常型統合失調症などをいう。

　DSM-Ⅲの atypical psychosis（E）[298.90] は，幻覚症や不明の産褥精神病など，診断保留とするよりましな診断名として挙げられた雑多なもので，DSM-Ⅲ-R 以降は特定不能の精神病性障害になった。DSM-Ⅲの非定型感情障害 atypical affective disorders（E）は，軽躁，統合失調症の経過中に生じる抑うつなど，診断基準を満たさないさまざまな躁うつ状態で，DSM-Ⅲ-R では特定不能の双極性障害 [296.70] と特定不能のうつ病性障害 [311.00] に分かれ，DSM-Ⅳで双極Ⅱ型障害 bipolar Ⅱ disorder [296.89] が独立した。DSM-Ⅳに登場した気分障害の非定型病像 atypical features（E）は，状況に反応しやすく，過食，過眠，対人過敏などを示すうつ病像。West ED と Dally PJ [1959] が MAO 阻害薬に反応する非定型うつ病 atypical depression として記載した。

　統合失調感情精神病 schizo-affective psychosis（E）[Kasanin J 1933][2]）は，有能な青年が環境変化により，初期に躁うつ，次いで急性に幻覚妄想状態になり，速やかに寛解して残遺症状を残さない精神病。DSM-Ⅲには統合失調感情障害 schizoaffective disorder（E）[295.70] の名で他のどこにも分類されない精神病性障害に登場したが，DSM-Ⅳで統合失調症の枠組みに入った。ICD-10 でも統合失調症圏 [F25] に含まれ，いずれも同一エピソードに統合失調症状と感情症状が同時に存在すると規定された。

　いわゆる神経症はおおむね女性に多い。全般性不安障害は中年女性に多く，パニック障害は10歳台後半に発病し女性は男性の2倍である。恐怖症も女性に多いが，広場恐怖で3倍と最も性差が開いている。わが国の対人恐怖は男性に多いとされてきたが，近年は性差が縮まっているといわれる。強迫性障害の10歳台は男性，20歳台はむしろ女性に多く，全体では性差が目立たない。内容も女性では不潔恐怖，洗浄強迫が多く，身近な人をまきこみやすい。解離性障害や多重人格障害は，女性が男性の2～8倍と圧倒的に多い。45歳未満の心気症は男性に多いが，45歳以降になると女性に多くなり，疾病恐怖的な色彩を帯びて慢性化しやすい。離人症は男性の頻度がやや高い

---

2) Kasanin J : The acute schizo-affective psychoses. *Am J Psychitr* 13 : 97-126, 1933.

とする報告が多い。

　パーソナリティ障害は全体として大きな性差はない。男性に多い類型として妄想性，反社会性，強迫性など，一方，女性に多いものには境界性，演技性，依存性，自己愛性などがある。

　アルコール症，覚醒剤，有機溶剤の依存は男性に多い。しかし鎮痛薬，抗不安薬，睡眠薬などの合法薬物の依存には男女差が少ないとされる。

　アルツハイマー型認知症は女性に，(脳)血管(性)認知症は男性にやや多いとされる。ピック病を含む前頭側頭葉変性症は男女差がない。認知症が女性に多いのは，長生きするためにリスクが高まるとのみかたもある。

　女性に限定されるものでは，生殖機転に関係した精神障害の総称である生殖精神病 Generationspsychose（D），月経前に不眠，頭痛，気分変調などを来た**す月経前緊張症候群** premenstrual tension syndrome（E）[Frank RT 1931][3]あるいは月経前不快気分障害 premenstrual dysphoric disorder（E），出産後の一連の精神障害がある。月経精神病 Menstruationspsychose（D）は，月経に関連して起こる精神障害の総称で月経を原因と考えた過去の概念。安定していた統合失調症や非定型精神病が生理前後に悪化することは少なくないし，無月経 amenorrhea（E）は摂食障害に限らず不安，心的緊張の強いストレス状況では高頻度にあり，統合失調症の進行時にも生じる。結婚精神病 psychosis nuptialis（L）（nubo：結婚する）も，かつて結婚して性交渉をもつと興奮，うつを起こすと考えたもの。今日なら心因反応か精神病の誘発であろう。

　想像妊娠 imaginary pregnancy（E）は，妊娠しているという確信で，身体徴候を伴うこともある。強固な場合は妊娠妄想 delusion of pregnancy, delusion of gestation（E）といい，空想・誇大的色彩を帯びる。解離性障害，統合失調症にみられる。妊娠精神病 gestational psychosis（E）というと妊娠期間に生じる精神病の総称で，症状精神病も内因精神病も含む。一般に妊娠中は産褥期に比べて精神病が少ないが，あらわれる場合は遷延しやすいとされる。クヴァード症候群 syndrome de couvade（F）（couver：卵を抱く）は，妻の妊娠出産時に夫につわり様の苦痛を生じる一種の心身症。世界各地に残る風習で，文化人類学では擬娩という。共に苦しむことで妻の苦痛を軽くするとも，邪

3）Frank RT：The hormonal cause of premenstrual tension. *Arch Neurol Psychiatr* 26：1053-1057, 1931.

霊の目を夫に惹きつけるためともいわれる。

産褥精神病 puerperal psychosis（E）（puerpera：産婦），Wochenbettpsychose（D），psychose postpuérperale（F）は，出産後数日から数週に生じる精神障害の総称。フランスの Marcé LV（1828-64）[4]が，悲しみのデリール délire triste（F）の名で詳細な記載を残した。錯乱，せん妄，アメンチア，幻覚・妄想，抑うつ，解離などの状態像を呈し，予後は一般によいが「子育てに自信がない」「先行きが心配」などと訴えて自殺や母子心中を起こすことがある。未熟な人格の初産婦に多いといわれるが，内因精神病の誘発とのみかたもある。独立性を認めない立場もあるが，ICD-10 では 1 項［F54］を占めている。出産後 6 週を過ぎたものは授乳期精神病 Laktationspsychose（D）とも呼ぶ。**マタニティ ブルーズ** maternity blues（E）［Moloney JC 1952, Pitt B 1973][5]は，主に初産後の 3〜8 日に生じる一過性，抑うつ性の感情不安定で，理由なく涙もろくなり疲れやすい。ホルモン（progesterone, estrogen）の急激な低下によるとされる。核家族に多いともいうが，産褥精神病への移行は 5% 以下に過ぎない。

ほかに若い女性の神経性無食欲症（思春期やせ症）anorexia nervosa（L），若い母親の被虐待児症候群 battered-child syndrome（E）［Kempe CH ら 1962］，子どもの成長後に中年の主婦が孤独，うつ状態になる空の巣症候群 empty nest syndrome（E）などが知られており，内分泌不均衡や各年代における女性の役割とそれに伴う悩みなどと関連づけて論じられている。

好発年齢を外れて発病する場合に，本来の病像や経過と異なることが多く，病気そのものの相違とみるか，年齢による症状変化とみるかに議論がある。一般に小児の場合は発達特異的な病像を示し，行動面の症状が多く，本人の陳述能力が乏しいと主観情報を得にくい。一方，老人の場合は多少とも身体疾患や脳機能低下を伴うので器質要因を完全に否定することが困難で，患者の若い頃を知る人も少なく客観情報が得にくい。

Kraepelin E［1915］は成人の躁うつ病患者の 0.4% に，10 歳以前に躁ない

---

4) Marcé L：*Traité de la folie des femmes enceintes, des nouvelles accouchées et des nourrices.* Ballière, Paris, 1858.
5) アフロ・アメリカ起源の音楽形式ブルース blues（原音はブルーズ）は，1870 年代に庶民階級から生じ，メランコリックな気分を表現する 4 拍子のゆっくりしたリズムを特徴とする。青い悪魔 blue devils の短縮形といわれている。

しうつの挿話が認められると述べたが、児童・青年期の躁うつ病については、Kasanin J [1931] が 10〜15 歳の 10 例を報告したのが初めてとされている。児童期の感情障害のとらえ方について辻井正次ら [1990] は、超自我の形成前にうつ病は生じないとするもの、抑うつ等価(症) depressive equivalents (E) の形で行動異常（非行、恐怖症など）がみられるとするもの、成人のうつ病症状に夜尿、登校拒否、攻撃などが加わるとするもの、抑うつは児童の正常な発達段階に短期間みられるとするもの、成人と同じ基準で操作的に診断可能とするものなどの異なる立場があるとしている。DSM-Ⅳ-TR、ICD-10 では、どの年齢も同じ診断基準になっているが、10 歳未満の存在は疑問で、早くて 12 歳、遅くて 16 歳頃から感情（気分）障害の診断が可能になるというみかたも少なくない。一般に、発病に環境因子の関与が少なく、分離不安との関連が強く、行動異常や身体症状を前景とし、病相が短く循環性の経過をとるものが多く、時には統合失調症への移行がみられるといわれる。

　退行期メランコリー involutional melancholia (E)、Involutionsmelancholie (D)、mélancolie d'involution (F) は退行期、初老期に初発する抑うつを前景とする精神病。女性が 70〜80％を占め、家族に躁うつ病の負因が少なく、非社交的、過剰な道徳性、潔癖など柔軟性に欠ける強迫的な病前性格の上に、しばしば喪失体験を主とする発病契機があり、精神運動制止より不安・焦燥が前景に立ち、猜疑的で妄想（罪業、心気、虚無）を抱きやすく、幻視、意識変容、失見当などが加わり、緊張病やコタール症候群に移行があり病相が長引くことが多い。Kraepelin E は教科書 5 版 [1896] の退行期の精神病 Irresein des Rückbildungsalters の項に老年痴呆 Altersblödsinn と並ぶ形でこのメランコリー Melancholie を記載した。しかし 8 版 [1915] ではその病像・経過の特異性は年齢による混合状態とみなすことができ、既往にも基本状態ととれる病的素質を認めるとの理由から、弟子の Dreyfus GL [1907][6] の意見を入れて、これを改めて躁うつ病に含めた。1970 年代まで退行期メランコリー、退行期うつ病の名で独立性が主張されたが、今日の国際分類から消えている。退行期精神病 involutional psychosis (E) というと、うつと妄想の混じる退行期メランコリーを指すことが多い。感情障害ではなく妄想性障害 [古茶大樹 2004]、

---

6) Dreyfus, GL : *Die Melancholie. ein Zustandbild des manisch-depressiven Irreseins*. Fischer, Jena, 1907.

無力妄想の遅発型［濱田秀伯 2005］とするみかたもある。Maudsley H［1895］の更年期メランコリー climacteric melancholia（E）は，強い妄想様観念，自殺衝動，興奮を伴う発作的な苦悩，心気症などを特徴とする人生後半期の精神病。更年期女性に限らず男性にも生じ，病的嫉妬になることもある。生理的変化と道徳要因，とくに後者の役割が大きく，半数が回復するという。硬直性退行期うつ病 erstarrende Rückbildungsdepression（D）［Medow W 1921］も感情障害というより，むしろ遅発緊張病に近い。

更年期うつ病 menopausal depression（E），klimakterische Depression（D），初老期うつ病 presenile depression（E）は，うつ病が人生後半期に初発した遅発性の単極うつ病である。加齢による脳変化と心理要因が絡むので内因のみで説明しにくい。心気的で不安・焦燥はあるが，退行期メランコリーとは異なり，男女ほぼ同数，妄想は日常卑近にとどまり，空想的な予期不安を示さない。初老期，老年期に初発するきれいな老年躁病 Altersmanie（D）は少ない。この年齢の躁状態は錯乱，解離症状，妄想，抑制消失，固執傾向などを伴うことが多く，感情障害より非定型精神病や遅発統合失調症の可能性が高い。

統合失調症のうち，10歳台前半までに生じる児童統合失調症 childhood schizophrenia（E）の頻度は，Kraepelin E［1915］が6.2％，Bleuler E［1911］は4.0％，奥田三郎［1937］は5.2％と算定している。

最早発痴呆 dementia praecocissima（L）［de Sanctis S 1905］は，4歳頃までの児童が常同，衒奇など緊張病様症状を呈し，痴呆に陥るもので，父親の大酒，中毒，発達上の諸問題が原因とみなされたが，概念が曖昧なため，今日では歴史的意義に留まっている。**幼年痴呆** dementia infantilis（L）［Heller T 1908］は，3～4歳の子どもに不安，興奮，言語障害を伴って数か月で痴呆が進行するが，精神遅滞の表情を示さず運動機能障害はない。脳器質因が重視されてきたが，ICD-10では他の小児期崩壊性障害 childhood disintegrative disorder［F84.3］として広汎性発達障害に含まれている。ヘラー病 Heller disease（E），ヘラー症候群 Heller syndrome（E）ともいう。

早期幼児自閉症 early infantile autism（E）［Kanner L 1943］[7]，frühkindlicher Autismus（D），autisme infantile précoce（F）は，生後まもなく周囲からの孤立，執拗な同一性保持，言語発達の遅れを特徴とする幼児の発達障害。親への愛

7）Kanner L：Autistic disturbances of affective contact. *Nerv Child* 2：217, 1943.

着に乏しく，甲高い声，反響言語，身ぶりによる独特な非言語コミュニケーションを示し，同じ道順，同じ位置，特定の食品などに強いこだわりをもつ。カナー症候群 Kanner syndrome（E）とも呼ばれ，男性に3～5倍多く，身体的に異常はないが，対比の明瞭な部分に注意が集中し，ものごとの全体像が捉えにくく，パターンの変化に混乱しやすいので，知覚情報を処理する脳機能の障害が疑われている。知能指数は動作性が高い。手の常同運動を示すレット症候群 Rett syndrome（E）[Rett A 1966] は女児に多い。当初は統合失調症の一型として提唱され，ICD-8 では統合失調症に含まれていたが，Kolvin I [1971] が独立性を主張して ICD-9 では児童期の精神病になった。発達障害の概念ができてからは幼児自閉症 infantile autism（E）[DSM-Ⅲ]，自閉性障害 autistic disorder（E）[DSM-Ⅲ-R, Ⅳ, Ⅳ-TR]，小児自閉症 childhood autism（E）[ICD-10] の名で広汎性発達障害 pervasive developmental disorder（E）に含まれた。青年期に達すると強迫傾向，てんかん，自傷行為，チックなどを示す。話し言葉をもち非言語知能が正常範囲にある高機能自閉症 high functioning autism（E）では，離人症や妄想気分に似た統合失調症様症状を生じる場合があり，統合失調症との関連がまったく否定されたわけでもない。

アスペルガー症候群 Asperger syndrome（E）は，言語障害が軽く知能も正常範囲の高機能自閉症。オーストリアの小児科医 Asperger H [1944] が，ある分野に秀でた能力がありながら情緒的な対人交流をもてない6～11歳の男児11人を，人格の極端な偏りとみて子どもの自閉性精神病質 autistische Psychopathen（D）の名で報告し，基底に外部環境への注意狭窄を想定した[8]。2～3歳頃から他の子どもと交わらず，語彙は豊富で大人びた話し方をするが，言い回しが単調で抑揚に乏しい。知能指数は言語性が高い。特定のこと（時刻表など）に強い興味を示すが共感に乏しく，優れた抽象思考，強迫傾向，感覚過敏，不器用などが表面化し恒常的な経過をたどるが，アニメーション，コンピューターなど得意分野で代償して成功する可能性もある。成人になると不安障害，うつ病，強迫性障害，統合失調症などと誤られやすい。Bosch G [1962] がカナー症候群に対してアスペルガー症候群と名づけ，イギリスの疫学者 Wing L [1981] による英語論文を契機に1980年代から広く知られるよ

---

8) Asperger H : Die "Autistischen Psychopathen" im Kindesalter. *Arch Psychiatr Nervenkr* 117 : 76-136, 1944.

うになり，国際分類には ICD-10，DSM-IV から登場した。概念の範囲，早期幼児自閉症との連続性をめぐって多くの議論がある。

登校拒否 school refusal（E）[Warren W 1948, Kahn JM と Nursten JP 1962] は，明らかな理由なく学校へ行かない一群の生徒で，登校時に恐怖，身体愁訴を起こすが，葛藤や罪悪感はあり深刻な反社会行動は示さない。学校恐怖 school phobia（E）[Johnson AM 1941]，不登校 non-attendance at school（E），登校困難 severeness of school attendance（E），学校脱落 school drop-out（E）など類似の状態をあらわす語がある。障害矯正 orthophrénie（orthos, ὀρθός：垂直な，ここから転じて，立っている，正しい）は Voisin F と Falret J-P [1834] が提唱した語で，重い精神障害をもつ子どもの通う学校 école orthophrénique（F），治療 orthopsychopédie（F）[Pichon E]，教育法 orthophrénopédie（F）[Thuilié H 1900][9] などに用いる。

共生幼児精神病 symbiotic infantile psychosis（E）[Mahler MS 1952][10] は，2～3歳頃に発病し，母親から離そうとすると強い不安を生じるもので，自他の分離・個体化 individuation-separation（E）が不十分なため，自閉的幻想の中に逃げ込んだ状態とされる。

人生後半期に発病する統合失調症は，Kraepelin E が40歳以降で5.6%（パラフレニーを除いて），Bleuler M は15%としている。古くは初老期侵害妄想 präseniler Beeinträchtigungswahn（D）[Kraepelin E 1899]，遅発痴呆 dementia tardiva（L）[Stransky E 1906]，遅発緊張病 Spätkatatonie（D）[Sommer M 1910][11]，退行期パラノイア Involutionsparanoia（D）[Kleist K 1913][12]，退行期パラフレニー Involutionsparaphrenie（D）[Serko A 1916] などの名称で記載された病態がここに関わりをもっているが，今日のドイツでは遅発統合失調症，イギリスでは遅発パラフレニーを用いることが多い。

遅発統合失調症 late schizophrenia（E），Spätschizophrenie（D）[Bleuler M 1943][13]，schizophrénie tardive（F）は，40歳以降に発病する統合失調症で女性

---

9) Thuilié H：*Le dressage des jeunes dégénérés ou orthophrénopédie.* Alcan, Paris, 1900.
10) Mahler MS：*On human symbiosis and the vicissitudes of individuation.* Int Unv Press, New York, 1968.
11) Sommer M：Zur Kenntnis der Spätkatatonie. *Z Gesamte Neurol Psychiatr* 1：523-555, 1910.
12) Kleist K：Die Involutionsparanoia. *Allg Z Psychiatr* 70：1-134, 1013.
13) Bleuler M：Die spätschizophrener Krankheitsbilder. *Fortschr Neurol Psychiatr* 15：259-290, 1943.

に多く，約半数は通常のものと差はないが，残りは妄想と記憶錯誤が目立つパラフレニー様，不安や抑うつを示す緊張病様，せん妄に近い錯乱状態の3群に分けられ，軽い残遺状態に達するが荒廃に陥るものは少ないとされている。

遅発パラフレニー late paraphrenia（E）[Roth M 1955][14]は，60歳以降に体系立った妄想（被害，心気，嫉妬，性的主題など）を主徴として発病するもので，幻覚を伴うこともあり，人格はよく保たれ，器質障害や感情障害を示さない。圧倒的に女性に多く，未婚者や独居，難聴が多い半面，子どもや同胞が少なく，社会的孤立の要素が認められ，老年における統合失調症の表現型とみなされている。高齢になるほど自我障害が目立たず，幻覚ないし妄想主体の単純な病像をとりやすい。経過をみると転帰良好，不良の2群があり，それぞれ統合失調症の非定型群，中核群に相当する［濱田秀伯1978］。老年女性が性的主題の被害妄想をもつものに老侍女狂気 old maids' insanity（E）［Hart B 1921］という用語もある。人生後半期の妄想性障害には，被害妄想を主徴とする遅発パラフレニーと，微小・罪業妄想を前景に一見するとうつ病にみえる退行期メランコリーのふたつの型がある。

　老年期の統合失調症の存在については賛否がある。DSM-Ⅲは統合失調症の発病を45歳未満としていたが，DSM-Ⅲ-Rはこの制限をはずして遅発型を容認した。出生前のニューロン ネットワーク異常ないし発達障害とみる立場からは否定的である。多くは遅発パラフレニーに代表される幻覚・妄想主体の病像だが，ほかの類型の報告もある。老人に意識変容や失見当を生じるとまず脳器質疾患を考えるが，これを生じる退行期メランコリー，錯乱性の挿話を反復する非定型精神病に近いもの，抑うつで始まり興奮，昏迷，解離様のわざとらしさを示す遅発緊張病［古茶大樹ら1994］などがあり，80歳以降の高齢発症で病像形成を心身多元的にみるとしても統合失調症の可能性を否定しないほうがよい。

---

14) Roth M：The natural history of mental disorders in old age. *J Ment Sci* 101：281-290, 1955.

B　ライフ サイクル

　年齢に応じた病態・病像の特異性に注目し，人生の発達的・生物的・社会的節目や各年齢固有の心性との関連からみてゆこうとする立場がある。Erikson EH [1950] は，Freud S のリビドの発達形成を発展させたパーソナリティ漸成理論 epigenetic theory（E）を唱え，一生の発達段階を8期に分け，各々に社会との関連で乗り越えるべき固有の課題をもつ人生周期，ライフ サイクル life cycle（E）のみかたを確立した[1]。ライフ ステージ life stage（E）ともいう。こうした区分に対応して乳幼児精神医学 infant psychiatry（E），児童精神医学 child psychiatry（E），青年(期)精神医学 adolescent psychiatry（E），老年精神医学 geriatric psychiatry（E）などの呼び名がある。

　ライフ イヴェント life event（E）は，結婚，離婚，家族の病気，職業問題，経済的困難，生活環境の変化など人生につきものの出来事。これらが心理社会的ストレス因子 psychosocial stressors（E）となって神経症やうつ病の発病に関連をもつとされる。生活史医学 biographische Medizin（D）は，病気とライフ イヴェントの関係を探る von Weizsäcker V の心身医学。ライフ スタイル life style（E）は，家庭環境や器官劣等性から形成される個人の行動様式をさす Adler A（1870-1937）の用語で，生活プラン Lebensplan（D）ともいう。生活形式 Lebensformen（D）は，理論，経済，審美，社会，権力，宗教のどれに価値をおくかで生活の類型化を試みたドイツの哲学・教育学者 Spranger E（1882-1963）[2]の概念。

1．乳児期（生後1歳まで）

　Freud S の口愛期 oral phase（E）に相当し，快原理が徐々に現実原理にとって代わる。口愛性格 oral character（E）は，愛情を求めてあくなき依存と自己犠牲，対象への過剰な親切を特徴とする人格傾向。

1）Erikson EH : *Identity and life cycle.* Int Univ Press, New York, 1959.
2）Spranger E : *Lebensformen : Geistwissenschaftlichen Psychologie und Ethik der Persönlichkeit.* Thieme, Leipzig, 1914.

Spitz RA (1887-1974)[3]は，3か月の乳児が人の顔を認知して反応する無差別微笑 non-specific smile (E) を経て，母と他人を識別し見知らぬ人に抱く人みしり stranger anxiety (E) あるいは8か月不安 eight months anxiety (E) に至って対象関係が形成されるとしたが，Erikson EH は，温かい母子関係から形成される自己や周囲への信頼感を基本的信頼 basic trust (E) と呼んだ。

Klein M[4]は，生後4か月までの乳児は母親の乳房との部分対象関係にあり，自らの攻撃衝動を外界に投影して迫害されると感じるパラノイド・スキゾイド態勢 paranoid-schizoid position (E) にあるが，4か月から1年には母親との全体的対象関係を築き，対象を破壊したり失ったりすることを恐れる抑うつ態勢 depressive position (E) に移行するとした。前者は統合失調症や妄想の，後者はうつ病の固着点とみなされる。Mahler MS は，生後2～4か月の母子一体の時期を共生期 symbiotic phase (E) と呼んでいる。

鏡像段階 stade du miroir (F) [Lacan J*ME* 1936][5]は，6～18か月の乳幼児が鏡に映る姿を見て，想像的な同一化による自我像を形成する段階。身体感覚の未統合な乳幼児は，鏡像と自己の二者関係による想像界 l'imaginaire (F) から，エディプス期に至って象徴的な父親の介入を受け，言葉と象徴をもつ象徴界 le symbolique (F) のなかで自身に向きあう。自我は他者との関係をもとに最初から社会に組み込まれており，社会に復権要求するパラノイアの構造を含んでいるという。

2．幼児期 (1～5, 6歳)

前半は Freud S の肛門(愛)期 anal phase (E) に相当し，排泄行為に結びついた自己と対象の支配，能動・受動の葛藤などが認められる。肛門(愛)性格 anal character (E) は，几帳面，倹約，潔癖，強情などを特徴とする人格傾向。強迫性格 obsessive character (E) ともいう。

母親から分離 separation (E) し，独立した自己を形成する個体化 individuation (E) の過程が始まるが，Winnicott DW[6]は，その移行段階に母親の代理と

---

3) Spitz R：*Die Entstehung der ersten Objektbeziehungen, direkte Beobachtungen an Säuglingen während des ersten Lebensjahres.* Klett, Stuttgart, 1962.
4) Klein M：Note on some schizoid mechanisms. 1946年12月4日，英国精神分析協会で発表された.
5) Lacan J：*Les écrits techniques de Freud.* Séminaire Ⅰ. Seuil, Paris, 1953-54.
6) Winnicott DW：*Playing and reality.* Tavistock, London, 1971.

なる品物を移行対象 transitional objects（E）と呼び，幼児は移行対象と錯覚的に関わりながら現実検討を深めていくとした。Mahler MS[7]は，生後16〜24か月にみられる自立と依存の両価的な母子分離過程を再接近期 rapprochement subphase（E）と呼んでいるが，境界性パーソナリティ障害の病理と関わりが強いとされる。

後半はリビドが性愛的になり，Freud S の男根期 phallic phase（E）に相当する。男性は去勢不安 castration anxiety（E），女性はペニス羨望 penis envy（E）を抱くという。

これに家族内の人間関係（家族力動 family dynamics）が絡んで，男性では母親への性的関心，父親への敵意，去勢不安からなる**エディプス コンプレクス** Oedipus complex（E）[Freud S 1910][8]，女子では父親への愛着，母親への憎悪，ペニス羨望の骨格で発展する**エレクトラ コンプレクス** Electra complex（E）[Jung CG 1913][9]が生じる。同胞抗争 sibling-rivalry（E）は，創世記のエサウとヤコブのような兄弟姉妹の間に生じる心理葛藤。こうした状況の克服，解消のされ方が，のちの性格形成，性同一性の安定，神経症の発症などに関わるとされる。超自我 super-ego（E）も，威嚇する父親に同一化する形でこの時期に形成されるとみられるが，エディプス期を含めてより早期に起源をおくみかたもある。精神発達遅滞，自閉症などもこの時期に明らかになる。

いわゆる反抗期 negative period（E），Trotzalter（D）[10]は自分の意志を自覚して親の言うままにならない時期で，第一反抗期は3歳頃，第二反抗期は前青年期にあらわれる。他人の干渉を嫌って何でも拒否するが，はっきりした目的があるわけでもない。反抗運動 mouvement oppositioniste（F）は意志とは逆向きに生じる上肢の不随意運動。

3．学童期（6〜12歳）

性欲動が低下し，エディプス状況が回避される潜伏（潜在）期 latency（E）

---

7) Mahler MS, et al：*The psychological birth of the human infant.* Basic Books, New York, 1975.
8) Freud S：*Über einen besonderen Typus der Objektwahl beim Manne.* 1910 に初めてに登場するが，1897 年ベルリンの耳鼻科医 Fliess W あての書簡にエディプス王物語への関心が語られている。
9) Jung CG：*Versuch einer Darstellung der psychoanalytischen Theorie.* 1913.
10) 反抗期の形容詞は stubborn, rebellious（E），trotzig（D），opposant（F）で，opposition（F）は拒絶症の意味に用いることがある。ギャングエイジ gang age（E）ともいう。

に相当する．対象が家庭から近隣社会へ拡がるとともに，関心が知識や技能の修得に向かうようになり，自我理想 ego ideal（E）が形成される．自我の健全な発達に関わりが深く，一方では恥，劣等感，不全感などを育む．

この時期の病理には引きこもり，落ち着きのなさ，緘黙，乱暴，不登校などの行動異常，チック，爪かみ，抜毛癖，遺尿などの習癖，腹痛，頭痛，視力障害などの身体表現性障害，てんかんなどが含まれる．

4．思春期・青年期（12～22，3歳）

第二次性徴が始まり，生殖能力の成熟に伴い，自我同一性の確立する時期である．幼児性欲の部分欲動が性器愛，対象愛として統合される性器期 genital phase（E）といわれる．これ以前の口愛・肛門・男根期を一括して前性器期 pregenital phase（E）と呼ぶことがある．**自我同一性** ego identity（E）は，自分が連続性と一貫性をもつと自他ともに認め，社会のなかで是認される役割を達成しているとの自己評価 self esteem（E）に支えられた肯定的な自己像をさす Erikson EH の概念．一般に青年期 adolescence（E）は，身体・心理・社会的発達を包括する意味で用い，思春期 puberty（E）というとこのうち性的な能力の発育期にあてることが多い．正常より早期に二次性徴が出現することを性的早熟 pubertas praecox（L）ないし思春期早発症 precocious puberty（E）という[11]．人種や環境により異なり，一般に身体的早熟に精神的早熟は伴わない．

Blos P［1962］は，青年期を前青年期 preadolescence（9～12歳），青年期前期 early adolescence（12～15歳），青年期中期 adolescence proper（15～18歳），青年期後期 late adolescence（18～22，3歳）に区分し，各々に特異的な発達課題があるとした．

青年期は精神病，神経症，パーソナリティ異常，てんかんなど多くの精神障害の好発時期であるが，前青年期の病理としては登校拒否，解離性障害，強迫性障害，境界性パーソナリティ障害，性同一性障害など，青年期前期には統合失調症（破瓜型，緊張型），離人症，社交恐怖，有機溶剤乱用，集団万引，性的非行，家庭内暴力など，青年期中期には摂食障害，いわゆる思春期妄想

---

[11] precocious（prae：前，coquo：熟させる）は，大人びている，ませていることの形容詞で，altklug（D），précoce（F）も同じ．

症，双極性障害，自殺など，青年期後期には学生無気力症，同一性拡散症候群などが知られている。このうちとくに前青年期を重視する立場は少なくなく，Masterson JF はこれを第二の分離・個体化の時期とみて境界性パーソナリティ障害と結びつけ，Sullivan HS はこの時期の親友 chum の形成失敗が統合失調症に関わりをもつとした。

　思春期・青年期に特有な危機的状況をあらわした用語に思春期危機，同一性危機がある。**思春期危機** Pubertätskrise（D）[Kretschmer E 1948] は身体的発育の時期に主として内分泌機能の動揺から心理的平衡が脅かされて気分変調や行動異常を生じること。思春期抗議 Pubertätsprotest（D）は思春期にあらわれる両親や社会の権威に対する反抗的態度をさす。高ぶったり落ち込んだり感情が揺れやすく，内部をまとめきれず自分でももてあまして逸脱や非行に走りやすい。破瓜病や境界性パーソナリティ障害の症状と似た部分があり，病気により自我の統制がきかなくなり，この時期に特有な現象が修飾されずにあらわれたとみることもできる。青年期精神病 Jugendirresein（D）は，破瓜病ないし，破瓜病と類破瓜病をまとめた Kahlbaum KL の呼称。

　同一性危機 identity crisis（E）[Erikson EH 1956] は主体や環境の変化によって，これまで精神生活の依りどころとしていた同一性が脅かされる状況を指す。典型的には親から受け継いだ同一性を放棄し新しい同一性を獲得する青年期後期にみられ，各種の反応や神経症，精神病発病の基盤となるといわれる。同一性拡散症候群 identity diffusion syndrome（E）も Erikson EH によるもので，主に青年期後期において自我同一性の形成過程の障害から生じる病態。自意識の過剰，選択や決断の回避，対人的距離の失調，時間展望の拡散と生活の緩慢，勤勉さの拡散，否定的同一性の選択などから成る。

5．成人期 (24, 5〜50歳)

　前半は就職，結婚など生涯のスタイルを確立する時期であり，特定の対象と親密になり，個人の欲求を抑え，競争と協力を求められる。その失敗は孤立，自己への埋没の形で表現され，統合失調症（妄想型）や各種の神経症が生じる。

　後半は育児，家庭，職業の営みを通じて一方では自己の生産意欲を満たし，他方では周囲に影響を与えて社会に貢献する。したがって自らの技量や価値志向が問われる時期でもあり，失敗は自信の喪失や自責感を伴いやすい。こ

の年齢に好発するのはパラノイア，パラフレニー，敏感関係妄想などの妄想性障害，単極うつ病，心気・抑うつを主徴とする神経症，アルコール症などである．Jung CG は40歳を人生の正午と述べており，ここを境に人生の前半期，後半期とするみかたもある．

6．初老期（50〜65歳）

人生の午後3時 [Jung CG] といわれる．人生のたそがれ時には，視力低下，難聴，性器反応不全など身体的な衰退が自覚されるようになり，閉経やさまざまな成人病が生じる．家庭内では親の死，子の独立など，社会的には定年，引退などの転機が訪れ，新しい秩序への再統合を迫られる．アルツハイマー型認知症，前頭側頭葉変性症，びまん性レビー小体病などの初老期認知症をはじめ，妄想性障害，不安障害，心気症，退行期メランコリーなどがこの時期に生じる．

7．老年期（65歳以降）

一般に身体面での老化 aging（E）（予備能力や環境順応性の低下など）が目立つようになり，社会・家庭的な地位や経済的な基盤も低下し，孤独と不安が強まるが，性格やこれまでの生き方を反映して個人差が大きい．

老年認知症，うつ病，心気症などのほか，身体疾患にもとづくせん妄が生じる．年齢が高いほど，急性疾患は多少とも意識障害の様相を帯びやすく，慢性になると認知症との移行がある．初老期，老年期の区分には異論もあり，平均寿命の延びた今日（超高齢化社会 aged society）ではさらに細分化される可能性もある．

8．死

臨床的に死の診断は呼吸と心臓の停止によるが，**脳死** brain death（E），Hirntod（D），mort cérébrale（F）は脳幹を含む脳全体の不可逆的な機能喪失をいい，厚生省の判定基準 [1985] によると深い昏睡，自発呼吸消失，瞳孔固定，脳幹反射消失，平坦脳波が6時間続くこととされている．呼吸，循環，消化など脳幹の機能が保たれていれば植物状態 vegetative state（E）である．心因死 psychogenic death（E）が実際にあるか否かははっきりしない．ドイツ語では動物の死 Verenden と人間の死 Sterben を区別する．死の不安 Todesangst

(D) は人間存在に特有な原不安 Urangst (D) のひとつである。Kübler-Ross E [1969][12]は，臨死患者 dying patient (E) の心理過程を否認，怒り，取引，抑うつ，受容の5段階に分けている。

こうしたライフ・サイクルの考えとは別に，Gatian de Clérambault GHAELM [1920][13]は器質・機械論的な立場から，彼のいう精神自動症 automatisme mental (F) が発病年齢と侵襲の拡がりにより臨床的にさまざまな形をとってあらわれるとし，白痴から早発痴呆を経て体系妄想に至る一連の臨床型を考えている。すなわち年齢の法則 loi de l'âge (F) によると，同一の侵襲に対する神経学的変化は患者の年齢が若いほど深く広範である。侵襲が胎児期に加わると重い運動障害と白痴 idiot (F) が生じ，幼児ではより限局した運動障害と痴愚 imbécillité (F)，小児では興奮性錯乱を経て広範な痴呆，青年には早発痴呆，30歳前後には妄想痴呆と痴呆を伴わない緩徐精神病 psychoses lentes (F) との混合型，そして40歳以降には痴呆を欠くかあったとしても特殊な形で遅くあらわれる慢性体系妄想（慢性幻覚精神病）が生じるという。また拡がりの法則 loi de la massivité (F) とは，侵襲の速さ rapidité (F) と拡がり massivité (F) は対を成しており，いずれも若い年齢ほど強くあらわれるというもので，障害が脳に広範に拡がるほど，あらわれる現象は突発性の不整な形をとり，緩徐な進行性の経過を示さない。

退行 regression (E) (re：戻る，gradior：歩く) は，発達の低い段階へ戻ること。Jackson JH の進化と解体の学説に始まる層理論のみかたである。Freud S は，リビドの退行として対象への対象退行 object regression (E)，欲動体制全体の欲動退行 drive regression (E)，自我機能の退行である自我退行 ego regression (E) などを区別した。Jung CG は退行の中に再生や進展の可能性を認めたが，必ずしも病的でない退行概念として一時・部分的退行 temporary and partial regression (E) [Kris E]，創造的退行 creative regression (E) [Schafer R]，良性退行 benign regression (E) [Balint M][14]などがある。人間の価値を失って動物水準へ堕ちるのは人間性消失 Entmenschlichung (D) といい，19世紀に

---

12) Kübler-Ross E : *On Death and Dying*. Macmillan, London, 1969.
13) Gatian de Clérambault G : Psychose a base d'automatisme et syndrome d'automatisme. *Ann Méd-Psychol* 85, T1 : 193-236, 1927.
14) Balint M : *Thrills and regression*. Tavistock, London, 1959.

は精神病の結果生じるとされた。人間化 hominisation（F）は，潜在能力をもつ人間が可能性をますます実現させていく過程をあらわすフランスの古生物学者・神学者 Teilhard de Chardin P（1881-1955）[15]の用語。

幼稚症 puerilism（E）（puer：少年），Puerilismus（D），puérilisme（F）[Dupré *FP-LE* 1901] は成人が退行して子どもっぽくなること。舌たらずの甘えたしゃべり方になり，簡単な質問にも答えられない。仮性認知症，ガンザー症候群の一部をなし，拘禁反応や解離性障害に多いが，統合失調症，器質疾患や老年認知症にも生じる。小児症 infantilism（E）（infans：無口の，子どもっぽい），Infantilismus（D），infantilisme（F）は，成人になっても小児的な思考形式や態度をもち続けていることで，自主性に乏しく他人のいうがままになりやすい。一般に性器発育不全や低身長を伴い精神遅滞にみられるが，正常者や高知能者にも用いる。先祖の形質があらわれるのは先祖がえり atavism（E）といい，生来性犯罪者 deliquente nato（I）[Lombroso *CEM*] などの説明に用いられることがある。

---

15) Teilhard de Chardin P : *Le phénoméne humain*. Seuil, Paris, 1955.

C 経　過

　病気の始まりには，突発性 paroxysmal（E），急性 acute（E），亜急性 subacute（E），緩徐性（慢性）chronic（E）がある。病気を急性と慢性に区分したのは，イギリスの医師 Sydenham T（1624-89)[1]である。一般に侵襲そのものの姿は急性期に，これに対抗する生体の反応は亜急性期にあらわれ，慢性期になると両者の妥協する表現をとりやすい。

　潜伏性 latent（E）を別にしても，発病の時期を正確に知ることはしばしば困難である。**前駆症** prodrome（E），Prodrome（D）［Mayer-Gross W 1932][2]は発病に先行する非特異的症状で，統合失調症では注意集中困難，意欲減退，抑うつ気分，不眠，不安，焦燥，引きこもり，猜疑，社会機能の低下などである。病気に連続しない場合は前哨症候群 Vorpostensyndrome［Huber G 1968］(D）といい，無力妄想の初期には理由なく気分が落ち込み，2～3日で回復する周期性気分変調を示す場合が多い。

　早期精神病 early psychosis（E）は，主として統合失調症の初発時周辺の病態を示す概念。非特異的な前駆症 prodrome（E）ないし前精神病期 prepsychotic period（E），明らかな症状が顕在化する初回精神病エピソード first episode of psychosis（E），その後の回復ないし臨界期 critical period（E）などからなる。精神病の未治療期間 duration of untreated psychosis（E）は，初回精神病エピソードから専門医による治療が始まるまでの期間のことで，医療先進国で1～2年とされる。早く治療に踏み切るのは早期介入 early intervention（E）である。初期統合失調症 early schizophrenia（E）［中安信夫 1990］は，シューブを反復する慢性統合失調症（妄想型，緊張型）に対して，前駆症ないし初回シューブの初期に相当する統合失調症の臨床類型で，自生体験，気付き亢進（知覚過敏），漠とした被注察感（まなざし意識性），緊迫困惑気分などからなる。統合失調症の始まり beginnende Schizophrenie（D）は，統合失調症のシューブをゲ

1）Sydenham T : *Methodus curandi febres*. Crook, London, 1666.
2）ギリシャ語 prodromos，πρόδρομος，ラテン語 prodromus は，祭事を告げる先ぶれの使者。

シュタルト分析からトレマ，アポフェニー，アポカリプティク，固定，残遺の5段階に分けた Conrad K［1958］の概念[3]）。

病的過程あるいは**過程** Prozeß（D），process（E），processus（F）は，Jaspers K［1910][4]）が嫉妬妄想の研究で提唱した進行性破壊性病変をあらわす概念。彼によると，人格は素質が年齢に応じて成長し，環境と作用しあい，体験に反応しながら発展を遂げるが，全体としては同一で了解できない屈折 Knick（D）は生じない。これに対してある時点から精神生活にまったく新しい変化が起こり，以後も持続する場合を（病的）過程と呼んで区別し，彼は精神障害を，ある体験に対する反応 Reaktion auf ein Erlebnis（D），人格の発展，過程の3つに分けた。

過程には器質脳病的過程 organischer Hirnprozeß（D）と精神的過程 psychischer Prozeß（D）があり，いずれも了解不能である。前者は病相 Phase（D）を繰り返し，治癒することもあるが，後者はある時点からその人の精神生活に異質な変化をもたらし不可逆性に進行するという。症状が主体を離れて無縁化する経過をたどるともいいうる。

過程精神病 Prozeßpsychose（D），過程統合失調症 Prozeßschizophrenie（D）は，進行性に経過して荒廃ないし欠陥に至る統合失調症の中核群。過程てんかん Prozeßepilepsie（D）は，進行して人格変化を来たすようなてんかんを指す。過程後精神病 psychose post-processuelle（F）［Nodet CH 1937][5]）は，器質力動説から論じたパラフレニーのことで，空想性の病像を先行する病的過程による解放現象とみて，統合失調症，躁病，うつ病にそれぞれ対応する3つのパラフレニー（空想，誇大，メランコリー）があるとする。

疾患の**経過** course（E），Verlauf（D），évolution（F）は，病気の時間的な展開様式。進行性 progressive（E）（例えば，進行・体系的経過をとる慢性妄想病），増悪性 exacerbation（E），致死性 fatal（E）（致死緊張病），回復性 recoverable（E），可逆性 reversible（E）（可逆認知症），周期性 periodic（E）（周期緊張病），循環性 cyclic（E）（循環精神病），頓挫性 abortive（E）（頓挫パラノイア），寛解性 remissive（E），一過性 transient（E）（一過性全健忘），間欠性 intermittent（E）（間

3）Conrad K：*Die beginnende Schizophrenie*. Thieme, Stuttgart, 1971.
4）Jaspers K：Eifersuchtswahn. Ein Beitrag zur Frage：'Entwicklung einer Persönlichkeit oder Prozeß'. *Z Gesamte Neurol Psychiatr* 1：567-637, 1910.
5）Nodet CH：*Le groupe des psychoses hallucinatoires chroniques*. Thèse, Paris, 1937.

欠精神病），挿話性 episodic（E）（挿話昏迷）などの経過がある。精神障害では本来の自然歴 natural history（E）が，個体要因と環境要因の双方から影響を受けやすい。

　経過の到達するところを**転帰** outcome（E），Ausgang（D）といい，治癒，軽快，未治，死亡などがある。統合失調症で一時，病的体験がおさまることを**寛解** remission（E）（remittre：ゆるめる），Remission（D）と呼んでいる。症状がすべて消失すると完全寛解 vollständige Remission（D），多少は残る，あるいは出没していると不完全寛解 unvollständige Remission（D）という。統合失調症の長期追跡調査では，完全寛解を20％台とする報告が多い。復職し，家庭生活が可能になると社会寛解 soziale Remission（D），社会治癒 soziale Heilung（D）と呼ぶことがある。臨床的に便利な概念だが，社会適応の基準が男女で異なり，周囲の許容度に負うところも少なくないので，個々の病態水準は均質でない。向精神薬の導入以降，増加したといわれる。遅発寛解 Spätremission（D），遅発改善 Spätbesserung（D）[Bleuler M 1972]は，長い経過の後に統合失調症状が激しさを減じて落ち着く残遺状態。

　病相 phase（E），Phase（D）は，月の満ち欠けのようにあらわれては消える病期のことで，一定の長さをもち循環反復する。平穏な平静期（意識清明期）lucidum intervallum（L），lucid interval（E）あるいは間欠期 intermission（E）をはさんで規則的に繰り返す場合は周期 period（E）という。躁うつ病に典型をみるが，非定型精神病や一部の統合失調症（周期統合失調症 periodic schizophrenia [Polonio P 1954]）にもある。非定型精神病では病相を繰り返すと，初期の錯乱からしだいに躁うつの感情障害を前景とする単純な病像に変化する傾向がある[千葉裕美 1996]。青年期の周期精神病として思春期周期性精神病[高木隆郎 1959]，若年周期精神病[山下 格 1989]などが知られている。前者は12～15歳頃に躁うつ，幻覚妄想，意識障害，自律神経症状を反復するもの，後者は10～20歳台に月経周期に一致して精神運動障害を繰り返す急性精神病で，いずれもとりかたによっては緊張病に近い。てんかんでは病期が短時間なので発作 Anfall（D）という。phase を位相と訳すと，時間生物学 chronobiology（E）では1周期中のある時点での状態をさし，心理学では発達段階の1時期をあらわす。

　挿話 episode（E），Episode（D）は，通常の流れのなかにさしはさまれる異質な精神異常状態。長さは不定だが一般に短く，あとを残さず消える。1回き

りなら一過性と同じであり，反復すると病相と区別がつかない。挿話精神病 episodische Psychose（D）[Sioli] は，精神遅滞に気分変調や妄想が一過性に生じること。挿話性思春期夢幻様状態 episodisches Pubertätsoneiroid（D）[Stutte H] は，青年期に意識変容を生じる間脳疾患。挿話（挿間性）もうろう状態 episodischer Dämmerzustand（D）[Kleist K 1926] は突発性のもうろう状態が数日続く非定型精神病。挿話緊張病 episodische Katatonie（D），挿話昏迷 episodischer Stupor（D）はともに Pauleikhoff B のいう非定型精神病の類型。Zubin J ら [1977][6)] は統合失調症の経過特性を挿話とみている。

　未治療の感情障害のうつ病相は 6〜9 か月，躁病相は 3〜6 か月であるが，病相を繰り返すうちに間欠期の短縮化する傾向があり，第 4 病相までがとくに著しいとされる。Kleist K のファゾフレニー Phasophrenie（D）は，病相をもつ精神病を包括したもので，躁うつばかりでなく不安，妄想，心気，興奮，昏迷，錯乱などを繰り返す類型が挙げられている。

　病相を頻繁に繰り返しほとんど間欠期の認められない躁うつ病を病相頻発型感情障害 rapid cycling affective disorder（E）という。19 世紀初頭から報告 [Bunney WE ら 1965][7)] があり，Dunner DL ら [1974][8)] は 1 年に 4 回以上の病相とし，DSM-IV では双極性障害（I ないし II 型）に限定して用いられる。女性でうつ病相から始まり経過中に頻発に転じることが多く，デキサメサゾン抑制試験の異常や甲状腺機能低下を伴い，リチウムへの反応が悪く，抗うつ薬により誘発されることもあるとされる。患者は病相頻発患者，ラピッドサイクラー rapid cycler（E）である。短い病相を頻繁に繰り返す単極うつ病には反復性短期うつ病 recurrent brief depression（E）[Angst J ら 1985]，間欠性短期うつ病 intermittent brief depression（E）[Montgomery SA ら 1989] などの呼称がある。ICD-10 では反復性短期うつ病障害 recurrent brief depressive disorder（E）[F38.10] に入れる。さらに短い 24 時間ごとに頻発する病相超頻発患者，ウルトラ ラピッド サイクラー ultra rapid cycler（E）[Alarcon RD 1985][9)]，

---

6) Zubin J, et al : Vulnerability : A new view of schizophrenia. *J Abnorm Psychol* 86 : 103-126, 1977.
7) Bunney WE, et al : Study of a patient with 48-hours manic-depressive cycles. *Arch Gen Psychiatr* 12 : 611-618, 1965.
8) Dunner DL, et al : Clinical factors in lithium carbonate prophylaxis failure. *Arch Gen Psychiatr* 30 : 229-233, 1974.
9) Alarcon RD : Rapid cycling affective disorders : a clinical review. *Compr Psychiatr* 26 : 522-540, 1985.

24時間以内の病相超々頻発感情病 ultra-ultra rapid cycling affective illness（E），ultradian cycling（E）［Kramlinger KG ら 1996］[10]などもある。

循環狂気あるいは**循環精神病** folie circulaire（F）［Falret J-P 1854］[11]は，躁的興奮，休止，抑うつの3つの病期を規則的に繰り返す精神病。女性に多く，遺伝負因が濃厚で，明らかな妄想は少ない。各々の病相は回復性で認知症には至らないが，一生繰り返すという点で予後不良とされている。**二相狂気**あるいは**二相精神病** folie à double forme（F）［Baillarger J GF 1854］[12]は，ひとつの発作中に躁とうつのふたつの病相を含むもので，病相間に見かけ上の長い休止期を示すこともあるが，各々は別の発作ではなく一続きの経過だとしている。両者はいずれも躁うつ病の前身をなす同じ病態であるが，当時のマニーやメランコリーは感情の障害に限らないので，緊張病の一部や今日の非定型精神病なども含んでいたらしい。二人の間に発見のプライオリティをめぐる論争があったが，Baillarger J GF があくまで Esquirol JED の立場に立って，マニーでもメランコリーでもモノマニーでもない新しい病種を記載しようとしたのに対し，Falret J-P は疾患の予測される展開様式にもとづいて自ら主張した自然型 type naturel（F）の典型例としてとりあげた点で異なる［西園マーハ文ら 1991］。交代狂気（交代精神病）folie alternante（F）［Delay J LP］，周期精神病 psychose périodique（F）［Ballet G LS］も同じく躁うつ病の旧名。

類循環精神病 zykloide Psychose（D）は今日のいわゆる非定型精神病に相当し，多彩な病像を反復して寛解する予後の良い精神病。Kleist K［1921］[13]はこれを定型精神病である循環精神病 zirkuläres Irresein（D）に対応する独立した非定型精神病として記載し，運動精神病 Motilitätspsychose（D），錯乱精神病 Verwirrtheitspsychose（D），不安（苦悶）精神病 Angstpsychose（D）などの類型を区別した。いずれも病的な素質の上に自生的に発病し，多動と無動，興奮と昏迷，恍惚と不安といった両極性の要素をもち相性に経過する。Kleist K の考えを受け継いだ Leonhard K［1960］[14]は非定型精神病に内分泌・

---

10) Kramlinger KG, et al：Ultra-rapid and ultradian cycling in bipolar affective illness. *Br J Psychiatr* 168：314-323, 1996.
11) Falret J-P：*De la folie circulaire, ou forme de maladie mentale caractérisée par l'alternative régulière de la manie et de la mélancolie.* 1854.
12) Baillarger J：De la folie à double forme. *Ann Méd-Psychol* 6 T2：369-391, 1854.
13) Kleist K：Über zykloide, paranoide und epileptoide Psychosen und über die Frage der Degenerationspsychosen. *Schweiz Arch Neurol Psychiatr* 23：3-37, 1928.

代謝障害などによる非体系統合失調症 unsystematische Schizophrenie（D）と類循環精神病を含め，後者を不安・恍惚精神病 Angst-Glückspsychose（D），錯乱精神病，運動精神病に分けている．

一度回復した病気が再びあらわれることを**再発** recidivation, relapse（E），Rezidiv（D）という．再現 recurrence（E）は再発を繰り返すもので，**再燃** recrudescence（E）というと間欠期が短く，もとの病気がおさまりきっていないニュアンスがある．おさまりつつある病気の経過中に，精神病挿話が一過性に再燃することを反響効果 Echo-Effekt（D）という．先端再発 Kipprezidiv（D）（Kippe：縁，かど）は，向精神薬で抑えていた症状が薬をへらすと急に再発することを指す俗語．内因性再燃は，細菌やウィルスが生体内に潜伏感染し，宿主の免疫機構破綻（老化，免疫抑制薬，ステロイド，栄養障害，エイズなど）により再び発育，増加すること．結核，ヘルペス，サルコイドーシスなどにみられる．

一時おさまっても病気が再び出てきて段階的に悪化することを**シューブ** Schub（D）という．一種の再発，再燃であるが，少しずつ人格水準が低下するニュアンスを含む適当な訳語がなく，病勢増悪，病勢推進などと訳し，英語は exacerbation, outbreak（E），フランス語は récidive（F）を当てる．多くの統合失調症は，寛解しても些細な契機から症状が再燃しやすく，シューブの経過をとる．多発性硬化症の経過に似たところもある．症状が急に変わるのはクリーゼ Krise（D）といい，悪化に限らず回復にも用いる．

体系・進行的経過をとる慢性妄想病 délire chronique à évolution systématique et progressive（F）は，Magnan J-JV ら［1892］[15]が記載した変質のない人に生じる妄想精神病．潜伏期，被害期，誇大観念期，認知症期の4病期をゆっくり規則的に経過する．のちに短く Magnan の慢性妄想病と呼ばれ，妄想型統合失調症の起源のひとつになった．これに対して，変質者に起こる急性の妄想状態は突発妄想 délire d'emblée（F）といい，妄想が変質の影響で規則性を失い，多形で変化しやすく系統・体系化せず，突然に治癒するという．変質者の多形妄想 délire polymorphe des dégénérés（F），急性錯乱 bouffée délirante（F）もほぼ同義で，慢性妄想病への移行はないとされた．

---

14) Leonhard K：*Aufteilung der endogenen Psychosen*. Akademie, Berlin, 1957.
15) Magnan V, Sérieux P：*Délire chronique à évolution systematique*. Masson, Paris 1892.

フラッシュバック flashbacks（E），Nachhall（D），reminiscence（F）は，Horowitz MJ［1969］がLSD使用者に起こる強迫表象，すなわち薬物の急性効果消失後の意識に恐ろしい映像が意志に反して繰り返し侵入する現象を呼んだ。フラッシュバックは本来，瞬間場面の切り返しを指す映画用語。1970年代には意味が拡大し，精神作用物質を中断して一定の正常期間をおいた後に，かつての幻覚，妄想，離人症，知覚変容などの体験が再現される現象を指し，1980年以降は薬物を離れてPTSDの心的外傷体験想起にも用いられた。DSM-Ⅳには幻覚剤持続性知覚障害（フラッシュバック）の名で，幻覚剤中毒のさなかに体験した知覚症状を使用中止後に追体験する幾何学的幻覚，色彩，残像，巨視・微視症などの例が挙げられている。わが国では主に覚醒剤精神病の症状が，再使用ではなく非特異的ストレスで自然再燃する現象に用いることが多い。

自然再現 spontaneous recurrence（E）とも呼ばれるが，何かしら誘因をもつことが多く，他の薬物使用で生じると増幅効果 booster effect（E）［Keup W 1970］という。精神作用物質の慢性投与で一部の過敏性がむしろ高まる逆耐性現象 reverse tolerance phenomenon（E）［Seevers MH 1963］あるいは行動感作 behavioral sensitization（E）から説明する立場がある。履歴現象 hysteresis（E）は，臺 弘［1972］が慢性覚醒剤中毒をモデルに統合失調症の再発機制を説明した概念。統合失調症を体験した履歴が，患者に反応準備性や反応の型を条件づけ，生活主題に結びつくような出来事を誘因に，ある機能系が優越して他の機能系への変換が妨げられる解離現象と，情報の照合障害を特徴とする初発時に類似の症状が再現するという。キンドリング kindling effect（E）［Goddard GVら1969］[16)]は，動物脳の一定部位に閾値以下の電気刺激を反復すると，やがて閾下刺激でもけいれん発作を生じる現象。

予後 prognosis（E），Prognose（D）は，経過や転帰を予測する病気の見通し。発病をもたらす要因は危険因子 risk factors（E）であり，病気にかかりにくいのは防御因子 protective factors（E），生じた病気の経過や転帰を左右するのは予後因子 prognostic factors（E）である。統合失調症の良好な転帰に関連する予後因子として，高い知性，既婚，病前の良好な社会適応，感情障害の家族

---

16) Goddard GV, et al：A permanent change in brain function resulting from daily electrical stimulation. *Experim Neurol* 25：295-330, 1969.

歴や要素の混入，急性の発病と急速な寛解，意識や精神運動性障害，良好な疎通性などが挙げられる。さらに早期の治療，適切な生活療法や良好なサポートシステムなどが寛解を維持する要因とされている。Mauz F [1930] は，Kretschmer E の多元診断，Birnbaum K の病像構造論をもとに内因精神病の予後を検討し予後因子を抽出した17)。診断の重点は，予後を含む病気の全体像を把握し，必要で可能な治療方針をたてることにある。

遺伝予後 Erbprognose（D）は，発端者 proband（E）の遺伝疾患に血縁者がかかる確率。経験的遺伝予後 empirische Erbprognose（D）は，遺伝形式が確定していない疾患とくに精神障害において，多数の家系調査 study of stamm（E）から遺伝予後を推定することで，Rüdin E [1933]18)が始めた。Luxenburger JH によると，配偶者の罹患を無視した全血縁者の経験的遺伝予後（集合的遺伝予後）は，統合失調症で約16%，躁うつ病で約22%とされる。家系調査からある形質の遺伝形式を明らかにする学を系譜学 genealogy（E）という。

ある個人や家系に，病気にかかりやすい遺伝素質があることを，**負因** hereditary predisposition（E），erbliche Belastung（D）があるという。遺伝学では易罹病性 liability（E），疾患感受性 susceptibility（E）という。遺伝規定性には差が大きく，遺伝子をもっていても疾患という表現型をとるまでにある閾値があり，後天・環境要因がさまざまに作用するとみられる。精神障害になりやすい小児（親が統合失調症，アルコール症などの子）を，発病危険年齢を過ぎるまで追跡する調査を高危険児法 high-risk-study（E）という。傾病性 Pathoklise（D）[Vogt O 1922] とは，ある病気にかかりやすい部位がある，脳の一部がとくに侵されやすいなどのことで，単純ヘルペス脳炎における側頭葉，一酸化炭素中毒では淡蒼球といった組織親和性をいう。事故傾性 accident proneness（E）[Dunbar HF] は，両親に対する無意識の敵意から抱く罪責感を，自罰的なけがを繰り返して解消しようとする心性。

病相が遷延し，一般に2年以上症状が回復しない躁うつ病を慢性うつ病 chronic depression（E），遷延うつ病 prolonged depression（E），protrahierte Depression（D）という。うつ病全体の15%程度が慢性化するといわれるが，内因うつ病の慢性化した場合を慢性一次大うつ病 chronic primary major depres-

---

17) Mauz F：*Die Prognostik der Endogenen Psychosen*. Thieme, Leipzig, 1930.
18) Rüdin E：Empirische Erbprognose. *Arch Rassenbiol* 27：271, 1933.

sion（E），身体疾患やほかの精神疾患から生じたものを慢性二次うつ病 chronic secondary depression（E）と呼んで区別することもある。抑うつ神経症の慢性型は慢性下等うつ病 chronic low-grade depression（E），慢性小うつ病 chronic minor depression（E）［Spitzer RL 1977］などの名がある。二重抑うつ double depression（E）［Keller MB 1982］[19)]は，抑うつ神経症の慢性経過に内因うつ病が重複すること。

　難治うつ病 intractable depression（E），治療抵抗性うつ病 therapy-resistant depression（E）も，治療に反応しにくいために結果的に大半が慢性うつ病に含まれるが，慢性化しないものもあるので必ずしも同義ではない。慢性化の原因として，病相の持続，不適切な治療，ストレス状況の継続，環境の変化，一種の残遺状態，うつ病にみえる別の病気（統合失調症，退行期メランコリー，パーソナリティ障害）などが挙げられている。単極うつ病では性格や神経症傾向が，双極性障害ではむしろ家族・対人関係の悪化や経済破綻などの社会要因が重視される。

　欠陥 defect（E），Defekt（D），déficit（F）（de：下へ，facio：つくる）は，精神機能に何かしら欠損を生じた状態。統合失調症では一般に慢性・進行性の経過をとり，シューブを繰り返して末期には情意鈍麻の著しい荒廃 deterioration（E），Verödung（D），détérioration（F）に至るとされるが，病勢が停止し多少とも人格水準の低下 abasement of personality level（E），Niveausenkung der Persönlichkeit（D）を残して安定することが少なからずあり，これを統合失調性欠陥あるいは欠陥統合失調症 defect schizophrenia（E），Defektschizophrenie（D）と呼ぶ。欠陥の程度や病像は多様だが，思考，感情，意志の各側面とも単調・平板化し対人接触は表面的となる。Leonhard K［1936］[20)]や奥田三郎［1942］[21)]の臨床病型にもとづく類型化や，Bleuler M［1972］の程度に応じた3段階の区分などが知られている。統合風化症 Schizocarie（D）（caries：腐敗，風化）［Mauz F 1931］は荒廃を来たす転帰の不良な統合失調症。欠陥が比較的軽く安定が長続きし，ある種の職業につくことも可能な状態を欠陥治癒 Defektheilung, Heilung mit Defekt（D）［Neumann H］という。欠陥状態 Defekt-

---

19) Keller MB, et al：Double depression：superimposition of acute depressive episode of chronic depressive disorders. *Am J Psychiatr* 139：438-442, 1982.
20) Leonhard K：*Die Defektschizophrenen Kranklheitsbilder*. Thieme, Leipzig, 1936.
21) 奥田三郎：精神分裂病の欠陥像に就いて．精神経誌 46：657-735, 1942.

zustand（D），欠陥精神病 Defektpsychose（D）というと意味が広くなり知的欠損，認知症も入る．道徳欠陥 moral defect（E）はモラル狂気のこと．

薬原性欠陥症候群 neuroleptics-induced deficit syndrome（E）[Lewander T 1994] は，抗精神病薬の投与で生じる統合失調症の欠陥状態に似た症状．無関心，感情鈍麻，アンヘドニア，自発性低下，意欲減退，思考の緩慢，集中困難などで，いわゆる陰性症状，精神病後抑うつに重なる．

純粋欠陥 reiner Defekt（D）は，Huber G [1966][22]が提唱した統合失調症，躁うつ病，脳器質疾患などに共通する非特異的かつ不可逆的な欠陥．Conrad K [1958] のエネルギー ポテンシャル減衰 Reduktion des energetischen Potentials（D）や Janzarik W [1959] の力動空虚化 dynamische Entleerung（D）の概念に近く，全般性の心的エネルギー低下を本質とし，発動性減退，易疲労感，集中力低下，決断不能，感情喪失の感情，心気症，体感異常，強迫的な反省，刺激性の亢進と抑制欠如などの主観的な訴えを主徴とするが，客観的に非疎通性，感情鈍麻，冷たい孤立性などを認めず，脳波や気脳写の所見から脳幹の病変が推定されている．彼によるとこの純粋欠陥に特異的な統合失調症状が加わった典型統合失調症性欠陥精神病 typisch schizophrene Defektpsychose（D），混合欠陥 gemischter Defekt（D）が従来の統合失調症欠陥に相当し，向精神薬の導入は産出性症状を抑えるので純粋欠陥を示す患者が相対的に増えているという．

残遺状態 residual state（E）は，統合失調症が一定期間を経て急性期症状が消失ないし不鮮明になり，比較的安定した状態．日常生活は可能だが対人関係の疎通性や円滑さを欠き，面接や心理検査で思考・感情障害が露呈しやすい．残遺統合失調症 residual schizophrenia（E）ともいう．主に英語圏で欠陥とほぼ同義に用いるが，精神病後抑うつ postpsychotic depression（E）[McGlashan TH 1976] など一般に回復可能な病態まで広く含む傾向がある．燃えつき burn-out（E）には残遺状態の意味もある．

向精神薬や治療的工夫で統合失調症にかなりの改善が見込まれるとの立場から，否定的な価値観と不可逆性のニュアンスをもつ欠陥という語を避けて，第二の屈折 zweiten Knick（D）[Mayer-Gross W 1922]，「終末状態」"Endzustand"

---

22) Huber G：Reine Defektsyndrome und Basisstadien endogener Psychosen. *Fortschr Neurol Psychiatr* 34：409-426, 1966.

(D)［Bleuler M 1972］,「終末段階」"Endstadien"（D）［Marinow A 1971］, 静止期［宇野昌人 1971］などとも呼ばれる。Conrad K［1958］も残遺状態 Residualzustand（D）という中立的表現を用い, 活力の喪失 Verlust der Spannkraft（D）をその主徴に挙げている。残遺欠陥 residual deficit（E）という表現もある。残遺妄想 Residualwahn（D）は精神病が鎮静した後に妄想の一部が残ることで, せん妄状態の回復後にみられることもある。残遺てんかん residual epilepsy（E）は発作の原因となる脳病変の進行が停止している症候性てんかんのこと。

目覚め現象 awakenings（E）は, 統合失調症の改善により急に現実感を取り戻すために, 患者がかえって現実の適応困難に直面すること。レボドパで回復した脳炎後パーキンソン症候群患者の挫折を描いた Sacks O［1990］の同名小説[23]による。

共存（症）, 併存（症） あるいは**コ・モビディティ** co-morbidity（E）は, 複数の独立した疾患や症候群が同時あるいは継時的に発病すること。アメリカの内科医 Feinstein AR［1970］[24]が疫学の立場から, 慢性病では複数の病名を記載することが統計, 治療に有用と主張した。1970 年代以降の操作主義が推進し, 1990 年頃から精神医学に定着した。統合失調症と強迫, 感情障害とパニック障害などに用いられるが, 薬物中毒, パーソナリティ障害にも拡大される傾向にある。表面にあらわれる病気にみえるものは, より深いところに潜む本来の病気の表現ないし別の側面にすぎないとする従来の考えから離れ, すべてを同一平面に並べる一種の重複診断である。

---

23) 邦題『レナードの朝』。
24) Feinstein AR：The pre-therapeutic classification of co-morbidity in chronic disease. *J Chron Dis* 23：455-468, 1970.

D 体　質

体質 constitution（E, F），Konstitution（D）とは個体のあらゆる精神・身体的特徴を総括するものであるが，これを先天遺伝的な遺伝型 genotype（E）のみに限定する立場と，生活環境のなかで後天的に獲得した特性（Kondition あるいは Somavariation）を含めた現象型（表現型）phenotype（E）とみる立場がある。木田文夫［1949］は体質を次の3群に分けている。
　1．主として形態的に観察できる形質
　2．主として機能的に観察できる素質
　3．主として心理的に観察できる気質
　形質とは体型に代表される形態的特徴であり，素質は生理的・病的反応を含む機能的特徴を指し，気質には性格，知能などの精神的特徴が含まれている。

素因 disposition（E），Disposition（D），prédisposition（F）と**素質** diathesis（E），Diathese（D），diathèse（F）は元来同じ語源（diatithemi, $\delta\iota\alpha\tau\acute{\iota}\theta\eta\mu\iota$：整える，向ける）から出たものであるが，一般に前者は病気に罹りやすい疾患準備性をさし，後者はそのうち特殊な症状を呈しやすい傾向をあらわすことが多い。素地 Anlage（D），土壌 terrain（F）などの語も用いられることがある。形成に遺伝要因を重視すると遺伝素地 Erbanlage（D）という。発作親和素質 iktaffine Diathese（D）［Mauz F 1937］はてんかん素質，神経病質素質 neuropathische Diathese（D）は主に児童精神医学領域で神経衰弱状態を起こしやすい素質を指すが，躁うつ病，統合失調症を準備する精神病質素質 psychopathische Diathese（D）という語もある。気分素質比率 diathetische Proportion（D）［Kretschmer E 1921］は循環気質者に認められる爽快と悲哀の混合する割合を指す。

身体病質 Somatopathie（D）［Schneider K］は，精神病質に対応する身体不安定の素質で，身体不調が一次性に生じるものをいう。身体病質と精神病質の間にはさまざまな移行・混合型があるとされる。神経系の身体病質を神経病質 Neuropathie（D）[1]といい，先天的に自律神経系が機能障害を起こしやすい。

神経病学でいうニュロパチー neuropathy（E）は神経障害一般をさす。

体質の概念を医学に初めて取り入れたのは Hippocrates で，強と弱，温と寒，乾と湿などが区別されていた。Galenos がこれを体液病理説で補足し，よく知られている多血，憂うつ，胆汁，粘液の4体質（気質）に分けた。

変質 degeneration（de：下へ，gigno：生じる），degenaracy（E），Entartung（D），dégénérescence（F）は，人間の正常な型からの病的な偏りを指す Morel B-A の概念。変質徴候（変質スティグマ）sign（stigmata）of degeneration（E），Degenerationszeichen, Entartungszeichen, degenerative Stigmata（D），signe（stigmates dits）de dégénérescence（F）とは，変質を有するもの（変質者 dégénéré）に特徴的に認められる客観的所見。頭蓋の非対称，歯列の不整，耳介の変形，合指・多指など身体所見が主だが，知的・感情的障害や社会的不適応など精神面にもあらわれるとされる。ヒステリー性スティグマ stigmata hysterica（L）はヒステリー球，皮膚の感覚脱失などの特有な転換症状。自律神経系の興奮を示す植物性スティグマ stigmata vegetativa（L），神経衰弱状態にみられる神経衰弱性スティグマ stigmata neurasthenica（L）などの語もある[2]。

変質精神病 Degenerationspsychose（D）は，多彩な統合失調症様の病像を呈し，急性の発病と寛解を繰り返す予後良好な精神病で，今日の非定型精神病に相当する。病気が変質により本来の規則的な経過をとらなくなったとの解釈からきている。Magnan J-JV の突発妄想 délire d'emblée（F）は，変質者に起こる急性の妄想状態[3]。4つの病期を順に経過する非変質性の慢性妄想病に対比して記載され，妄想が変質の影響で規則性を失い，多形で変化しやすく，体系化せずに突然に治癒するというもの。変質者の多形妄想 délire polymorphe des dégénérés（F），急性錯乱 bouffée délirante（F）もほぼ同義。

ドイツでは Bonhoeffer K［1907］，Birnbaum K［1908］らの拘禁状態における反応性妄想形成の記載を経て，Schröder P［1920］[4]が周期性に緊張病症状を示すものに変質精神病の名を与えた。Kleist K［1921］は自生的に不安定な

1）古代ギリシャの neuron, νεῦρον は腱を意味したが，拡大して縄，紐を指すようになった。神経の意味に用いられるようになったのは Galenos 以降である。
2）スティグマ stigmate（F），スティグマータ stigmata（L）は，もとはキリスト者にあらわれる聖痕 Wundmal（D）のことで，催眠などの暗示によってこれが生じることを聖痕の印刻 stigmatization（E）という。
3）Magnan V, et al : *Les dégénérés*. Rueff, Paris, 1895.

特異体質 autochthonlabile Konstitution（D）の上に離人，錯乱，強迫などの同一病像を繰り返す自生変質精神病 autochthone Degenerationspsychose（D）を，定型群である主要精神病 Hauptpsychose（D）の周辺に独立した辺縁精神病 Randpsychose（D）として提唱した。遺伝変質統合失調症 heredodegenerative Schizophrenie（D）は統合失調症に系統変性疾患に似た体質要因を重視した Herz E［1928］の概念。

変質の最も軽い素因者 prédisposé（F）の病像は，神経衰弱 neurasthenia（E）［Beard G M 1869］や気分循環障害 cyclothymic disorder（E）［DSM-Ⅳ］に近いといわれる。Magnan J-JV らは，変質の基本的精神状態の最高段階として不均衡者 déséquilibré（F）ないし優秀変質者 dégénéré supérieur（F）を記載したが，これは異なる神経中枢の間に保たれた均衡が，変質によって乱されることから諸機能の調和不全を生じ，知能や才能に恵まれながら風変わりで奇異な行動を示す人のことである。曖昧な概念であったが，変質理論が放棄されたあと，法や社会生活に適応しない一群のパーソナリティ障害を示す精神不均衡 déséquilibre psychique（F）となった。

脆弱性 vulnerability（E）は，生体にもともと備わっている発病しやすさ。従来の性格，気質，認知パターン，行動などから細胞，遺伝子レベルに拡がっている。うつ病のセロトニントランスポーター遺伝子多型，視床下部—下垂体—副腎皮質系の機能亢進，統合失調症の扁桃体・海馬・上側頭回の体積減少，前頭前野の成熟過剰，脳由来神経栄養因子 brain-derived neurotrophic factor（BDNF）の分泌不全などが注目されている。

抗病性あるいは**レジリアンス** resilience（E）（resilire：跳ね返る），résilience（F）は，健康時の発病しにくさ，発病後の回復しやすさ。もとは弾力，反発力を指す物理学用語であったが，1970年代に逆境を克服して成長した子どもをあらわす小児精神医学用語［Garmezy N 1971, Werner EE 1982］になり，80年代から成人の精神障害，とくに PTSD の危険因子 risk factor（E）に対する防御因子 protective factor（E）の意味［Rutter M 1985］になった。同義語として非脆弱性 invulnerability（E），耐久力 hardiness（E），疾患抵抗性 resistance to illness（E）などがある。強靱性と訳して経済用語として用いることもある。

4）Schröder P : *Die Spielbreite der Symptome bei manische-depressiven Irresein und bei den Degenerationspsychosen.* Karger, Berlin, 1920.

病的体質 constitution morbide（F）[Dupré FP-LE 1909]は，一連の慢性妄想病群（解釈妄想病，空想妄想病など）を育む基盤となる異常体質。Delmas AとBoll M [1922][5)]は，病的体質を次の5つに整理している。これらの体質は，明らかな発病に先立って一過性の症状や行動異常としてあらわれるとされるが，病前性格に近いものもある。

1．情動体質 constitution émotive（F）：不安が強く，各種の情動性精神障害に結びつく。
2．気分循環体質 constitution cyclothymique（F）：マニー，メランコリーなど周期性疾患の基盤となる。
3．パラノイア体質 constitution paranoïaque（F）：自我の肥大，猜疑，頑固，判断の誤りなどを特徴とし解釈妄想病や復権妄想病の母体となる。
4．倒錯体質 constitution perverse（F）：性倒錯，モラル狂気などに関連する。
5．虚言体質 constitution mythomaniaque（F）：嘘や作り話が多く空想妄想病，解離性障害をもたらす。

特有な病的体質が発展し，あるいはその上に何らかの誘因・状況因が加わって精神障害が形成されるというみかたは，Kretschmer E の敏感関係妄想，Claude HCJ の統合失調精神病などに取り上げられており，感情障害に関する近年の考えもこれに近いものがある。

---

5) Delmas A, Boll M：*La Personnalité humaine*. Flammarion, Paris, 1922.

E 体　型

体型 somatotype（E, F）(soma, $\sigma\tilde{\omega}\mu\alpha$, somatos, $\sigma\acute{\omega}\mu\alpha\tau\sigma\varsigma$：身体），Körperbau（D）とは身体の形態的類型である。類型 type（E, F）(typos, $\tau\acute{\upsilon}\pi\sigma\varsigma$：姿，特徴，型で捺した痕跡），Typus（D）とは，ある現象にみられる共通の特徴を個別的なものとして統一している形象のことで，抽象・普遍概念を具体・個別化したものをいう。Kretschmer E［1923］は「類型は確固とした中核を有するがはっきりした境界を有さない。多くの移行領域から取り出された比較的明瞭な類似形態のひとつの核心を類型と呼ぶ」と述べている。Kahlbaum KL の Typus（D）は症状の規則的進展を示す疾患形態。Falret J-P の自然型 type naturel（F）もこれに近く，Kraepelin E が提唱した疾患単位の先駆的概念である。

人間類型学 typologie humaine（F）は種の共通性に立ちながら，形態的，生物的，心理的，社会的諸要素において異なる特徴を示す人間を，いくつかの類型に区分してその差異を研究する学問。Aristoteles が起源とされる。男女，人種，各種の性格類型が例として挙げられる。

Hallé［1797］は体液病理から脱して，体質を形態学的に神経・脳，胸，筋，腹の各型に分けたが，この分類が Sigaud C を経てフランス体質学の基礎となり，Kretschmer E の登場まで広く用いられた。

Sigaud C［1904］は体型を，前景に立つ臓器に従って呼吸 respiratoire（F），消化 digestif（F），筋 musculaire（F），脳 cérébral（F）の 4 つに分けた。イタリアの Pende［1922］は分泌系支配を根拠に，精神的テンポが早く不安定性，刺激性をそなえた長身 longiligne（F）と，精神的テンポが遅く安定性，静穏傾向を有する短身 bréviligne（F）の 2 型を記し，さらに各々に強力 sthénique（F），無力 asthénique（F）の類型を区別した[1]。

Kretschmer E［1921][2]は，精神病患者の観察から特定の体型と性格特徴との対応を見出した。すなわち Kraepelin E の二大精神病を基礎に，対立するふたつの体型，**やせ（細長）型** leptosomatic（E）(leptos, $\lambda\epsilon\pi\tau\acute{o}\varsigma$：薄い，やせた，こまかい，繊細な) と **ふとり（肥満）型** pyknic（E）(pyknos, $\pi\upsilon\kappa\nu\acute{o}\varsigma$：密度の高

い，濃い，硬い，頻繁な）がそれぞれ統合失調気質（スキゾサイミア）と循環気質に対応するとしたが，この傾向は後の研究［von Rohden 1926, Westphal K*OF* 1930］でそのまま統合失調症とやせ型，躁うつ病とふとり型の結びつきになった。体型と性格の関連を論じる学を生類型学 biotypology（E）あるいは心理類型学 psychotypology（E）という。ピクノレプシー Pyknolepsie（D）［Friedmann P 1906］は，てんかん小発作のドイツでいう別名。

気分の繰り返しをあらわすシクロチミア cyclothymia（L）（cyclos, κύκλος：円周, thymos, θυμός：生気，気分）の語を，精神医学に初めて用いたのは Kahlbaum K*L*［1882］である。彼は抑うつないし高揚を示す単純な気分変動にこの用語を当て，狂気を伴うこともなく，後になっても認知症に至らないので入院は不要とし，感情面の部分精神障害であるディスチミア dysthymia（L）に付け加える形で記載した。すなわち彼のいう循環性定型ウェザニア vesania typica circularis（L），あるいは Falret J-P の循環狂気 folie circulaire（F）のごく軽症な型に相当することになる。

同じ状態は Hecker E［1898］，Wilmanns K［1906］らによって研究されたが，ドイツではまもなく躁うつ病に統合吸収された。Kraepelin E は教科書6版［1899］で周期性精神病の記載に用い，8版［1913］では躁うつ両方向への軽い頻繁な気分変動を示す循環素質 zyklothyme Veranlagung（D）を躁うつ病の基本状態のなかに記載した。Bleuler E は20世紀はじめに Zyclothymie と Schizothymie を二大精神病にそれぞれ相当する人格型に用いた。Schneider K は躁うつ病に循環病 Zyklothymie（D）の語を当てている。フランスでは Pierre-Kahn［1907］[3]）がモノグラフを書き，Deny G［1908］[4]）が遺伝性の病的体質のひとつとしてモラル感覚 sensibilité morale（F）の不均衡を示す気分循環体質 constitution cyclothymique（F）を記載した。ほぼ正常から Kahlbaum K*L* らのいう軽症型を経て躁うつ病にいたる一連の病態を考えている。

1）古代ギリシャ語 sthenos, σθένος は力，体力とくに戦闘能力を指した。Homeros の叙事詩『イリアス Iliad』には思慮分別や慎重さの足りない侮蔑的なニュアンスで用いられたが，後にあらゆる心身の力，能力を指すようになった。反対に asthenia, ασθενία は力の弱いことで，1790年フランス語の asthénie になり，とくに心的側面の弱さに当てる。身体的な側面は adynamie と表現する。

2）Kretschmer E：*Körperbau und Charakter, Untersuchung zum Konstitutionsproblem und zur Lehre von den Temperamenten.* 1921.

3）Pierre-Kahn：*La cyclothymie.* Steinheil, Paris, 1907.

4）Deny G：La cyclothymie. *Semaine Méd* 28：169-171, 1908.

循環気質 cyclothymia（E），Zyklothymie（D）［Kretschmer E］，cyclothymie（F）は正常者にみられる躁うつ病に近縁の性格類型。善良，温厚，社交的で爽快と悲哀をさまざまな割合（気分素質性比率 diathetische Proportion）にもち，精神のテンポは活発と緩慢の間を揺れ動き schwingend（D），現実的で，周囲の人や環境に順応しやすい。才能に恵まれると写実文学者，実証主義者，敏腕の組織指導者などになるという。

DSM-Ⅱの循環気質性パーソナリティ cyclothymic personality（E）は，DSM-Ⅲでは気分循環性障害 cyclothymic disorder（E）［301.13］として axis Ⅰのその他の特異的感情障害に移され，躁うつ病の軽症型としてパーソナリティ障害から外された。DSM-Ⅲ-R から双極性障害に入り気分循環症 cyclothymia［DSM-Ⅲ-R］あるいは気分循環性障害 cyclothymic disorder［DSM-Ⅳ，DSM-Ⅳ-TR］になった。ICD-10 の気分循環症 cyclothymia（E）［F34.0］もこれに近く，循環性格，循環気質を含む概念となっている。

循環病質 cycloid（E），Zykloid（D），cycloïdie（F）は，循環気質が正常範囲を越えた性格異常で病気と健康との中間状態を指す。類循環精神病 zykloide Psychose（D）は，多彩な病像を反復して寛解する予後の良い精神病で，いわゆる非定型精神病の一種。

統合失調気質あるいは**スキゾサイミア** schizothymia（E）（schizo, $\sigma\chi\iota\zeta\omega$：分割する，ひびを生じさせる，引き裂く，分割する）5)，Schizothymie（D）［Kretschmer E］，schizothymie（F）は正常者にみられる統合失調症に近縁の性格類型。内気，非社交的で友人が少なく，独自の考えに耽りやすく，固執傾向がある。多感で傷つきやすい感受性の鋭さ Hyperästhesie（D）と，冷静で激しない鈍さ Anästhesie（D）とを種々の割合（精神感受性比率 psychästhetische Proportion）で併せもち，一方，精神運動面でも我慢強く原則にこだわり狂信的になりやすい生硬なところと，機転や融通のきく柔軟な二面性を有している。いずれも両極端の要素が混じり合っており，表現はしばしば唐突で飛躍的 springend（D）な印象を与える。才能に応じてロマン派詩人，形而上学者，専制君主などになるという。

統合失調質あるいは**スキゾイド** schizoid（E），Schizoid（D），schizoïdie（F）は

5）語幹の schiz は精神医学のみに用いるわけではない。schizocyte は貧血時の血中に赤血球の断片がみられること。

統合失調気質が正常範囲を越えた性格異常を指し，統合失調症患者の病前ないし近親者に認められる。統合失調質機制（スキゾイドメカニズム）schizoid mechanism（E）は，Klein M［1946］らの対象関係学派が生後数か月以内の乳児に認められると主張する心理機制。欲求を満足させる良い対象（自己）が，欲求不満足的な悪い対象（自己）に破壊される不安を防衛するために，スプリティングないし分裂機制 splitting（E）はじめさまざまな原始的防衛機制を働かせる精神力動を指す。乳児期の解決が不充分で成人後もこの心理機制が優勢に働いている人格構造を統合失調質人格（スキゾイドパーソナリティ）schizoid personality（E）と呼び，統合失調症や境界性パーソナリティ障害を育む基盤になるという。シゾパチー Schizopathie（D）は統合失調症の類縁にある Schizoidie, Schizothymie を包括する Bleuler E の語。回避統合失調症 averted schizophrenia（E）は，神経症性防衛が統合失調症の発症を回避させたとする Arieti S［1974］の概念で，統合失調症と神経症は相反する関係にあるとみている。

統合失調質パーソナリティ障害 schizoid personality disorder［301.20 DSM-Ⅲ］は自閉，無関心，よそよそしさを前景とするパーソナリティ障害である。DSM-Ⅳでは，猜疑的で恨みをいだきやすい妄想性パーソナリティ障害 paranoid personality disorder［301.0］，関係念慮や魔術的思考を示す統合失調型パーソナリティ障害 schizotypal personality disorder［301.22］とともに風変わりに見える A 群に含まれている。

第3の体型である**闘士型** athletic（E），athletisch（D）は，筋骨のたくましさを特徴とし，対応する気質は当初てんかん患者を基礎においたものではなかったが，鈍重，固執，安定性と爆発性を併せもつ粘着性 viskos（D）にあるとされている[6]。後に Enke W［1953］がこれを粘着気質 Kollathymie（D）と呼んだ。

粘着(性)気質 viskoses Temperament（D）［Kretschmer E］は，鈍重で頑固，寡黙で控え目，転向できない固執傾向が強く，確実で安定しているが時に爆発する闘士型体型に多い正常性格。てんかん病質 Epileptoid（D）［Roemer H 1910][7]は，固執傾向と過度興奮を特徴とする正常気質で，周期・発作性の気

6）類似の状態を形容する語に viscous, sticky, adhesive（E），klebrig, haften, enechetisch（D），visqueux, collant, adhésif（F）などがある。

分変調や行動異常を示す点からてんかんと遺伝素質的な関わりをもつという．

粘着質 glischroïdie, glyschroïdie（F）［Minkowska F 1937］はてんかん患者の性格傾向で，ロールシャハ テストを用いた家族研究から統合失調症患者との対比で得られた．感情は対象に密着して融通のきかない粘着性を示し，思考の流れは緩徐で細部にこだわり秩序と安定を好み，精神活動全般が緩慢 bradypsychie（F）になる．個人的な人間関係より道徳，宗教，祖国など普遍的なものに価値を置き，停滞から突然に怒りや衝動を爆発させることがある．

Mauz F［1937］は，てんかんの発作親和体質 iktaffine Konstitution（D）に，従来の粘着体質 enechetische Konstitution（D）に加えて，種々の身体系統の脆弱性（形成不全，閉鎖不全状態 status dysraphicus など）を伴う均質でない複合欠陥体質 kombinierte Defektkonstitution（D）を記載した．後者は闘士型で血管運動不全を示す爆発性 explosiv（D）と，細長型で反射機能不全から欺瞞，虚言傾向を示す反射ヒステリー性 reflexhysterisch（D）の体質を両極とする混合型とされる．発作親和素質 iktaffine Diathese（D）は発作親和体質より発達した人格にみられ，発病に誘因を要する罹患傾向をさす．

体型は，身体各部の測定値や種々の指数を用いることで定量的に区別することが可能であり，また各々の体型と自律神経，内分泌機能との関連，身体疾患の罹患傾向などが指摘されている．理想型ともいうべき 3 つの基本体型の間には実際上は多数の混合型があり，Kretschmer E はさらに少数の発育形成異常にもとづく特殊な類型として形成不全型 dysplastisch（D）（dys, δυς：困難，不全）を区別している．この類型には宦官様長身者，間脳・内分泌性脂漏過多症，小児型発育不全，低形成者などが含まれ，てんかん，統合失調症にこの体型をとるものが比較的多く，内分泌機能不全との関連が示唆されている．

Kretschmer E の体格・性格理論をわが国に導入し，巣鴨脳病院で初めて追試を行なったのは石川貞吉［1925］である．その後の研究から，わが国では混合型，不定型が多いことが報告されている．さらに向精神薬の導入後は，その影響による肥満などのために体型の区別が困難になっている．

7）Roemer H：Zur Symptomatologie und ihre Genealogie der psychischen Epilepsie und der epileptischen Anlage. *All Zeitschr Psychiatr* 67：588, 1910.

アメリカにおいては Bean [1912] が，3つの胚葉素質にもとづいて低胚葉型 hypoontomorphy（E），中胚葉型 mesoontomorphy（E），過胚葉型 hyperontomorphy（E）の3つに区分した。Sheldon WH [1940][8]は正常人の観察から，消化器系の発育が良好で肥満した内胚葉型 endomorphy（E），筋骨の発育がよく引き締まった身体をもつ中胚葉型 mesomorphy（E），感覚器，神経系の良好な発育に比して筋骨の貧弱な外胚葉型 ectomorphy（E）の3つの体型を分けた。これらの体型は各々，外向的で協調的な内臓緊張型 viscerotonia（E），闘争的・攻撃的な身体緊張型 somatotonia（E），抑制的で協調性に欠ける頭脳緊張型 cerebrotonia（E）の3つの気質類型と密接な関連が得られるという。Sheldon WH は，ここから Kretschmer E とは逆に，精神病や非行と体型との関連へと研究を進めた。内態精神病 endomorphe Psychose（D）は内因精神病の別名で，成熟不全に心理社会的負荷が加わって発病すると考える。

Conrad K [1941] は体型に発育過程に伴う形態変化を加味して，一次変異 Primarvariant（D）と二次変異 Sekundärvariant（D）を区別した。一次変異とは発生的構造原理にもとづいて生じた差異で，発育の早期から認められ機能・心理的に対立するふたつの形態，細長形態 leptomorph（D）と肥満形態 pyknomorph（D）に分けられる。すなわち生理機能面で前者は推進的 propulsiv（D），後者は保存的 konservativ（D）であり，心理面では前者の schizothym（D）に後者の holothym（D）が対比されるという。ふたつの形態の間には移行がみられ，中間形態 metromorph（D）が記されている。二次変異は成熟期になって初めてあらわれる特徴で，一次変異ほど本質にかかわる差異はなく，これに過形成性 hyperplastisch（D）と低形成性 hypoplastisch（D）が分けられ，中間に metroplastisch（D）が加えられている。Conrad K の4つの体型区分は Kretschmer E，Sigaud C，Sheldon WH の区分とそれぞれ表のような対応が得られるという。

Conrad	Kretschmer	Sigaud	Sheldon
leptomorph	leptosom	respiratoire	—
hypoplastisch	asthnisch	cérébral	ectomorphy
hyperplastisch	athletisch	musculaire	mesomorphy
pyknomorph	pyknisch	digestif	endomorphy

---

8) Sheldon WH : *The Varieties of Human Physique.* Harper & Brothers, New York, 1940.

身体像 body image（E）は，自分自身の身体に関する心像で，心理学レベルのものをいう。醜形恐怖や神経性無食欲症などにみられる身体へのかたくななこだわりをこの障害から説明することがある。Szaz TS [1957] はその発達過程を，自我が身体を対象として支配していく過程とみている。**身体図式** body schema（E），Körperschema（D），schèma corporel（F）も自分の身体の空間像だが，一般に大脳皮質の局在を想定する神経心理学の概念で，身体失認，病態失認，幻（像）肢などを説明する。Pick A [1908][9)]が初めて自己身体の見当識としてとりあげ，Head H と Holmes G [1911] は末梢からくる視覚，触覚，運動感覚の刺激が体位の基準をもたらすと考えた。Schilder P [1923][10)]が離人症，心気症などにも適用をひろげて以来，この概念が精神医学に定着したとされる。Merleau-Ponty M [1945] は，意識的な行動を支えている反省以前の習慣的身体とみて Freud S の抑圧に結びつけた。自我心象 image de soi（F）[van Bogaert L 1934]，身体心象 image de notre corps（F）[Lhermitte J 1939] という用語もある。身体についての意識 corporeal awareness（E）[Critchley M 1979] ともいう。

---

9) Pick A : Störung der Orientierung am eigenen Körper. *Psychol Fortschr* 46 : 303-318, 1922.
10) Schilder P : *Das Körperschema*. Springer, Berlin, 1923.

F 性　　格

性格 character (E), Charakter (D), caractère (F) とは，ある個人にそなわった心理的特徴全体を指し，特定の対象や状況に応じて示すその人なりの情意反応の傾向や行動様式によって表現される。人格，気質とは重なる部分が多い。人格とほぼ同義に用いられることもあるが，一般に外部にあらわれるその社会的側面を強調することが多い。生来的要素の強い気質に対して，心身の発育や体験により後天的に形成される要素が大きいとされる。体験への反応が長い間に固定すると反応性性格発展 reaktive Charakterentwicklung (D) といい，コンプレクスから性格が歪むと神経症性性格発展 neurotische Charakterentwicklung (D) になる。

性格学 characterology (E) は，性格を類型に分けてその相違や成り立ちを調べる学問で，近代ではドイツの哲学者 Bahnsen J (1830-81) に始まるとされる。個人差や性格特性の差を論じると差異心理学 [Haymans G] という。性格類型には Nietzsche FW の理知的なアポロ型 apollinisch (D) と情熱的なディオニュソス型 dionysisch (D)[1]，Jung CG [1971][2] の心的エネルギー（リビド）が向かう方向に応じた外向型 extrovert (E) と内向型 introvert (E)，Jaensch ER の心的諸機能の相互作用による統合型 integrate (E) と非統合型 disintegrate (E)，Spranger E [1914] の生活形式を基礎にした理論，経済，審美，社会，権力，宗教の6類型，Freud S の性欲の発達段階に応じた口愛期，肛門（愛）期，エディプス期，性器期など，Pavlov IP の第一信号系優位の芸術家型 Kunstler (D) と第二信号系優位の思索家型 Denker (D)，Kretschmer E の体質的類型などが知られている。Scheler M は快，有用，生命，精神，聖なるものからなる5つの価値序列に，享楽的芸術家，文明の指導者，英雄，天才，聖人の5類型の人間を対応させた。

---

1) ギリシャ神話のアポロン Apollo（ローマ名アポロ，英語ではアポロー）はゼウスとレトの子で明るく晴れやかな太陽神。ディオニュソス Dionysus（ローマ名バッコス，英語ではバッカス）はゼウスとセメレの子で狂信，破滅要素をもつ酒と演劇の守護神。
2) Jung CG：*Psychologische Typen*. Walter, Olton, 1971.

性格を相互に関連をもついくつかの因子からなる統一体とみる考えは，性格構造論 Charakterstrukturtheorie (D) と呼ばれる。Lersch P [1962] は層理論 stratification theory (E)，Schichtentheorie (D) の立場から性格（人格）を，思考・意志を含む上部構造と欲求や情動など内的感情の下部構造に二分し，さらにこれらを支える生命基礎 Lebensgrund (D) の三層からなるとした。社会性格 social character (E) は，ある集団の構成員の大多数に共通する性格特性をさす Fromm E [1941] の用語。

　力動的見地に立つと，性格とはリビド発達の段階で自我が葛藤を解決するために動員した防衛の慢性化したもので，その特徴はリビドの固着点から決定されるという。Reich W (1897-1957) は，各個体に特有な基本的防衛機制を性格防衛 character defense (E) と呼び，欲動の解放を妨げる柔軟性に乏しい性格（性格の鎧 character armor）の形成が，のちの社会・対人状況に対してその人のとる基本的適応様式を定め，神経症を生む基盤になると考えた。性格分析 character analysis (E)，Charakter Analyse (D) は，Reich W [1933][3] によって体系化された精神分析の技法・治療理論および性格形成理論。個人の性格は幼児期の内的・外的世界に対する適応過程から形成され，リビド発達の固着点に応じて性格類型が区別される。こうした性格からその人の防衛・適応の基本パターンが決定されるので，精神分析療法を行なうにあたっては連想内容の解釈以前に分析状況における言動に注目し，治療に対する性格抵抗 character resistance (E) の状況分析を介して，性格形成時の幼児期体験の想起・洞察へと向かうべきとする。

　精神障害の発病前の患者にある程度共通する性格傾向を**病前性格** premorbid character (E)，prämorbider Charakter (D)，caractère prémorbide (F) という。統合失調症の統合失調気質（スキゾサイミア），ストーミー パーソナリティ，感情障害の循環気質，同調性，執着気質，メランコリー親和型，てんかんの粘着気質などが知られている。原発人格 Primärpersönlichkeit (D) ともいう。

　ストーミー パーソナリティ stormy personality (E)［Arieti S 1955］は，力動精神医学の立場から見出された統合失調症，境界性パーソナリティ障害の病前性格[4]。自我同一性が確立しておらず，統合失調質（スキゾイド）のように

---

3) Reich W : *Charakter Analyse*. Wien, 1933.

現実からの引きこもりによって安定を得るのでなく，あらゆる形の防衛を多方向に試みる点に特徴がある．行動が極端から極端に走りやすく，周囲と争いを起こしやすい．かのようなパーソナリティ as if personality（E）[Deutsch H 1934] は，情緒的に安定した対人関係を築くことが困難で，表面的で一貫性を欠いた適応に留まる境界性パーソナリティ障害の性格傾向．かのような体験 as if experience（E）は，主観・客観が曖昧になり「あたかも〜であるかのように感じられる」と患者が訴える言語化困難な体験のことで，離人症[Meyer JE 1956, 安永 浩 1987]，意識障害[Llopis B 1960]，体感異常[Huber G 1957]，統合失調症[Parnas Jら 2005]，強迫[岡 一太郎 2007] などに生じるとされる．

　同調性 syntone（E）(syn, συν：ともに, tonus, τόνος：張力, 緊張)5)，Synton（D）[Bleuler E 1922]，syntonie（F）は，環境に融合，調和する躁うつ病の病前性格．Bleuler E は外界との接触が保たれない統合失調気質（スキゾサイミア）に対比させる目的から，情意の双極性変化に重点がおかれている循環気質に代えてこの語を用いた．同調気質型 synthyme Temperamentstypen（D）[Conrad K] は，統合失調気質と循環気質の中間のものを指す．同調気質性妄想 synthymer Wahn（D）[Maier HW 1912] は，基底に持続する気分から発生する妄想のことで，抑うつ気分にもとづく微小妄想などがこれに当たる．感情誘因性妄想 katathymer Wahn（D）[Maier HW 1912] は，強い情動体験やコンプレクスから引き起こされる妄想をいい，敏感関係妄想が例に引かれる．

　執着性格 immodithymer Charakter（D）[下田光造 1932] は，躁うつ病と災害神経症に多い性格として取り出された．その特徴は熱中性，徹底性，几帳面，正義感，責任感や，一度生じた感情が冷めにくい持続性などにあるが，このうちどれを本質とみるかで議論がある．中 脩三 [1932] が学会報告した．

　メランコリー親和型 typus melancholicus（L）[Tellenbach H 1961] は，現象学的見地から病前性格と誘発状況を包括的にとらえたうつ病者に特有な存在類型6)．秩序志向 Ordentlichkeit（D）が強く，自己の要求水準の高い，良心的で

---

4) Arieti S：*Interpretation of Schizophrenia.* Brunner, New York, 1955.
5) 古代ギリシャ語の syntonia, συντονία は身体の緊張をさしたが，比喩的な意味で心的緊張，強い適応として用いられるようになった．形容詞 syntonos, σύντονος にも強烈な，熱烈な，燃えるようなという比喩的な意味が付与された．
6) Tellenbach H：*Melancholie. Zur Problemgeschichite, Typologie, Pathogenese und Klinik.* Springer, Berlin, 1961.

他人に尽くす性格の人は，これを脅かす状況に直面するとますます自らを秩序の中に閉じ込め Inkludenz（D）（in：中に，claudo：閉じる），達成できない目標におくれをとっている Remanenz（D）（re：戻って，maneo：留まる）と感じて危機に陥る。こうした前メランコリー状況 prämelancholische Situation（D）から心身を統一する内なるエンドン Endon（D）の質的変動（Endokinese）が生じ，逡巡・不決断などの絶望 Verzweiflung（D）を最初の徴候とする内因うつ病が非連続的に発病するという。実際には内因うつ病のおよそ3分の1にこうした性格傾向がみられるとされる。マニー親和型 typus manicus（L）［von Zerssen D 1977］は，単極躁病の病前性格で，単極うつ病のメランコリー親和型に対比させた概念。権威に従属せず，些事にこだわらず，大胆かつ空想的とされる。

性格スペクトラム障害 character spectrum disorder（E）は，薬物への反応が悪く，性格に起因する抑うつ性の気分変調をさす Akiskal HS ら［1980］[7]の概念で，家族にアルコール症や薬物乱用，反社会行動をとるものが多いという。

神経症の病前には一般に過敏，未成熟，依存的，完全癖などの性格を認めることが多い。諏訪 望［1951][8]は，これを次の2点に要約し，強迫神経症では前者の，ヒステリーでは後者の側面がそれぞれ前景に立つとしている。

　1．内的抗争を起こしやすい。
　2．それによって生じた不安を適切に処理できない。

神経症傾向 neuroticism（E）［Eysenck HJ 1956][9]は，因子分析から抽出した負荷により神経症を起こしやすい感情不安定の性格傾向。モーズリー人格テスト（MPI）は外向・内向性の尺度と神経症傾向の尺度から成る。精神病傾向 psychoticism（E）も Eysenck HJ による冷酷，偏屈，反社会的などの性格因子で精神病者に高値で遺伝要因が強いという。

対人恐怖やいわゆる思春期妄想症では，小心でありながら負けん気の強い矛盾する二面性の病前性格が指摘されている。敏感関係妄想にも，無力性の不全感と強力性の自尊心，倫理観とを併せもつ病前性格が知られているが，いずれも無力性が優勢である。これらのなかには，学童期までは活発だった

7）Akiskal HS：Dysthymia and cyclothymia in psychiatric practice. a century after Kraepelin. *Affect Disord* 62：17-31, 2001.
8）諏訪 望：内因精神病と心因性障害．金剛出版，東京，1995.
9）Eysenck HJ：*The biological basis of personality*. Thomas, Springfield, 1967.

のに前青年期頃から「自信がなくなった」「消極的になり，反省ばかりするようになった」などと性格変化 Charakterveränderung（D）を自覚するものがある．精神病の初期は症状未分化な性格異常，パーソナリティ障害を示すことがあるので，発病時期を正しく定めるのは容易でなく，病前性格とすでに発病した軽い症状との鑑別もむずかしい．

Freud S は，1890年代に神経症を無意識の葛藤から生じる精神神経症 Psychoneurose（D）と，現実の性的欲求不満から生じる現実神経症 Aktualneurose（D）に分けた．前者にはヒステリー，恐怖症，強迫神経症が，後者には神経衰弱，不安神経症，心気症が含まれるが，混合型もある．

性格神経症 character neurosis（E），Charakterneurose（D），névrose de caractère（F）は，特定の症状を有する症状神経症 symptomatic neurosis（E）に対して，性格そのものが症状としての意味をもつ神経症の一類型．神経症に対する性格の関与をめぐって統一的見解がないので概念も曖昧である．力動的見地からは防衛機制がヒステリー，強迫など自我異和性 ego alien（E）の症状の形をとらず，性格が葛藤解決に自我親和性 ego syntonic（E）な妥協形成の役割を果たすとみなされる．表面上は何事もなく，治療を求めることもないが，基本的に神経症状態にあるので，環境との関連で一過性，反復性に行動異常を呈するという．

Schultz JH［1919］は，神経症を外因による異層神経症 Fremdneurose（D），身体因による辺縁神経症 Randneurose（D），心因による層次神経症 Schichtneurose（D），性格内部の葛藤を原因 charakterogen（D）とする中核神経症 Kernneurose（D）に分けた．4番目が性格神経症に相当し，臨床上は社会生活の困難，性倒錯，嗜癖，強迫などの形をとってあらわれるとする．一方，Sauguet は自我に対する神経症的侵襲が著しく，精神病の前段階とみられる特有な病的構造を性格神経症と呼んでいる．パーソナリティとほぼ同義にあつかう立場もある．

神経質 Nervosität（D）は，1920年頃に森田正馬が提唱した神経症の一類型[10]．彼は神経症をヒステリーと神経質に二分し，後者をさらに強迫観念症，心気・神経衰弱型の普通神経質，不安を主体とする発作神経質に分けた．ヒポコンドリー（性）基調 hypochondriacal temperament（E）と呼ばれる内省と

---

10) 森田正馬：神経質ノ本態及療法．吐鳳堂，東京，1928．

完全欲が強く心身の些細な異変にとらわれやすい性格の上に，注意と感覚とが交互に作用してますます感覚を過敏にする精神交互作用 psychic interaction（E），期待と事実がくいちがう思想の矛盾，誘因となる体験などによって発展し，森田療法 Morita therapy（E）が有効とされる。性格特徴との混同を避けて神経質症［高良武久］とも，健康な心理機制を含めて広く森田神経質とも呼ばれる。

　精神障害が軽い時期にもとの性格がはっきりあらわれることを性格の露呈 Enthullung des Charakters（D）といい，直接的で含みがなく強調 caricaturing（E），先鋭化 Zuspitzung（D）された形をとる。脳器質疾患や中毒にみられ，一種の抑制消失 Enthemmung（D）である。

G 人　格

人格 person, personality（E），Person, Persönlichkeit（D），personne, personnalité（F）1)とは，知・情・意の各側面を総合した個人の特徴をさし，身体・心理・社会のいずれの面においてもほかに置き換えられない個性 individuality（E）としてあらわれる人となりのことである。学問の分野によって多少とも意味が異なる。Kant I は手段としての相対的価値にすぎない物件に対し，人格を目的自体として絶対的価値をもつ存在とみて，叡智界と感性界にまたがり自らの人格性に服従するとした。彼の倫理学では人格 Person（D）と人格性 Persönlichkeit（D）を分け別の語を当てる。Scheler M は現象学の立場から対象化できる自我 Ego（D）と対象化できない人格 Person（D）を区別し，後者を愛，悔恨，畏敬，絶望，本質の直観，自由な決断など心的生を超える多様な精神作用を統合する作用中心 Aktzentrum（D）あるいは異なる作用を実現させる基底とみて，共遂行によってのみ捉えることができるとした。

　倫理学でいう人格には真偽・善悪を判断する能力が含まれるので，こうした語感を避けるためにパーソナリティと呼ぶことがある。とくに力動精神医学で**パーソナリティ**というと，病気ばかりでなく正常心理を含めた人間の精神的特徴の理解というニュアンスをもつ。性格とほぼ同義に用いられることもあるが，人格の情意面ないし社会的側面をこう呼んで区別することが多い。人格化 personalization（E）は，精神活動が自分のものとして体験されることで，これが失われると離人症 depersonalization（E）になる。擬人化 personification（E）は，自然や無生物を人間のようにみなすこと。人格主義（ペルソナリズム）personnalisme（F）は，カトリック信仰の立場から共同体的，超越論的な人格観念をもとに人間を孤立と物質文明から救出しようとする Mounier E（1905-50）ら 20 世紀前半の思想運動。

　人格は一定の構造と持続性を有するが，固定したものでなく，身体的・心

---

1) 語源はラテン系エトルリア語の persona（per 通って，sono 音を出す，話す）で演劇の仮面，役割，登場人物をあらわす。人格は明治の哲学者井上哲次郎（1855-1944）による漢語訳。

理的な諸条件から形成され，生活の体験によって変化を受ける．こうした人生行路に伴う人格の推移を発展 development（E），Entwicklung（D）という．フランス語は évolution（F）を当てるが，これには病気の経過という意味もある．発達精神病 Entwicklungspsychose（D）[Kahlbaum KL] は，青年期に生じる精神病で主に統合失調症を指す．

1．人格と体験

　ある体験から引き起こされた精神障害を**異常体験反応** abnorme Erlebnisreaktion（D），あるいは**心因反応** psychogene Reaktion（D）という．表現された形（妄想反応，抑うつ反応，反応性錯乱），出来事や状況（拘禁反応，驚愕反応，不適応反応），背後に推定されるもの（目的反応 Zweckreaktion）などに応じて種々の名称がある．体験をうまく消化加工 assimilation（E），Verarbeitung（D）（体験加工 Erlebnisverarbeitung）できると症状は生じない．Jaspers K は体験反応の標識として，以下の3つを挙げている．

　　1．原因と発病が時間的に結びつくこと
　　2．体験と反応の内容が了解できる関係にあること
　　3．原因がなくなると病的状態も消失すること

　心因から反応性に生じるなら神経症でもヒステリーでも精神病でもよいが，心因反応というと一般に精神病症状をもち，性格要因より外部・環境要因の強いニュアンスがある．ふたつの現象が因果的とはいえないが，何かしら意味をもつ場合は共時性 synchronicity（E）[Jung CG] という．

　Schneider K は異常体験反応を，外的体験から引き起こされ特定の人格との関連に乏しい（超性格的な übercharakterlich）外的体験反応 ausere Erlebnisreaktion（D）と，緊張・欲動など内的体験から生じ特定の人格（自信欠乏，敏感）に深く関わる内的葛藤反応 innere Konfliktreaktion（D）に分けている．後者は神経症に相当するが，敏感関係妄想もここに含まれている．Braun E [1928] の環境反応 Milieureaktion（D）と人格反応の区分もこれに近い．内部型体験反応 intimforme Erlebnisreaktion（D）[von Baeyer W] は，異常体験反応で生じる身体症状が麻痺のように外にあらわれず胃潰瘍などの形をとって内部に出ること．郷愁反応 Heimwehreaktion（D）[Jaspers K] は，慣れない環境に適応できずホームシックになって生じる体験反応．昔は故郷に帰りたい一心から子殺しや放火に及ぶこと（郷愁犯罪 Heimwehverbrechen）があった[2]．

失恋による恋わずらい Liebeskrankheit（D）も似た反応を起こす。災害精神病 Symbantopathie（D）は，特別な運命の打撃から生じた心因反応をさす Kraepelin E の用語で，驚愕神経症や外傷神経症のほか拘禁反応や好訴妄想を含める。

　Kretschmer E［1950］は体験反応を，刺激と反応の間に全人格の介在しない**原始反応** Primitivreaktion（D）と，人格全体が意識的に参与する**人格反応** Persönlichkeitsreaktion（D）に分けている。原始反応には，感情がそのまま発散される爆発反応 Explosivreaktion（D）と，行為に直接移される短絡反応 Kurzschlußreaktion（D）が含まれるが，非特異的な下層意志的ないし下層知性的反応であるという。一方，人格反応は特定の人格に特定の体験刺激（鍵体験 Schlüsselerlebnis）が作用したときに限って生じる特有な反応を指している。

　下層意志機制 hypobulischer Mechanismus（D），下層知性機制 hyponoischer Mechanismus（D）は，層理論による Kretschmer E［1922］の用語で，心の下層にある原始的な意志や知性が病的な場合にあらわれること。解離（ヒステリー発作）や催眠時の症状をはじめ，統合失調症性思考，緊張病症状（常同症，命令自動，拒絶症）などを，いわば先祖帰りとみて，これで説明する。

2．人格の変化

　人格の発展の途中で不登校，勉学や仕事の放棄，無言，家族への拒絶，家出，昼夜逆転，目標設定の変更など唐突に生活態度が変わり，共感が得られなくなることを人格発展の屈折 Knick der Persönlichkeitsentwicklung（D）という。統合失調症で明らかな症状のあらわれる前に，あるいはいわゆる寡症状性統合失調症においてみられる。第二の屈折 zweiten Knick（D）は統合失調症の残遺状態を指す Mayer-Gross W［1922］の用語。神経症的発展 neurotische Entwicklung（D）は，幼児期の外傷体験が無意識の中に取り込まれて人格に異常を来たすことをいい，妄想的人格発展 paranoide Persönlichkeitsentwicklung（D）とは，特定の人格に強い感情体験が加わって妄想が形成されることで，敏感関係妄想が例に挙げられる。

　健全な人格が精神疾患によって変化を蒙り，心的機能の統一性が失われて

2）けして手の届かない遥かなもの，遠くへの憧れは遠隔愛 Fernweh（D）である。

低格化することを**人格変化** personality change（E），Persönlichkeitsveränderung（D）という。すべての精神障害に生じるが，統合失調症の病初期や残遺状態，てんかんでしばしば問題にされる。脳器質疾患にもとづく場合を**人柄の変化**（organische）Wesenänderung（D）と呼ぶこともあるが，実質的には情意面の抑制消失，高等感情や省察力 Reflexionsfähigkeit（D）の低下，固執傾向，被影響性の亢進，人格平板化 Nivellierung（D），人格水準低下 Persönlichkeitsniveausenkung（D）など重なる症状が多い。人格崩壊 decay of personality（E），Persönlichkeitszerfall（D）は，変化の著しい末期の状態を指す。薬物依存で意志薄弱になり，責任感や良心を失うことを人格の中核喪失 Entkernung der Persönlichkeit（D）[Bräutigam W] という。戦争，強制収容所など生死を分ける強烈な体験を境に人格が持続性に変わることは，体験を前提とする人格変遷 erlebnisbedingter Persönlichkeitswandel（D）[Venzlaff U] である。

Schneider K [1962] は身体に基礎をおく精神病の急性症状として，人格特徴の尖鋭化 Zuspitzung（D）と意識障害を，慢性症状として人格解体 Persönlichkeitsabbau（D）と認知症を挙げた。人格解体には次の３類型が区別されているが互いに移行があり，無力と気分の変動はいずれにも共通するという。さらに人格解体は日時によって動揺し，回復の可能性もあるとの立場をとっている。

 １．上機嫌で多弁，迂遠，厚顔なもの
 ２．感情や発動性に乏しいもの
 ３．自制できず気が変わりやすく怒りっぽいもの

同一の人間に異なるふたつの人格があらわれることを**二重人格（二重意識）** double personality（E），doppelte Persönlichkeit（D），doppeltes Bewußtsein（D），personnalités doubles（F）あるいは交代人格（交代意識）alternating personality（E），alternierende Persönlichkeit（D），alternierendes Bewußtsein（D），personnalités alternantes（F）という。解離性障害やてんかんのもうろう状態，第二状態などにみられる。典型的にはある時点で第一人格から第二人格に移行し，一定期間継続してもとの人格に戻ったときに第二人格における言動の記憶を欠く継時的二重人格 [Oesterreich TK 1910] をさすが，第二人格が第一人格に寄生（憑依）する形である程度追想可能な同時的二重人格もある。

多重人格 multiple personality（E）は，一人のなかに子ども，攻撃，異性など複数の人格を生じること。北米で幼児虐待をうけた女性に多く移行期に健忘

を起こす。本や映画による流行，児童虐待への関心，帰国子女などに関連が深く，わが国でも1990年代から増えている。DSM-Ⅲの解離性障害のなかに登場［300.14］し，DSM-Ⅲ-Rで多重人格障害 multiple personality disorder (E) になり，DSM-Ⅳ，DSM-Ⅳ-TRでは解離性同一性障害 dissociative identity disorder (E) になった。ICD-10にはガンザー症候群と並んで他の解離性（転換性）障害に多重人格障害［F44.81］が含まれている。

3．人格の異常

　ある人格が正常か異常かという判断は，平均基準 Normalidee (D) と価値基準 Vernunftidee (D)［Kant I］のふたつから行なわれる。前者によると平均的なものからの偏りが異常であり，後者によると理想の人格にそむくものが異常になる。平均基準から判断した異常，すなわち平均から逸脱した偏りのある人格を**異常人格**，**人格障害**，**パーソナリティ障害** personality disorder (E)，abnorme Persönlichkeit (D)，personnalité pathologique (F) という。精神遅滞や，病気の結果生じた人格変化とは区別する。価値基準を加えないので，プラス方向の天才や偉人も異常に含まれることになる。

　人格異常の最初の記載は，Pinel P［1809］によるデリールを欠くマニー manie sans délire (F) といわれる。興奮が強いにもかかわらず，悟性は正常に保たれたマニーの特殊型とされたが，彼のいうマニーは悟性の諸機能が障害される全般精神病であったので，定義上は矛盾するかにみえる。

　モラル狂気 moral insanity (E) は，デリールを欠くマニーを発展させた Prichard JC (1786-1848)[3] による1835年の概念で，知能と理性は侵されず，感情，情愛，活動力の病的な逸脱を特徴とする精神病。モラル moral(E) (mos, moris：しつけ，おきて) には道徳に限らず人間の品行や慣習，心情という意味があり，モラル療法 moral therapy, moral treatment (E) は，18〜19世紀に行なわれた精神的な働きかけによる全人格的治療法のことである。モラル狂気にも，当初は反道徳的，非社会的というニュアンスは強調されていなかった。Esquirol JED［1838］はモノマニー monomanie (F) に，Morel B-A［1860］は変質による遺伝狂気 folie héréditaire (F) に含め，以降のヨーロッパではモラ

---

3) Prichard J : *A treatise on insanity and other disorders affecting the mind*. Sherwood, Gilbert and Piper, London, 1835.

ル精神病 moralisches Irresein（D），モラル白痴 moralischer Schwachsinn（D），モラル狂気 folie morale（F），モラル欠如症 amoralisme（F）などの名称で広く用いられた。19世紀後半から邪悪，犯罪性が前景に立ちはじめ，生来性犯罪者 deliquente nato（I）[Lombroso C*EM* 1876]，類破瓜病 Heboidophrenie（D）[Kahlbaum K*L* 1884]などの概念と結びついた。Bleuler E [1893]が性格障害とみなすまで，脳損傷や精神薄弱による道徳観念の低下，倒錯と考えられた。わが国では神戸文哉 [1876]が徳行狂，呉 秀三 [1894]が背徳狂と訳したほか，悖徳狂，徳義狂とも呼ばれた。

精神病質 psychopathy（E）（pathos, $\pi\acute{\alpha}\theta o\varsigma$：熱情，苦痛，病気），Psychopathie（D），psychopathie（F）の語は，19世紀の半ばまでは身体病質 Somatopathie（D），神経病質 Neuropathie（D）に対して精神不安定の素質をさした。Koch JLA [1888]の精神病質低格 psychopathische Minderwertigkeiten（D），psychopathic inferiority（E）には，精神病と正常の中間に位置する先天性ないし後天性，一過性ないし持続性のあらゆる病的状態が含まれている。Kraepelin E は教科書4版 [1893]でこれをとり上げ，5版 [1896]では先天性精神障害のなかに変質による精神病質状態 psychopathische Zustände（D）の一項を設けた。ここには体質性気分変調（神経衰弱），強迫精神病，衝動精神病，性倒錯が含まれている。これが7版 [1904]になると生来性疾患状態 origināre Krankheitszustände（D）と名が変わり，新たに精神病質人格 psychopathische Persönlichkeiten（D）として生来性犯罪者，軽佻者 Haltlose（D），病的虚言者 Lügner（D）および欺瞞者 Schwindler（D），仮性好訴者 Pseudoquerulante（D）が記載された。8版 [1905-15]では興奮者 Erregbare（D），欲動人 Triebmensch（D），奇矯者 Verschrobene（D）を加えて7種の類型にまとめられたが，社会的な基準が色濃く出ている。

ドイツにおける精神病質の概念は，こうして Kraepelin E をはじめ Ziehen GT [1902]，Birnbaum K [1909]，Wilmanns K [1914]らによって発展し，1915年頃までは多少とも変質に関連した遺伝素質的な異常で，精神病の前段階ないし連続的に移行する状態とみなされた。出生前後の脳損傷（外傷，炎症，中毒など）によって生じるものは，外因精神病質あるいは仮性精神病質 Pseudopsychopathie（D）[Villinger W 1951]という。

不適応を繰り返し，失敗を学習できない一群の患者に，英語圏でサイコパス psychopath（E）が慣用されるのは1940年代以降である。精神病症状を欠

き，むしろ機敏で賢い二面性をもち，精神療法は無効で入院になじまず，拘禁，保護観察下におかざるえない体質性精神病質状態 constitutional psychopathic state（E），精神病質人格 psychopathic personality（E）などと記載され，反社会性パーソナリティ障害［DSM-Ⅲ］，背社会（非社会）性パーソナリティ障害［ICD-10］に結びついた。フランス語の psychopathie（F）は20世紀の半ばまで精神病全体を指し，非専門用語で狂人と同義に用いられた。

　Jaspers K［1913］は異常人格の名のもとに，平均から偏った種の変異と，素質に病的過程の加わった病的人格の2種を挙げ精神病質の語を避けた。Gruhle HW［1918］は，外部ないし内部から新たに加わった疾患の表現としての psychotisch（D）と，生来性素因の変異である psychopathisch（D）とを区別し，後者のうち生活葛藤を起こして悩むものを葛藤人格 Konfliktspersönlichkeit（D）と呼んでいる。

　Schneider K［1923］の**精神病質人格** psychopathische Persönlichkeit（D）[4]は，人格異常に価値づけをして「人格異常のなかで，その異常性に自ら悩む（苦悩者）か，社会を悩ます（妨害者）」，すなわち Gruhle HW の葛藤人格に相当するものを指している。次の10類型が区別されているが，選択は心理学的な基準によるもので，社会的な判断による類型は採用されず，妄想性の人格異常も独立に扱われていない。正常との移行はあるが精神病への移行はなく，変質理論も遺伝性も放棄されて今日のパーソナリティ障害の概念に近づいた。

1. **発揚（気分高揚）型** Hyperthymische（D）：快活で現実的，世話好きの楽天家。周囲と摩擦を起こしやすく，すぐに和解するが，職を転々として意志不安定にみられることがある。
2. **抑うつ型** Depressive（D）：絶えず重苦しい気分を抱き，人生を悩んでいる人。一般に気高く，外見上は活発（不安躁状態，逃避躁状態）にみえることもあり，情にもろく臆しやすい型や不機嫌で気難しい型，猜疑的で関係念慮を抱きやすい型がある。
3. **自信欠乏型** Selbstunsichere（D）：小心で，身体や社会面での自信がなく不全感が強い。とくに倫理・道徳に関する良心の責めを抱きやすく，絶えず反省しては自分に非があるのではないかと悩む。Kretschmer

---

[4] Schneider K：*Die psychopathischen Persönlichkeiten*. Deuticke, Wien, 1923.

Eの敏感者がこれに相当し，敏感関係妄想に発展することがある．この人格の上に強迫観念が生じやすく，不合理とわかっていながらどこかに正当の残る，可能性の少ない事柄を恐れる．対人恐怖，いわゆる思春期妄想症，無力妄想もこの人格に関連が深い．

4．**過信（熱中）型** Fanatische (D)：個人ないし理念（宗教，思想，生活信条など）に関する優格観念に支配され，のめり込んで enthusiasm (E)，Begeisterung (D)，いっさいを顧みずこれを貫徹しようとする人．好訴者のように権利や賠償を求めて外へ向かって闘争するものと，非現実的，宗教的あるいは空想的な主義をかたくなに曲げず風変わりな様子からそれとわかる比較的おとなしい温和な matt (D)（原義：表面の曇った）ものとがある．

　　熱情的理想主義者 idéaliste passionné (F) [Dide M 1913][5]は，すべての活動がある理想への熱情から導かれ公正な判断を欠く病的体質．幼少時から生真面目で内向性，卑俗や親密を拒む禁欲性，ある種の自閉傾向などがみられ，恋愛理想主義者，神秘主義者，発明家，宗教および社会改革者，政治的教条主義者，アナーキストなどの類型が区別されている．統合失調気質やパラノイアにも関わりがあるが，純粋恋愛妄想 érotomanie pure (F) [Gatian de Clérambault G*HAELM*][6]とはプラトニックに終始し後に復権者に転じない点で異なるとされる．

5．**顕示型** Geltungsbedürftige (D)：自分を実際以上にみせかけるもので，いわゆるヒステリー性格，演技性パーソナリティ障害 histrionic personality disorder (E)（histrinos, histrio：俳優，笑劇）[DSM-Ⅲ, ICD-10]に相当する．嘘をつき芝居をして他人も自分も欺くが，物質的な利益よりは役割そのものに意味がある[7]．虚言者と欺瞞者 [Kraepelin E]，空想虚言 [Delbrück A]，虚偽性障害 [DSM-Ⅳ, ICD-10]，ミュンヒハウゼン症候群の一部も含まれる．演技性 histrionism (E) は19世紀半ば

---

5) Dide M：*Les idéalistes passionnés*. Alcan, Paris, 1914.
6) Gatian de Clérambault G, et al：Érotomanie pure persistant depuis 37 années. *Bull Soc Clin Méd Ment* 11：192-204, 1923.
7) ローマ帝国末期のラテン教父 Augustinus (354-430) は嘘を「偽りを言う意志を伴った陳述」と定義し，18世紀ジュネーヴの思想家 Rousseau J-J (1712-78) は過去についての事実上の嘘と，未来に関わる権利上の嘘の2種類を区別した．方便は衆生を教え導く巧みな手段，悟りに近づく方策を指す仏教用語．

に役者の告白，態度表明の意味に使われ，さらに芝居がかった態度をあらわした。精神医学では演劇症 theatralism（E）の同義語として用いられ，英文学でヒステリー人格に histrionic personality（E）の語が当てられて以来広く流通するようになった。自分をより以上にみせかける欲動は顕示欲 Geltungsbedürfnis（D）である。

6. **気分変動型** Stimmungslabile（D）：不意にいらいらした抑うつ気分におそわれるもの。つねに気分が変わりやすいのではなく，急に落ち込むことに特徴があり，落ち込んでじっとしている場合と，出歩いて酒や薬を求め，盗みに走る場合とがある。繰り返すと周期性気分変調になる。欲動人［Kraepelin E］の多くはこれに含まれ，境界性パーソナリティ障害，無力妄想，渇酒癖，摂食障害，脳炎後遺症にもみられる。

7. **爆発型** Explosible（D）：些細な原因から興奮し，激しやすい短気な人。酩酊時にあらわれやすく，原始反応の形をとる。

8. **情性欠如型** Gemütlose（D）：同情，恥じらい，後悔，良心，モラルのないハードボイルド型の冷血漢。粗野で残酷，衝動的な行動をとりやすい。Kleist K の性格病質 Charakteropathie（D），DSM-Ⅲの反社会性パーソナリティ障害，ICD-10 の背社会（非社会）性パーソナリティ障害に相当する。矯正は不可能であるが，犯罪者ばかりでなく，優秀で何事にも眉ひとつ動かさず平然と仕事をこなしていく社会的な情性欠如型もある。統合失調症の寛解時や類破瓜病にもこの人格に近いものをみることがある。

9. **意志欠如型** Willenlose（D）：何にでも影響されて，誘惑されやすい人。軽犯罪を犯して保護施設に入ると，容易に感化をうけ反省するが長続きせず，外に出るとたちまち行きずりの人の言いなりになる。軽佻者［Kraepelin E］の多くはここに入る。

10. **無力型** Asthenische（D）：2種あり，第一は精神機能の不足を自覚している人で，記銘力低下，集中困難などに悩み，時には離人症を訴える。第二は性格的に身体の故障を起こしやすい人で，絶えず自分の身体に注意を向けているために，些細な不調を拡大し長引かせ，疲れやすさ，不眠，頭痛，生理不順などを訴える。森田神経質がこれに近い。ふたつの無力型はしばしば合併し，心気症，神経衰弱，解離性障害などに結びつく。学習された無力 learned helplessness（E）は，動物が刺

激に対する回避行動を示さない状態を人為的につくることで，ストレス反応やうつ病の動物モデルとされる．無力妄想はパラノイアの対極に位置する自責的な妄想状態．

フランスの Pichot P［1978］[8]は，人格異常をその起源から次の4群に分けている．

1．神経症の基礎をなす人格研究から得られた人格異常群
 a．強迫神経症をもとにした強迫性ないし制縛性パーソナリティ障害
 b．ヒステリーをもとにしたヒステリー性ないし演技性パーソナリティ障害［DSM-Ⅲ］
 c．無力性パーソナリティ障害［ICD-9］，依存性パーソナリティ障害［DSM-Ⅲ］

2．精神病研究から得られた人格異常群
 a．パラノイアをもとにした妄想性パーソナリティ障害，
 b．敏感関係妄想に関わる回避性パーソナリティ障害［DSM-Ⅲ］［Millon T 1969］[9]
 c．統合失調症をもとにした統合失調質パーソナリティ障害，統合失調型パーソナリティ障害［DSM-Ⅲ］，境界性パーソナリティ障害［DSM-Ⅲ］
 d．躁うつ病をもとにした感情性パーソナリティ障害［ICD-9］，循環気質性人格［DSM-Ⅱ］
 e．てんかんをもとにした爆発性パーソナリティ障害［ICD-9］，爆発性人格［DSM-Ⅱ］

3．社会行動の観察から得られた人格異常群
 a．非社会性，反社会性パーソナリティ障害

4．ある人格特徴の誇張から得られた人格異常群
 a．自己愛性パーソナリティ障害［DSM-Ⅲ］

8）Pichot P（三好暁光訳）：病的人格の諸概念．精神医学 20：600-608，1978．
9）Millon T：*Disorders of personality*. Wiley, New York, 1981.

H　着衣・結髪

　服装 dressing（E），Kleidung（D），tenue vestimentaire（F）や**結髪** hair-dressing（E），Haartracht（D），coiffure（F），**身だしなみ** trimming of the body（E），Körperpflege（D），soins corporels（F）は本来，清潔で tidy（E），sauber（D），propre（F），整い neat（E），geordnet（D），ordonné（F），手入れが行き届いている well-groomed（E），gepflegt（D），bien tenu（F）べきであるが，種々の精神障害で乱れが生じる。

　認知症，残遺状態にある統合失調症，精神遅滞では身なりが不潔 untidy（E），schmutzig（D），sale（F）に，だらしなく disorderly（E），unordentlich（D），débraillé（F）なりがちであり，せん妄，もうろう状態などの意識障害や緊張病，うつ病の昏迷状態でも注意が行き渡らず無頓着でなおざり neglected（E），vernachlässigt（D），peu soucieux（F）になる。

　顕示性性格やパーソナリティ障害の一部には，ことさらに人目を引く服装をとるものがあり，躁病や統合失調症，精神遅滞などで，衣服や髪にやたらに装身具をつけて飾り立てることもある。

　統合失調症では奇をてらった不自然さの目立つことがあり，**わざとらしさ（衒奇症）** mannerism（E），Manieriertheit（D）[1]，maniérisme（F）あるいは**ひねくれ** perverseness, queerness（E），Verschrobenheit（D），奇異 bizarreness（E），Bizarrerie（D），bizarrerie（F）などと呼ぶ。行為の意図は正しいが，経過中に歪み，余分なものが加わる。優雅の喪失 Verlust der Grazie（D）［Kraepelin E］もこれに近い。わざとらしさ（衒奇症）は表情や態度にもあらわれ，拒絶症，常同症，命令自動，カタレプシーなどとともに緊張病症候群を形成する。

　Binswanger L［1956][2]は，ひねくれを他者への顧慮すなわち相互性や共通性を保つ可能性への顧慮を欠いた状態，わざとらしさを固有の生活様式を身につけられず，上品な仮面をつけて克服しようとする自己欺瞞的な状態と考

1）原義はマニエラ風。
2）Binswanger L：*Drei Formen mißglücken Daseins. Verstiegenheit, Verschrobenheit, Manieriertheit.* Niemeyer, Tübingen, 1956.

え，いずれも統合失調症における現存在の失敗様式に挙げた．

統合失調症や躁病の興奮状態では着衣を衝動的に破り（破衣），髪を勝手に切ってしまうことがある．放任された患者では不潔になり，汚れたままの衣服を幾日も着続けていることがある．

抜毛癖 trichotillomania (E) (thrix, $\theta\rho\acute{\iota}\xi$, trichos, $\tau\rho\iota\chi\acute{o}\varsigma$：毛，髪，tillo, $\tau\acute{\iota}\lambda\lambda\omega$：毛を抜く，脱毛する），Trichotillomanie, Haarrupfsucht (D), trichotillomanie (F) は，頭髪，眉毛，恥毛などを強迫的に引き抜く症状で，毛髪がまばらになり斑状の脱毛がみられる．フランスの皮膚科医 Hallopeau M [1889] が掻痒を伴う一例を初めて報告した．裂毛癖 trichorrhéxomanie (F) (rhexis, $\rho\tilde{\eta}\xi\iota\varsigma$：裂け目) [Galewski], 脱毛癖 manie depilatoire (F), 引きぬき禿 alopecie par grattage (F) ともいう．10歳台の女性に多く，ほかの神経症症状や習癖を伴い，何かしらの誘因を認めるとされる．一種の性倒錯（マゾヒズム，男性化願望），発達段階への退行などの解釈や，特有な母子関係[3]など家族力動を重視する立場がある．境界性パーソナリティ障害，無力妄想で欲動コントロールが悪く自罰要素を含む場合があり，統合失調症，精神遅滞にもみられる．爪かみ nail biting, onychophagia (E) (onyx, $\H{o}\nu\upsilon\xi$：爪，蹄), Onychophagie, Nägelkauen (D) や，抜爪癖 onychotillomania (E), Onychotillomanie, Nägelreissen (D), onychotillomanie (F) もこれに近い．毛恐怖 trichophobia (E) は一般に女性の多毛恐怖を指すが，毛羽立った布に触れるのを恐れる場合に用いることもある．単に trichomania (E) [Besnier] というと，抜毛癖，毛恐怖のどちらにも用いる．まげ切り Zopfschneider (D) は，女性を襲ってまげを切り取る異常性欲．

---

3) 抜毛共生 hair-pulling symbiosis [Greenberg H と Sarner C 1965].

I 体　痕

　体痕 skin lesion（E），Körpermal（D）は身体の創傷。事故，自傷行為，てんかん，不随意運動によるものなどがあり，部位も程度も種々である。外傷痕 scar（E），Narbe（D），cicatrice（F）は怪我，喧嘩，戦争など生活歴に関わりが深く，偶然か故意かの区別がつきにくい。
　外傷精神病 traumatic psychosis（E）は，頭部外傷による意識障害を主徴とする急性外因精神病。脳振盪精神病 Kommotionspsychose（D），脳挫傷精神病 Kontusionspsychose（D），浮腫精神病 Ödempsychose（D）などを含む。健忘，感情障害などの通過症候群に移行し，のちに人格変化，てんかん（外傷てんかん traumatic epilepsy），認知症（外傷認知症 traumatic dementia）を生じることがある。
　自殺 suicide（E, F），Suizid, Selbstmord（D）とその企図 attempt（E），Versuch（D），tentative（F）の際には頸部の索溝 strangulation groove（E），Strangfurche（D）をみることがある。絞首精神病 Strangulationspsychose（D）は，絞首に失敗し脳浮腫により精神症状を起こすこと。自殺を目的としない**自傷** self-injury（E）はレッシュ・ナイハン症候群，統合失調症，うつ病，てんかんのもうろう状態，解離性障害，境界性パーソナリティ障害，無力妄想などにみられ，軽く手首を切る程度から，髪を引き抜く（抜毛癖），爪を裂く（抜爪癖），壁に激しく頭を打ちつける，眼球や乳房をくりぬく self-enucleation（E）まである。身体意識離人症を伴う場合，コタール症候群や退行期メランコリーなどの無痛を伴う場合には，深く徹底的に傷つけるむごたらしい形をとりやすい。
　リストカット症候群あるいは**手首自傷症候群** wrist-cutting syndrome（E）は，自殺以外の目的で手首自傷を繰り返す一群の患者。軽微自傷症候群 delicate self-cutting syndrome（E）[Pao PE 1969]，手首自傷者症候群 syndrome of the wrist cutter（E）[Graff H と Mallin R 1967] などを経て Rosenthal RJ らが手首自傷症候群の名でまとめた。リストカットは 1960 年代の欧米で若者の間に流行し，わが国では 1970 年代後半から広く知られるようになり増加傾向にある。10〜20 歳台の未婚女性に些細な喪失体験を契機に生じる一種の衝動行

為で，欲動のコントロールが悪く，しばしば不安，抑うつ，離人症，アンヘドニア，引きこもり，摂食障害，登校拒否，薬物乱用，性的逸脱行動などを伴う．臨床診断はパーソナリティ障害，神経症から精神病まで多岐にわたる．原因を幼児期あるいは青年期の分離・個体化の失敗に求める見解があり，未熟な性格や，サド・マゾ的願望，不安定な家族力動（支配的な母親と影の薄い父親）などが問題にされている．剃刀や手を切るイメージが繰り返し頭に浮かぶ視覚表象ないし仮性幻覚に支配される患者，抵抗できない強迫衝動をもつ患者がある．また「痛みがあり血を見ると，自分が生きている実感が湧く」と訴えて身体意識離人症に対抗する確認強迫をはじめ，価値のない自分を罰することで安堵する，感情をコントロールする，周囲を支配するなどさまざまな側面がある．刺傷癖 kentomanie（F）［Morel-Lavalée 1911］[1]は，主に自分を刺してしまう衝動．

事故頻発人格あるいは**事故傾性人格** accident-prone personality（E）は，一見不可抗力にみえる事故を反復する人ないしこれに共通する人格傾向．Menninger K［1936］は内的な葛藤を解決する無意識の意図にもとづいた攻撃性とその懲罰，償いの要素を含む「目的をもった偶発事故 purposive accident」であり，自殺や自傷に近いものとしている．Dunbar HF［1936］[2]によると，両親や権威に無意識の敵意と罪責感を併せもつ葛藤状況にある人が，何かしらの契機で行動化する際に自分に苦痛を与えることでそれから解放され（一次性疾病利得 primärer Krankheitsgewinn），周囲から同情される（二次性疾病利得 sekundärer Krankheitsgewinn）ために反復されるという．心身症や労働災害の領域で論じられるが，頻繁手術症（ポリサージェリ）などともつながりをもつ［浅井昌弘 1979］．

運命神経症 fate neurosis（E），Schicksalsneurose（D），névrose de destinée（F）は，不幸な出来事が同じ形で繰り返される生き方．3度結婚して3度とも夫に先立たれる，いつも友人に裏切られるなどで，本人は運命だというが精神分析では無意識の希求があるとする．Freud S［1920］は運命強迫 Schicksalszwang（D）と呼んだ．運命精神病 Schicksalspsychose（D）は，急な災害，運命的な打撃により生じる驚愕神経症や外傷神経症のこと．

1）古代ギリシャ語 kento, κεντῶ は刺す，刺激する．現代ギリシャ語では縫うこと．
2）Dunbar HF：*Synopsis of psychosomatic diagnosis and treatment*. Mosby, St Louis, 1948.

反復注射による注射痕 injection scar（E），Injektionsnarbe（D）や硬結は薬物依存とくに麻薬，覚醒剤中毒にみられる。頻繁手術症（ポリサージェリ）やミュンヒハウゼン症候群では多数の手術痕 operation scar（E），Operationsnarbe（D）を認めることがある。これらは広義の医原性疾患 iatrogenic disease（E），医原神経症 iatrogenic neurosis（E）と見なすこともでき，扱いにくく治療者を悩ますという点では特別患者 special patient［Main TF］や VIP 症候群 VIP syndrome［Weintraub W］[3]にもつながりをもっている。

頻繁手術症あるいは**ポリサージェリ** polysurgery（E）は，手術を反復して受ける患者のこと。腹痛や嘔吐による腹部手術（開腹術癖 laparotomophilia），難治性腰痛による脊椎手術，目鼻の形成手術を繰り返す場合などがあるが，いずれも自覚的訴えと客観的所見に隔たりが大きい。解離性障害，パーソナリティ障害，心気症，セネストパチー，ミュンヒハウゼン症候群などにみられ，葛藤から疾病への逃避，マゾヒズム，部分的破壊による全体的自己破壊の回避などの機制が論じられている。

疾病模倣 pathomimie（F）(pathos, $\pi\alpha\theta o\varsigma$：苦しみ，病気。mimesis, $\mu\iota\mu\eta\sigma\iota\varsigma$：真似る動作，模倣)［Bourget P 1908］は，体に原因不明のさまざまな症状や病変をもち，訴えがしつこく虚言傾向があり治療困難な患者。頻繁手術症，ミュンヒハウゼン症候群，詐病などに重なる。この mimie に身ぶりの意味はない。

ミュンヒハウゼン症候群 Munchausen syndrome（E）［Asher R 1951］，Münchhausen-Syndrom（D）[4]は，虚偽の多い劇的な生活史を述べ，身体症状を捏造して入退院を繰り返しては治療者を振り回す患者の総称。ほらふき男爵にちなんで名づけられたが，エ(ア)シャー症候群 Asher syndrome（E），さまよえるユダヤ人症候群 Ahasverus syndrome（E）[5]［Wingate P］，病院放浪者 hospital hoboes（E）［Clarke E ら］，放浪癖患者 peregrinating problem patients（E）［Chapman J］，病院嗜癖症候群 hospital addiction syndrome（E）［Barker JC］，慢性虚偽症 chronic factitious illness（E）［Spiro HR］，病院はしご症候群 hospital

---

3) Weintraub W : "The VIP syndrome" : a clinical study in hospital psychiatry. *J Nerv Ment Dis* 138 : 181, 1964.
4) ミュンヒハウゼンはドイツの作家 Raspe RE（1737-94）の冒険談に登場するほらふきの主人公。Asher R : Münchhausen's syndrome. *Lancet* 1 : 339-341, 1951.
5) Ahasver（D），Ahasvérus（F）はイエスへの無慈悲な仕うちの罪で永遠にさすらうユダヤ人。

hopper syndrome（E）などとも呼ばれる。症状は多彩で，原著では急性腹症の症状で緊急処置や手術（ポリサージェリ）を受ける急性腹症型，口や肛門からわざと出血（ヒステリー出血 haemorrhagia hysterionica）したり他人の血を流したりする出血型，激しい発作や頭痛を訴える神経疾患型の3類型が区別されたが，その後ほかの報告者から刃物や薬物で皮膚を損傷する皮膚型（人工皮膚炎 dermatitits artefacta），狭心症や心房細動様の症状を呈する心臓型，喀血したり菌を痰に塗ったりする呼吸器型，針やナイフを飲み込んで症状を出す異物（摂取）型，これらの混合・多症状型などが追加されている。身体症状の捏造に意味が乏しく，詐病とは外的動機を，解離性障害とは内的動機を欠く点でそれぞれ区別されている。パーソナリティの歪み，未熟で自己顕示的な性格傾向，虚言はほとんどの例に指摘されており，空想虚言に近いものもある。DSM-Ⅳ，ICD-10では虚偽(性)障害 factitious disorder（E）（facio：つくる）に入る。わざと出血させて貧血を起こすのは虚偽貧血 factitious anemia（E），インスリンなどを用いて低血糖症状を起こすのは虚偽低血糖 factitious hypoglycemia（E）［Bearwood J 1934］，自己誘発性低血糖 self-induced hypoglycemia（E）［Moore GL ら 1973］という。意図出血 Tendenzblutung（D）［Prill HJ 1964］は，無意識の意図や葛藤から生じる持続性の月経出血。代理ミュンヒハウゼン症候群 Munchausen syndrome by proxy（E）［Meadow R 1977］は，主に母親が子どもに人工的な操作で派手な症状を起こさせて受診する児童虐待 child abuse（E）の一種[6]。

心的外傷 psychic trauma（E）は，生死に関わるような適切に対応できない強いストレス因子，ストレス状況のことで，主体の許容度など主観的な要素が大きい。これに反応して生じる精神障害を重度ストレスへの反応 reactoin to severe stress（E）［ICD-10］，ストレス障害 stress disorder（E）［DSM-Ⅳ］という。いずれも発症までの長短で急性 acute（E）と，心的外傷後 post-traumatic（E）に分け，後者では体験の反復想起（フラッシュバック，悪夢など），回避行動（類似状況の回避，健忘，興味の減退など），覚醒過剰（不眠，刺激性，集中困難，驚愕反応など）を示す。心的外傷体験が無意識内に抑圧されてコンプレクスを形成し，不安，心気，抑うつなどの形であらわれるとみれば心的外傷神経症 traumatic neurosis（E）となり，状況に応じて災害神経症 Unfallneurose（D）

6）Abuse の語はマスターベーションの罪を意味する self abuse として1728年ころ登場した。

[Oppenheim H 1889]，戦争神経症 Kriegsneurose（D）などの語がある。保護を受けたい無意識の願望があると賠償神経症 Rentenneurose（D），年金神経症 Pensionsneurose（D），利得神経症 Begehrungsneurose（D），傾向神経症 Tendenzneurose（D）といい，意図的に行なうと詐病 simulation（E）になる。賠償金が不当に支払われないとして法に訴え，熱情的な法廷闘争に明け暮れるのは賠償好訴者 Rentenquerulant（D）である。外傷ヒステリー hystérie traumatique（F）は，身体外傷から一定の期間を経て出現する麻痺のことで，Charcot J-M が一連のヒステリー研究［1880-90］において用いた。

J　姿　勢

　姿勢あるいは姿態 posture（E），Haltung（D）は患者の思考，感情，意志など精神内界を反映した姿かたちである。抑うつ状態や自信欠乏者では前かがみ vorgebeugt（D）の打ちひしがれた姿勢をとりやすい。傲然と張りつめた gespannt（D）意気盛んな姿勢は躁状態，顕示性格者，過信（熱中）型（精神病質者），パラノイアなどにみられる。

　統合失調症とくに緊張病では奇妙な**衒奇姿勢**あるいは**姿勢衒奇** Haltungsmanieren（D）や同じ姿勢をいつまでもとり続ける姿勢常同 Haltungsstereotypie（D）をみることがある。極端に四肢を丸めた胎児様姿勢 Embryonalstellung（D），頭を床から離して横たわる精神枕 psychisches Kissen（D），oreiller psychique（F）［Dupré *FP-LE*］などはその例である。

　除脳姿勢 decerebrate posture（E）は，脳幹障害により上下肢が痙性で共に伸展位をとる姿勢をいう。両側の大脳障害では，同じく痙性だが上肢は屈曲，下肢は伸展の除皮質姿勢 decorticate posture（E）になる。

　弓なり緊張あるいは**後弓反張** opisthotonus（E）（opisthios, ὀπίσθιος：後ろにあらわれる）[1]は，全身を弓のように曲げて後ろへ反り返る姿勢。持続性のことも間欠性のこともあり，脳幹損傷にみられるが心因性の場合もある。前のめりになるのは前傾緊張 emprosthotonus（E）（emprosthios, ἐμπρόσθιος：前へあらわれる）という[2]。Pinel P［1818］は神経症のなかに破傷風と関連づけて，病気が進行すると躯幹と四肢がこわばり，体が弓の如く前に emprosthotonus，後に opisthotonus，片側に pleurosthonus 折れ曲がる，と記載した。ヒステリーの発作中に生じるものをヒステリー弓 hysterischer Bogen（D）あるいは円弧 arc de cercle（F）［Charcot J-M 1890］という。Charcot J-M のヒステリー講義録［1887］[3]には，てんかん様のけいれん発作に続いて，前に折れ曲がる

---

1) Opisthotonus は Hippocrates に記載がある。
2) Emprosthotonus は紀元2世紀の Caelius Aurelianus に名詞形 emprosthonia（体を前に突っ張らせる痙攣），カッパドキアの Aretaios には形容詞形 emprosthotonos（体が前に突っ張る）で登場する。

emprosthotonos,後ろへのけぞる opisthotonos,特徴的な円弧になる,との記載がある。曲げ木現象 camptocormie（F）(kampto, κάμπτω：曲げる,cormos, κορμός：木の幹）は,ヒステリーにみられるけいれん,弓なり緊張,前傾緊張などをさす稀な用語である。

（異常）不随意運動（abnormal）involuntary movement（E）は,身体部位にひとりでに生じる運動過多 hyperkinesia（E）(kinesis, κίνησις：運動）,Hyperkinesie（D）,hyperkinésie（F）で,筋の一部ないし全部,あるいは複数の筋の不随意な収縮による。多くは錐体外路系の障害によるが心因性にもあり,どちらの場合もそのほとんどが睡眠時に消失し,感情的要因や心的緊張場面で増強する。統合失調症や妄想性障害にも向精神薬登場前からみられることが知られており,主として慢性患者に不調和な筋収縮や筋運動,不規則で奇妙な歩行などの記載がある。19世紀前半に Bergmann が躁状態に hyperkinesis という形で記載したが,Claude HCJ [1910] が神経病に用い,さらに荒廃した精神病患者のリズミカルな常同運動にゲームの運動過多 hyperkinésies de jeu（F）の名で用いられた。近年は統合失調症に何かしらの脳変化ないし神経疾患としての側面を推定する立場 [Marsden CD 1982, Rogers D 1985] から報告されることが多く,脳の脆弱性 [Waddington JL と Youssef H 1985] や脳室拡大 [Owens DGC 1985] に関連づけるみかたもある。軽い緊張病症状として,一過性の四肢のこわばり,歩行困難,脱力,嚥下困難,喉のつまりなどを生じることがある。一方,精神症状として,させられ体験を「手足が勝手に動く」「止めようとしても止められない」,衝動行為を「つい手が出てしまう」などと訴えることもある。

振戦 tremor（E）(tremo, τρέμω：ふるえる）,Tremor, Zittern（D）, tremblement（F）は,ひとつの平面上を律動的に動く不随意運動で,力を抜いた安静時にみられる静止時振戦 resting tremor, tremor at rest（E）, tremblement de repos（F）,ある姿勢をとらせた時の姿勢時振戦 postural tremor（E）, tremblement d'attitude（F）,動作時の動作時振戦 action tremor（E）, tremblement cinétique（F）などの区別がある。病因に応じて本態性（essential tremor）,家族性（familiar tremor）,老人（senile tremor）,中毒性（toxic tremor）,興奮や寒冷時にみられる生理的なもの（physiological tremor）などがある。パーキンソ

3）Charcot J-M：*Leçons sur les maladies du système nerveux*. Prog Méd, Paris, 1887.

ン症候群では手指の安静時に薬を丸める pillrolling (E) ような振戦が一側から始まることが多い．企図時振戦 intention tremor (E) は目的近くで著明になる動作時振戦で主に小脳疾患にみられる．

ジスキネジー，ジスキネジア dyskinesia (E) (dys, $δυς$：不全)，Dyskinesie (D), dyskinésie (F) は，振戦より規則性や方向性に乏しく，リズムや振幅が一定しない動きで，静止時に生じるものと，動作時にみられるものがある．古代ギリシャ語 dyskinesis, $δυσκίνησις$ は動くことの困難を指し，フランス語には 18 世紀後半 dyscinésie として導入され 20 世紀初頭に今日の綴り dyskinésie となった．**遅発ジスキネジー** tardive dyskinesia (E), Spätdyskinesie (D), dyskinésie tardive (F) は，抗精神病薬の長期連用により顔面，とくに口周囲や舌に生じるジスキネジー（口舌ジスキネジー orolingual dyskinesia）．老年に多く，頻度は 15～20％といわれ，開口で軽減する．律動性のものはラビット症候群 rabbit syndrome (E) [Villeneuve A 1972] の名もある．遅発アカシジア tardive acathisia (E)，遅発ジストニア tardive dystonia (E) も知られている．局所からはじまり全身に拡がる場合があり，これらを遅発症候群 tardive syndrome (E) と呼んでまとめることもある．

羽ばたき振戦 flapping tremor (E) は，上肢を前方に挙上すると手首，指に生じるゆっくりした不規則な屈伸運動．固定姿勢保持困難 asterixis (E) (sterixis, $στηρίξις$：動かないままでいる）は，手首を背屈させると手を一定の位置に保てず，手が下に落ちてはまたもとの位置に戻る不規則な運動を生じること．肝性脳症に多いが，CO 中毒，肺性脳症，尿毒症などにもみられる．意図動作時運動過多 hyperkinésie volitionnelle (F) は，上肢の姿勢保持に際してみられるぶるぶる震えるような粗大な運動．反抗運動 mouvement oppositioniste (F) [Froment J 1935] は，上肢を目的に近づけると突然，逆方向にはじかれるような速い運動．いずれもウィルソン病に多く，一部は動作時ミオクローヌス actoin myoclonus (E) とも重なる．

舞踏運動あるいは**ヒョレア** chorea, choreic movement (E), Chorea (D), chorée (F) は，唐突で不規則に生じる比較的急で多様な動きで，しばしば複数の筋群におよび，目的のない動作に近くなる．上肢，顔面に多い．シデナム舞踏病 Sydenham chorea (E)，ハンチントン舞踏病 Huntington chorea (E)，舞踏病有棘赤血球症 chorea-acanthocytosis (E) などにみられる．

アテトーゼ，アテトーシス athetosis (E) (tithemi, $τίθημι$：置く)，Athetose

(D), athétose (F) は，四肢の遠位に優位な，律動性のない長い緩徐な動き。伸展，屈曲，外転，内転など種々の運動が組合わさるが常同的で，スローモーション運動，虫の這うような運動 wormlike movement (E) などと表現される。一側 hemiathetosis (E) ないし両側 double athetosis (E) に生じ，しかめ顔 grimace (E)，断裂性の構音障害，銃剣指 bayonet finger (E)，つま先歩行などを伴う。アメリカの神経病医 Hammond WA [1871] が記載し，ハモンド病 Hammond disease (E) ともいう。周産期の低酸素脳症と核黄疸による脳性小児麻痺に典型的にみられる (tension athetosis) が，ウィルソン病，レッシュ・ナイハン症候群，ハラーフォルデン・シュパッツ病，歯状核赤核淡蒼球ルイ体萎縮症などの変性・代謝疾患や CO 中毒，薬物 (レボドパ，向精神薬) 投与時にもみられる。舞踏運動に混じる場合は choreoathetosis (E) という。

ジストニー，ジストニア dystonia (E) (tonos, τόνος：緊張), Dystonie (D), dystonie (F) は，19世紀に登場した神経病学用語で，四肢近位と躯幹の筋群に生じる捻転性 (torsion dystonia) の筋トーヌス異常。変形性筋ジストニー dystonia musculorum deformans (L) において全身性にみられるが，CO 中毒，脳炎後遺症，薬物などによる症候性のものや，舞踏運動，アテトーゼを起こす疾患の躯幹にも生じる。抗精神病薬によるものは 90％ が投与5日以内に生じ，若い男性に多い。身体に一部に限局すると部分ジストニー partial dystonia (E) あるいは焦点ジストニー focal dystonia (E) といい，部位に応じて顔面ジストニー facial dystonia (E)，節性ジストニー segmental dystonia (E) などと呼ぶ。生じた姿勢異常を dystonic posture (E) といい，不随意運動というより姿勢に重点がおかれる。睡眠時に生じると夜間発作性ジストニア nocturnal paroxysmal dystonia (E) あるいは催眠性発作性ジストニア hypnogenic paroxysmal dystonia (E) [Lugaresi E ら 1981][4] といい，睡眠時随伴症の一種とされるが，てんかんの可能性もある。

攣縮性斜頸 spasmodic torticollis (E) (spasmos, σπασμός：けいれん，攣縮) は，頸部の部分ジストニーないし，それによる姿勢異常。眼輪筋のジストニーは眼瞼攣縮 blepharospasm (E) をもたらしてメージュ症候群 [Meige H 1910][5]

---

4) Lugaresi E, et al：Hypnogenic paroxysmal dystonia：epileptic seizure or new syndrome? *Sleep* 4：129-138, 1981.
5) Meige H：Les convulsion de la face, une forme clinique de convulsion faciale bilatérale et médiane. *Rev Neurol* 21：437-443, 1910.

となる．片側顔面攣縮 hemifacial spasm（E）は，顔半分にみられる早いひきつるような動きで不規則に繰り返す．末梢性顔面神経麻痺の回復後に多い．**書痙** writer's cramp, scrivener's palsy, graphospasm（E）, Schreibkrampf, Graphospasmus, Mogigraphie（D）, crampe des écrivains, graphospasme（F）は，上肢のこわばりや脱力，手関節の屈曲，痛み，振戦などによる書字困難．書くことを恐れて避けると書字恐怖 graphophobia（E）になる．ピサ症候群 Pisa syndrome（E）［Ekbom KA ら 1972］は，斜塔に似た姿勢異常を示す薬原性ジストニー．高力価の抗精神病薬を高齢者に投与したときに生じやすく，薬量と投与期間は不定で，断薬により改善する．攣縮症 spasmophilie（F）［Féré CS］は外界に過剰に反応すること．Besançon J と Klotz HP ［1950］は正カリウム性の神経筋過剰興奮状態に用いた．Hippocrates において，張力，伸展，身体の病的な拡張を指すテタニア tetania, τετανία は，やがて死体のような硬直を表現する用語になりローマの医師 Celsus が rogor nervorum と訳した．19世紀の半ばにテタニー tétanie（F）として四肢の筋けいれん，拘縮を指すようになったが，精神医学領域では攣縮症の同義として用いられた．

バリズム ballism（E）, Ballismus（D）, ballisme（F）（ballo, βάλλω：打つ，投げる）は，上下肢のつけ根から振り回し投げ出すような，大きく激しいが，ほぼ一定で変化に乏しい不随意運動．ルイ体ないし淡蒼球路の血管障害によることが多く，通常は一側の片側バリズム hemiballism（E）である．

ミオクロニー，ミオクローヌス myoclonus（E）, Myoklonie（D）, myoclonie（F）は，素早く短い，けいれん様の動きで反復する．生理的には入眠直後の sleep jerk（E），睡眠時の下肢の夜間ミオクローヌス nocturnal myoclonus（E）［Simonds CP 1953］としてみられる．主として安静時に生じるものとしてレンノックス・ガストー症候群，眼球クローヌス多発ミオクローヌス症候群などがあり，亜急性硬化性全脳炎（SSPE）やクロイツフェルト・ヤコプ病（CJD）では，脳波に同期性発作波や徐波バーストがみられる．姿勢保持や動作で誘発されやすい運動時ミオクローヌス action myoclonus（E）は，歯状核視床路に障害があるといわれ，病因はラフォラ病，ウィルソン病，脂質症，ミオクローヌスてんかん，ラムゼイハント症候群，多発性硬化症，中毒（重金属，CO，臭化メチル），薬物（リチウム，レボドパ，セロトニン症候群），血管障害，腫瘍，外傷など多岐にわたる．軟口蓋ミオクローヌス palatal myoclonus（E）は，軟口蓋の上下する律動的な動きで，睡眠中も消失しない．眼球，横隔膜などに

及ぶことがある．病変は下オリーブ核，赤核，歯状核を結ぶいわゆる Guillain-Mollaret の三角のどこかに求められる．

チック tic (E, F), Tic (D) は，複数の筋が連動してびくっと動くことで，不随意運動に近い無意味なものから，多少とも意味をもつ常同運動に近いものまである[6]．単純運動性チック（首曲げ，肩すくめ，まばたき，顔しかめなど），単純音声チック（咳払い，鼻をくんくんさせる，叫ぶなど），複雑運動性チック（身なりを整える，爪を噛む，額をなでる，足を踏み鳴らす，匂いを嗅ぐ，歯ぎしり gnash, Zahnknirschen など），複雑音声チック（単語の繰り返し，汚言など）の区別がある．症状の合併や移行があり，苦痛を伴うが止められない．5，6歳ころに始まり男性に多く，数週間で自然に消失するものと，1年以上持続して癖のように残るものがある．複数の運動性チックにひとつ以上の音声チックを伴うものは**トゥレット症候群** Tourette syndrome (E) [Gilles de la Tourette G 1885] と呼ばれる[7]．有痛性チック tic douloureux (F) は，三叉神経痛に伴う顔筋の反射運動．歯ぎしり症 bruxisme (bryko, $\beta\rho\acute{u}\kappa\omega$：歯を軋ませる，転じて，むさぼる，かじる) (F) は小児にみられる強迫的な歯ぎしり[8]．

アカシジアあるいは**静坐不能** acathisia, akathisia (E), Akathisie (D), acathésie, acathisie (F) (a, $\acute{\alpha}$：脱，kathemai, $\kappa\acute{\alpha}\theta\eta\mu\alpha\iota$：居住する，場所を確保する，座る) [Haskovec L 1901] は，いらいらして落ち着かず，じっとしていられない状態．主に下肢のむずむず感や灼熱感，姿勢の絶え間ない転換，足踏みなどを伴い，不安が強く夜間に増強し歩行で軽減する．エコノモ脳炎後遺症で記載されたが，現在は主に抗精神病薬による錐体外路症状としてみられる．投与後 3〜12 週に 20〜45％の頻度で起こり，中高年の女性に多い．一側性の unilateral akathisia (E) [Garrazana E ら 1989], hemiakathisia (E) [Ghika-Schmid F ら 1997] は，反対側の視床核病変による．タシキネジア tasikinesia (E), Tasikinesie (D), tasicinésie (F) [Sicard JA 1923] は，抑えがたい運動欲求から目的なく徘徊すること．古代ギリシャ語 tasis, $\tau\acute{\alpha}\sigma\iota\varsigma$ は傾向，張力のことで，アカシジアはじっと座っていられないこと，タシキネジアは動かずに

---

6) 患者は Ticker, tiqueur．
7) Gilles de la Tourette G：Etude d'une affection nerveuse caractérisée par de l'incoordination motorice acompagnée d'écholalie et de coprolalie. *Arch Neulologie* 9：19-42, 158-200, 1885.
8) 同義語として bruximanie, bruxomanie, brycomanie などがあり，brycomanie がもっとも古く文法にも合っている．

いられないことを指し，かつてはふたつを使い分けたが，現在はアカシジアの意味が拡大してタシキネジアを含むようになった．腎透析患者にも似た症状をみることがある．**下肢静止不能症候群**ないし**むずむず脚症候群** restless legs syndrome（E）[Ekbom KA 1960][9]は，下肢の不快な異常感覚（灼熱，蟻走感）から居ても立ってもいられず，擦り合わせたり歩き回ったりする状態．夕方から夜間に多く不眠を来たしやすい．原因として貧血，妊娠，代謝疾患（尿毒症，糖尿病，高脂血症など），悪性腫瘍，薬物，ストレスなどで，夜間ミオクローヌスを合併することがある．稀に顔や上肢（restless arms syndrome）にも生じる．

---

9) Ekbom KA：Restless legs syndrome. *Neurology* 10：868-873, 1960.

K 態　度

　患者の精神内界は**態度** attitude（E, F），Verhalten（D）や立ち居振舞い behavior（E），Benehmen（D），comportement（F）にも表現され，**身ぶり** gesture（E），Gestik（D），歩き方 gait（E），Gangweise（D），話し方 manner of talking（E），Redeweise（D），挨拶の仕方 Grußweise（D）などをみて窺い知ることもできる。
　自ら診察を求めてくる場合は，すすんで何かしら苦痛を訴え，質問にも率直 frank（E）に答えて一般に協力的 cooperative（E）である。無理に連れてこられた場合は警戒的 guarded（E），猜疑的 suspicious（E），méfiant（F）になり，反抗して defiant（E），trotzig（D），口をつぐんだり mutism（E），わざと言い落としたり reticence（E），réticence（F），はぐらかしたり evasion（E）することがある。また話しているうちに落ち着いて打ち解けたり，あきらめてなげやり nachlässig（D）になったり，質問によっては怒り出したり態度が変わることもある。
　躁状態では活発で lebhaft（D），抑制がとれて desinhibited（E）なれなれしく，周りのいうことに耳を貸さず mépris d'autrui（F），そわそわと落ち着かず unruhig（D），注意が集中せず次々に新しいものに移っていく転導性 distractibility（E），Ablenkbarkeit（D）がみられる。自信に満ち傲慢 stolz（D），尊大 hochmütig（D），orgueilleux（F）で，ことが思い通りに運べば爽快だが，意に反するとたちまち刺激的 irritable（E），reizbar（D），攻撃的 aggressiv（D）となり，どなったり器物を破壊したりする。
　うつ状態では活気に乏しく，しおれて力なく déprimé（F），動作は緩慢 langsam（D），ralenti（F）となり，食事が喉を通らず（メランコリー球 globus melancholicus），周囲にもあまり関心を示さない。退行期メランコリーでは不安，焦燥 agitation（E）が強く，じっとしていられず運動不穏になることがある。
　統合失調症では不自然で gezwungen（D）（原義：無理のかかった），唐突な déconcertant（F）（原義：調和を乱す，波長が合わぬ），わざとらしい manieriert（D）（maniera：やりかた，マニエラ風，バロック後期のごたごたと飾り立て誇張さ

れた）感じを与え，ひねくれて verschroben（D）（原義：ネジを回しそこない妙にかみ合って動かなくなっている状態），粗野 rude（E）（原義：ザラザラしている），grob（D）（原義：目の粗い）になったり，過度に慇懃 attentive（E），höflich（D）（原義：宮廷的）になったりする。非現実性 Dereismus（D）は，現実にそぐわない非論理的な態度や思考を指す Bleuler E［1921］の概念で，統合失調症の自閉にも一般人にも用いる。また冷淡でよそよそしく周囲のものに関知しない無関心 indifference（E）（原義：どちらでもよい），Gleichgültigkeit，Teilnahmlosigkeit（D）（原義：いわゆる不関旗を掲げた態度），détachement（F）（原義：距離をおいた），興味喪失 Interesselosigkeit（D）を示すこともある。細かいことまで気が回らないのは無機転 tactlessness（E），Taktlosigkeit（D）で，無遠慮で厚かましくなる。躁病，進行麻痺，認知症にもあるが，統合失調症では単純型や寛解期に目立ちやすい。児戯性 läppisch（D）は，だらしなく，まとまりのない，浅はかで，子どもじみた破瓜病患者の態度。英語では foolish（E）を当てる。児戯性認知症化 läppische Verblödung（D）［Kraepelin E］というと，破瓜病のことも，こうした態度が目立つ統合失調症の終末状態のことも指す。

　満ち足りた無関心 belle indifférence（F）［Janet P*MF*］は，ヒステリー患者が苦痛を訴えながらあまり悩んでいる様子のみられないことで，内的不安を身体症状に転換し解消していることによる。疾病無関心 anosodiaphoria（E）［Babinski J*FF* 1914］は，自己の片麻痺を否認はしないが無関心で苦にする様子のない半側身体失認の一種。片麻痺を無視ないし気づいていないかのように振舞うのは病態失認 anosognosia（E）という。強く否定すると疾病否認 denial of illness（E）［Weinstein EA］，Verneinung der Krankheit（D）になり互いに移行がある。右半球損傷による左片麻痺に多いが，麻痺の程度とは必ずしも並行しない。アントン症候群や広く器質疾患による機能欠損の否認を含むこともある。

　疾病利得 gain from illness（E），Krankheitsgewinn（D），bénéfice de la maladie（F）は，患者が病気によってむしろ利益を得ること。無意識ないし心理的な満足を得る一次利得 primary gain（E）と，結果として現実的に得る同情，補償などの二次利得 secondary gain（E）が区別される。前者は疾患への逃避 flight into illness（E），Flucht in die Krankheit（D）とほぼ同義に用いられ，主に解離性障害（ヒステリー）の成立に関連し，後者は賠償神経症や戦争神経症の原因となるが，混じりあって分けにくいことも少なくない。現実を避けてその場か

らいなくなり（解離性遁走），白日夢や空想，健忘に逃げ込むのは逃避症 escapism（E）というが，自閉も一種の逃避症である。

疾患の負荷 Leidensdruck（D），pressure of pain（E）は，疾病利得とは逆に自らの病気に苦しむ態度で，同じく病気から直接こうむる一次負荷と，結果として生じる生活の破綻や地位の喪失などの二次負荷がある。躁病や薬物嗜癖では軽く，心気症やうつ病で重い。治療への動機づけ motivation for treatment（E）と英訳されることがある。苦悩の重圧，変化への願望 Änderungswunsch（D）ともいう[1]。

転移 transference（E），Übertragung（D）[Freud S 1895]，transfert（F）は，過去の誰かに抱いた感情や態度を，現在の他人に置き換えること。精神分析療法の過程では，患者が幼時に両親にとった態度を治療者に向けることが少なくない。これを解釈する技法を転移分析 transference analysis（E）という。逆転移ないし対抗転移 counter-transference（E），Gegenübertragung（D），contre-transfert（F）は，転移を示した患者に対する治療者側の無意識的な態度。転移神経症 Übertragungsneurose（D）は，転移を起こしうる治療可能な精神神経症を Jung CG が呼んだもので，不安ヒステリー，転換ヒステリー，強迫神経症など。自己愛神経症（統合失調症）は転移が生じないとされたが，今日では，統合失調症や境界性パーソナリティ障害にも不安定で妄想的な転移（精神病的転移 psychotic transference ないし転移精神病 transference psychosis）が生じるとされており，転移神経症の語は，治療過程で本来の対象との葛藤が治療者との関係に置き換えられ，転移が組織化された状態にも用いられる。パラタクシックなゆがみ parataxic distortion（E）は，対人関係における体験のひずみ，ゆがみを指す Sullivan HS [1954] の用語で，転移・逆転移を包括する概念[2]。

外的な誘因から意図的に病気のふりをすることを**詐病** simulation（E, F）（simulatio：ふりをする），Simulation（D）といい，患者は simulator, Simulant, simulateur である。DSM-Ⅲ [V65.20]，DSM-Ⅳ [V65.2]，ICD-10 [Z76.5] では malingering（E）（malingre：虚弱な）に入る。外的誘因のないものは虚偽障害 factitious disorder（E）[F68.1] というが，区別のしにくい場合も少なくな

---

1) Blankenburg W：" Leidensdruck" des Patienten in seiner Bedeutung für Psychotherapie und Psychopathologie. *Nervenarzt* 52：635-642, 1981.
2) Sullivan HS：*The Psychiatric Interview*. Norton & Company, New York, 1954.

い。はじめは偽っているうちに，症状が自生的に出て神経症に移行する場合がある。幻覚・妄想，昏迷，認知症など精神病症状を起こすものを（心因性）詐病精神病（psychogene）Simulationspsychose（D）[Birnbaum K 1909] と呼ぶ。精神病のふりをするのは pseudomania（E）ともいうが，これには罪を犯していないのに自分がやったという自己帰罪癖 Selbstbezichtigungssucht（D）の意味もある。拘禁者に生じると拘禁精神病 Haftpsychose（D）に含める。解離性障害（ヒステリー）では潜在的な願望はあっても偽っている自覚はないが，疾患への意志 Wille zur Krankheit（D）[Bonhoeffer K 1911] があるとするみかたもある。

疾患隠蔽ないし**匿病** dissimulation（E，F）（dis：離れて，simulatio：ふりをする），Dissimulation（D），réticence（F）は，精神病患者が故意に症状を隠すこと。周囲を巻き込む詐病とは逆に周囲から距離を置きたがる傾向ともいえる。うつ病では希死念慮を内に秘めることがあり，退行期メランコリーではしばしば希死念慮を隠し健康そうにふるまう。一般に統合失調症で病識のない場合は幻覚・妄想を隠さないが，知識として知るとよくみせるために口にしなくなる。「しゃべるな」と命じる幻聴，「重大な秘密で漏らせない」と確信する誇大妄想，「意志が働かない」させられ体験などに支配されていわない場合は意図的に隠しているわけではない。誇張 aggravation（E），Aggravation（D），sursimulation（F）は，病気をあえて大げさにすること。解離性障害（ヒステリー），虚偽障害などにみる。

ヒステリー hysteria（E）(hystera, ὑστέρα：子宮), Hysterie（D），hystérie（F）は，いわゆるヒステリー性格を基盤にして生じる心因反応ないし神経症。心的葛藤が身体症状に転換される転換ヒステリー conversion hysteria（E）と，意識の一部が解離し人格の統一が失われる解離ヒステリー dissociative hysteria（E）があり，DSM-Ⅲ，Ⅳは前者を身体表現性障害に，後者を解離性障害に分けているが，ICD-10 では解離性障害［F44］に一括して含まれている。

ヒステリーと子宮の関連は古代エジプトにまでさかのぼり，すでに 4000 年前 Kahun のパピルスには子宮が周囲の臓器を圧迫するために起こしたとの記載がみられる。Galenos は感情の子宮病的状態と見なしたが，Hippocrates の著作には形容詞 hystericos のみが子宮の意味で用いられている[3]。両者の関連が破棄されるのは 19 世紀になってからであるが，Pinel P の著書にはまだヒステリーが女性の性的神経症に分類されている。

身体症状には脱力，麻痺，弓なり緊張（後弓反張）opisthotonus（E），失立 astasia（E），失歩 abasia（E），失声，けいれんなどの運動障害，感覚鈍麻，疼痛（限局性の頭痛 clavus），圧痛（胸骨痛 Sternie，乳房痛 Mastie，卵巣痛 Ovarie），心窩部違和感（ヒステリー球 globus hystericus），視野狭窄（同心性，らせん状）などの感覚障害，呼吸困難，嘔吐，発熱などの自律神経系障害がある。DSM-IVでは随意運動ないし感覚障害に限定し自律神経症状を除いている。精神症状として健忘，遁走，もうろう状態，昏迷，ガンザー症候群，多重人格などが知られている。症状が派手で，病像が変化しやすく，意図的でない疾患への逃避・意志があるとされる。

ブリケ症候群 Briquet syndrome（E）は，30歳未満の女性が器質所見を欠く多数の身体症状を訴えるもので，Guze SB ら［1972］がフランスの内科医 Briquet P［1859］のヒステリー記述にもとづいて提唱した概念。ヒステリー性格 hysteric character（E）［Abraham K 1920］は，演劇的 theatrical（E），theatralisch（D）（役を演じる roll playing, Rollenspiel），自己中心的，被暗示的，依存，未熟，感情の易変性などの人格傾向で，Schneider K の顕示型精神病質 Geltungsbedürftige（D）に相当するが，特殊な状況（災害，戦時）では誰にも生じるので，特定の性格との結びつきを強調しない立場もある。

ピチアティスム pithiatisme（F）(peitho, πειθώ：説得, iatikos, ἰατικός：治癒しうる）は Babinski JFF［1901］が提唱したヒステリーの別名[4]。彼はヒステリーを自己暗示にもとづく精神状態に狭く限定し，暗示により再現され説得（逆暗示）により消失する一次障害とこれに付随する二次障害に分けた。そこを押すとヒステリー発作を引き起こす部位をヒステリー誘発帯 hysterogenic zone（E），zone hystérogène（F）［Charcot J-M］という。実際は暗示によるのでどこでもよいが，Freud S［1905］は性感帯と関連づけた。

ヒステリーてんかん hysteroepilepsy（E）［Landouzy H 1848］は，両者の合併ないしてんかんに紛らわしいヒステリー発作をさすが，曖昧な表現なので今日ではほとんど用いられない。Charcot J-M の hystéro-épilepsie（F）は，類

---

3) 形容詞 hystérique がフランス語に初めて登場するのは 16 世紀，hystérie, hystérisme は 18 世紀，hystériforme は 19 世紀である。
4) Babinski J, Froment J : *Hystérie. Pithiatisme et troubles nerveux d'ordre réflexe*. Masson, Paris, 1917. 彼の考案した神経病学のいわゆるババンスキー反射は，1896 年 2 月生物学会で発表，さらに 1898 年，1903 年これを補足する報告がなされて確立した。

てんかん，大運動発作，熱情的態度，せん妄の 4 期を経過するヒステリー発作のことで，大ヒステリー grande hystérie (F) ともいう。ほかの精神障害（器質，症状，内因性）にヒステリー症状が加わるのはヒステリー加重 hysterische Überlagerung (D) である。Delay J*LP* と Deniker P は，薬物由来のヒステリー類似状態に hysteroïde (F) を用いた。ヒステリー症状にみえるが原因が心因か身体因かそれとも薬原性か不明なものをヒステリー類似外見 hysteropare Erscheinung (D) [Peters UH 1968] という。身体疾患でもすべてに合理的説明がつくとは限らないので，客観所見が不十分でも軽々しくヒステリーなどといわないほうがよい。

　Breuer J と Freud S[5]）は 1895 年，発病機序をもとに，十分に解放できない感情から生じる貯留ヒステリー retention hysteria (E)，催眠に近い意識状態から生じる類催眠ヒステリー hypnoid hysteria (E)，意識すると不快になる観念を抑圧することから生じる防衛ヒステリー defense hysteria (E) を記載した。後に Freud S はヒステリーを含む神経症一般の機序を抑圧・防衛に求めたので，これらの名称は使われなくなった。

　ヒステリー精神病 hysterical insanity (E)，hysterisches Irresein (D)，folie hystérique (F) は，ヒステリーに生じる精神病様状態あるいはヒステリー症状を前景とする精神病。Griesinger W [1845] によるヒステリー偏執狂 hysterische Verrücktheit (D) の記載に始まり，病像が多彩で変化に富む精神障害をこのように呼んだらしいが，曖昧なため 20 世紀初頭には用いられなくなった。1960 年代に，ヒステリー性格の上に興奮を伴って急性に発病し急速な寛解をみる一群の幻覚妄想状態を hysterical psychosis (E) の名で復活させる動き [Hollender MH と Hirsch SJ 1964] もある。また Falret J*PJ* [1866][6]）の記載した folie hystérique (F) は，気分変動，反抗，衝動性，虚言・夢想傾向，家庭内暴力などヒステリー患者の性格障害を指し，今日の境界性パーソナリティ障害に近いともいわれる。

　患者の態度に親しみ friendliness (E)，Freundlichkeit (D) がわかず，意志の通じあいや感情の交流が充分に得られない時に，**疏通性**[7]）accessibility (E)，Zugänglichkeit (D) [Bleuler E] が悪い unzugänglich (D) などといい，統合失調

---

5) Breuer J, Freud S : *Studien über Hysterie*. London, 1895.
6) Falret J : *Etudes cliniques sur les maladies mentales et nerveuses*. Baillière, Paris, 1890.

症の診断に重視することがある．接触 contact（E）（con, cum：共に，tango：触れる），Kontakt（D）というと気持が通じるかは別にして話ができることで，接触能力 Kontaktfähigkeit（D）は接触できること，うまくできないと接触減弱 Kontaktschwäche（D），可能性があれば接触可能 Kontaktbereitschaft（D）である．主として精神療法的な場面において，治療者と患者の間に良好な信頼関係ができることを**ラポール** rapport（F）（原義：広く性的関係まで含む関係）がついたという．関与しながらの観察 participant observation（E）は，治療者と患者間の交流と冷静な観察のふたつの側面を重視した Sullivan HS［1940］の概念．

プレコクス感 Praecoxgefühl（D）は，統合失調症患者に接した時，病的な体験内容からでなく面接者が共通して抱く直感的な印象で，オランダの精神科医 Rümke HC［1941］[8]が提唱した概念．患者に対人接触本能 Zunäherungsinstinkt（D）の障害があるため，面接者自身の対人接触が手ごたえを失って一種の困惑を感じることによるという．初めは真性統合失調症 echte Schizophrenie（D）と仮性統合失調症 Pseudoschizophrenie（D）を区別する標識としたが，後に病勢や治療によって消長があるとされた．

Minkowski E［1927］[9]は Bleuler E の自閉概念を発展させ，統合失調症の基本障害として**現実との生きた接触** contact vital avec la réalité（F）の喪失を提唱した．これは人格が外界と調和をとりながら発展する心的生活の動的な要素で，Bergson H の生への注意 attention à la vie（F）や，Janet P*MF*の現実機能（実在機能）fonction du réel（F）に近く，統合失調症患者の活動が創造性と柔軟性を欠き，ひとりよがりで常同的になるのはその消滅から説明される．出会い不能 Begegnungsunfähigkeit（D）［Zutt J］は，周囲と真の接触がとれないことを指す了解人間学の用語．

こうした人格の解体を緩和，代償しようとする試みが統合失調症的態度 attitudes schizophréniques（F）として表現され，病的夢想 rêverie morbide（F），

7）白川静［常用字解，平凡社，2003］によれば，疏は荒い織り目を通ることを指し，疏通（道理がよく通じる，支障なく通る），疏野（言葉やふるまいが荒い）に用いる．疎は疏の俗字で結束のゆるやかなことを指し，疎遠（交際をあまりしない），疎略（物事をおろそかに扱う）などには用いても，疏の「通る」という意味はもたないので，慣用されている疎通性は誤用である．

8）Rümke HC：Het kernsymptoom der schizophrenie en het "praecoxgevoel". *Nederlandsch Tijdschrift voor Geneeskunde* 81：4516-4521, 1941.

9）Minkowski E：*La Schizophrénie*. 2éd. Desclée de Brouwer, Paris, 1953.

病的不機嫌 bouderie morbide（F），病的悔恨 regret morbide（F）などがある。Binswanger L[10]は現存在分析の立場から，思い上がり Verstiegenheit（D），ひねくれ Verschrobenheit（D），わざとらしさ Manieriertheit（D）を現存在の失敗の 3 様式とみて，統合失調症性硬直の異なる側面としている。

　外からの働きかけに抵抗し拒否する態度を**拒絶症** negativism（E），Negativismus（D），negativisme（F）といい，食事をとらない拒食 Nahrungsverweigerung（D），返答しない無言（症）Mutismus（D）などの形であらわれる。命令拒絶 Befehlsnegativismus（D）は，拒否ばかりでなく逆のことをする。Jung CG［1907］は，思考途絶，思考奪取，的はずし応答などを，コンプレクスに触れる部分で思考や連想が停止する一種の拒絶症とみている。広汎性拒絶症候群 pervasive refusal syndrome（E）［Lask B ら 1991］は，命が脅かされても食事，歩行などすべての自己ケアを頑なに拒否する子どものことで，性的虐待による PTSD に近い病態とされる。抵抗症 Gegenhalten（D）［Kleist K］は，受動運動に反射的に力が入る現象で前頭葉損傷にみられる。

　これとは逆に，外からの指図を自動的に受け入れる態度を**命令自動** command automatism, automatic obedience（E），Befehlsautomatie（D），obéissance automatique au commandement（F）という。意志の障害とも，あるいは被暗示性の過度に亢進した状態とも見なすことができる。典型的な拒絶症や命令自動は，共にあるいは交代する形で緊張病に認められるが，脳器質疾患，症状精神病，薬物中毒，解離性障害，催眠においてもみられる。

　相手の言葉や身ぶりをまねることを模倣運動 imitative movement（E）といい，意味もなく反射的に行なうと模倣現象 Imitationsphänomen（D），模倣自動 Nachahmungsautomatie（D）あるいは**反響症状** echo symptom（E）と呼ぶ。反響言語 echolalia（E），反響動作 echopraxia（E），反響表情 echomimia（E）などが含まれる。脳器質疾患，認知症，錯乱状態，自閉症，緊張病などにみられるが，正常な幼児にもある。PEMA 症候群 syndrome P. E. M. A.（F）は反復言語 palilalie，反響言語 écholalie，緘黙 mutisme，失表情 amimie をまとめた Guiraud P*LE*［1936］の概念でピック病に多いとした。記憶反響 echomnesia（E）は，過去の体験が何十回となく繰り返し思い出されること。感情反響 echo-

---

10）Binswanger L：*Drei Formen mißglückten Daseins. Verstiegenheit, Verschrobenheit, Manieriertheit.* Niemeyer, Tübingen, 1956.

thymia（E）は，感情が高ぶって他人の気持や考えに共鳴することをさすが，他人の言動を感情を伴わずにまねる模倣現象と同義に用いることもある。考想反響 écho de la pensée（F）は考想化声のことで，読書時に生じると読書反響 écho de la lecture（F）となる。

カタレプシーあるいは**強硬症** catalepsy（E）（cata, κατά：下に，lepsis, λῆψις：占領，押収）11），Katalepsie（D），catalepsie（F）は，筋緊張が高まり外から与えられた不自然な肢位をいつまでも保ち続けること。自発性が失われ受動的にされるままになるという意味もある。古代ギリシャ語の katalepsis, κατάληψις は，所有，軍事的占領のことで，Galenos の医学用語では発作，停止，体液の鬱滞をさした。ギリシャ・ローマ時代はてんかんの一部にも用いたらしい。フランス語には 16 世紀末に登場した。Pinel P［1801］はカタレプシーを神経症の項の中で「呼吸と心臓は動いているが，諸感覚，悟性，運動の活動が突然，多少とも完全に停止すること」と記した。19 世紀後半の臨床では異なるふたつの文脈で用いられた。ひとつは緊張病の精神運動要素で，Wernicke K が蝋屈症 flexibilitas cerea（L），wächserne Biegsamkeit（D）（原義：蝋のように曲がりやすいこと）の別名に用いた。もうひとつは催眠の状態像で，Bernheim H*MF* が催眠第 2 期をカタレプシー様態度 attitude cataleptiforme（F）と呼んだ。Charcot J-M はヒステリー catalepsie hystérique（F）にも用いている。左前頭葉，右頭頂葉の病変で一過性に生じることがあり，catalepto-catatonie（F）［Dufour］は，チフスや脳炎などの急性感染症にカタレプシーと意識障害をみること。Séglas *LJE*［1903］は，こうした異なる概念を「動物生活の筋肉の随意的な収縮は失われているが，それが獲得したさまざまな段階を維持する能力は残存している状態」とまとめた。

常同症 stereotypy（E）（stereos, στερεός：固い），Stereotypie（D），stéréotypie（F）［Falret J-P 1864］は，同じ動作や行動を状況に則せず目的なく自動的に反復することで，運動常同 Bewegungsstereotypie（D），姿勢常同 Haltungsstereotypie（D），言語常同 Sprachstereotypie（D）などがある12)。緊張病のほかに，精神遅滞，自閉症，脳炎後遺症，覚醒剤中毒（急性期），認知症などにみられ，

---

11) kata, cata, κατά は，上から下への動き，全体をおおう動き，分配の仕方，〜に向かって，〜によれば，〜として，ある期間など複数の意味をもつ接頭語。フランス語では下への動きをあらわす場合に用いることが多い。
12) 形容詞は stereotyped（E），stereotyp（D），stéréotypé（F）。

前頭葉，側頭葉ないし基底核の病変の関連が推定されている。Guiraud P*LE* [1936] は何かしらの意図をもつ不変固着 fixation invariable（F）と，要素・機械的で形骸化した反復 itération（F）に分けたが，一般に前者から後者へと進展する。強迫行為とは自我異質性を有しない点で区別するが移行もある。常同幻覚 stereotype Halluzinationen（D）は一定の持続性幻覚のこと。

緊張病 catatonia（E）（cata, κατά：下に，tonos, τόνος：緊張），Katatonie, Spannungsirresein（D），catatonie（F）は，Kahlbaum K*L* が提唱した交代性，反復性の病像と筋トーヌスの変化を特徴とする脳疾患[13]。すなわちメランコリー，マニー，昏迷に近い Stupescenz あるいは弛緩性メランコリー melancholia attonita（L）（弛緩症 Attonität），錯乱 Verwirrtheit の病像を規則的に示し，そのいくつかを欠くこともあるが，長い経過の後に多少とも鈍化，精神衰退を伴う痴呆 Blödsinn に達する。ほかに語唱，思考途絶，興奮，常同症，奇異，拒絶症，とりわけ進行麻痺の運動麻痺 Paralyse に対して突然に生じる筋トーヌスの変化 Krampf が重視されている。彼はこれを 1860 年代に vesania catatonica と名づけ，1874 年のモノグラフ[14]で正式にカタトニーの語を導入した。Kahlbaum K*L* 以前から記載があり，フランスの Calmeil L*F* が蒐集した 15〜19 世紀の悪魔つき，18 世紀ジャンセニストの恍惚状態などの一部は緊張病とみられる[15]。catatonisme の語はイタリアの Morselli E が用いた。Kraepelin E は教科書 4 版 [1893] 以降これを早発痴呆と結びつけ，独特な興奮と昏迷を前景とする一類型として位置づけた。破瓜緊張病 Hebephrenokatatonie（D）も Kraepelin E [1893] が破瓜病と緊張病の混合する病像を呼んだものだが，フランスでは今日でも緊張病を hébéphréno-catatonie（F）という。

致死緊張病 lethal catatonia（E），tödliche Katatonie（D）[Stauder KH 1934][16] は，若年者に激しい興奮と自律神経症状を呈して死に至る稀な精神病。本体については緊張病の重症型，興奮による疲弊・脱水，非定型精神病との関連など議論がある。悪性緊張病 perniciöse Katatonie（D），発熱緊張病 febrile Ka-

---

13) 古代ギリシャ語 tonos, τόνος は，糸，帯，神経など張っているものすべて。ここから強度，エネルギー，力強さを指すようになった。精神医学には catatonie, paratonie, syntonie など-tonie のつく語がいくつもある。

14) Kahlbaum K: *Die Katatonie oder das Spannungsirresein. Eine klinische Form psyscher Krankheit*. Hirschwald, Berlin, 1874.

15) Calmeil, L.: *De la folie*. Bailliere, Paris, 1845.

16) Stauder KH: Die tödliche Katatonie. *Arch Psychiatr Nervenkr* 102: 614-634, 1934.

tatonie (D) ともいう．クレペリン病 Kraepelinsche Krankheit (D) は，初老期に緊張病症状と錯乱，認知症を来たして死に至る稀な疾患．Kraepelin E [1910] が記載し，Grünthal E [1936][17]がこの名称でまとめた．周期緊張病 periodic catatonia (E), periodische Katatonie (D) は，興奮ないし昏迷を周期的に繰り返すもので，Kraepelin E が周期型早発痴呆と記した病型に相当し，Leonhard K は類循環精神病 zykloide Psychosen (D) に近い非系統統合失調症 unsystematische Schizophrenien (D) に含めている．ノルウェーの Gjessing R と Gjessing L 父子 [1932] による生化学的研究が知られており，自律神経系と窒素代謝の周期的異常を伴い甲状腺ホルモンが予防効果をもつという．

挿話緊張病 episodische Katatonie (D) は Pauleikhoff B [1969] が年齢，発病様式，病像，経過，治療への反応が共通し彼のいう非定型精神病の一臨床単位として提唱した概念．20歳台に短い前駆期の後，急激に幻覚妄想が生じ，興奮と昏迷を繰り返し数週から数か月の経過で完全寛解に達するという．同じ記載による挿話昏迷 episodischer Stupor (D) は発病がより若く (13～16歳)，幻覚妄想は著明でなく，数日ないし数週の昏迷を反復するものを指している．遅発緊張病 Spätkatatonie (D) [Sommer M 1910][18]は，40歳台に発病する緊張病で，女性に多く，抑うつから緊張病症候群へ移行し安定した終末状態に至るもので，遺伝が重要だが心因や更年期の関与もあり，青年期の緊張病と本質的な差はないという．わが国で古茶大樹 [1996] が復活させ，症状のそろった完全型のほかに緊張病症状を欠く不全型もある．Sullivan HS の緊張病は，自己システムが障害され不安と危機にさらされた統合失調症の初期状態をさし，新生児期への退行とみなされる．これから患者が脱出しようとするふたつの機制が妄想的解釈と破瓜病荒廃であるという．統合失調症に限らないとのみかたもあり，DSM-IV では一般身体疾患に伴う緊張病性障害 catatonic disorder (E), 気分障害に伴う緊張病性特徴 catatonic features (E) が設けられている．青銅緊張病 Bronzekatatonie (D) [Wigert] は，第三脳室底の腫瘍などで視床下部が障害されアジソン病に似た皮膚の色素沈着と無気力，動作緩慢

---

17) Grünthal E, et al : Klinisch-pathologische Untersuchungen einer besonderen Form von pernizioserorganischer Psychose : Kraepelinsche Krankheit. *Psychiatr Neurol* (Basel) 137 : 1-32, 1959.
18) Sommer M : Zur Kenntnis der Spätkatatonie. *Zeitschr Gesamte Neurol Psychiatr* 1 : 523-555, 1910.

を生じること。

　幻覚や妄想をもつ患者ではおどおどして周囲を気にし，幻聴や浮かんでくる表象にとらわれて応対がとぎれがちとなる。敏感関係妄想の態度は，通常は受動的で自信なげだが，抑制がとれると尊大になることがある。対人恐怖や摂食障害でも，過度の配慮と無配慮，自制と我がままなど態度の二面性をみることがある。境界パーソナリティ障害では自分に都合よく他人を操作 manipulation（E）しやすい。パラノイア，復権妄想では自分こそ被害者だといいながら，不信が強く態度は傲慢で闘争的になりやすい。例外人 Ausnahmen（D）は，自分はこれまでさんざん苦労してきたので人生に損害賠償を要求できる例外的特権者であると思いこんでいる人をさす Freud S［1915］の概念。

　困惑 perplexity（E），Ratlosigkeit（D）［Wernicke K］，perplexité（F）は，軽い意識混濁とくにアメンチアの患者が自分の考えがまとまらないことを自覚して戸惑うこと。統合失調症患者が病初期に妄想気分や異常体験におののき，当惑する場合にも用いる。

　健忘失語で物名呼称ができない基礎に Goldstein K［1934］[19]は**範疇的態度** categorical attitude（E），kategoriales Verhalten（D）あるいは抽象的態度 abstract attitude（E），abstraktes Verhalten（D）の障害を想定した。種々の具体的な相違を越えて共通する抽象的な属性をとりあげる能力を指し，この態度が失われると与えられた事物の具体性にとらわれて（具体的態度 konkretes Verhalten）一般的な呼称は不可能になるという。具象化傾向 Konkretismus（D）［Holm-Hadulla RM 1982］は，統合失調症患者が比喩・象徴的な内容を自己流に具体的な形で表現すること。強迫性障害の患者は体験に自信がもてず，目で見て，耳で聞いて，手で触って確認する。離人症の患者は自分や周囲に実感がないため，感じる痛みや数値に置き換えないとわかりにくい。摂食障害の患者がカロリーや体重にこだわるのも，これに似たところがある。

　心構え Einstellung（D）は，ひとつの思考範囲から別の思考範囲へ移り，焦点の当てかたを自由に変える態度。Grünthal E［1924］は，脳損傷では心構えの障害があり，ひとつの思考に留まり立場の変換ができないとした。前頭葉

---

19) Goldstein K : *Der Aufbau des Organismus. Einfühlung in die Biologie unter besonderer Berücksichtigung der Erfahrungen am kranken Menschen.* Nijhof, Netherland, 1934.

損傷で遂行機能が侵されると，計画を立案して，概念を柔軟に変換し，誤りを修正しながら目標に向かうことができなくなる。乗り越え Überstieg（D）は，関連系 Bezugsystem（D）を任意に変え，視点を移して異なる立場から物事をみることをさす Conrad K［1958］の概念。統合失調症患者は乗り越えができず，視点が下がり一方的になりやすい。無力妄想や境界性パーソナリティ障害でも，他人の立場に立ってものごとをみることができず，自己本位になり共感が失われる。構え Stellungsnahme（D）［Mayer-Gross W 1920］は，患者が自分の病気に対してとる態度。

　てんかんでは礼儀正しく生真面目だが，応対は遅く迂遠 umständlich（D）で，まわりくどい。精神遅滞や認知症では，子どもっぽく（児戯性）läppisch（D）（laff：だらんとした，小児様で調子が高い），上機嫌（多幸的）euphorisch（D）（原義：万事つつがなく運んでいる）で応対は表面的になるが，ぎこちなく不自然になることもある。**思考怠惰**あるいは**考え無精** Denkfaulheit（D）［Braun-mühl AV と Leonhard K 1934］は，ピック病患者にみられる無関心，無頓着な態度を指し，質問の意味を考えずに答えたり，勝手に席を立ったり（立ち去り行動 running away behavior），傍若無人にふるまい（わが道を行く行動 going my way behavior），本人に悪気はないが故意にはぐらかして検者をからかうような印象を与える。前方連合野から辺縁系への抑制がはずれた状態とされる。

　不安の強い患者や心気症ではメモを手に逐一説明したり，依存的 dependent（E）になったり，容易に納得せず執拗に食い下がったりする。強迫症状のある患者で，訴えが正しく伝わったかどうかを何度となく確認する態度は儀式 ritual（E）に近い。解離性障害の患者の態度は派手で，人にこびる kokett（D）ところがみえ，誇張的，演劇的 theatralisch（D）になる。いわゆる神経症では自身や周囲への合理的な対応がうまくいかなくなっており，これを態度の誤り Fehlhaltung（D）あるいは誤った生活態度 verfälschte Lebenshaltung（D）［Schultz JH］[20]という。統合失調症や妄想性障害の患者に用いることもある。反立的態度 attitude antithétique（F）［Minkowski E 1927］は，限度と中庸をわきまえず生活のすべてを極端な形で判断する統合失調症患者の態度。境界性パーソナリティ障害でも，ものごとを白か黒か，all or none できめつける傾向が目立つ。

---

[20] Schultz JH：*Arzt und Neurose*. Thieme, Stuttgart, 1953.

神経疾患でチック tic（E），舞踏運動 chorea（E）など錐体外路系の動きが加わると落ち着かない態度と誤ることがあり，向精神薬を服用している患者ではアカシジア acathisia（E），ジストニア dystonia（E），ジスキネジア dyskinesia（E）の要素が含まれる可能性が否定できない。

　コンプライアンス compliance（E）[21]は，患者が処方通りに服薬すること。1970年代からコンプライアンスの悪い，服薬を怠る（怠薬）poor compliance, non compliance 患者が問題となり始め，背後に向精神薬への関心や，インフォームド コンセント（説明と承諾）informed consent（E）の広まりなどがある。医師の指示を鵜呑みにするのではなく患者が自分の意志で服薬を管理するニュアンスをこめて**アドヒアランス** abherence（E）ともいう。英国王立薬剤師会が1997年に提唱したコンコーダンス concordance（E）は，患者が処方決定に参加する資格をもち，意志決定を共有し同意した内容の服薬をサポートするなど，より対等な協力関係を求めている。

21）服薬遵守と訳されるが，法令遵守という意味もある。

L 表　情

　精神内容が外にあらわれることを**表出** expression（E, F），Ausdruck（D）という。これを研究するのは表出論 Ausdruckskunde（D），表出心理学 Ausdruckspsychologie（D）である。身体は表出の場 Ausdrucksfeld（D）であり，精神状態や感情は顔，態度，身ぶりなど身体の変化として表出される。**表情** mimicry（E）（mimesis, μίμησις：真似る動作，模倣），Mimik（D），mimique（F）というと主に顔面運動による表現一般をさし，四肢によるものは**身ぶり** gesture（E），Gestik（D），geste（F），全身によるものは pantomime（F）である。イタリアの精神科医 Morselli E が表情を研究し，『精神疾患の症候マニュアル』[1895][1] において用語を体系化して顔つきには-mimie，会話には-semie（sema, σῆμα：徴候，しるし）を当てた。
　顔面にあらわれる表情をとくに**顔貌** facial expression（E），Gesichtsausdruck（D），physionomie（F）と呼んでいる。表情でなく動かない顔の形，つくりからその人の人となりや精神機能を知ろうとする学問は相貌学 physiognomy（E）で，身体疾患の部分症状が容貌にあらわれる場合（浮腫，麻痺など）は除外する。骨相学 phrenology（E），phrénologie（F）は，頭蓋の観察から脳内器官の発育を推測し，精神機能や個人の心理特徴を解釈する学説。大脳機能局在論 theory of cerebral localization（E）の先駆とされる。Gall FJ（1758-1828）が1810年に craniologie（F），craniology（E）と名づけ，弟子の Spurzheim JG（1776-1832）が phrénologie の語をつくった[2]。筆跡学あるいは書相学 graphology（E）は，文字の特徴や筆圧から人を知ろうとする学で，フランスの Michon JH やドイツの Klages L らが代表的である。江戸の絵師喜多川歌麿は『婦人相学十躰』[1791-96]でいわゆる大首絵を確立し，遊女，街娘の内面をわずかな表情変化に描き分けた。中間表情［野上豊一郎］は，さまざまな表情位相の中間に位置する能面の表情を指し，一見，焦点が定まらぬ無表情にみえて，テラ

1）Morselli E：*Manuale di semeiotica della malattie mentali.* Genova, 1895.
2）古代ギリシャ語の phren, φρήν は初め横隔膜を指したが，しだいに心臓周辺の臓器および喜怒哀楽などそこから発する感情をも指すようになった。

ス，クモラスなどわずかな角度の変化で表情が自在に変化するという。

　通常の表情は自然 natural（E），natürlich（D）で健康的 healthy（E）であるが，躁状態では表情過多 hypermimia（E）となり必要以上に上機嫌 euphoric（E），陽気 cheerful（E），heiter（D）で，落ち着きがなく状況に応じて変化する多表情 polymimia（E）［Morselli E 1895］になることがある。うつ状態では悲しげ sad（E），traurig（D）で，希望が失せ hopeless（E），顔は生気に欠け，目には光沢がなく，視線は固定し，眉間に三角形の皺（フェラグートの皺 Veraguthsche Falte）3）をよせ，表情減少 hypomimia（E）になる。寡表情 oligomimia（E）は表情減少と同義だが，神経疾患（パーキンソン病，認知症）に用いられることが多い。表情の左右差は hemimimia（E）という。

　軽い意識混濁ないし意識変容では，表情に乏しい茫乎とした顔つきが特徴的で，通過症候群や皮質下認知症もこれに近い。せん妄では不安が前景に立つこともある。精神遅滞や認知症では空虚で痴鈍な obtuse（E）顔貌になり，進行麻痺やアルコール症ではしまりのない loose（E），どんよりした brouillé（F）表情を呈する。

　不安が強いと声がうわずり strained voice（E），目を見開き wide eyes（E），額に汗をにじませ perspiring forehead（E），緊張して tense（E），じっとしていられず手を小刻みにふるわせる苦悶 angoisse（F）の表情になる。困惑 perplexity（E），Ratlosigkeit（D）は，内的体験の混乱から考えがまとまらず，どうしてよいかわからず困っている表情をさし，精神錯乱やアメンチアにみられる。

　統合失調症では無感情で apathetic（E），表情に乏しく mimikarm（D），表情が欠落，消失する無表情 amimia（E），Amimie（D），amimie（F）になる。内面の緊張が強い場合も硬い stiff（E），steif（D）顔つきになるので，Morselli E は強力性無表情 amimie hypersthénique（F）と無力性無表情 amimie asthénique（F）を区別した。妄想のある患者では不機嫌で ill humour（E），mißmütig（D），刺激的な表情をあらわにし，疑わしげに周囲を見回し periblepsis（L）（brepo，$\beta\lambda\epsilon\pi\omega$：目がみえる，眺める），ものにつかれたような偏執狂顔貌 paranoischer Ausdruck（D）をとることがある。また宗教妄想や非定型精神病の一部，シャーマニズムなどで恍惚 ecstasy（E）を来たすこともある。表情恐怖は，自分の表情が相手に不快を与えるのではないかと悩む対人恐怖。

3）Veraguth O（1870-1940）はチューリッヒの神経病医。

笑いと泣きは表情のうちでも人間に固有の現象とされている。笑い laughter（E），Lachen（D），rire（F）は，滑稽なものへの反応として優越感を含むとするみかたが多い。Bergson H［1899］は笑いを一種の社会的懲罰，Freud S は抑圧された欲動の突然の充足と考え，Plessner H［1950][4]は泣きと笑いを，言語や行為に表現できない状況で生じる人格に代わる人間に特有の身体反応とみている。**情動失禁** emotional incontinence（E）では，わずかなことで泣いたり笑ったり怒ったりするが，刺激と反応の間に内容の関連が一応保たれており，主に老年認知症，（脳）血管（性）認知症など広範囲な脳器質疾患にみられる。関連のない刺激から不随意に表情運動が誘発されるのは**強制泣き** forced crying, forced weeping（E），Zwangsweinen（D），**強制笑い** forced laughing, forced laughter（E），Zwangslachen（D）であり，表情に一致した感情を伴わず，患者自身も異様に感じるが抑えられない。表情運動の一種の解放現象とみられるが，病巣は脳幹，視床・視床下部から前頭葉，側頭葉などにあり仮性（偽性）球麻痺を伴うことが多い。脳血管障害，多発性硬化症，筋萎縮性側索硬化症，頭部外傷，マンガン中毒などに生じる。前駆症性偽笑 fou rire prodromique（F）は，脳卒中発作の前駆症として生じる強制笑いで，実際は小病変や一過性脳虚血発作などによるとみられる。

笑い発作 gelastic seizure（E），Lachkrampf（D）は，てんかんの発作症状としての笑い。笑い卒中 gelolepsy（E），Lachschlag（D）は，ナルコレプシーで笑いにより誘発される脱力発作。空笑 leeres Lachen（D）は，統合失調症患者の示す意味のない空虚な笑いで，表情の自動症とされる。患者は自ら気づかないうちに笑うことが多いが，「たいしておかしくないのに笑いが込み上げてくる」と訴えることもある。

微笑 smiling（E）と笑いの起源が同一か否かについては諸説がある。Spitz RA は 2 か月までの乳児に微笑はなく，6 か月までは無差別微笑，6 か月以後は親しい顔のみに反応して微笑が生じるとした。微笑のほうが自らの表現に距離をとる，より人間固有の現象とするみかたもある。Duchenne GBA［1862][5]は，唇の両端を引き上げる大頬骨筋と，目の上下の皮膚を動かす眼輪筋が同時に収縮することで表現されるとした。諧謔，ユーモア humour（E），Humor（D），humeur（F）（umor：液，原義：体液のほどよい状態）は，微笑に結

4）Plessner H：*Lachen und Weinen*. Bern, 1950.

びついた特定の状況。Freud S [1928] は，機智を無意識から，ユーモアを超自我からもたらされる滑稽とみなした。人間や人生の不完全さを承知した上で，微笑をもって肯定すること。「にもかかわらず trotzdem, malgré cela」ほほえむことである[6]。「にもかかわらず，人生にイエスという」[Frankl VE]，「にもかかわらず，自分自身を肯定する勇気」[Tillich P] に通じる。

精神内界の不調和が表情にあらわれると，ばらばらで矛盾した不可解な**表情不全** dysmimia (E), Dysmimie (D), dysmimie (F) あるいは不統一表情 mimique discordante (F) [Chaslin P*EA*] を呈する。統合失調症患者のしかめ顔 Grimassieren (D), とがり口 Schnauzkrampf (D), ひそめ眉 Gesichtsschneiden (D), 空笑などがこれに当たり，より軽い形としては不自然な顔面攣縮 spasmomimie (F) (spasmos, $\sigma\pi\alpha\sigma\mu\acute{o}\varsigma$：けいれん，攣縮) [Laurent A 1905, 1906], まばたき，肩の挙上，舌の出し入れなどもみられる[7]。これらの表情は緊張病の部分症状として筋緊張の異常を伴い衒奇的，常同的になりやすい。

表情錯誤 paramimia (E), Paramimie (D), paramimie (F) は抑制された，あいまいな表情。Dysmimie と Paramimie を記載した Kussmaul A [1876] は，前者を表情障害全般に当てた。今日では一般に表情錯誤を脳器質疾患にみられる顔面の表情異常に，表情不全を精神障害における内面と表情の不均衡，知性と感情の分離に用いるが，しばしば混同される。Séglas *LJE* [1903] は，精神障害により内面が言語表現に反映されないことを言語表情喪失 asémie (F), パラノイアにみられる内面と言語表現の不一致を言語表情錯誤 parasémie (F) と呼んだ。

表情が内面の感情を充分に反映せず，両者の間に一致のみられないことを借用表情 mimique d'emprunt (F) と呼ぶことがある。転換障害（ヒステリー）の演劇的で誇張された表情，詐病の故意に装った表情などが例として挙げられるが，拘禁反応や戦争神経症などにも生じる。うつ病で実際は沈んでいながら表面上は笑顔を繕う微笑抑うつ smiling depression (E) [Lehmann HE] もこれに近い。

---

5) 通称 Duchenne de Boulogne (1806-75) はフランスの神経病医。パリで開業し独学で考案した筋電装置を用いて筋萎縮，運動失調，人相学などに業績を残した。Physiologie des mouvements. Baillière, Paris, 1867. 参照文献として Rondot P（田中寛郷訳）：デュシェンヌ ド ブローニュ，神経病学の海賊．日仏医学 29 T1：19-33, 2005.

6) Humor ist, wenn man trotzdem lacht.

捨鉢諧謔 Galgenhumor（D）は，絶望しているようにみえながら，おどけて冗談をとばすことで，躁うつ混合状態や振戦せん妄などの感情表現。粘液水腫のかわいたユーモア myxedema wit（E）は，動作が緩慢，無口で一見抑うつにみえるが，機嫌がよくお人よしのこと。統合失調症では表情変調と区別がつきにくい。相手の表情や動作を無意味にまねる反響表情 echomimia（E），反響動作 echopraxia（E）は，統合失調症や錯乱状態などで被影響性の亢進時にみられる。

7）Laurent A：Physionomie et mimique chez les aliénés. *Ann Méd-Psychol* 63, T2：425-448, 1905, 64, T1：54-90, 1906.

M　言語活動

　言語は思考の表現であるとともに，他人との感情交流の手段でもある。話し方，会話の内容，書き残されたものから精神内界を知ることができる。言語を理解する受容性能力，表現する表出性能力のふたつの側面がある。

　コミュニケーション障害 communication disorder（E）は，精神遅滞がなく聴力にも問題はないのに言語によるコミュニケーションがとれない子どもの発達障害。年齢に比して用いる単語数が少なく，時制を間違え複雑な文章がつくれない。広汎性発達障害のように対人関係の異常やこだわりは示さない。表出性，受容性，混合性の型がある。特異的会話構音障害 specific speech articulation disorder ［ICD-10］，発達性言語障害 developmental language disorder ［DSM-Ⅲ］，特異的発達障害 specific developmental disorder ［DSM-Ⅲ-R］と呼ばれてきたが，DSM-Ⅳでは吃音症を含むコミュニケーション障害になった。

　発音された外言語に対し，考えが言葉として心的内部に留まる状態を**内言語** inner speech, endophasy（E），innere Sprache（D）［Kandinsky V］, langage intérieur（F）という。Déjerine JJ ［1914］は，物のイメージではなく言葉のイメージを用いて思考する自分自身への語りかけとした。Janet P MF は内言語の成立を，役割的な人間が出現し身体行動と言語行動が分離する断定信念の段階においている。一種の記憶，あるいは思考から言語へ向かう心的過程の全体ともみられ，受信と発信の未分化な，支配と同時に享受もする思考の自己所属性を示す体験でもある。内言語を視覚的記号に転換する行為が書字であり，言語ばかりでなく視覚，聴覚，運動，行為，空間構成など種々の要素が複雑に関与する。書字には自発書字 spontanous writing（E），書き取り writing to dictation（E），模写 copying（E）が区別される。

1．形式の異常

　構音障害 dysarthria（E），Dysarthrie, Artikulationsstörung（D），dysarthrie（F）[1] は，発語に関する中枢あるいは末梢器官が損傷したためにうまく喋れないこと。球麻痺，仮性（偽性）球麻痺，脳神経麻痺（顔面，迷走，舌下，三叉），運

動ニューロン疾患，筋疾患（重症筋無力症など），小脳疾患，錐体外路疾患などにみられる．発語変調 dysphémie（F）は中枢神経性のすべての発語障害を指し，早口になる発語促進 tachyphémie（F）（tachys, ταχύς：速い，phemi, φημί：いう，述べる），話しかたが遅い発語遅延 bradyphémie（F）（bradys, βραδύς：遅い），発音がゆっくりになる緩語症 bradyphasia（E），不明瞭になる発語錯誤 paraphémie（F）がある．言語緩慢 Bradylogie（D）はゆっくりした口調を指す Kussmaul A［1876］の用語．談話緩慢 bradylalia（E）は談話がゆっくりでたどたどしい20世紀初めの語．

パーキンソン症候群では，言葉がゆっくりで不明瞭 slow and slurred（E），小脳失調では，子音ごとにとぎれがちで，始まりが爆発性 explosive（E）の断綴性発語 scanning speech（E）になる．進行麻痺では，不明瞭な上に語を重ねたり抜かしたりするつまずき言葉 Silbenstolpern（D）がみられる．

躁状態や興奮している患者では，声高 laut（D）に，早口 hastig（D）で，多弁 sprachsüchtig（D）に話す言語表情過多 hypersemia（E）（sema, σῆμα：徴候，信号）［Morselli E 1895］になる．談話心迫 Rededrang（D），tachylalia（E）は，談話が加速される現象で精神機能全般の亢進を反映する．早口言語症，乱雑言語症 cluttering（E）[2]は，音，音節を抜かして早口に話すこと．うつ状態では，精神機能全般の緩慢を反映して口数が少なく wortkarg（D），低い声 leis（D）で，単調 monoton（D）にとぎれとぎれに話す言語表情減少 hyposemia（E）になる[3]．ピック病では自発語が減少する．

失談話 alalia（E）[4]はまったく喋れないことで，声が出ないなら失声 aphonia（E），器質性の場合は失発語 aphemia（E）に当たる．談話不全 dyslalie（F）［Séglas LJE］は，てんかん，アルコール症などの発音困難．不明談話 bary-

---

1）dys, δυς は困難，不具合に用いる接頭語．精神医学ではある機能全体の病理を指す場合と，ある機能単独の障害を指す場合のふたつの用法がある．Dysphrasia は言語機能全体の障害を指す前者の用法で，これを強調すると dys は eu に近くなる．後者には記憶 dysmnesia，運動機能 dyskinesia のそれぞれ単独の困難を指す語がある．
2）声帯が退化したコウノトリやアホウドリが嘴を打ち鳴らす求愛，コミュニケーションの手段をクラッタリングという．
3）イタリアの精神科医 Morselli E（1852-1929）が表情の障害を研究し semi の語を導入した．顔つきには -mimie，会話の障害には -semie を当てた．
4）laleo, lallare, λαλέω は話す，語る，口頭での表現をあらわす動詞．とくにお喋りする，物語る場合に用いられ，新約聖書の使徒行伝では，すべての言語を話す使徒の超自然的才能をあらわす用語になった．精神医学では Flounoy T［1900］が，造語傾向のある早発痴呆など，ある種の精神病患者にみられる音声上の改変に用いた．

lalia (E) (barys, βαρύς：重い) は脳病による聞き取りにくい談話。談話不能 lalopathia (E) (pathos, πάθος：熱情，苦痛，病気) は比較的新しい語で，話し言葉，書き言葉，単語の発音ができないため象徴を用いた談話にならないこと。言語麻痺 logoplégie (F) (plesie, plexis, πλῆξις：発作，傷害) は発語の全般的障害を指す Magnan J–IV の語。談話麻痺 laloplégie (F) は口頭表現の障害をさす Lichtenstein [1862] の語で，aphemia と同義。躁談話 lallomanie (F) は躁状態にみられる言葉の暴走で女性に多い。談話錯誤 paralalia (E)［Lordat 1843］は言葉が不明瞭，とくに s，r が発語できず口ごもる言語発達障害で，しかめ顔，チック様の表情を伴うことが多い。発語錯誤 paraphémie (F) もほぼ同義で話し言葉の混乱を指す。精神障害により内面が言語表現に反映されないことを言語表情喪失 asémie (F)，パラノイアにみられる内面と言語表現の不一致を言語表情錯誤 parasémie (F) という。いずれも Séglas *LJE* [1903] による。

反復(症) iteration (E) (iterum：再び)，Iteration (D)，itération (F) は，言葉や考え，動作を直ちに，不随意に意味もなく繰り返すこと。復唱の能動面が失われた現象ともいいうる。一般に器質疾患には反復(症)を，統合失調症には常同症を用いることが多い。アルツハイマー型認知症の患者が，何か作業をしているかのような動作を無意味に繰り返すのは反復性作業不穏 iterative Beschäftigungsunruhe (D)［Kleist K］あるいはみせかけ活動 Scheintätigkeit (D) という。反復強迫 Wiederholungszwang (D) は，過去の体験が行為として再現する精神分析治療過程での抵抗現象。対抗発語 Gegen-Sprechen (D)［原田憲一 1982］は，相手の言葉を最後まで聞かず迎え撃つように話す常同的な衝動発語。統合失調症患者が自我への侵入に対して示す恐怖反応ないし拒絶症と見なされる。

ひとつの音節や短い語句を繰り返すのは**同語反復** palilalia (E) (palin, πάλιν：反復行為)［Souques 1908］，palilalie (F) あるいは自動反響言語 Autoecholalie (D)［Stransky E］という。常同症を分類した Guiraud P*LE* [1936] は同語反復を反復(症)のなかに含め，談話心迫を伴う反復と失声が交代にあらわれる大同語反復 grande palilalie (F) とこれを欠く単純同語反復 palilalie simple (F) に分けた[5]。発語反復 pali(n)phemia (E)，同名辞反復 pali(n)phrasia (E) (phrazo,

---

5) Guiraud P：Analyse du syndrôme stéréotypie. *Encéphale* 31, T2：229-270, 1936.

$\varphi\rho\acute{\alpha}\zeta\omega$：宣言する，述べる）[Rouma 1907] という語もある。文字や文を繰り返し書くのは書字反復 pali(n)graphia（E）[Trenel M]，同じ動作の不随意な繰り返しは病的反復運動 palikinesia，palicinesia（E）[Schulmann 1920] である。認知症，脳炎後遺症，舞踏病，てんかんなどにみられる。言語反復 palilogie（F）[Trenel M 1914] は，一部のてんかん患者の会話が語の癒着，保続からなり，同じ考えやフレーズを際限なく単調に反復すること。

　復唱 repetition（E）は，聞いた言葉をそのまま再生すること。語音を了解し，記憶し，音系列を再構成して発語するという段階を経て行なわれ，能動面の関与があるとされる。**反響言語** echolalia（E）（echo, $\mathring{\eta}\chi\acute{\omega}$：こだま）[6]，Echolalie（D），écholalie（F）[Gilles de la Tourette G 1885] は，相手の言葉を直ちに繰り返すことで，まったく理解を伴わない自動的なおうむ返し言葉 parrot-like speaking（E）と，口調を変えたり（減退反響言語 mitigated echolalia [Pick A]），語を補ったりする場合（補完現象 completion phenomenon [Stengel E 1947]）とがある。遅延反響言語 delayed echolalia（E）[Kanner L] は，「ほしい」を「あげる」，「私」を「あなた」と反転させて用いる早期幼児自閉症の言語症状。

　おうむ症 psittacism（E）（psittakos, $\varphi\iota\tau\tau\alpha\kappa\acute{o}\varsigma$：鸚鵡），Psittazismus（D），psittacisme（F）は，よく考えずに機械的に話すこと。ドイツの哲学者 Leibniz GW が無意味な語の使用を「鸚鵡語」と呼んだことに始まり，Dugas L，Cotard L らが 19 世紀末に精神医学に導入した[7]。精神遅滞の同語反復，統合失調症や老年認知症の語唱，言語新作，躁病の言葉もれ，パラノイアの言語礼賛まで広い範囲を含む。

　フランスの Falret J-P，ドイツの Kahlbaum KL らにより自動症や常同症の概念が成立するにつれて反響症状も多様化した。1886 年に Mabile H は，ヒステリーと思われる一症例に母親の言動を再現するという意味を含ませて écholalie（F）を用い，1890 年 Sigaud C は，ヒステリーの自動症に近い反響動症 échomatisme（F）と他人を模倣する反響運動 échokinésie（F）に関する学位論文をまとめた。反響動作 Echopraxie（D）と反響表情 Echomimie（D）は，19 世紀末に Kraepelin E の早発痴呆の記載と共に登場し，Bleuler E は統合失調症患者の自動症に Echolalie（D）と Echopraxie（D）を挙げた。Gatian de

---

6）ギリシャ神話のエコー Echo は山彦の妖精。美男ナルキッソスに見初められて惑乱し，肉体が衰え声だけが森に残った。
7）Cotard L：*Contribution a l'étude séméiologique du psittacisme*. Thèse, Paris, 1896.

Clérambault G HAELM が考想化声 écho de la pensée（F）を精神自動症の文脈に用いたのもこの流れによる。

言語間代 logoclonia, logoklony（E）（logos, λόγος：言葉, 演説, -clonus, κλόνος：損傷, 振動）, Logoklonie（D）, logoclonie（F）は語句の末尾の音節を反復すること。進行麻痺, アルツハイマー型認知症, 脳炎後遺症などにみられる。logoclonus（E）は症状そのもの, logoclonia（E）というとこれを呈する病態をあらわす。

言語礼賛 logolâtrie（F）［Cotard J 1909］は反響言語の一型で, 強迫患者やパラノイア患者が言葉の細部まで過剰にこだわること[8]。思考より言語が主になる言語フェティシズム, シニフィアンとシニフィエの分離などと解釈される。言語, 語りへの愛着から転じて17世紀のプレシオジテ préciosité（言葉の洗練表現を競う傾向, 数寄をこらす）に通じる。悪魔礼賛 démonolâtrie（F）は悪魔つきに近い現象。

言語神経症 Logoneurose（D）, logonévrose（F）は, Kussmaul A［1855］が精神病患者の示す言語障害全般に用いたが, これを Bateman F［1887］は当時まだ局在不明で神経症由来とみられた言語障害に当てた[9]。間欠性談話神経症 laloneurose spasmodique（F）は吃音をさす Séglas LJE の語。

言語不全 dyslogie（F）は, 言語機能は保たれているのに知性に起因する会話の障害を指す Séglas LJE［1892］の用語。ロゴパチー Logopathie（D）［Kussmaul A 1876］もほぼ同義。Séglas LJE は失語性の発語不全 dysphasie（F）とも, 発声性の談話不全 dyslalie（F）とも区別して, ここに支離滅裂, 言語新作, 名辞不全, 言葉もれ, 語唱, 独語などを含め, さらに書癖, 書漏などを含む書字性言語不全 dyslogie graphique（F）へと拡大させた。言語不全精神病 psychose dyslogique（F）は, 妄想精神病を指す Lucangeli G［1911］の用語。

保続 perseveration（E）［Neisser A 1895］は, ある刺激に応じた語句や動作が別の刺激に対しても繰り返される現象で, 企図性保続 intentional perseveration（E）ともいう。間代性保続 clonic perseveration（E）は, 一度始めた行為が繰り返し続くことで, 同語反復や言語間代をこれに含めることもある。保続

8）latreia, λατρεία は世話, 神への愛, 祭式, 身体と魂の治療, 特定の対象や状況にささげる特別な愛着, 敬愛。

9）Bateman, F：Un cas de logonévrose épileptique ou d'aphasie intermittente. *Encéphale* 7：5-16, 1887.

は前頭葉損傷にみられることが多く，思考の粘着と区別しにくいことがある．

　感覚領域の保続も知られており，視覚保続 visual perseveration（E）は，視覚対象が時間・空間的に変化する一種の錯視で，発作性のことも持続性のこともある．対象が去ったあともみえる時間的な保続は反復視 palinopsia（E）といい，対象が実際の範囲を越えてみえる空間的な保続 illusory visual spread（E）は多視症 polypsia（E）の形をとりやすい．いずれも右後頭葉の局在病変で半盲などの視野障害を伴う患者に多く両者の合併もある．メテステジー métesthésie（F）[Quercy P]は刺激が消えた後も視覚が残り続けること．聴覚保続 auditory perseveration（E）あるいは反復聴症 palinacousis（E），触覚保続 tactile perseveration（E）もあるとされる．

　滞続談話 stehendes Redensart（D）[Schneider C 1927][10]は，談話の途中にまとまりのある一定の語句を反復して差し挟む現象でピック病（特に側頭葉型）に特有とされる．オルゴール時計症状 Spieluhrsymptom（D），レコード言語 gramophon speech（E）[Mayer-Gross W 1931]ともいう．蓄音機症 phonographism（E）は，周囲の出来事を知らぬ顔で黙っていて，後で一人になると録音を再生するように喋ること．統合失調症のひねくれ，自閉の表現であるが子どもにもある．

　言葉もれ logorrh(o)ea（E）（logos, λόγος：言葉，スピーチ，-rhoe, ῥοή：流出），Logorrhoe（D），logorrhée（F）は，抑制がとれて次から次へととめどなく喋りまくること．話題がめまぐるしく変わって思路の障害を疑わせる場合もある．19世紀初頭に登場し，特定の病気ではなく多様な臨床像の記載に用いられるうちに，感情興奮における豊穣な言葉という意味を獲得した．名辞過多 hyperphrasie（F）[Rouma 1907]，多名辞 polyphrasie（F）もほぼ同義．Kahlbaum KL [1874]は緊張病のなかに，意味のない語句を脈絡なく自動的に発する語唱 Verbigeration（D）と，内容があり患者の感情から理解できる Logorrhoe を区別して記載した．語唱は常同症の言語的表現とされ言語常同 Sprachstereotypie（D）ともいう．Pick A [1900]は，ジャルゴンや反響言語を伴う失語の臨床型に Logorrhoe の語を用いている．考想漏洩 ideorrh(o)ea（E）は考想伝播に近い漏洩体験．精液漏洩恐怖 spermatorrheophobia（E）[Rochet]は精液が不随意に漏れ出てしまうのではないかと恐れること．

---

10) Schneider C：Über Picksche Krankheit. *Monatschr Psychiatr Neurol* 65：230-275, 1927.

韻律 prosody（E）は音声の非言語的側面。言葉の抑揚，リズム，メロディが障害され外国なまりのようになることを韻律不全 dysprosody（E）［Monrad-Krohn GH 1947］[11] という。ブロカ失語にみられるが，右半球損傷の言語表出障害にも用いる。後者で感情面の韻律が選択的に障害される場合［Ross ED 1981］があり，自分の言葉に感情を込めることができず，相手のいうことの感情ニュアンスもつかめない。離人症や統合失調症でこれに似た訴えをすることがある。

吃（どもり）あるいは**吃音症** anarthria literalis（L）は，発語の初めの音を攣縮性に繰り返すこと。stammering（E），Stammeln（D）は言葉の流れが途切れ渋滞して出にくいこと，stuttering（E），Stottern（D）は音が押し出ることにそれぞれ重点をおいた表現で，フランス語は bégaiement（F）を当てる。同音節反復 palisyllabie（F）（syllabe, συλλαβή：音節）は音節を繰り返す吃音症の主症状。

言語発作 speech attack（E），Sprachanfall（D）は，発作性の言語障害で，てんかん性のことが多い。言語の表出や了解が発作的に障害される失語発作 aphasic fit（E）［Souques 1928］あるいは発作失語 ictal aphasia（E），発語が発作性に停止し内言語障害を伴わない発語停止発作 speech arrest（E），その場にそぐわない語句をつぶやき後で健忘を残す発語自動症 speech automatism（E）などがある。

失声 aphonia（E）（phoni, φωνή：声），Aphonie（D），aphonie（F）は声が出ない状態。古代ギリシャ語の aphonia, ἀφωνία は音声がまったく消滅することを指した。Hippocrates は状態に形容詞 aphonos を，人には aphone を当てた。フランス語には 1617 年から登場し，Pinel P は aphonie を運動と声の神経症としている。医学用語として声のあらゆる器質性消失に用いるが，精神医学では 19 世紀以来もっぱらヒステリーにおいて，咳や反射的な発声はできるがささやき声で話す場合に用いられる。無力妄想の不安時にもみられる。発声不全 dysphonie（F）は古くはしわがれ声を指したが，18 世紀末フランス語として発声の全般性障害を意味するようになった。Séglas *LJE* は失語性の dysphasie（F）と発声性の dyslalie（F）を対立させて用いたが，中枢性の dysarthrie（F）と末梢性の dyslalie（F）を対立させる用法もある。錯声

---

11) Monrad-Krohn GH：Dysprosody or altered "melody of language". *Brain* 70：405-415, 1947.

paraphonie (F) はギリシャ語の paraphonia, $\pi\alpha\rho\alpha\phi\omega\nu\iota\alpha$ から直接派生した語で，不調和，音楽の不協和音を指す．

無言(症)あるいは**緘黙(症)** mutism (E), Mutismus (D), mutisme (F) は，構音・発声の機構に障害がなく，失語でもないのに沈黙を守ってしゃべらない現象．まったくしゃべらない全無言(症) mutisme total (F)，特定の人や状況に接したときのみ黙る場面無言 situational mutism (E) あるいは選択(性)緘黙 elective mutism (E) などがある．少しはしゃべる部分無言(症) mutisme partiel (F) は，つぶやき mussitaion (E)，半無言 semimutisme (F) ともいう．つぶやきせん妄 delirium mussitans (L) はアルコール症の重いせん妄のことで意識障害のためにあまりしゃべらない．無言(症)は緊張病の昏迷や拒絶，妄想など病的体験の表現とみなされる場合と，詐病や解離性障害などの自ら黙り込む自発無言(症) mutisme volontaire, mutacisme (F) があるが実際の区別は難しい．

選択(性)緘黙 elective mutism (E) [ICD-10, DSM-Ⅲ], selective mutism (E) [DSM-Ⅳ], elektiver Mutismus (D) [Tramer M 1934], mutisme électif (F) は，3歳頃からの女児に多く，家族や親しい人とは普通に話すのに，幼稚園や学校などの特定の環境で言語コミュニケーションを欠くこと．Kussmaul A [1887] が自発失語 aphasia voluntaria (L) の名で記載した．背後に母親からの分離不安，社会適応への経験不足，周囲に抵抗する意志表示などがあるとされる．社交不安，登校拒否，遺尿，指しゃぶり，チックなどの行動異常を伴いやすく，5年くらいで回復するが不安は残りやすい．緊張病では昏迷のない時に，わざとらしさ(衒奇症)ないし拒絶症の表現としてみられることがある．無言(症)は，脳器質疾患(無動無言症，閉じ込め症候群，失外套症候群，ブロカ失語の急性期など)や，正常の小児にもみられる．ピック病では自発語が少なくなる．

無動(性)無言症 akinetic mutism (E) [Cairns H ら 1941][12] は，四肢や構音機能に障害が無いにもかかわらず，発語や自発的な運動を示さない特殊な意識障害で，(可)覚醒昏睡 coma vigil (F) の一種とされるが，発動性の障害とみる立場もある．覚醒・睡眠のリズムはあり，眼前のものを目で追い，嚥下・逃

---

12) Cairns H, et al：Akinetic mutism with an epidermoid cyst of the 3rd ventricle. *Brain* 64：273-290, 1941.

避反射は保たれ,脳波にはびまん性の徐波がみられる。進行性核上性麻痺の経過中にこれに近い状態を挿話性にみることがある。責任病変［豊倉康夫ら1967］は,視床・視床下部・脳幹網様体賦活系,前頭葉とくに前帯状回・脳梁,大脳の広範な皮質・白質にあるとされ,このうち3番目のものは状態像の動揺が少なく,除脳硬直の姿勢をとりやすく,意識障害の要素に乏しく,失外套症候群 apallisches Syndrom（D）［Kretschmer E 1940］,持続性植物状態 persistent vegetative state（E）にほぼ相当する。

閉じ込め症候群 locked-in syndrome（E）［Plum F と Posner JD 1966］13)は,上位運動ニューロンの両側障害により顔面や四肢が麻痺するために発語不能の状態。一見,無動無言症に似るが,本質は意識障害ではなく運動障害であり,睡眠覚醒リズムは保たれ,瞬きや垂直方向の眼球運動により意思疎通は可能である。脳幹腹側の広範な病変で生じ,多くは脳底動脈の梗塞,まれに橋出血や腫瘍,変性疾患による。

2．内容の異常

汚言 coprolalia（E）（copros, κόπρος：堆肥,糞便）, Koprolalie（D）, coprolalie（F）は,汚い言葉や猥褻な語句を繰り返し口に出すこと。強迫性障害,統合失調症,トゥレット症候群などにみられる。1873 年 Verga A がののしりモノマニー monomanie blasphematoire（F）の名で記載した現象で,1885 年 Gilles de la Tourette G が症状の詳細を記載した。フランス語には下品な話をする eschrolalie（F）という用語もあるがあまり用いられない。copropraxia（E）は猥褻行為。女性に猥褻なことをいって満足を得る性倒錯は coprophemia（E）という。語呂合わせ Wortspielerei（D）,音合わせ Lautspielerei（D）は,発音や意味の似た言葉を無意味に発すること。駄洒落の連発で,躁状態,酩酊,統合失調症などにみる。

的はずし応答 approximate answer（E）, Vorbeireden（D）, réponce à côté（F）は,質問は理解しているのに思いつくまま口からでまかせに答えること。でまかせ応答,当意即答ともいう。まったくのでたらめでなく「1＋1＝3」「馬の足は5本」というように正答をかすめる誤答が特徴であり,ガンザー症候群や統合失調症のひねくれなどにみられる。Snell L［1856］が初めて記載し

---

13) Plum F, Posner JD：*Diagnosis of stupor and coma*. Davis, Philadelphia, 1966.

た［中田 修1973］とされる．思路弛緩のある患者では，考えた内容と口に出す言葉とがずれる場合がある．行動にあらわれると的はずし行動 Vorbeihandeln（D）という．

作話 confabulation, fabrication（E）, Konfabulation, Fabulieren（D）, fabulation（F）は，実際に体験しなかったことが誤って追想され，体験したかのように語られることで，内容も変化しやすい．記憶減退を埋めあわせる当惑作話 Verlegenheitskonfabulation（D）と，空想・想像傾向の強い生産的な空想作話 phantastische Konfabulation（D）に分けられる．前者は主として老年認知症に，後者は空想虚言，空想妄想病，頭部外傷後のコルサコフ症候群などにみられる．

進行性作話症 progressive Konfabulose（D）［Kleist K］は，40歳前後の男女に生じ，幻覚はなく空想的な作話を主症状とする統合失調症の妄想型で，Kraepelin E の作話パラフレニー paraphrenia confabulans（L）に近い．**空想虚言** pseudologia phantastica（L）［Delbrück A 1891］[14]は，架空の事柄をあたかも真実であるかのように物語る一群の患者．虚言と追想錯誤が混合し，誇大的な内容を語るうちに自分も他人も欺いてしまうことが多く，犯罪学的に問題とされた．顕示性ないし発揚性の人格異常から妄想とみなしうるものまで含まれる．

独語 monologue（E, F）, Selbstgespräch（D）は相手のいない談話．主に統合失調症で問題にされるが幼児や正常者にもみられる．強迫的ないし自動的なもの，被影響性をもつもの，対話形式の幻聴に伴うもの（応答の部分がつい独語になる）などがある．心のなかで自問自答することも独語の一種であり，統合失調症ではこれが感覚性を帯び考想化声へ発展する．独語恐怖は，「この場でいってはならないこと」が意志に反して口をついて漏れ出てしまったのではないかと恐れることで，内容が他人に知られたと確信すると独語妄想 delusion of having talked to oneself in front of others（E），睡眠中に不本意ながら出てしまうと寝言妄想 delusion of talking in sleep（E）になる．意志の障害あるいは自らのコントロールに自信のもてない一種の自我障害とみることもでき，自己臭恐怖などいわゆる自我漏洩症状のより進展した段階に生じ衝動行

---

14) Delbrück A : *Die pathologische Lüge und die psychische abnorm Schwindler*. Enke, Stuttgart, 1891.

為を伴うことがある。言語性精神運動幻覚 hallucination verbale psychomotrice (psychomotrice verbale)（F）[Séglas *LJE* 1888][15]は，内言語が増え（内言語過剰 hyperendophasie），発声器官の被影響性を伴って独語あるいは言語衝動 impulsion verbale（F）としてあらわれる現象をさし，仮性幻覚の一種ないし運動性要素の強い幻覚とみなされる。独白 soliloquy（E）(solus：一人，loquela：発語）は，個人の内面を吐露すること。演劇では状況説明や感慨を一人で述べることを独語，モノローグと呼んで独白と区別する[16]。

言語新作 neologism（E），Wortneubildung（D）は，日常にない新奇な語や言回しを作り出して用いることで，造語(症)ともいう。まったくの新語を創作する場合と，通常の語を特殊な用法で用いる場合がある。いくつかの語が融合したり，動詞や形容詞が勝手に名詞化されたり，統合失調症患者の閉ざされた思考を反映することが多く，多少とも衒奇，常同的な傾向を帯びる。onomatopoesia（E）ともいうが，これには擬声音の意味もある。固有談話 idiolalia（E）（idios, ἴδιος：固有の，プライベートな）は幼児，精神遅滞や統合失調症などの患者が自分にしか通じない言葉で話すこと。

統合失調言語(症) schizophasia（E），Schizophasie（D）[Bleuler E 1911] は，言語新作，言葉のサラダなど言語表出の障害が前景に立ち長期間病像を支配するが，ほかの精神障害は比較的少ない統合失調症の一類型。多弁で語唱，談話心迫を伴う。Kraepelin E は言語錯乱 Sprachverwirrtheit（D）の名で早発痴呆，パラフレニーに生じるとし，Kleist K は錯乱性統合失調症の一類型とし，Leonhard K はカタファジー Kataphasie（D）の名で非系統統合失調症に含めた。感覚失語との類似を指摘する見解もある。

対話語り Dialogslalie（D）[Spoerri T 1965] は，活発に話しているようにみえて，実は何ら伝わる内容のない見せかけの対話。認知症や統合失調症患者にみられる。**舌語り** glossolalia（E）(glossa, γλῶσσα, glotta, γλῶττα：舌)，Zungenreden（D），glossolalie（F）は，神がかった状態でわけのわからないことを喋ることで，象徴的色彩の言語新作が混じることがある。初期キリスト教会で聖霊が下った信者の法悦状態にみられた。舌癖 glossomania（E）は 1920

---

15) Séglas J：*Du trouble du langage chez les aliénes*. Rueff, Paris, 1892.
16) Shakespeare W（1564-1616）の戯曲『ハムレット』[1601] 第3幕の台詞「生きてとどまるか，消えてなくなるか，それが問題だ」（松岡和子訳）は独白，『テンペスト』[1611] 終幕におけるプロスペローの口上は独語である。

年代に舌の状態を過剰に気にする心気症状として登場したが，Cénac M [1925] が学位論文で glossolalia の軽症型として取り上げ，躁病患者の造語が脈絡なくたえず変化する一過性の言葉遊びとした[17]。

3．失　語

失語(症) aphasia (E) (phasis, φάσις：話し言葉，命題)，Aphasie (D)，aphasie (F) は，大脳の言語領域の損傷により，獲得された思考の言語記号化の機能が低下することで，表出の障害された運動(性)失語(症) motor aphasia (E) と，了解の障害された感覚(性)失語(症) sensory aphasia (E) に分けられる。古代ギリシャの aphasia, ἀφασία は恐怖や茫然自失による話す能力の喪失を指した。1861 年 Broca P (1824-80) は，言葉の了解はできるのに単純な音しか発しない症例に，単語のつながりに必要な秩序運動をつかさどる中枢病変を想定して失発語 aphémie (F) (phemi, φημί：宣言する，いう) と名づけた[18]。類義語に失談話 alalie (F)，失名辞 aphrasie (F)，言語麻痺 logoplégie (F) などがある。これを Trousseau A が 1864 年に失語(症) aphasie (F) と呼び変え今日のような概念にした。

ブロカ失語(症) Broca aphasia (E) は，語唖 word dumbness (E) と構音失行 apractic dysarthria (E) を主体とし，自発語は少なく，構音がぎこちなく，流暢さを欠く (non-fluent)。文の構造が省略 (失文法 agrammatism) され，復唱は困難となり，了解もある程度は冒される。古典論の皮質性運動失語に相当し，Wortstummheit [Kleist K]，central motor aphasia [Goldstein K]，verbal aphasia [Head H]，efferent motor aphasia [Luria AR]，syntactic aphasia [Wepman JM] などに対応する。重症で了解の悪い場合は全失語(症) total aphasia (E) となり，無動無言症 akinetic mutism (E) との鑑別を要することがある。

発語不全 dysphasia (E)，Dysphasie (D)，dysphasie (F)，名辞不全 dysphrasia

---

17) Cénac M：*De certains langages créés par les aliénés. Contribution à l'étude des «glossolalies»*. Thèse, 1925.
18) Broca P：Remarques sur le siège de la faculté du langage articulé suivies d'une observation d'aphémie. *Bull Société anatomique* 2 série T6：330-357, 1861. 報告例は，パリのビセートル病院に 21 年間入院中，けいれん発作と右片麻痺があり，質問にタンと答えるのみで言葉を発せず 51 歳で死亡した男性で，剖検により左第 3 前頭回に軟化巣が認められた。ブロカ領域はブロードマン 44，45 野に相当。

(E), Dysphrasie (D), dysphrasie (F) は，失語，錯語を含む言語活動全体の障害を指す de Fleury A [1864] の用語で，Kussmaul A, Séglas LJE 以降は狭義の失語症全体を指す用法に再編された．神経心理学では dysphasia を小児の口頭言語発達障害にも用いる．失名辞 aphrasie (F) は広く言語の欠落をさす語で，Broca P の aphémie (F)，de Fleury A の paraphasie (F) に相当する．

錯語 paraphasia (E), Paraphasie (D), paraphasie (F) [de Fleury A 1864] は，失語（症）で音韻の選択を誤ることで，字性錯語 literal paraphasia (E)（あるいは音素性錯語 phonetic paraphasia）と語性錯語 verbal paraphasia (E) がある．Kleist K は，統合失調症の言語新作を錯語によると考えたが，一般には受け入れられていない．失書で字を誤れば錯書 paragraphia (E) [Kussmaul A]，失読で読みを誤れば錯読 paralexia (E) で，同じく字性と語性の区別がある．Kussmaul A [1876] の Paralexie (D) は全般性の読字障害．錯談話 paralalie (F) [Lordat 1843] は会話中に単語の選択を誤ることで，paraphémie (F) とほぼ同義．

言語不当配列 acataphasia, akataphasia (E) [Steinthal H], Akataphasie (D), acataphasie, akataphasie (F) は，考えに沿った正しい言い回しができず，音韻の似た述語に置き換え，異なる言い回しを用いること[19]．Kraepelin E [1910] は思考と表出間の不一致に用い失語とも言語新作とも区別したが，失文法 Agrammatismus (D) と同義とするみかたもある．

純粋語唖 pure word dumbness (E) は，了解はよく，発語のみに限定された障害で，構音の失行とされる．古典論の皮質下性運動失語（症），純粋失構音 anarthrie pure (F) [Marie P] に相当する．失語（症）に含めないみかたもある．Lautstummheit [Kleist K], peripheral motor aphasia [Goldstein K], afferent motor aphasia [Luria AR], aphemia [Goodglass H と Kaplan E], aphasie de réalisation phonématique [Hécaen H] などにほぼ一致する．

重症の運動失語（症）で，意図的でなく発せられる語を残語 Wortrest (D) という．Jackson JH は層理論の立場から言語を，意図的に命題を提示する上位のもの（知的言語 intellectual language）と，命題形成のない自動的なもの（情動言語 emotional language）に分け，残語を上位機能の解体である失語による下

---

19) 古代ギリシャ語 kataphasis, κατάφασις は肯定を指した．1879 年に de Renzi E がカタファジア cataphasia, kataphasia (E) を精神医学に導入し，答えをあいまいにくりかえす発語障害に用いた．

位機能のあらわれと考えた。残語には，1回きりの偶発発語 occasional utterance（E）と，同じ語を常同的に繰り返す再帰発語 recurring utterance（E）ないし言語常同 verbal stereotypy（E）がある。意図的行為と自動的行為の解離はバイアルジェ・ジャクソンの原理 principle of Baillarger-Jackson（E）[Alajouanine T 1960] という。

ウェルニッケ失語（症） Wernicke aphasia（E）[Wernicke K 1874][20]は，語聾と大量の錯語を特徴とする代表的な感覚失語（症）。語音や語義の把握が悪く，会話は流暢 fluent だが，自発語，復唱ともに保続や語健忘 word amnesia（E）が目立ち，錯語に置き換えられる。患者は多幸で病態失認傾向をもつ。古典論の皮質性感覚失語（症），Worttaubheit [Kleist K]，central sensory aphasia [Goldstein K]，pragmatic aphasia [Wepman JM]，sensory aphasia [Luria AR] などに相当する。文法の形式は整っていて，前置詞や代名詞の誤用，語尾変化の混乱など感覚失語にみられる文法障害を錯文法 paragrammatism（E）という。錯語との区別が困難な場合があり，文法というより語選択の誤りとみて，存在を疑問視する立場もある。錯語がひどく，意味不明の語を多弁に羅列するとジャルゴン失語（症） jargon aphasia（E）[Gesner J 1770] になる。

純粋語聾 pure word deafness（E）[Kussmaul A 1877][21]は，口頭言語の了解，復唱，書き取りのみが障害されるもので，語健忘や錯語はほとんどなく，失語より聴覚失認に近いとするみかたもある。古典論の皮質下性感覚失語（症），Lauttaubheit [Kleist K]，peripheral sensory aphasia [Goldstein K] に相当する。

古典論では運動，感覚失語（症）の各々に復唱の保たれる超皮質性の型を区別する。**超皮質性運動失語（症）** transcortical motor aphasia（E）は，自発語は少ないが復唱の保たれるもので，Goldstein K [1948][22]はこれをブロカ失語の不全型と前頭葉の発動性欠乏による2型に分けた。Spontanstummheit [Kleist K]，dynamic aphasia [Luria AR] などが含まれる。

超皮質性感覚失語（症） transcortical sensory aphasia（E）では，語音の把握はよく復唱はできるが語義がわからない。発語は流暢だが錯語が混じりやすい。Wortsinntaubheit [Kleist K]，semantic aphasia [Head H]，désorganisa-

---

20) Wernicke K：*Der aphasische Symptomenkomplex*. Cohn und Weiger, Breslau, 1874.
21) Kussmaul A：*Die Störungen der Sprache*. Vogel, Leipzig, 1877.
22) Goldstein K：*Language and language disturbances*. Grune & Stratton, New York, 1948.

tion attentionnelle [Hécaen H] などが含まれる．語義失語 [井村恒郎 1943] は，漢字の読み書きが不良で，文意を無視して表音的な錯読をする日本語特有の失語(症)．超皮質性の運動失語(症)と感覚失語(症)が混合する場合 (mixed transcortical aphasia) は，表出と了解がともに悪いが，復唱は保たれて反響言語になりやすい．軽い場合は認知症と誤ることがある．

　全般性認知症を伴わない緩徐進行性失語(症) slowly progressive aphasia without generalized dementia (E) [Mesulam MM 1982] は，初期には記憶や人格障害が目立たず，局在症状のみが緩徐に進行する認知症．ブロカ失語(症)は少なく，健忘失語(症)の要素が多いとされるが，反響言語や言語新作を示すものもあり，独立疾患とみるものと別の認知症へ移行すると考える立場があり一定しない．

　伝導(性)失語(症) conduction aphasia (E), Leitungsaphasie (D) [Wernicke K 1874] は，了解は比較的よいが，自発語と復唱が障害され，語健忘や（字性）錯語，錯読，錯書，錯文法が著しい．患者は誤りを自覚しつねに直そうとするが，運動失語(症)のような構音障害はみられず，局在病変や分類をめぐって議論が多い．中枢失語(症) central aphasia (E) は，伝導失語(症)を内言語障害とみる Goldstein K の命名．復唱の困難を言語性短期記憶 verbal short term memory (E) の障害とみる立場 [Warrington EK ら 1969] もある．

　健忘(性)失語(症) amnes(t)ic aphasia (E), aphasie amnésique (F) [Pitres A*JMM* 1898][23)]は，喚語困難を主徴とするもので，発語は流暢，復唱は可能で了解もよいが，語の喚起（呼称）ができず，言い回しが迂遠 circumlocution (E) になる．一般に運動ないし感覚失語(症)の回復期にみられ，nominal aphasia [Head H], acoustic-amnestic aphasia [Luria AR], semantic aphasia [Wepman JM], anomia [Goodglass H] などに一致する．Goldstein K はその背後に範疇的態度（行動）の障害を推定した．

　博言家の失語(症) polyglot aphasia (E), Polyglottenaphasie (D), aphasie chez les polyglottes (F) [Pitres A*JMM* 1895] は，多国語に堪能な人が失語になった場合の言語の障害や回復のしかたのこと．一般に母国語や発症時に親しんでいた言語の回復が早いとされるが，失語型，会話状況，感情要因，修得方法などにも左右される．

---

23) Pitres A : *L'Aphasie amnésique et ses variétés cliniques*. Alcan, Paris, 1898.

聾唖者の失語(症)aphasia of deaf-mute（E），Aphasie der Taubstummen（D）は，脳病変の生じた聾唖者が，身ぶり語 Gebärdensprache（D）や手話 Fingersprache（D）に困難をきたすこと。

先天(性)失語(症)congenital aphasia（E）は，言語の獲得以前に生じた脳損傷による言語の発達障害で，言語発達遅滞あるいは発達失語(症)developmental aphasia（E），発達言語障害 developmental speech disorder（E）ともいう。

後天(性)失語(症)acquired aphasia（E）は，10歳頃までの言語発達途上にある脳損傷により，獲得された言語能力が失われる小児の失語(症)。右半球損傷例が相対的に多く，緘黙など発語の減少する単純な病像をとりやすく回復が早い。単に小児失語(症)childhood aphasia（E）というと，これを指すことが多い。後天てんかん性失語(症)acquired epileptic aphasia（E）は，後天失語(症)，聴覚失認，自発語の減少を示す小児てんかんで，ランドー・クレフナー症候群［Landau WM と Kleffner FR 1957］ともいう。

交叉(性)失語(症)crossed aphasia（E）は，右利きの右半球病変による失語。口頭言語や文字の了解が比較的よい。左利きの左半球病変によるものにはほとんど用いない。視床失語(症)thalamic aphasia（E）は視床病変による失語。発語・音量が減少し，喚語困難，保続，省略傾向をもち疲れやすいとされるが，存在を疑問視する立場もある。

非失語性呼称異常 non-aphasic misnaming（E）［Weinstein EA と Kahn RL 1952］[24)]は，失語はないが呼称で著しい錯語（語性錯語）を示す特異な喚語障害。医療機器や生活史に関する事がらなど対象の選択性があり，健忘，多幸，疾病無関心などを伴うとされる。広範な大脳病変や右半球病変にみられる。

4．書字障害，失書

失書(症) agraphia（E），Agraphie（D），agraphie（F）は，知能や運動機能に障害はないのに，脳の後天損傷により文字が書けないこと。書字の障害をはじめて記載したのは Marcé LV［1856］[25)]であるが，失書(症)としての最初の報告はウィーンの Benedikt M［1865］によるといわれる。失語性失書(症) aphasic agraphia（E）は，失語症の部分症状としてみられるもので，もとの失

---

24) Weinstein EA, Kahn RL：Non-aphasic misnaming (paraphasia) in organic brain disease. *Arch Neurol Psychiatr* 67：72-79, 1952.
25) Marcé L：*Traité pratique des maladies mentales*. Baillère, Paris, 1862.

語の型や程度を反映する．

　構成失書(症)constructional agraphia（E）は，文字形態の構成が障害されるもので，ゲルストマン症候群や構成失行に伴う．観念運動失行の部分症状として書字ができないものは失行性失書(症)apraxic agraphia（E）である．失認性失書(症)agnostic agraphia（E）は，右半球損傷による視空間失認に伴う書字障害で，模写の不良が目立つ．書字は右端にかたより，行が乱れて配列が悪く，縦線が過剰になりやすい．空間失書(症)spatial agraphia（E）ともいう．純粋失書(症)pure agraphia（E）[Exner S 1881]は，書字障害が他の神経心理学症状を伴わずに単独で出現すること．脳梁損傷により左手一側に失書(症)がみられる．

　小字症 micrographia（E）は，字を書くうちにだんだん小さくなる書字不全 dysgraphia（E）でパーキンソン症候群にみられる．小脳失調では測定障害のために大字症 macrographia（E）になりやすい．書痙 writer's cramp（E）は，とくに人前で書字をするときに限って手がふるえ書けなくなること．鏡像書字 mirror writing, palingraphy（E）（palin, πάλιν：新たに）は，左手で書く文字や図形が鏡像のように左右逆転すること[26]．不定の局在病変で生じ，変性疾患にもみられる．鏡像発語 mirror speech（E）は発語中に語音が逆転すること．

　書癖 graphomania（E）（graphe, γραφή：書字，書く行為），Graphomanie（D），graphomanie（F）は，本や手紙を書きまくること．18世紀末に登場し，Esquirol JED のモノマニーに記載がある．Ossip-Lourie[1920]は「書くことへの病的傾向」と広く定義し，多幸状態で書きなぐる発揚型と自信がないために書き続ける抑うつ型のふたつの類型を区別し，本や木，壁などに署名しまくるものまで含めた．筆記癖 scribomanie（F）（scribere：書く），書漏 graphorrhée（F）と同義．Séglas LJE[1892]は，書字性言語不全 dyslogie graphique（F）の中に書癖，書漏，書字性緘黙 mutisme graphique（F）を含めている．

　書字過多(症)hypergraphia（E）[Waxman SG と Geschwind N 1974][27]は，強迫的に細部までこだわり大量にものを書くことで，側頭葉てんかんに多い．心気症患者は詳細な記録を残し，パラノイアも膨大な手紙や投書をする．自動

26）正常人でこれを書く人があり，イタリアルネサンス期の万能人 Leonardo da Vinci（1452-1519）が用いたことで知られる．
27）Waxman SG, Geschwind N：Hypergraphia in temporal lobe epilepsy. *Neurology* 24：629-636, 1974.

書記 automatic writing（E）は，無意識に書字をする自動症の一種で，支配感が強いとさせられ体験に近くなる。右半球損傷でこれに近い書きなぐりを一過性にみることがある。

書字恐怖(症) graphophobia（E），Graphophobie（D），graphophobie（F）は書くことへの病的な恐れ。書字けいれん graphospasm（E）は書痙の別名。エコグラフィー echography（E）は超音波検査法。

書字や筆圧などから性格，思考をたどる学問は筆跡学ないし書相学 graphology（E）であり，傑出した人物の作品や業績に及ぼした精神障害の影響を研究するのは病跡学 pathography（E）[Möbius PJ 1907]と呼ばれる。夫婦の一方が精神病になり，他方の創造性を触発する場合は準病跡学 epi-pathography（E）[宮本忠雄 1968]ということがある。創造活動により新たに人格平衡の得られた芸術家を対象にするのは心理伝記 psychographie（F）[Delay JLP 1954]，天才の人格を構造分析するのは人間誌 Anthropographie（D）[Spoerri T 1952]，天才の犯罪や背徳的逸話を論じるのは犯罪誌 Kriminographie（D）[Lange J 1936]である。

5．読字障害，失読

失読(症) alexia（E）(lexis, λέξις：語)，Alexie（D），alexie（F）は，知能や視力，眼球運動に障害はないにもかかわらず，脳の後天損傷により書字言語の理解ができないことで，Schmidt［1673］の記載に始まるされ，19世紀末に医学用語になった。

読字不全 dyslexia（E），Dyslexie（D），dyslexie（F）は全般性の読字困難。シュトゥットガルトの神経病医 Berlin［1886］がつくり，Bruns［1887-88］が採用した語で，学習障害，脳の後天損傷など病因を問わず書かれた文字が読めないこと。Déjerine JJ は一過性失読(症) alexie transitoire（F）の意味に用いた。学習障害の場合は読みかた障害あるいは読字障害 reading disorder（E）といい DSM-Ⅲから Ⅱ 軸に登場した。非言語性学習能力低下 non-verbal learning disability（E）[Myklebust HR 1975]は，左半身優位の協調運動と触覚障害，視空間認知障害，社交不良，非言語的な問題解決不良，新しい状況への不適応などをもつ一群の子ども。当初は大脳左半球の障害された読字不全に対する右半球の機能異常として提唱されたが，アスペルガー症候群と重なる部分が多い。読字緩慢 bradylexia（E）は読むのが遅いこと。

失語性失読（症）aphasic alexia（E）は，失語（症）にもとづく二次性の失読（症）で，もとの失語の型や程度に対応する。失読失書（症）alexia with agraphia（E）は，失書（症）を伴うもので，語性失読が多い。ゲルストマン症候群にみられるので，頭頂失読（症）parietale Alexie（D）［Pötzl O］ともいう。純粋失読（症）pure alexia，alexia without agraphia（E）は，失語や失書を伴わない選択的な読字障害。文字形態の視覚認知が悪く，字性失読になりやすい。視覚以外の感覚情報を与えると理解が早くなり，例えば字画を指でなぞると読める（schreibendes Lesen）。しばしば右同名半盲や色名呼称障害を伴う。語盲 Wortblindheit（D）［Kussmaul A 1877］，後頭失読（症）occipitale Alexie（D）［Pötzl O］などに相当する。

　読書衰弱 legasthenia（E）（lego：読む）［Berkhan 1885］，Lesenschwäche（D）は，知能は普通の子どもで，読み書きが遅く，よくできないこと。発達性読字不全 developmental dyslexia（E），一次性読書遅滞 primary reading retardation（E）［ICD-9］ともいう。読字，書字の困難が分離すること，計算不全 dyscalculia（E）を伴うこともある。アルファベットと漢字で脳の関連部位が異なるらしい。

N　行動の変化，異常行為

　精神内容は表情，態度などとともに個人・家庭・社会生活における行動，行為の異常としてあらわれる。**行動** behavio(u)r（E）は有機体のしめす物理的活動で，個体ないし集団的な行動を客観的，実証的な方法を用いて研究する学問は行動科学 behavioral science（E）と呼ばれる。言語伝達の手段をとれない動物，乳幼児，精神遅滞，一部の精神病では行動観察に頼らざるをえない。エソロジー ethology（E）は，自然環境の中で動物の行動を研究する学問だが，イギリスでは性格の科学［Mill JS 1843］，人生学，人類学という意味にも用いる。性格形成的 ethoplastisch（D）は，性格からきめられる精神症状をさす Birnbaum K の用語。

　行動主義(心理学) behaviorism（E）は，研究対象を意識内容より客観的に観察でき数量化の可能な行動に置く心理学で，Watson JB［1913］[1]に始まり条件反射学，学習理論を基礎に主としてアメリカで発展した。**行動療法** behavior therapy（E）［Eysenck HJ 1959］[2]は，精神分析を批判し学習理論にもとづいて立てられた精神療法で，教育と訓練により誤った学習を消し，不足を補って正しい行動様式をつくりあげようとする。筋肉の弛緩訓練をして反復する刺激を消去する系統的脱感作 systematic desensitization（E），刺激状況に長時間向き合う暴露法，反応に正負の強化（賞賛，達成感，罰など）を与えて発生頻度を増減させるオペラント技法，モデル刺激を観察，模倣して行動のスキルを学習するモデリング，自身の行動を観察して記録，評価するセルフモニタリング，眼球運動をもちいる脱感作法（EMDR）などさまざまな技法がある。

　行動が刺激 stimulus（E）に対する反応 reaction（E）という反射的，受動的なニュアンスをもつのに比して，**行為** act（E），Handlung（D），conduite, acte（F）は一般に動機にもとづいて決意され，意志的に実行される人間に特有な行動

---

1) Watson JB : *Behaviorism*. Norton, New York, 1925.
2) Eysenck HJ : *Behavior therapy and neuroses*. Pergamon Press, Oxford, 1960.

と見なされる。正常の成人が売買や契約など法律上有効な行為をする能力を**行為能力** contractual capacity（E），Handlungsfähigkeit（D）と呼び，被後見，被保佐の宣告や遺言，契約能力をめぐってその存否が問題とされる。異常行為は家族や友人などに気づかれ，受診や入院の契機となることが多いが，患者自身が悩んでいることもある。また一見同じ行為でもその背景は意識障害から説明できるもの，欲動・意志の障害によるもの，感情にもとづくもの，幻覚・妄想などの病的体験に支配されたもの，体験への反応とみなしうるものなどさまざまである。

　対処 coping（E），Bewältigung（D）は，直面する困難な状況へ適応することで，種々の技法（対処技法 coping skills）を用いて行動（対処行動 coping behavior）を起こす。無意識の場合は防衛機制［Freud A 1936］と移行があるが，1970年代以降はストレス状況に対する個人の意識的行動パターンの意味で用いられ，Coping Inventory for Stressful Situations（CISS）（E）［Endler NS ら 1990］などの調査票で測定する。解離や妄想などの精神症状にも対処から説明できそうなものが少なくない。**行動化** acting out（E），Agieren（D），mise en acte（F）は，精神分析治療過程で治療者への転移にもとづく葛藤が言語化されず行動のかたちで表現されること。

　遂行機能 executive function（E）［Lezak MD 1982］[3]）は，目的をもって創造的，効果的に行動する機能。意志により目標を設定し，計画を立案し，目的に向かって正しい順序で行動を起こし，自分を監視しながら効果的に修正，調節する能力である。従来は前頭前野機能と呼ばれたものに近く，前頭葉損傷に限らず認知症，脳炎，一酸化炭素中毒，コルサコフ症候群，パーキンソン症候群，統合失調症などに生じる。実行機能ともいう。

　運動性 motility（E），Motilität（D）は，自動的，反射的な運動ができること。精神活動を反映する運動は**精神運動性** Psychomotorik（D）あるいは単に motoricity（E），Motorik（D）という。運動精神病 Motilitätspsychose（D）は，急性に発病し多動（興奮）と無動（昏迷）の両極を交代し，速やかに治癒して欠陥を残さないが再発反復する Kleist-Leonhard の非定型精神病の一類型で，緊張病とは区別されるという。

---

3) Lezak MD：The problems of assessing executive functions. *Int J Psychol* 17：281-297, 1982.

1．行動の量的な変化

運動性が増加すると**運動過多，多動** hyperkinesia (-sis), hypercinesia (-sis) (E)（hyper, ὑπέρ：上に，越えて，kinesis, κίνησις：運動)[4]，Hyperkinesie (D), hyperkinésie, hypercinésie (F) といい，意図しないで生じる場合は不随意運動である．

行動過多，過活動，活動亢進 hyperactivity (E), Überaktivität (D) は，行動の増加した状態で，落ち着かない不穏 restlessness (E), Unruhe (D) から興奮 excitement (E), Erregung (D) まで幅がある．せわしなく動き回り，忙しく仕事をやり散らかし busiliness (E), Betriebsamkeit (D)，多弁，不眠で，電話をかけまくり，むやみに外出してはさして入用でないものを次々に買い求めて浪費 extravagance (E), Verschwendung (D) が多い．

多動症候群 hyperkinetic syndrome (E) は，落ち着きのない小児で，19 世紀後半から知られていたが，1970 年代に児童精神医学領域で注目されるようになった[5]．DSM-Ⅲには，不注意と衝動コントロール不良を重視した注意欠如障害 attention deficit disorder (ADD) (E) として登場した．患者は注意を持続できず，よく物をなくし，話をきちんと聞いていない．じっと座っていられず，状況をわきまえず走り回る．順番を待てず，他人の会話に割って入る．DSM-Ⅲ-R では，多動性を発達障害，攻撃性を環境・家族問題とみる Loney J [1983] の考えを入れて，撹乱（性）行動障害 disruptive behavior disorder (E) のなかに注意欠如多動障害 attention-deficit hyperactivity disorder (ADHD) (E) として位置づけられた．DSM-Ⅳでは不注意群と多動・衝動性群が質的に異なるとの立場から**注意欠如・多動障害** attention-deficit/hyperactivity disorder (AD/HD) (E) となった．ICD-10 では多動障害 hyperkinetic disorder (E) [F90] に入り，反抗・拒絶的な反抗挑戦性障害 oppositional defiant disorder (E)，攻撃・反社会的な素行障害 conduct disorder (E) への移行がある．

微細脳機能障害 minimal brain dysfunction (E) [Clements SD と Peters JE 1962] は，軽い脳機能不全が推定される学習・行動異常．エコノモ脳炎の小児後遺

---

4) 映画，シ(キ)ネマトグラフ cinématographe (F), Kinematograph (D) は，動きを記録するという意味．
5) フランクフルトの小児・一般・精神科医 Hoffman H [1865] が童話『もじゃもじゃ頭のペーター Der Struwwelpeter』の第 8 話「じたばたフィリップのお話 Zappel-Philipp」に多動で衝動的な子どもを記載し，Still GF [1902] は道徳・行動コントロールの悪い 43 例の子どもを講義で示した．

症である器質欲動症 organic drivenness（E）[Kahn E と Cohen LA 1934]がモデルになっており，多動障害，注意欠如障害に重なる．従来は脳性麻痺と移行のある最小限の脳損傷による**微細脳損傷** minimal brain damage（E）[Knobloch H と Pasamanick H 1959]と呼ばれた．てんかんの小児に生じる転導性，多動，刺激性などの障害は早期小児外因性精神症候群 frühkindliches exogenes Psychosyndrom（D）という．

目標の充分に定まらない欲動 drive（E），Trieb（D），pulsion（F）の亢進を**心迫** implusion（E），Drang（D）と呼び，これにうながされた行為を心迫行為 impulsive action（E），Dranghandlung（D）という．意味もなく絶えず動き回る運動心迫 Bewegungsdrang（D），ややまとまりのある行為心迫 Tatendrang（D），忙しく活動するが全体の統一性に欠ける作業心迫 Beschäftigungsdrang（D）などの段階が区別され，躁病，統合失調症，老年認知症，精神遅滞，てんかんなどでみられる．躁病では爽快気分が伴うが，緊張病や非定型精神病では何かに駆り立てられるような，今しておかないと間に合わないような不安，焦燥を伴いやすい．歩行への欲求が抑えられず，目的なく徘徊するのはタシキネジアといい，薬原性のアカシジアや脳炎後遺症で生じる．

藁屑集め carphologie（F）（carphos, κάρφος：藁，藁屑，転じて木の切れ端，小片），carphology（E）は，せん妄や認知症患者が手で空をまさぐり，藁を集めるような動作をすること．Hippocrates にはフレニティス phrenitis の高熱，心神喪失時において手の運動をあらわす動詞形で登場し，19世紀初頭フランス語に導入された．今日では熱性疾患を離れ，精神障害全般にみられる小さい，無秩序で，当惑した手の動きを記載する用語になった．類義語に毛屑集め floccillation（E），糸屑集め crocidism（E）などがある．認知症の行動心理症状 behavioral and psychological symptoms of dementia（BPSD）（E）[Finkel SI ら 1996]は，認知症患者の記憶，認知障害により生じる周辺症状の総称で，不安，うつ，幻覚，妄想，徘徊など．

躁病性興奮 maniac excitement（E）では感情が爽快で行為の意図が一応了解できるが，緊張病性興奮 catatonic excitement（E）や意識障害（せん妄，もうろう状態）によるものは唐突，不自然に生じはっきりした動機が認められない．運動暴発 Bewegungssturm（D）は，危機状況にあいパニックに陥ってめちゃくちゃな運動をする一種の原始反応．

麻痺がないのに運動性が低下した状態を**運動減少**，**寡動** hypokinesia(-sis)，

hypocinesia（-sis）（E）（hypo, ὑπο：下に，こちら側に），Hypokinesie，Bewegungsverarmung（D），hypokinésie，hypocinésie（F）といい，動作の鈍い運動緩慢 bradykinesia, bradicinesia（E）から動きのまったくみられない無動 akinesia（-sis）（E）まである[6]。多くは錐体外路疾患と抗精神病薬による錐体外路症状であるが，前頭葉損傷，意識障害，無為によるものを含めることがある。無動無言症 akinetic mutism（E）は，運動・構音機能は保たれているのに自発語や運動を起こさない特殊な意識状態。無動発作 akinetic seizure（E）はてんかんの意識消失による無動状態。akinetic epilepsy（E）は脱力を伴う転倒発作 drop attack（E）のことで，失立発作 astatic seizure（E），脱力発作 atonic seizure（E）も同義。いずれもレンノックス・ガストー症候群の発作型である。

行動減少，活動低下 underactivity（E）は，運動性の低下はないのに行動全般が少なくなった状態。しようと思いながら行動に移せないことを精神運動制止 psychomotorische Hemmung（D）あるいは単に制止 inhibition（E），Hemmung（D）という。これが強まると，まったく動かず外からの刺激にも応じない昏迷となる。

昏迷 Stupor（D）は，意識混濁はなく外界を認識しているにもかかわらず，これに応じる意志が発動されない状態とみなされ，原因となる疾患により体験内容も異なる。緊張病（緊張病性昏迷 katatonischer Stupor），うつ病（抑うつ性昏迷 depressiver Stupor），心因反応（ヒステリー性昏迷 hysterischer Stupor），悪性症候群などにみられる。器質昏迷 organischer Stupor（D）は通過症候群のなかで発動性のなくなったもの。情動昏迷 Affektstupor, Emotionsstupor（D）は，小児や精神遅滞にみられる驚愕反応をさし，拘禁昏迷 Haftstupor（D）[Raecke J 1901][7]は，拘禁反応の一種で囚人が突然に昏迷に陥ること。筋緊張は一般に多少とも亢進するが，低下すること（弛緩性昏迷 schlaffer Stupor）もある。程度の軽い場合は亜昏迷 Substupor（D）という。英語圏の昏迷 stupor（E）は中等度の意識混濁をさすことが多い。発作性昏迷 ictal stupor（E）も，てんかん発作重積による種々の程度の意識混濁で，脳波に棘・徐波複合を示し，数時間から数日に及ぶことがある。棘・徐波昏迷 spike-wave stupor（E）ともいう。中国語の昏迷は昏睡のことで，昏迷には木僵を当てる。弛緩

6）古代ギリシャ語 akinesia, ἀκινησία は無動のほか，動作そのものができないこともさした。フランス語には19世紀初頭に acinèse の形で登場し，次いで acinésie になった。
7）Raecke J：Hysterische Stupor bei Strafgefangenen. *Allg Zeitschr Psychiatr* 58：409, 1901.

性 Attonität（D）も昏迷とほぼ同義の無動状態で，弛緩性ワーンジン attonischer Wahnsinn（D），弛緩性メランコリー melancholia attonita（L）は緊張病の旧名である。

擬死反射 death feigning（E），Totstellreflex（D），simulation de la mort（F）は，動物が急な危険にさらされて動けず死んだようになること。人間の昏迷や情動麻痺を発生的に古い装置の発動とみて層理論で説明することがある。

2．行動の質的な変化

統合失調症では行動が急に中断しては再開する途絶 blocking（E），Sperrung（D），barrage（F）や，能動性を失って他からさせられていると感じるさせられ行為 gemachte Handlung（D）を認めることがある。

衝動行為 impulsive Handlung（D）は，欲動が意志による統制を受けずに直接行為へと移されたもの。欲動行為 Triebhandlung（D）も同義だが，前者では向けられる目的が明瞭なこと，後者の背後に人格の制御をある程度認めて両者を区別することもある。脳器質疾患，躁病，統合失調症，心因反応，人格異常，境界性パーソナリティ障害などに広くみられる。統合失調症ではさせられ体験が，見かけ上，衝動行為の形をとることがある。自己臭恐怖などのいわゆる自我漏洩症状も，進行すると衝動行為を伴いやすい。渇酒癖や大食（症），心因性多飲も一種の衝動行為である。短絡反応 Kurzschlußreaktion（D）[Kretschmer E] もこれに近い。

攻撃 aggression（E）は，対象に敵対し危害を加えようとする行動ないしこれをもたらす本能傾向。その起源については権力への意志 Wille zur Macht（D）[Adler A]，死の本能 Todestrieb（D）[Freud S]，欲求不満 frustration（E）[Dollard J] など諸説がある。攻撃が自分に向けられると自殺，自傷になる。力動的見地からは治療過程で患者に生じる抵抗 resistance（E）や，かえって病状が悪化する陰性治療反応 negative therapeutic reaction（E）も一種の攻撃と見なされる。攻撃者との同一化 identification with the aggressor（E）[Freud A 1936] は，自分に危険を与えるものを模倣することでこれから逃れようとする幼児期の防衛機制をさし超自我の形成に関わるとされる。受動・攻撃性パーソナリティ障害 passive-agressive personality disorder（E）[DSM-IV付録] は，権威に反発し，指示に従わずわざと引き延ばし不機嫌になる人格異常。

侵襲学 agressologie（F）は，侵襲を受けた生体の自律調整機構の破綻を中心

とする全体的な反応を研究する学で，フランスの病理学者 Mosinger M [1954][8]）が提唱した。Reilly J [1934][9]）の過剰刺激症候群 irritation syndrome（E），Selye H [1936] の汎適応症候群 general adaptation syndrome（E）も一種の侵襲学である。侵襲後振動反応 réaction oscillante post-agressive（F）は，侵襲を受けた生体が内部環境を維持するために反応として病気をつくるとするフランスの外科医 Laborit H [1955][10]）の侵襲学。

強迫行為 compulsive act（E），Zwangshandlung（D）は，ある行動に駆り立てられて行なわないと気が済まないこと。主な類型として，不潔感から手や衣類を洗い直す洗浄強迫 washing compulsion, ablutomania（E）（luo：清める），Waschzwang（D），ガス栓や戸締りを繰り返し確かめる確認強迫 checking compulsion（E），Kontrollzwang（D）がある。繰り返すうちに動作の手順が一定になり形式化することを**儀式** ritual, ritualistic behavior（E），Zeremonie, Zeremoniell（D），rite（F）といい，就眠儀式 Schlafzeremonie（D），洗浄儀式 rite de lavage（F），着衣儀式 Ankleidezeremoniell（D），確認儀式 rite de vérification（F）などの形をとる。頭の中で繰り返す言葉，祈り，計数，さらには浮かんでくる考えを打ち消さずにいられないのも外にあらわれない一種の強迫行為であり，DSM-Ⅳでは心的行為 mental acts（E）と呼ぶ。このために動作が緩慢になることを強迫緩慢 obsessional slowness（E）［Rachman SJ 1974］という。作業強迫 Beschäftigungszwang（D）は，何かしなくてはとの考えにとらわれることで，怠惰を嫌い，予定を一杯に入れ，しきりに外出しては各種の会合に参加して落ち着かない。自ら悩むこともあるが，自分なりの理があると思っていることも少なくない。摂食障害，境界性パーソナリティ障害，無力妄想などにみられる。統合失調症では求道者のように禁欲的になり，体力を無視して連日激しいトレーニングをこなす，長距離を泳ぐなど極端に傾くことがある。活動障害 activity disorder（E）は強制ランニング obligatory running（E）と摂食障害に共通する心性を認めた Yates A [1991] の概念。道具の強迫的使用 compulsive manipulation of tools（E）は，目の前の物品を右手が日常通りに使用してしまい抑制できない脳梁を含む前頭葉症状。両手に生じ抑制できるのは利用行動 utilization behaviour（E），comportement d'utilisation（F）［Lhermitte F

8）Mosinger M：*Neuro-endocrinologie et neuro-ergonologie.* Masson, Paris, 1954.
9）Reilly J：L'irritation neuro-végétative et son rôle en pathologie. *C R Soc Biol* 48：1374-1386, 1934.
10）Laborit H：*Réaction organique à l'agression et choc.* Masson, Paris, 1957.

1983]11)という.

運動維持困難 motor impersistence（E）[Fisher CM 1956]12)は，一定の運動を持続できないこと．視線を固定できずにそらせてしまう，目を閉じたままでいられない，出した舌をすぐ引っ込めるなどで，右半球損傷に多い．一種の機能変遷とも転導性ともみられる．統合失調症にもあるが，逆に，ついある所に目がいってしまう，吸い寄せられるようにみてしまうなどの訴えもあり，一種の自動症あるいは意志の不全である．運動保続 motor perseveration（E）は，始めた運動を止められずに繰り返すこと．

パーキンソン病ではふたつの動作を同時に行なうことが困難で，複数行為 two-motor act（E）の障害という．統合失調症のいわゆる精神病後抑うつの時期にも，行為のひとつひとつは誤らないが，まとまりのある行為（料理をつくる，絵を描くなど）に過不足なく注意を行きわたらせて全体を統合することが困難になり，いくつもの断片を同時に進行させることができず，結果的に時間がかかり目標に到達しない．遂行機能の障害とのみかたもあるが，自分を未来に投企して人生を創造的に設計する時間体験の障害ともいいうる．

歩行障害 gait disturbance, dysbasia（E）はうまく歩けないこと．**失歩，歩行不能（症）** abasia（E）（basis, $\beta\acute{\alpha}\sigma\iota\varsigma$：歩行動作，運動），abasie（F）は歩くことができない，**失立，起立不能（症）** astasia（E）（stasis, $\sigma\tau\acute{\alpha}\sigma\iota\varsigma$：立っている，起きる動作，ポーズ, astasia, $\dot{\alpha}\sigma\tau\alpha\sigma\acute{\iota}\alpha$：不安定），astasie（F）は立つことができない状態．astasie-abasie の語は 1883 年 Charcot J-M と Richer P*MLP* によるもので，Charcot J-M は火曜講義において神経病とヒステリーの両方に用いた．Charcot J-M のもとにいた内勤医 Blocq P は 1888 年に運動・感覚障害のない失立・失歩を発表したが，これは後にブロック病 maladie de Blocq（F）と呼ばれ，小脳ないし内耳の迷路に病変のある一種の歩行失行である．

神経病の歩行障害には，脳性片麻痺の片麻痺性歩行 hemiplegic gait（E），脊髄・小脳疾患の運動失調性歩行 ataxic gait（E），痙性脊髄麻痺などの痙性歩行 spastic gait（E），脳性対麻痺のはさみ脚歩行 scissor gait（E），筋ジストロフィーの動揺歩行 swaying gait, waddling gait（E），ポリオなど弛緩性麻痺の鶏歩 steppage（E, F）（原義：馬の速歩）[Charcot J-M]，パーキンソン病のパーキン

---

11) Lhermitte F :"Utilization behaviour" and its relation to lesions of the frontal lobes. *Brain* 106 : 237-255, 1983.
12) Fisher CM : Left hemiplegia and motor impersistence. *J Nerv Ment Dis* 123 : 201-218, 1956.

ソン歩行 parkinsonian gait（E），跛行 claudication（E）のひきずり足歩行 limping（E）などが知られている。

片麻痺性歩行の足が円を描く様子は円運動足 héliopode（F）(erix, ἕλιξ：螺旋状の，うず巻き，poys, πούς：足）[Charcot J-M], circumduction（F）（circumducere：ぐるりと回る），草刈り歩行 démarche (marche) en fauchant（F）などと表現される。パーキンソン病でしだいに歩幅が狭まり足の運びが早まるのは前方突進（現象）propulsion, antepulsion（E）（pellere：押す）あるいは加速歩行 festinating gait（E）(festinare：急いで行く）といい，足が床にへばりついて歩けなくなるのはすくみ足歩行 freezing of gait, frozen gait（E）で，歩行開始時に多いが方向転換，狭い通路などの歩行時にもある。小刻み歩行 démarche (marche) à petit pas（F）[Déjerine JJ] は多発性脳梗塞やパーキンソン病にみられる。解離性障害，詐病の歩行障害では理屈に合わないことが多いが，精神症状がすべて不合理で神経症状がすべて合理とは限らない。緊張病では衒奇症が歩行障害のかたちをとることがあり，筋の不随意な緊張と弛緩のために患者が困惑することもある。歩くことをこわがるのは歩行恐怖 basophobia（E）である。

3．失　　行

失行（症） apraxia（E）(praxis, πρᾶξις：行動，動作），Apraxie（D），apraxie（F）は，筋や四肢に運動機能障害がなく，命令は理解し対象の把握もできるのに，求められた動作が正しく行なえないこと。Apraxie の語を初めて用いたのは Steinthal H [1871] とされるが，今日でいう失行の概念を確立したのは Liepmann HC [1900][13] である。錯行（症）parapraxia（E）は Rose [1907] の用語だが，失錯行為の意味もある。

身体の一部に限定する最も低次の失行を肢節運動失行 limb-kinetic apraxia（E），gliedkinetische Apraxie（D）といい，熟練動作 skills（E），Fertigkeiten（D）が障害される。神経支配失行 innervatorische Apraxie（D）[Kleist K] ともいう。手指失行 hand-finger apraxia（E）は，手指の細かい動作が障害されるもので，局在病変と反対側の上肢に生じる。下肢に生じるものは躯幹下肢失行 truncopedel apraxia（E）といい，歩行失行 apraxia of gait（E），Gangapraxie（D）

---

13) Liepmann HC：*Über Störung des Handels bei Gehirnkranken*. Karger, Berlin, 1905.

[Gerstmann J 1926] や，起立歩行失行 Stand-Gang-Apraxie (D) [Kleist K 1934] の形をとる。

　一側運動失行 unilateral kinetic apraxia (E) [Denny-Brown D 1958] は，把握反応 grasping reaction (E) あるいは回避反応 avoiding reaction (E) を伴う動作の障害で，前者は磁石失行 magnetic apraxia (E)，後者は反発失行 repellent apraxia (E) と呼ばれる。力動失行 dynamic apraxia (E) [Luria AR 1966] は，要素の組み合わされた連続動作が拙劣なもので前頭葉損傷にみられる。

　観念運動(性)失行(症) ideomotor apraxia (E)，ideomotrische Apraxie (D) は，日常の習慣化した身ぶりやしぐさが意図的にできない状態。運動観念はあるがそれを運動中枢に伝えることができないので口頭命令に従えない。通常は両側性に生じ動作のとりかかりが悪いが，意図しない場面ではできるので日常生活に支障は来たさない。観念運動 ideomotion (E) は，自動的，反射的に行なわれる運動に対し，運動観念にもとづく意図的な運動のこと。

　顔面失行 facial apraxia (E) は顔の習慣動作がうまくできないもの。両側性で各種の失語に合併する。一般に顔面下半に強いので口部顔面失行 buccofacial apraxia (E) ともいう。開眼失行 apraxia of lid opening (E) [Riese W 1930]，閉眼失行 apraxia of lid closure (E) [Lewandowsky M 1907][14]は，指示に従って開閉眼のできない状態だが，錯行(症) parapraxia (E) が目立ち失行とすることに異論が多く，歩行失行を含めて運動開始困難とするみかた [山鳥 重 1984] もある。

　脳梁失行 callosal apraxia (E) は，脳梁損傷により生じる左上肢の観念運動失行で，左手の失書を伴うことがある。交感失行 sympathetic apraxia (dyspraxia) (E) は，左半球損傷により生じる左上肢の観念運動失行で，通常は右片麻痺を伴うので右上肢の失行は目立たない。拮抗(性)失行 diagonistic apraxia (dyspraxia) (E) [Akelaitis AJ 1944] は，右上肢の動作を左上肢が妨げて行為がいつまでも完遂しない一種の左右協調運動障害。いずれも離断症候群として説明される。

　観念(性)失行(症) ideational apraxia (E)，ideatorische Apraxie (D) は，個々の単純な行為は可能だが，それらを組合わせた複合的な系列行為ができないこと。Liepmann HC は，観念企図 ideatorische Entwurf (D) が機能しないために

---

14) Lewandowsky M：Über Apraxie des Lidschluss. *Klin Wochenschr* 44：921-923, 1907.

行為が喚起されないと考えたが，日常の物品を正しく使えない操作障害すなわち使用失認 agnosie d'utilisation（F）［Morlaas J 1928］というみかたもある。

構成失行（症） constructional apraxia（E），konstruktive Apraxie（D）［Kleist K 1934］は，空間的な構成行為が障害されるもので，積木や描画など物品を用いる場合と手足，指などを用いる場合がある。左右いずれの半球損傷にも生じるが，左半球の病巣ではゲルストマン症候群や健忘失語を伴い，手本に近づきすぎてなぞる傾向 closing-in phenomenon（E）［Mayer-Gross W 1935］がみられ，右半球障害では視空間失認や半側身体失認を合併しやすく，形態の把握が悪く歪みやすい。視覚失行 optische Apraxie（D）［Poppelreuter W 1917］とも呼ばれた。一側模倣不全 unilateral dyscopia（E）［Gazzaniga MS 1965］は，脳梁損傷による右手の構成失行。

着衣失行 apraxia for dressing, dressing apraxia（E）［Brain R 1941］[15]，Kleidungsapraxie（D）は，観念運動失行や観念失行によらない着衣・脱衣の困難で，一般に両側性のものをいう。右半球損傷によるものが多いが，独立性を疑問視するむきもある。

4．生理機能に関連する行動異常

食欲の異常な亢進を **食欲過多** hyperorexia（E）（orexis, ὄρεξις：熱望，食欲），hyperphagia（E），低下を **食欲減退** hypophagia（E）（ephagon, ἔφαγον：食べる），oligophagia（E）ないし **無食欲** anorexia（E）（αν：失，脱），両方含まれる場合を食欲不全 dysorexia, dysphagia（E）という。これらのなかでは anorexia, dysorexia がもっとも古い語で古代ギリシャに存在した。Dysphagia は嚥下障害などによる末梢性の食事困難をさす 18 世紀の用語で hyperorexie は 19 世紀末に登場した。Galenos において dysorexia はあらゆる食欲障害をさした。その後は程度の軽い anorexia に散発的に用いられるに過ぎなかったが，近年の英語圏では anorexia と bulimia の両極をもつ摂食障害をまとめる用語としての意味をもつようになった。

食事緩慢 bradyphagia（E）（bradys, βραδύς：遅い）はゆっくり食べること，食事心迫 tachyphagia（E）（tachys, ταχύς：速い）［Jacquet 1907］は食物をあ

---

[15] Brain R : Visual disorientation with special reference to lesions of the right cerebral hemisphere. *Brain* 64 : 244-272, 1941.

せって早く食べて消化不良を起こすこと。多食 polyphagia（E）（polyphagia, πολυφαγία：貪り食う，意地汚さ）は摂食量の多いことで，18世紀以来，いくら食べても満腹感のない食欲過多をさし，強迫的色彩の強い boulimia，食行動の過剰全般を包括する hyperorexia とは区別される。多食欲 polyorexia（E）は過度の空腹を記述する用語。反芻障害 rumination disorder（E）[DSM-Ⅲ]は，吐きもどしと噛みなおしを繰り返す小児の摂食障害で，反芻症 mérycisme（F）（merycismos, μηρυκισμός：反芻，吐出）の名で17世紀初頭から記載があり，Pinel P [1818] は栄養機能の神経症に含めた。

拒食 food refusal, refusal of food（E），Nahrungsverweigerung（D）は食事を拒むことで，その背景は幻覚・妄想によるもの，自殺の目的，昏迷，神経性無食欲症，緊張病，自罰や拒絶症の表現など種々で動機の不明なことも少なくない。まったく摂食しない場合や，勧められると拒み放置すると食べたり，朝昼は食べず morning anorexia（E），夜間摂食 night eating（E）したり，ひそかに盗食したりする。他人の食事に関心があり，自分は食べず他人にあれこれ指示して食べさせたがる。

神経性無食欲症 anorexia nervosa（L）は，主として青年期の未婚女性（12〜19歳）に高度のるいそう，拒食，無月経などを生じる精神障害。思春期やせ症 puberal emaciation（E）（emaciare：やせる），Pubertätsmangersucht（D）[Meyer JE] ともいう。基準となるもとの体重からの減少は25%以上 [DSM-Ⅲ]，20%以上 [厚生労働省]，15%以上 [DSM-Ⅲ-R以降] などまちまちである。

古代ギリシャで anorexia，ἀνορεξία の語は食欲不振をさし，2世紀カッパドキアの Aretaios の記載にみられる。フランス語になったのは16世紀末，医学領域の症候群ないし疾患として記載されたのは17世紀であり，Morton R [1689] が神経性消耗 nervous consumption（E）の体系的記述にこの語を用いた。19世紀になると広く注目されるようになり，わが国の香川修庵 [1807] が不食の名で30例あまりを記載したのを初め，フランスでは消化不良と拒食を伴う心気妄想 délire hypocondriaque（F）[Marcé LV 1860]，心的無食欲症 anorexie mentale（F）[Huchard C 1883] などと呼ばれた。Anorexia nervosa の語はイギリスの Gull WW [1874] がつくったもので，彼は同じ病態を apepsia hysterica，anorexia hysterica とも呼んでいる[16]。Lasègue EC [1873][17] は精神障害としての側面を重視してヒステリー性無食欲症 anorexie hystérique（F）と名づけ一種の知的倒錯と考えた。ほかにも食行動を強調した麦行

N　行動の変化，異常行為 | 159

症 sitiergie（F）（sition, σιτίον：小麦の粒，パン，ergie, ἔργον：動作）[Sollier P 1895]，若い女性を強調した娘無食欲症 parthénoanorexie（F）（parthénos, παρθένος：処女）[Babinski JFF 1895]，生命欲を強調した生食症 abiorexie（F）（βίος：生命）[Klotz HPとLumbroso P 1955]，食事量を重視した精神神経性寡食症 oligophagie psychonevrotique（F）（oligophagos, ὀλιγοφάγος：食が細い）[Decourt J 1951] などの類義語がある。

　活動性は保たれ知能の発達も良好で，完全癖や極端に走りやすい強迫的な性格傾向があり，やせているのに太っていると主張する身体像 body image（E）の障害を認める。やせ願望 pursuit of thinness（E），痩身癖 sliming mania（E），体重恐怖 weight phobia, fear of fatness（E）が強いが，これらは1930年代までは拒食の主要な動機ではなく，文化習慣の影響もある。心理機制として成熟・女性拒否，口愛・肛門期への退行，過保護な母親との関連などが論じられる。男性例は10%程度にみられ，スリムな筋肉質への願望から過剰なトレーニングを課すことが少なくない。10歳未満の若年例はおよそ1%[Irwin M 1984]で，やせ願望や減食が明らかでなく，腹痛，嘔吐などの身体症状と行動異常が多く，大食（症）への移行が少ないとされる。けろっとしていて複雑な葛藤はなく，成長への漠然とした抵抗感，成熟拒否の側面が目立ちやすい。遅発例（30〜40歳）は結婚，出産後に発症し，慢性化しやすい。DSM-Ⅳでは制限型とむちゃ食い・排出型が区別された。

　過食（症）あるいは**大食（症）**bulimia, bulimy（E）（bous, βοῦς：牛，limos, λιμός：空腹，飢え），Bulimie（D），boulimie（F）は，食欲のコントロールが悪く，つい食べ過ぎること。古代ギリシャ語 boulimia, βουλιμία は，空腹，非常に飢えているという意味で，14世紀にフランス語に登場し，1372年に bolisme という形で記載が残っている。Pinel P は栄養機能の神経症の中で boulimie を「極度の飢餓で治りにくい」とした。類語に渇食癖 sitiomanie, sitomanie（F）[Ballet GLS 1900]，犬食い cynorexie（F）（kynes, κύνες：犬）など。一気に大量摂取する気晴らし食い，むちゃ食い binge eating（E）[Stunkard AJ 1959][18]，強迫食い compulsive eating（E）になることも，だらだら食べ続けることもある。

---

16) Gull W：Anorexia nervosa（Apepsia hysterica, Anorexia hysterica）. *Transaction of Clinical Society of London* 7：22-28, 1874.
17) Lasègue C：De l'anorexie hystérique. *Arch Gén Méd* avril, 1873.
18) Stunkard AJ：Eating patterns and obesity. *Psychiatr Quart* 33：284-294, 1959.

患者は「口にものが入っていると安心する」「ほかにやることがない」などの理由づけをするが，予定のたたない空白な時間をうめる行為とみることもでき，食後は自責にとらわれ抑うつになりやすい。空腹，満腹の感覚がつかめない身体意識離人症を伴うことが多く，満腹感消失 acoria (E) (koros, κόρος：飽満) はドイツの消化器医 Boas I が 19 世紀末に導入した語。ファゴマニー phagomanie (F) (phago-, ephagon, ἔφαγον：食べる) [Labbe M 1932] は，食欲が亢進し大量の食べ物を食べること。むちゃ食い障害 binge eating disorder (E) は，代償行為（自己誘発嘔吐，下剤乱用，過剰運動など）を伴わない過食をさす Spitzer RL ら [1992][19)]の概念で，DSM-IV付録に記載された。

神経性過食(症) あるいは**神経性大食(症)** bulimia nervosa (L) [Russell G 1979][20)]は，過食を繰り返す状態で，近年の英語圏精神医学の影響で anorexia nervosa の対極に位置する臨床単位になった。発病年齢が anorexia より 4〜5歳高く，肥満を嫌い，嘔吐や下剤乱用の浄化行動 purging behavior (E) により体重が正常以下に保たれる場合も少なくない。ICD-10，DSM-III-R 以降は独立項となり，DSM-IVでは排出型と非排出型が区別された。神経性無食欲症と神経性過食(症)を一括して**摂食障害** eating disorder (E) [Bruch H 1973]，食餌混乱症候群 dietary chaos syndrome (E) などと呼ぶ。欲動の制御が不十分で感情の変化が激しく，薬物乱用，アルコール多飲，性的逸脱，自傷などの問題行動を起こしやすいので衝動障害 impulsive disorder (E) [Sperling M 1978]，多衝動過食症 multi-impulsive bulimia (E) [Lacey JH ら 1986] などの名でまとめるみかたもある。睡眠中に過食して後でおぼえていないのは睡眠関連摂食障害 sleep-related eating disorder (E) [Schenk CH ら 1991] といい，一種の錯乱で女性に多い。心因性嘔吐 psychogenic vomiting (E) は，心理・社会要因による嘔吐。神経性嘔吐 nervous vomiting (E) ともいう。親との離別，虐待などの既往をもち，葛藤を言語化できない小児に多く，「体内に受け容れがたいものを排出する」象徴的な意味をもつとされる。

渇酒癖 dipsomania (E) (dipsa, δίψα：渇き), dipsomanie (F) は，衝動的に数日間暴飲するエピソードを繰り返すこと。19世紀初めフランス語になり

---

19) Spitzer RL, et al：Binge eating disorder：A multisite field trial of the diagnostic criteria. *Int J Eat Disord* 11：191-204, 1992.
20) Russell G：Bulimia nervosa：an omninous variant of anorexia nervosa. *Psychol Med* 9：429-448, 1979.

Brühl-Cramer［1819］が記載した．飲酒と関連する精神医学用語になるのは19世紀後半で，Trélat U［1861］は清明狂気 folie lucide（F）のなかに記載し，Magnan J-JV［1885］は突発性の発作が出現する本能モノマニーの一種とみて発作に先立つ自責・羞恥感，孤立性の飲酒傾向を強調した．抑うつや気分変調を伴うことが多く，てんかんの等価症，人格異常などとの関連が論じられる．非定型精神病の場合は気分の高揚，不快時のいずれにもみられるが後者が多い．ワイン癖 oenomania（E）（oinos, οἶνος：ワイン）はアルコール飲料とくにワインを過剰に欲すること．アメリカの精神科医 Wright が 1883 年に記載し，Rayer がワインを飲むことへの抗しがたい欲望，渇酒症に近い意味に限定した．ワイン症 oenolism（E）はワインによって生じるすべてのアルコール症形態．

心因性多飲 psychogenic polydipsia（E）は，尿崩症や糖尿病などの身体疾患によらず，激しい口渇感から大量の水分を摂取すること．強迫飲水 compulsive water drinking（E）ともいう．接尾語-dipsia は 19 世紀に精神障害者の口渇衝動に関連する医学用語となり，adipsia, polydipsia, dysdipsia などがヒステリーの飲水異常に用いられた．渇水癖 potomania（E）［Achard C と Ramon L 1905］は大量の水分摂取を強迫的に欲すること[21]．Poton, ποτόν は飲み物，とくにワインのことだが，小児に初めて記載されたこともあり，渇酒癖と区別して飲水をさすようになった．慢性統合失調症では，口渇をいやすより飲水行動が自動症的，常同症的にみえる場合が多い．放置すると低 Na 血症，低比重尿を伴い頭痛，脱力，嘔吐，けいれん，意識障害などを来たす水中毒 water intoxication（E）［Rowntree LG 1923］となり，急激に電解質を補正すると橋中心髄鞘崩壊症 central pontine myelinolysis（E）になることがある．

入水癖 hydromania（E）（hydatos, ὕδωρ, ὕδατος：水，液体）［Strambio］は入水による強い自殺嗜好で，ペラグラ精神病の興奮期にみられる．水恐怖 hydrophobia（E）は水を恐れること．古代ギリシャ語の hydrophobia, ὑδροφοβία は狂犬病の主症状で，14 世紀初頭にフランス語になり 19 世紀以降は水を恐れる心気症状となった．正しくは水に触れることを恐れることだが，液体による毒殺恐怖の意味に用いることがある．狂犬病を恐れるのは狂犬病恐怖 hydrophobophobia（E）である．水療法 hydrotherapy（E），Hydro-

---

21) Achard C, Ramon L：Potomanie chez un enfant. *Bull Mens Soc Méd Hôp* 22：380-390, 1905.

therapie（D）は水を用いた身体療法の総称。冷水のシャワー，熱い風呂などは精神病治療として長い歴史をもつが用語は19世紀に登場した。

異食（症） pica（L，E）（原義：カササギ）は，何でも口にする食行動の異常ないし食欲の倒錯[22]。食べものを大量摂取する food pica（E）と，食べもの以外を食べる non-food pica（E）が区別され，後者に空気食症 aerophagia（E），土食症 geophagia（E），毛食症 tricophagia（E），金属食症 mentallophagia（E），氷食症 pagophagia（E），不潔なものを食べる汚物食症 rupophagia（E）（rhypos, $ρῦπος$：不潔，汚物），洗濯糊を食べる澱粉食症 amylophagia（E）などがある。精神遅滞，統合失調症，認知症，妊婦などの退行状態にみられる。甘いものを過食する甘味癖 saccharomania（E）は，中年以降の女性に依存対象の喪失と関連して生じるとされるが，うつ病の回復期，季節性感情障害にも認める。チョコレート癖 chocolatomanie（F）［Favre-Bismuth C ら 1985][23]はブラックチョコレート（カカオ含有 50％以上）を毎日 100 g 以上食べないと気がすまない人。ハードなスポーツ（マラソン，登山，スカッシュなど）と勝負事を好み，社会層はさまざまだが専門性の高い職につき内的葛藤を抱えている 20 歳台の未婚男女に多い。薬物癖 pharmacomania, pharmacophilia（E）は，薬物を強迫的に摂取する行為で，不安，強迫，心気症にみられる。

奇食（症） allotriophagia（E）（allotrios, $ἀλλότριος$：他人に所属する，異質な）は，食行動異常を表現するもっとも古い語。古代ギリシャ語の形容詞 allotriophagos（$ἀλλοτριοφάγος$）は変わったものを食べることをさし，これが拡大して他人を犠牲にして自分が生き残るという意味を帯びた。1848 年イタリアの Volpato S が医学に導入したとされる。死肉を食べる屍食（症）necrophagia（E）（necrophagos, $νεκροφάγος$：死体を食べる）は，2 世紀の古代ギリシャ語にみられ，長く動物学用語であったが，19 世紀後半にサディズムの一類型として医学に登場した。Ptomaphagia, ptomatophagia（E）（ptomatos,

---

[22] ギリシャ語の異食 kittao, $κιττάω$ にラテン語の pica を当てたのはフランス百家全書派の Daremberg CV（1817-72）とされる。

[23] Favre-Bismuth C, et al：Chocolatomanies. Le fait et les raison. Sem Hôp Paris 61：2583-2586, 1985．ヨーロッパ人がはじめてチョコレート（カカオ豆）に接したのは Columbus C（1446 頃-1506）4 回目の航海時［1502-04］のことで，1527 年スペインに輸入された。砂糖，ヴァニラ，シナモンなどを加えて貴族や聖職者の飲み物になり，1615 年ルイ 13 世とスペイン王女アンとの結婚を契機にスペインからフランスにもたらされた。1659 年パリに初のチョコレート販売店が誕生し，当初は高価な専売品であったが 1770 年代に市民階級に広まり 1830 年代に 7 つの大規模製造所ができた。ミルクチョコレートはスイス人 Nestlé H が考案改良した練乳を用いて 1875 年に登場。

πτώματος：死体）も同義。蓮食い lotus-eaters（E）[24]は蓮の実ロトスを常食とするロトパゴス島の住民。食べると記憶を失うとされ，現実を思い煩うことのない浮世離れした人をさす。わが国では茗荷に似た話がある。

　遺尿(症)enuresis（E）（enouro, ἐνουρῶ：〜のなかへあるいは〜の上に放尿する，enourethra, ἐνουρήθρα：しびん），énurésie（F）は，排尿の随意調節ができず尿をもらすこと。1803年医学に登場し，睡眠中に不随意に排尿することをさした。便をもらすのは遺糞 encopresis（E），encoprésie（F）という。夜間遺尿(症)あるいは夜尿(症)nocturnal enuresis（E）は睡眠中に生じる不随意な排尿で，夜睡眠中に尿意を感じ覚醒して排尿する夜間尿 nocturia（E）や，覚醒時の不随意な尿失禁 incontinence of urine（E）（昼間遺尿(症)diurnal enuresis）と区別される。両便失禁はたれ流し gâtisme（F）（gâter：汚す）で，意識混濁や認知症とくにピック病では早期から起こるが，統合失調症では荒廃状態になっても比較的少ない。

　食糞 coprophagia（E）（copros, κόπρος：堆肥，糞便），coprophagie（F），scatophagia（E）（scato：汚い），scatophagie（F）は糞便に対する病的な嗜好。ギリシャ語に糞便を食べる coprophagos, κοπροφάγος という形容詞形で登場し，18世紀末にフランス語，19世紀に重症精神病や老年認知症の退行状態をしめす医学用語になった。同義の scatophagia は19世紀後半の語。汚癖 copromanie（F）は，精神病や認知症患者が糞便で自ら汚れる傾向をさす19世紀末の用語。自分の大便をもてあそび塗りたくると塗糞 Kotschmieren（D）になる。弄糞 coprolagnia（E），Koprolagnie（D），coprolagnie（F），弄尿 urolagnia（E），Urolagnie（D），urolagnie（F）は von Krafft-Ebing R*FJ* の用語で，他人の排泄物に触れたりなめたりして性的興奮を得る性目標の倒錯[25]。飲食すると糞性愛 coprophilia, scatophilia（E），尿性愛 urophilia（E）という。von Krafft-Ebing R*FJ* は弄糞をマゾヒズムの一緒と考え，Moll A は糞性愛を嗅覚のフェティシズムと解釈した。汚言 coprolalia（E）は，トゥレット症候群などにみられる猥褻な発語。

---

24) Homeros『オデュッセイア Odysseia』に登場し，Tennyson A と Maugham S に同名の詩，短編がある。
25) 古代ギリシャの lagneia, λαγνεία は性交，性的な結びつきのことで，愛より快楽をさす。古代ギリシャではあまり用いられず，後に意味が拡大して放縦，淫乱，放蕩になった。疼痛性愛 algolagnia はサディズム，マゾヒズムの別名。

疼痛行動 pain behaviors（E）[Fordyce WE ら 1973][26]は，慢性疼痛を痛みそのものではなく痛みを体験する患者の行動として捉えることで，症状の客観性を高め治療（ペイン マネジメント pain management）の対象を明確化しようとする行動療法の考え。

性欲が異常に亢進する**性欲過剰** hypersexuality（E）あるいは**色情癖** erotomania（E）は，性別に男性色情症 satyriasis（E）と女性色情症 nymphomania（E）（nymphe, νύμφη, ラテン語は nupta：結婚をひかえた娘，若い花嫁）に分けられるが，いずれも性的逸脱 sexual aberration（E），猥褻行為，手淫などの形をとり強迫傾向を帯びることがある。古代ギリシャ語の satyriasis, σατυρίασις には，サテュロスの角に見立てた側頭骨の腫脹（Galenos），重症の耳炎による腫脹（Hippocrates）のふたつの意味があった[27]。紀元2世紀にカッパドキアの Areteios が今日の意味に近い記載をした。Nymphomania は古代ギリシャ語には存在せず，nympholeptos, νυμφόληπτος はニンフに捕らえられた人，激昂，狂暴をさした[28]。色情癖を Pinel P は性行為を抵抗できずに繰り返す傾向とみて，ヒステリーとともに生殖神経症 névrose de la génération（F）に含めた。von Krafft-Ebing R*FJ* は，重症精神変質の症状で精神病の特殊型とみなし性的感覚過敏 sexuelle Hyperästhesie（D）に分類した。ドンファン Don Juan は相手女性を次々に変える男性色情症で，伝説のスペイン貴族の名[29]。イタリアの冒険家，投機師カサノヴァ Casanova de Seingalt G（1725-98）も放蕩者，女たらしの代名詞。

フランスでいうエロトマニー érotomanie（F）は，自分ひとりが愛されている，特別視されているという恋愛妄想のこと。性欲過剰の別名アフロディジア aphrodisia（E）（アプロディテ Aphrodite，ローマ名ウェヌス Venus，英語読みはヴィーナス），aphrodisie（F）は 19 世紀中葉に登場したが，フランス語の形容詞はより早く 18 世紀中葉に，催淫飲料 breuvage aphrodisiaque などの形でみ

---

26) Fordyce WE, et al：Operant conditioning in the treatment of chronic pain. *Arch Phys Med Rehabil* 54：399-408, 1973.
27) ギリシャ神話のサテュロス Satyrus は，ディオニュソスの従者で山羊の足と角をもつ好色，酒好きな森の精。
28) ニンフは山河，森，谷に宿る妖精。若い娘の姿をしており多産，蛹の意味もある。トロイヤを船出したオデュッセウスはニンフのカリュプソに助けられ 7 年間オーギュギアで暮らした。
29) 14 世紀セビリア名家のドン ファン テノリオがモデルとされ，Mozart WA のオペラ『ドン ジョヴァンニ』[1787]，Shaw GB の『人と超人』[1923] などに取り上げられた。

られる。aphrodisiacum は催淫薬のこと。Livi C [1867] は，精神障害者の生殖本能の過剰あるいは倒錯を淫乱癖 aphrodisiomanie (F) と記した。

性欲減退 hyposexuality (E) には，男性の陰茎膨張低下を伴う(性的)不能症 impotence(-cy) (E) (in：否定, posse：できる) と，女性のオルガスムを欠く冷感症 frigidity (E), Geschlechtskalte (D) ないし性不感症 anaesthesia sexualis (L) がある。ともに性的な満足 eupareunia (E) (pareunos, πάρευνος：床をともにする) が得られない。性交不能は impotentia coeundi (L)，生殖不能は impotentia generandi (L) という。性欲は相手により変化するが，器質要因がなく性欲減退を主徴とする神経症を性神経症 sexual neurosis (E) と呼ぶ。性的不全に頭重，易疲労性，めまい，不眠など神経衰弱症状を伴うと性的神経衰弱 sexual neurasthenia (E) ということがある。cypridophobia (E) (Κύπρος：キプロス島，ヴィーナス生誕の地) は性交恐怖のことで，対象は異性のことも性病 cypridopathy (E) のこともある。Pinel P は生殖の神経症の中に性欲減退を anaphrodisie (F) の名で「勃起はきわめてわずかないしまったく起こらないが，感覚は非常に強く，しばしばそっと触れるだけで不随意に射精する」と記した。

自慰者の妄想 Masturbantenwahn (D) は自慰を知られて，性的軽蔑妄想 Sexualverachtungswahn (D) は性的逸脱をした女性が，いずれも他人から蔑まれるという確信を抱く無力性の関係妄想。性欲の精神的側面は精神性欲 psychosexuality (E) という。

性同一性 gender identity (E) は，個人が自らの性別を心理・社会的に意識することで，生物学的な性別（雄 male，雌 female）の認識から男女それぞれにふさわしい行動や役割の区分，性愛の対象を選択し交流する能力などをさす。俗にいう男らしさ masculinity (E)，女らしさ feminity (E) であるが，種としての雌雄が人としてそれぞれ男女らしくあるとは限らない。定説はないが，男らしいとは与えられた運命をきっぱりと引き受けること，女らしいとは現実にない価値を上位に置くこととしておこう。生物学的な性別と心理・社会的な性別が一致しないことを**性同一性障害** gender identity disorder (E)[30]という。自らの性別に持続的な嫌悪をもち，反対の性別に同一感を抱いて服装，

---

30) Gender の語は Money J [1955] が半陰陽の研究をもとに心理学に導入した。Gender role, gender difference, gender socialization などの用語がある。

身のこなし，言葉づかいなどで表現しようとする．体そのものまで変えたくてホルモン療法や手術を行なうと性転換(願望)症 transsexualism (E) になる．アメリカの内分泌医 Benjamin H [1953] が「自然が誤ってつくった解剖学的性別を是正し反対の性別に属したいと願うこと」と記したのが始まりで性別に関する病理の中核をなす．両性傾向 bisexuality (E) [Fliess W] は，人間にももともと男女両方の素質がそなわっているとする考え．

　性倒錯 sexual perversion (E) は性欲の質的異常で，性対象の倒錯 inversion (E) (in：向かって，versus：回った) と性目標の倒錯 perversion (E, 狭義) (pervertere：腐らせる) に分けられる[31]．性対象の倒錯には同性愛 homosexuality (E)，小児性愛 pedophilia (E) (paidos, $\pi\alpha\iota\delta\acute{o}\varsigma$：子ども)，pédérastie (F)，老人性愛 gerontophilia (E)，gérontophilie (F) (gerontos, $\gamma\acute{\varepsilon}\rho o\nu\tau o\varsigma$：老人) [Féré CS 1905]，presbyophilia (E)，動物性愛 zoophilia (E) (zoon, $\zeta\tilde{\omega}o\nu$：生きもの，動物)，zoophilie, folie des antivivisectioniste (F) [Magnan J-JV]，獣姦 bestiality (E)，bestialité (F)，Bestialität (D)，近親相姦 incest (E)，死体性愛 (屍姦) necrophilia (E) (necros, $\nu\varepsilon\kappa\rho\acute{o}\varsigma$：死) [Brierre de Boismont AJF 1859]，異性の服を着る服装倒錯，異性装症 transvestism (E) (trans：越えて，vestis：衣服) [Mirschfeld M]，同性の子ども服や制服を着たがる同性服装倒錯 cisvestism (E) (cis：こちら側)，フェティシズム fetishism (E) (facio：つくる) [Binet A] などが入る．イオニズム eonism (E)[32]は，性同一性障害者の異性装現象を，イギリスの心理学者 Ellis H が服装倒錯に代えて用いた語．

　古代ギリシャ語の paiderastia, $\pi\alpha\iota\delta\varepsilon\rho\alpha\sigma\tau\acute{\iota}\alpha$ と paidophilo, $\pi\alpha\iota\delta o\phi\iota\lambda\tilde{\omega}$ は Platon にみる少年愛[33]．フランス語に pédérastie (F) が登場するのは 16 世紀，pedophilia はより新しい語で，いずれも第一に子どもへの性欲を行動に移すこと，第二に子ども一般に性的魅力を感じることをさす．von Krafft-Ebing RFJ は，人間と動物間の性的関係を獣姦 Bestialität (D)，病的な理由から動物との性行為におよぶ Zooerastie (D)，動物が人間に淫行を行なうフェ

---

31) von Krafft-Ebing R：*Psychopathia sexualis mit besonderer Berücksichtigung der conträren Sexualempfindung, eine klinisch-forrensische Studie*. Enke, Stuttgart, 1Aufl 1886. 4Aufl 1889. 彼は Necrophilie をサディズムのなかに記載し快楽殺人に近いとみなした．
32) 18 世紀フランスの異性装貴族エオン Chevalier d'Eon に由来．
33) 古代ギリシャで少年愛は異性愛より高貴とされていた．当時の婦人の地位が低かったこと，スパルタにおける軍事強化目的のテント生活，国家に役立つ人物を育成する教育的側面などが背景にある．

ティシズムに近い Zoophilie erotica (D) の3つのカテゴリーにまとめた。

　男性の同性愛は homophilia, uranism (E) (ourania, οὐρανία：天空), Uranismus (D) [Ulrichs KH 1862], uranisme (F), 女性では lesbianism, lesbism, sap(p)hism, tribadism (E) (tribo, τρίβω：こする) という。Sappho は紀元前6〜7世紀のギリシャの女流詩人で，ミチレーヌ（レスボス）島出身。古典期のアテネ喜劇，Aristophanes（前450-386）の『蛙』などで創造された伝承が彼女の同性愛傾向を描いた。動詞 lesbiazo, λεσβιάζω はレスビアンのような不品行に走る，フランス語の形容詞 lesbien は18世紀末から同性愛の意味で用いられるようになった。ギリシャ神話の天ウラノス Uranus[34] は12人の巨人族ティタン Titan[35]の父。ティタンの一人クロノス Cronus は父の生殖器を切り取り宇宙の権利を奪う。男性の同性愛の意味ではドイツ語 Uranismus に初めて登場し19世紀末にフランス語 uranisme になった。Homophilia はより最近の語で肉体より審美的な特徴に惹かれるニュアンスをもつ。

　性目標の倒錯には露出症 exhibitionism (E) (ex：外へ, habeo：保つ) [Lasègue EC 1887], 摩擦症 frotteurism (E), 窃視（症）voyeurism (E), 性交視症（ミクソスコピー）mixoscopia (E), Mixoskopie (D) (mixis, μείξις：結合，混合，比喩的に性交) [von Krafft-Ebing R*FJ*], scopophilia (E)[36], 加虐性愛（サディズム）sadism (E), 被虐性愛（マゾヒズム）masochism (E) [von Krafft-Ebing R*FJ*] などが含まれる。Scopophilia は20世紀の語で，しばしばこれと誤って記される scoptophilia (scopto, σκώπτω：からかう，ふざける) (E) は冗談傾向のこと。

　性愛の異常範囲は社会の寛容度に応じて変わる。DSM-IV では性および性同一性障害 sexual and gender identity disorders (E) のなかに性倒錯に代えてより中立的なパラフィリア paraphilia (E) の語を用い，同性愛は独立コードから除かれている。また性転換（願望）症 transsexualism (E) は，服装倒錯から分離して性同一性障害に入っている。ICD-10 では性同一性障害 [F64] と性嗜好障害 disorders of sexual preference [F65] に分かれている。

　睡眠 sleep (E), Schlaf (D), sommeil (F) は，生体の生理的リズムで生じる

---

34) 天王星 Uranus, ウラニウム Uranium の語源。
35) Mahler G の交響曲1番，1912年難破したイギリスの豪華客船タイタニックの名に採用。
36) 動詞 skopo, σκοπῶは注意をめぐらせる，視線を追う，問い合わせる，よくみる，注視する，観察する，調べるなど。考える，熟慮するなどをさす動詞 skeptomai, σκέπτομαι とは語源的に近縁にある。

覚醒水準の周期的低下。1日に1回とるのは単相睡眠，数回とるのは多相睡眠で，ヒトは乳幼児期は多相，成人で単相になり，老年期には多相に戻る。睡眠を研究する学を睡眠医学 sleep medicine（E）[Krayger MH ら 1989] と呼び，脳波の特徴から睡眠段階 sleep stage（E）が分けられ，深さに応じた四段階のノンレム睡眠 NREM sleep（E）と，筋緊張低下と急速な眼球運動 rapid eye movements（E）を伴う特殊なレム睡眠 REM sleep（E）あるいは逆説睡眠 paradoxical sleep（E）が知られている。睡眠をとらせないことを断眠 sleep deprivation（E）といい，まったく眠らせない全断眠と，ある段階のみの選択断眠がある。夜伽 agrypnie（F）[Müller C と Fialho O 1974] はうつ病に用いる断眠療法の別名[37]。

睡眠障害 sleep disturbance，sleep disorder（E）のうち量的な睡眠異常 dyssomnia（E）として**過眠(症)** hypersomnia（E）と**不眠(症)** insomnia, sleeplessness（E）が区別される。前者は脳器質疾患（脳炎，外傷など），ナルコレプシー，周期嗜眠症，ピックウィック症候群，クライネ・レヴィン症候群，月経時，統合失調症，うつ病の一部などにみられ，後者は各種疾患に入眠障害（就眠時不眠 sleep-onset insomnia），熟眠障害（浅眠，中途覚醒），早朝覚醒 early morning waking（E）などの形をとってあらわれる。ICD-10では器質性 [G47] と非器質性 [F51] に分けている。睡眠不全 dysnystaxis（E）は主観的な不眠で，うとうとしてよく眠れなかったと訴えるが，実際はかなり眠っていること。睡眠にこだわりが強く，気にし過ぎるのは睡眠心気 Schlafhypochondrie（D）という。就眠儀式 soporific action（E）（sopor：深い眠り），Schlafzeremonie（D）は，寝る前に同じ動作を繰り返さずにいられない強迫行為で，これをやらないと眠れないのではないか，との恐怖を訴える。

睡眠発作 sleep attack（E），Schlafanfall（D）は，昼の活動中に急に眠り込むこと。夜中に急に目が覚めて動けず不安を伴う，いわゆる金縛りは睡眠麻痺 sleep paralysis（E）あるいは覚醒発作 Wachanfall（D）といい，いずれもナルコレプシーにみられる。昼に眠って夜に醒めるのは睡眠逆転 Schlafinversion（D）で，老人，脳幹障害，脳炎後遺症，感情障害，統合失調症などにみるが文筆家や正常人にもある。入眠直後ないし覚醒前に大発作を起こすてんかんを睡

---

37) 近代ギリシャ語 agrypnia は夜の集い，夜伽。医学ラテン語から18世紀にフランス語に登場した。

眠(時)てんかん Schlafepilepsie (D)，覚醒中に起こすものを覚醒(時)てんかん Aufwach-epilepsie (D)という。Janz D [1962][38]によると前者は闘士・肥満型，粘着性で午前中に活動性が高いが，後者は細長・闘士型，感情易変，無頓着で，寝起きが悪く，発作が誘発因子の影響を受けやすいという。概日リズムと関わりが乏しいものは不定(時)てんかん diffuse Epilepsie (D) である。

　覚醒から睡眠へ移行する半眠 Halbschlaf (D) の特殊な意識状態における体験を入眠体験 Einschlaferlebnis (D) といい，精神活動が自我の統制を離れて自動的になり，思考はまとまりなく（入眠思考 Einschlafdenken），幻覚（入眠(時)幻覚 hypnagogic hallucination）を伴うことがある。分離覚醒 dissociated awakening (E) もこれに近く，ある機能は眠り，ほかは醒めている状態。エルペノル症候群 syndrome d'Elpénor (F) [Logre J 1936] は記憶が不確かで重大事故を起こす半眠状態[39]。麻酔薬，催眠薬を注射し類似の状態にして面接するのは麻酔分析 narcoanalysis (E) [Horsley 1936]，アミタール面接 amytal interview (E) で，心因健忘や緊張病性昏迷の治療にも用いる。持続睡眠 Dauerschlaf(D)は，催眠薬（スルフォナール）や抗精神病薬を用いて 10 日間位，1 日 20 時間近く眠らせ，興奮を鎮静させ疏通性をよくしようとする治療技法。チューリッヒのブルクヘルツリ病院で Kläsi J が 1921 年から行なった。睡眠療法 narcotherapy (E)，Narcotherapie (D) というと，この持続睡眠をさす場合と，半眠状態で葛藤を語らせて精神療法に応用する麻酔分析療法をさす場合とがある。電気睡眠 electronarcossis (E) は，Cerletti U [1936] による通電（電気ショック）療法の別名。

　古代ギリシャ語 narke，νάρκη は麻酔，麻痺，壊死のことで，ラテン語の torpor にあたる。睡眠 hypnos と異なり，強い不安から生じて身体の一部たとえば手だけをおそう。したがって麻痺病 narcose, narcosis (G) は発熱のない体の麻痺状態のことで，カッパドキアの Aretaios は老化による精神機能（思考，判断）の衰弱をこの語で表現した。フランス語の narcotique はギリシャ語由来で，14 世紀に睡眠薬の意味で登場し，19 世紀初頭に医学用語になった。これらの語は，19 世紀末の精神医学において統合され，ナルコレプシー，人工睡眠法，さまざまな睡眠関連用語になった。ナルコマニー narco-

---

38) Janz D：Die Epilepsien：*Spazielle Pathologie und Therapie*. Thieme, Stuttgart, 1969.
39) エルペノルは Homeros『オデュッセイア』の登場人物。キルケの屋敷で泥酔し眠りから醒めたが梯子の位置を忘れ屋根から転落死する。

manie（F）は，Legrain M が薬物中毒の意味に用いた語で，とくに睡眠薬乱用のこと．

ナルコレプシー narcolepsy（E），Narkolepsie（D），narcolepsie（F）は，持続的な入眠傾向，短時間の睡眠発作 sleep attack（E），情動により誘発される脱力発作 cataplexy（E）（plexis, $πλῆξις$：発作，打撃）[40]，入眠（時）幻覚，睡眠麻痺 sleep paralysis（E）などを主徴とする症候群．10歳台に多く，睡眠覚醒リズムとレム睡眠の障害が推定され，脱力発作，入眠時幻覚，睡眠麻痺をレム睡眠関連症候群 REM sleep-related syndrome（E）の名でまとめることもある．脳炎，腫瘍など器質性のものや，緊張病でこれに似た睡眠覚醒リズムの乱れを示すことがある．Willis T［1672］，Westphal KOF［1877］らの記載を経て Gélineau JBE［1880］の命名によるので，ジェリノー症候群 Gélineau syndrome（E），syndrome de Gélineau（F），ウェストファル・ジェリノー症候群 Westphal-Gélineausches Syndrom（D）とも呼ばれる．

クライネ・レヴィン症候群 Kleine-Levin syndrome（E）は，青年期の主に男性に，数日から数週続く傾眠，過食，不機嫌，集中困難，逸脱行為などを繰り返すもので，間欠期は正常だが病相期の健忘を残しうつ状態になることがある．Kleine W［1925］[41]の周期嗜眠症 periodische Schlafsucht（D）と，Levin M［1936］[42]による周期傾眠と病的飢餓 periodic somnolence and morbid hunger（E）を一括して Critchley M ら［1942］[43]が命名した．中脳から脳幹にかけての病変が推定されるので，これらを間脳症 Diencephalose（D）とまとめることがある．睡眠障害国際分類［1990］では，反復性過眠症 recurrent hypersomnia（E）の Kleine-Levin 型となっている．

ピックウィック症候群 Pickwickian syndrome（E）［Burwell CS ら 1956］[44]は，肥満と夜間睡眠時に反復する無呼吸を特徴とする症候群．昼間の傾眠や集中困難，肺胞低換気による右心不全を伴う．結果として起こる気分変動，注意

---

40) 古代ギリシャ語 kataplexis, $κατάπληξις$ は驚き，茫然自失，恐怖，茫然をさす．フランス語に登場するのは 18 世紀で，卒中 apoplexis の同義語ないしその神経筋症状として用いられた．
41) Kleine W：Periodische Schlafsucht. *Monatschr Psychiatr Neurol* 57：285-320, 1925.
42) Levin M：Periodic somnolence and morbid hunger：a new syndrome. *Brain* 59：494-504, 1936.
43) Critchley M, Hoffman HL：The syndrome of periodic somnolence and morbid hunger（Kleine-Levin syndrome）. *Br Med J* 138：4230-4232, 1942.
44) Burwell CS, Robin ED, Whaley RD, et al：Extreme obesity associated with alveolar hypoventilation. A Pickwickian sundrome. *Am J Med* 21：811-818, 1956.

散漫，健忘，繊細さの喪失などの精神障害をピックウィック精神症候群 Pickwick-Psychosyndrom（D）[Peters UH 1976] と呼ぶ。これを発展させたより広い概念として**睡眠時無呼吸症候群** sleep apnea syndrome（E）[Guilleminault C と Dement WC 1978][45)]があり，7時間の睡眠中に10秒以上の無呼吸が30回以上と定義されている。上気道の閉塞による閉塞型が多く，激しいいびきを伴うと重症いびき症 heavy snorers disease（E）[Lugaresi E 1983] という。抑うつ，不安，知的低下，性格変化を来たすことがあり稀に突然死もある。延髄呼吸中枢の抑制による中枢型はオンディーヌの呪い Ondine's curse（E）[Severinghaus JW と Michell RA 1962][46)]の名がある。ピックウィック型 Pickwickiertyp（D）はピックウィック症候群の患者にみられる循環気質に近い性格類型。善良，楽天的，活動的で大食漢，世故に長けて現実社会で成功しやすい。

覚醒不全症候群 subwakefulness syndrome（E）は，日中常にだるさと眠気を訴え覚醒を維持できない状態。夜は普通に眠り，昼も抗しがたい程の眠さではなくレム睡眠に入ることはない。insufficiency of wakefulness（E）[Roth B 1957]，hypoéveil（F）[Jouvet M ら 1972] などの名で報告されたもの。夜間の睡眠不足により眠いのは睡眠不足症候群 insufficient sleep syndrome（E）で，生物学的に必要な睡眠量が生活環境などからとれないことによる。

概日リズム睡眠障害 circadian rhythm sleep disorder（E）（circa：約，dies：1日）[睡眠障害国際分類1990, DSM-IV] は，生体と環境間の1日リズムが同調しないために生じる睡眠障害で，一過性の時間帯域変更（時差）症候群 jet lag syndrome（E）や交代勤務によるもの，持続性の睡眠相後退症候群などがあり，著しい場合は昼夜が逆転する。1970年代後半から知られるようになり，睡眠覚醒スケジュール障害 sleep-wake schedule disorder（E）[DSM-III-R, ICD-10] ともいう。概月リズムは circalunar rhythm（E）（luna：月），概年リズムなら circannual rhythm（E）（annus：年）である。

睡眠相後退症候群 delayed sleep phase syndrome（E）は日周期を24時間以下の周期に同調させることが困難なため入眠障害を来たす一群の患者。典型例では午前2時から6時頃に眠る状態が6か月以上続き，ポリグラフによる総

---

45) Guilleminault C, Dement WC：*Sleep apnea syndrome*. Alan R Liss, New York, 1978.
46) 娘の姿になって人間を愛したオンディーヌを捨てた男が睡眠中の無意識な呼吸の営みを断たれて死ぬという北欧の民話に取材した Giraudox J の戯曲による。

睡眠量や睡眠段階の比率は正常である。入眠が前へずれるのは睡眠相前進症候群 advanced sleep phase syndrome（E），入眠と覚醒が毎日徐々に遅れていくのは非24時間睡眠覚醒症候群 non-24-hour sleep-wake syndrome（E）という。

錯眠あるいは**睡眠時随伴症** parasomnia（E）は異常行動を伴う睡眠の質的異常。睡眠段階に応じて，覚醒過程に問題のある覚醒障害，覚醒から睡眠あるいは睡眠から覚醒への移行期にあらわれる睡眠覚醒移行障害，レム睡眠に伴う睡眠時随伴症などがある。

覚醒障害 arousal disorder（E）には，寝ぼけ Schlaftrunkenheit（D），夢遊（症），夜驚（症）などが含まれる。寝ぼけが遷延すると錯乱性覚醒 confusional arousals（E）といい，多くは数分でおさまるが数時間続く場合もある。酔った状態にもみえるので睡眠酩酊 sleep drunkenness（E）ともいい，昼間に過眠すると睡眠酩酊を伴う過眠症 hypersomnia with sleep drunkenness（E）[Roth B ら 1972]と呼ぶ。**睡眠時遊行(症)**ないし**夢遊(症)** sleepwalking, somnambulism, noctambulism（E），Schlafwandeln（D）は，夜中に急に起き上がって座る，歩くなどさまざまな行動をするが，あとでまったく憶えていないもの。強い不安と自律神経症状（頻脈，発汗）を伴い，激しく動いて叫ぶのは夜驚(症) pavor nocturnus（L），night terrors（E），睡眠時驚愕症 sleep terrors（E）という。昼寝で起これば昼驚(症) pavor diurnus（L），daytime terrors（E），悪者が来るから怖いというのは賊驚(症) pavor sceleris（L）である。いずれも小児に多く，通常は夜間睡眠の初め3分の1の深睡眠段階で生じる。成人に不安発作で覚醒する，あるいは覚醒直後に不安発作を生じる場合は睡眠時パニック sleep panic（E）といい，眠ることを恐れ，覚醒時にもパニック障害やうつ病を伴いやすい。かつては行動異常がみられたあとに健忘を残す意識変容をすべて夢遊(症)と総称した。

睡眠覚醒移行障害 sleep-wake transition disorder（E）には，頭や手を前後左右にふる律動性運動異常 rhythmic movement disorder（E），下肢の筋攣縮 sleep starts（E），ミオクローヌス，有痛性筋攣縮 cramps（E）（こむらがえり charley horse），寝言 sleep talking, somniloquy（E）などがある。

レム睡眠に伴う**レム睡眠関連睡眠時随伴症** parasomnia usually associated with REM sleep（E）には恐ろしい夢をみて覚醒する悪夢 nightmare（E），睡眠麻痺，勃起しない睡眠関連陰茎勃起障害 impaired sleep-related penile erections（E），痛みを伴う勃起 painful erections（E），突然死に関わる洞停止 sinus arrest（E）などがある．夜間突然死 sudden unexplained nocturnal death（E）は，健康な青壮年の男性が夜間睡眠中に突然死するもので，家族歴，夜驚（症）の既往がある．東南アジアに多く，わが国でぽっくり病と呼ばれてきたが，突発性心室細動を起こすブルガダ症候群 Brugada syndrome（E）［Brugada P ら 1992］[47]との関連が注目されている．REM 睡眠中に筋緊張が低下せず，自傷他害などの激しい行動異常を生じるものを**レム睡眠行動障害** REM sleep behavior disorder（E）［Schenk CH ら 1986］[48]と呼んでいる．鮮明な夢をみていて異常行動と夢の内容が一致する場合（夢の再生 dream recall）が多く，脳幹の腫瘍や変性疾患，パーキンソン病，びまん性レビー小体病，高齢者などにみられ，ほかの睡眠障害（ナルコレプシー，睡眠時無呼吸症候群など）との合併もある．

　夢の作業あるいは**夢工作** Traumarbeit（D）［Freud S 1900］は，潜在的な夢思考が検閲をうけて歪曲された顕在夢へと作りあげられる過程のこと．種々の要素がひとつにまとめられる圧縮 Verdichtung（D），アクセントがほかへ移る置き換え Verschiebung（D），視覚イメージの選択 Rücksicht auf Darstellbarkeit（D），全体として統一のとれた形に修正する二次加工 sekundäre Bearbeitung（D）が含まれる．これらの作業を考慮しながら，顕在夢からさかのぼって潜在的夢思考を明らかにすることが夢解釈（夢判断）Traumdeutung（D）である．身体刺激夢 Leibreiztraum（D）は，膀胱充満感や痛み，空腹，寒さなどの刺激で夢をみること．寒いなかを起きて用を足す夢といった願望充足的な内容を帯びることがある．夢想（トロイメライ）Träumerei（D），rêverie（F）は空想にふけることで，病的夢想 rêverie morbide（F）は Minkowski E のいう統合失調症的態度．未来の出来事を前もって夢にみるのは予言夢 prophetic dream（E），Wahrtraum（D）といい，統合失調症患者がこれは以前に夢にみたというのは妄想追想である．

　自殺 suicide（E, F）（sui：自己，caedo：打ち倒す），Selbstmord（D）は自らの命を断つ行為．自殺しようと思いつめるのは希死念慮ないし自殺念慮 suicide idea（E），実行に移すことは自殺企図 suicide attempt（E）で，結果に既遂

---

47) Brugada P, et al：Right bundle branch block, persistent ST segment elevation and sudden cardiac death：a distinct clinical and electrocardiac syndrome. *J Am Coll Cardiol* 20：1391, 1992.
48) Schenk CH, et al：Chronic behavioral disorders of human REM sleep：a new category of parasomnia. *Sleep* 9：293-308, 1986.

と未遂の区別がある。Schneider K は以下のように分けている。
1．精神病性自殺：うつ病，統合失調症，てんかん性もうろう状態，進行麻痺，老年精神病などによるもの
2．非精神病性自殺：経済的困窮，恋愛の葛藤，不治の病気などによるもの
   a．逃避自殺 Selbstmord als Flucht（D）：生活意欲の減退，抑うつ，自尊心などが加わり，死によりこれを避ける意図をもつもの
   b．短絡自殺 Selbstmord als Kurzschluß（D）：一時的な感情変化，嫉妬，憤怒などにより衝動的に行なわれるもの
   c．狂言自殺 Selbstmord als Theater（D）：周囲への影響を主な目的とするもの

自殺は自分の意志にもとづいて行なわれる点に特徴があるとされるが，実際上はっきりしないことも多い。事情をよく勘案した上で合理的に死ぬのは計量自殺 premediated suicide（E），Bilanzselbstmord（D）という。何人かで死ぬのは複数自殺 komplizierter Selbstmord（D）といい，二人の重複自殺 double suicide（E），Doppelselbstmord（D），suicide à deux（F），愛人との愛人自殺 lover's suicide（E），一家での家族自殺 family suicide（E），殺してから後追いする自殺の後続する殺人 homicide followed by suicide（E）などがあり，場所や時刻がずれることもある。心中（原義：男女の真心の表現）は，同じ目的から合意（多くは現世の苦悩を脱して来世で願望を達する）のもとに同時に行なわれる複数自殺の特殊型。わが国の複数自殺は女性に多く，いわゆる母子心中で子どもの年齢が高い。さらに人数が増えると集団自殺 collective suicide（E），Mitnahmeselbstmord（D）であり，限られた地域に高頻度にみられる場合は群発自殺 suicide cluster（E）といい，青年，入院患者，宗教団体などに起こることがある。

自殺の大半（70〜80％）が，うつ病，統合失調症，心因反応，パーソナリティ障害など何かしらの精神障害と関わりをもつ。うつ病の自殺は病初期ないし回復期に起こりやすいとされてきたが，かなり回復した時期に唐突に行なう場合は，典型的な単極うつ病ではなく，躁ないし軽躁状態の既往があるもの，感情が不安定で変化が激しいもの，慢性の空虚感をもつもの，退行期メランコリーなど病像に非定型な要素の混入するものが多い。

間接自殺 indirekter Selbstmord（D）［Lombroso C E M］は，自分に死刑が執行

されることを期待して殺人などの犯罪に走ること。自殺しそうな気配は自殺傾向 suicidal tendency（E），Suizidalität, Selbstmordneigung（D），自殺するといって周囲をおどすのは自殺恐喝 Selbstmorderpressung（D）である。救命した場合に一過性に気分が高揚し多弁になることがあり，内的緊張の解放（カタルシス），再生体験，脳内モルフィン様物質の放出，うつ病の躁転などが推定される。

自傷 self-injury, self-mutilation（E），Selbstverletzung, Selbstbeschädigung（D），auto-mutilation（F）は，自殺を目的としないで自己の肉体を意図的，直接的に損傷する行為。1980～90年代に self-mutilation（mutilo：不具にする），反復性自傷症候群 repetitive self-mutilation syndrome（E）[Favazza AR 1996] などと呼ばれたが，近年は差別的という理由から mutilation の語を避ける傾向にある。成人の3～4％，青年の8～13％に男女の区別なくみられ，およそ半数に幼少時の身体ないし性的虐待があるとされる。統合失調症，うつ病，てんかん，ヒステリー，パーソナリティ障害などにも生じる。自責が強く，自罰 self punishment（E），Selbstbestrafung（D）の意味をもつことがあり，摂食障害の拒食や大食にも自罰的色彩を帯びたものがある。自罰パラノイア paranoia d'autopunition（F）は Lacan J*ME* の無力妄想。

　自傷を身体の直接損傷に狭く限定する立場と，過量服薬，絞首，飛び降りなど致死性の高い自己破壊行動すべてを広く含める立場がある。Menninger K [1938][49]はアルコール症や薬物嗜癖患者などにみられる反社会的な自己破壊行為を慢性自殺 chronic suicide（E），自傷を爬虫類が尾を犠牲にして生き残るように，自己破壊衝動を局所化することで自殺を延期させる行為と見て局所自殺 focal suicide（E）ないし部分自殺 partial suicide（E）と呼んだ。擬似自殺 parasuicide（E）[Kreitman N ら 1976] は，自傷を過量服薬や薬物乱用にまで拡大した概念。さらに自殺のそぶりまで含む広範な概念として意図的自虐症候群 deliberate self-harm syndrome（E）[Morgan HG ら 1976]，抜毛から自殺まで連続した行為とみる自虐行動スペクトラム self-harm behavior along a spectrum（E）[Stanley MA ら 1992] がある。タトゥ，ピアスなどの身体改造 body modification（E）を一種の自己破壊行為と見なす見解もある。

---

49) Menninger K：*Man against himself*. Harcourt Brace and World, New York, 1938.

0 身体との関連

　一般に**身体** body（E），Körper（D），corps（F），corpus（L）は，精神ないし魂に対立するものとして考察の対象となる。したがって，身体論は多少とも心身結合の問題 mind-body problem（E），Leib-Seele Problem（D）を論じることになる。

　ギリシャ哲学の Platon は心身を区別し，魂が身体を支配し死後も存続すると考えた。Aristoteles は身体を質料，魂を形相とみる質料形相論 hylemorphism（E）を唱え，両者の合成から人間を一元論で捉えた。フランスの Descartes R は，近代合理主義の立場から精神と物体の二元論を確立し，思考を属性とする精神（思惟する実体 res cogitans）と，拡がりを属性とし機械的に説明できる物体（延長している実体 res extensa）としての身体との間に交渉はないとした。

　心身二元論には，心身に因果関係を認めず各々が独立して働くとする平行論 parallelism（E），心的現象は物的現象に付随するとみる随伴現象説 epiphenomenalism（E），両者は互いに作用干渉しあうとする相互作用説 interactionism（E）がある。18世紀以来の近代科学，大脳生理学の発展は，心を脳に還元する随伴現象説に傾いたが，これを押し進めると心はすべて脳内の物理現象にすぎないとする唯物的な一元論になる。

　オランダの de Spinoza B は，精神と身体をともに唯一の実体である神の様態 modus（L）とみて，同じ秩序の異なる表現とする同一説 identity theory（E）を説いた。ドイツの Leibniz GW は，精神の実体として，拡がりも形もなく分割できない単子（モナド）monade（F）を考え，その本質を力の作用とみている。単子の無意識な暗い表現である物質から，明るい表現をとる理性的な精神まで連続的な移行があるので，身体と精神の区別は程度の差にすぎず，各々は独立した法則で動くが神の定めた予定調和にもとづいて対応しているという。イギリスの Russell B [1921] は中立一元論 neutral monism（E）を唱えて観念論と唯物論を乗り越えようとした。ポストモダンの記号論には，心身結合の問題を脱構築し，物や心の実体ではない非実在の仮想一元論もある。

フランスの Bergson H は，身体（脳）を生活の有用性，すなわち外部を知覚し行動に応じて記憶を選択する習慣化された感覚・運動機構とみて，空間的な物質と時間的な精神は，身体においてゆるやかに相互浸透し合って結びついているとした．これを発展させた Merleau-Ponty M も身体を感覚・運動回路ととらえているが，現象学の影響を強く受けて世界のひとつの対象としてではなく世界に対するひとつの視点とみて，身体が物でも意識でもない，主体・客体的な両義性をもつと考えている．Schneider K の経験二元論 empirischer Dualismus（D）は，経験的に身体と精神の二現象がみられ，相互に影響し合っているとみる立場で，形而上学的な意味はない．記述二元論 descriptive dualism（E）は，世界に複数の真理を認めることで Descartes R 的な実体二元論を乗り越えようとする Putnam H[1995]の内在実在論的な心身論．

　霊・魂・肉の三元論による人間の把握はキリスト教に独自のものである．ヘブライズムの人間観では心身二元論が欠如し，ギリシャにはない霊性という神学的概念をもち，さらに心，魂，肉，霊が厳密に区別されず，各々対立するのではなく相互に置き換え可能な点に特徴がある．霊は生命を与える息吹，風を意味するヘブライ語のルーアッハ ruah が，ギリシャ語のプネウマ pneuma，ラテン語のスピリトゥス spiritus になり，根底に人間は神から与えられる霊により生かされた存在という理解がある．肉はヘブライ語のバザール basar が，ギリシャ語のサルクス sarx，英語にはフレッシュ flesh と訳され，骨とともに人間や動物の身体を構成する要素である．肉は骨の空白を埋めるというイメージから，物質的な肉体ばかりでなく，神の霊をその内に長くは留められない刹那的な人間の本性，すなわち天地の狭間に位置する人間の精神的実態を含意するようになった．

　ヨーロッパにキリスト教が展開する過程で，アレクサンドリアの教父 Origenes（185頃-254頃）は，霊を魂の本質部分，神との一致に向かうありかたとして捉え，霊・魂・身体の三元論を確立した．ルネサンス期にオランダの Erasmus D（1466-1536）がこれを復興し，ドイツの宗教改革者 Luther M（1483-1546）は人間の本性を，永遠の事物を把握する霊 Geist（D），理性が認識できる魂 Seele（D），これらを適用する身体 Leib（D）の３つに区分した．

　身体因性あるいは**体因性** somatogenic（E）(soma, $\sigma\tilde{\omega}\mu\alpha$, somatos, $\sigma\acute{\omega}\mu\alpha\tau o\varsigma$：体）は，病気や症状が身体に起因するという意味で，心因性および内因性に対比して用いられる．したがって症候性と器質性を包括するが，さらに中毒

や遺伝性のものまで広く含めて外因性 exogenic, exogenous (E) と同義に用いる場合がある。

外因反応(諸)型 exogenous reaction types (E), exogene Reaktionstypen (D) は，Bonhoeffer K [1908][1])が提唱した身体疾患における精神病像で，感染症や代謝疾患など多様な基礎疾患にかかわらず，あらわれる精神症状は一定になるとするもの。すなわちせん妄，てんかん性興奮，もうろう状態，幻覚症，アメンチア（幻覚，緊張，錯乱）の病像をとり，これが過ぎると過敏情動衰弱状態，コルサコフ型健忘を残すという。彼は原因 Noxe と病像との間に病因的中間節 ätiologisches Zwischenglied (D) を想定し，病像の共通性をこの二次的自家中毒による反応と考えた。外因反応型は症状精神病の先駆的概念であり，のちに Schneider K は身体に基礎をおく急性精神病の必発症状に意識混濁を挙げた。一方，Hoche AE はこれを発展させて早発痴呆を疾患単位ではなく症候群とみなした。外因好発型 exogene Prädilektiontypen (D) ともいう。ここでは外因を，身体が脳や精神に対して外部にあるという意味で用いられているが，脳も精神に対しては外部ともいえる。

身体に基礎をおく精神病 körperlich begründbare Psychose (D) は，器質・症状・中毒精神病とてんかんを一括し内因精神病に対置させた Schneider K の概念。急性症状として意識障害，慢性症状として人格解体と認知症を挙げ，通過症候群を移行型とみているが，DSM-Ⅲの器質精神障害 organic mental disorder (E)，DSM-Ⅲ-R の器質精神症候群 organic mental syndromes (E) に近い。ICD-10 では症状性を含む器質性精神障害［F0］となっている。外因精神病 exogene Psychose (D)，随伴精神病 Begleitpsychose (D) もほぼ同義。体の状態や病気が精神状態に変化をもたらすことをプシコーム Psychom (D) [Hellpach W 1946] といい，薬による場合も薬物プシコーム Pharmakapsychom (D) と呼んだが，今はあまり用いない。

通過症候群 transit syndrome (E), Durchgangssyndrom (D) [Wieck HH 1956][2]) は，身体に基礎をおく精神病のうち可逆性で意識障害を欠くもの。症状に応じて健忘，感情，感情・健忘，幻覚，妄想，幻覚・妄想，発動性欠如の 7 類

---

1) Bonhoeffer K : Zur Frage der Klassifikation der Symptomatischen Psychosen. *Berl Klin Wshr* 2257-2261, 1908.
2) Wieck HH : Zur Analyse der Syndromegenese bei körperlich begründbaren Psychosen. In : *Psychopathogie heute. Prof. Kurt Schneider zum 75 Geburtstag gewidmet.* Thieme, Stuttgart, 1962.

型が記載され，程度に応じて軽度（抑うつ，易疲労性），中等度（発動性低下，情動障害），高度（健忘，秩序性もうろう状態）の3段階に分けられる。意識障害に移行ないし意識障害からの回復過程にみられるが，不可逆性の器質性欠陥障害に対立する可逆的な機能精神病 Funktionspsychose（D）として広義に用いる傾向がある。急性と慢性の中間を占める亜急性状態である。

身体によらず，心理要因から引き起こされるのは**心因性** psychogenic（E）といい，体験に続いて生じ内容の関連が了解できる。心因症 Psychogenie（D）の語は Sommer R [1889] が学校ヒステリーに用いたのが初めといわれる。psychogenesis（E）は精神発達のこと。軽い身体疾患の症状が心因で強まると心因加重 psychogene Überlagerung（D）という。

医原病 iatropathy, iatrogenic disease（E）（iatros, $\iota\alpha\tau\rho\acute{o}\varsigma$：医師，救い主），iatrogene Krankheit（D），maladie iatrogène（F）は，医師の言葉や態度により生じる反応性の症状。本来の意味は手術や薬物が引き起こした病態ではなく，一種の心因反応であるから医原神経症 iatrogene Neurose（D）[Frankl VE] ともいう。

内因性 endogenic（E）は，病気が内部からひとりでに起こってくる，すなわち自生的にみえ，外因でも心因でもなさそうな場合に用いる。曖昧な概念で，背後に想定される病態も体質，遺伝性の脆弱，自家中毒，現時点で未知の脳障害などさまざまで，原因がわかると除かれる。Endogenität（D）の語は Möbius PJ [1892][3)] が変質を基盤にするものに用いた。真性 genuine（E）も同じ意味だが，てんかん（真性てんかん genuine epilepsy）に用いる。器質的背景のない精神機能の変化による機能性 functional（E）という表現は主にアメリカで用いるが，機能精神病 functional psychosis（E）には内因精神病のほか心因精神病も含む。Wieck HH の機能精神病 Funktionspsychose（D）は，可逆的な症状精神病のこと。内なるもの，エンドン Endon（D）は，心身統一の根源にある生の力をさす Tellenbach H [1961] の概念。Aristoteles のエンテレヒーに似たもので，内因精神病を Endon の病的変動が心身の変化としてあらわれたとみる。Wieck HH の現象背後適合系 diaphänomenales Relevanzsystem（D）もこれに近い。

3）Möbius P：Über die Einteilung der Krankheiten. *Zentralbl Nervenheilk Psychiatr* 15：289-301, 1892.

身体意識 Leibbewußtsein（D）は，身体の存在を自分のものとして意識する身体認識 somatognosis（E）のこと。異常になると身体が前と変わった，自分のものでない，誰か別の人のもの，なくなったなどという。身体感覚 Leibempfindung（D）は体感 cénesthésie（F）のことで，限局性のこと（渇，飢餓，疼痛，鈍重）もびまん性のこと（緊張，不調，活発）もあり，快・不快など二極性の要素が加わると身体感受 Leibgefühl（D）に近くなる。生命身体感覚 vitale Leibempfindung（D）は生命感受 vitales Gefühl（D）とほぼ同じもの。

　精神障害が身体症状として表現されることを**身体化** somatization（E），Somatisierung（D）[Stekel W]という。20世紀半ばに英語圏の精神医学に登場した。**身体化障害** somatization disorder [DSM-Ⅲ：300.81，ICD-10：F45.0]は，おもに若い女性が多数の身体症状を訴える神経症である。あちこちの痛み（頭痛，腹痛，関節痛，排尿痛），胃腸症状（吐き気，下痢），性的症状（月経不順，性的無関心），神経症状（脱力，まひ，けいれん）などが次々に起こり，変わりやすく数年続く。ブリケ症候群ともいう。ICD-10，DSM-Ⅲ，Ⅳの身体表現性障害 somatoform disorder（E）は，所見がないのに身体愁訴をくりかえすもので，身体化障害と心気症が含まれる。

　症状が特定の器官に限られ（器官選択 organ choice，Organwahl），その苦痛を訴える場合は器官神経症 organ neurosis（E）[Fenichel O 1945][4)]と呼んでいる。心臓神経症 cardiac neurosis（E），過換気症候群 hyperventilation syndrome（E），空気嚥下症 aerophasia（E），胃腸神経症 gastrointestinal neurosis（E），過敏性腸症候群 irritable bowel syndrome（E）[Howship J 1830]，神経原性膀胱 neurogenic bladder（E）などであり，特別な心理学的意味はもたない。自律神経領域の症状を前景にするものを植物神経症 vegetative neurosis（E）と呼ぶこともある。うつ病や統合失調症の初期には不特定な身体症状として訴えられることが多い。身体化は自律訓練で身体体験に移行する意味にも用いる。神経症選択 Neurosenwahl（D）は，ある患者がなぜこの形の神経症になるのかを構造分析すること。

　ダ コスタ症候群 Da Costa syndrome（E）は，不安，動悸，呼吸困難，前胸部痛，狭心症様発作などからなる一種の心臓神経症。南北戦争で Da Costa J [1871]が兵隊心 soldier's heart（E）の名で記載した。一般人なら努力症候群

4）Fenichel O：*The psychoanalytic theory of neurosis*. Norton, New York, 1945.

effort syndrome（E），神経循環性無力症 neurocirculatory asthenia（E）という。一部はパニック発作の可能性もある。

仮面うつ病 masked depression（E）[Kral VA 1958][5]，larvierte Depression（D），dépression masquée（F）は，神経症の葛藤と症状に覆われた内因うつ病。これをもとに新福尚武[1969]は，自律神経症状を主とする身体症状が前景に立ち一般医を受診する軽症うつ病を仮面デプレッションと名づけた。中年女性が自律神経領域の心気症状を訴える自律（植物）神経うつ病 vegetative Depression（D）[Lemke R 1949] もこれに近い。

転換 conversion（E）（con, cum：ともに，verto：回す）は，抑圧された無意識の葛藤が，知覚や随意運動系の身体症状に置き換えられること。解離性障害（ヒステリー）にみられ，症状は象徴的な意味を伝える（器官言語 organ language ないし身体言語 body language）とされる。回心と訳すと心の向かう方向を転換する宗教用語で metanoia（G）と同義。器官劣等性 organ inferiority（E），Organminderwertigkeit（D）は，身体器官の劣等性や精神生活の劣等感を代償し，優越感を得ようとするという Adler A [1907][6]の概念。代償しすぎても（過代償 overcompensation），かえって神経症になるのでやっかいである。代償不全神経症 Dekompensationsneurose（D）（Voelkel H 1963）は，脳器質疾患により神経症基盤が露呈し神経症病像が出ること。

心身症 psychosomatic disease（E）は，発病や経過に心理要因が強く関与する身体疾患。これを研究する医学は**心身医学** psychosomatic medicine（E）である。Heinroth J-CFA [1818]が体と心はひとつの存在の異なる側面にすぎず，外面は体，内面は心になると考えて psychosomatisch（D）の語をつくった。この語は 1930 年代に Deutsch H と Dunbar HF によりアメリカに導入されて広まった[7]。心理要因は自律神経を介して諸器官に影響をもたらし，転換のように象徴的意味はもたない。Alexander F [1950][8]は，神経性皮膚炎，リウマチ様関節炎，気管支喘息，本態性高血圧症，消化性潰瘍，潰瘍性大腸炎，甲状腺機能亢進症の 7 つを心身症の代表として挙げたが，一方では症状に何かしら心理的意味を求めるもの，器官神経症の一部を含めて広義に解釈する

---

5) Kral VA：Masked depression in middle aged men. *Canad Med Assoc J* 79：1-5, 1958.
6) Adler A：*Studie über die Minderwertigkeit von Organ.* Urban und Schwarzenberg, Wien, 1907.
7) *Psychosomatic Review* 誌の第 1 号は 1939 年創刊。
8) Alexander F：*Psychosomatic Medicine. Its principles and applications.* Norton, New York, 1950.

ものなど，その範囲をめぐって議論がある。症候群移動 syndrome shift (E) [Groen JJ 1957] は，ある疾患，症候群の病像が変化して別のものになることで心身症に多い。症候群抑制 syndrome suppression (E) は，合併症のためにもとの病気の症状がみえなくなること。

1. 症状精神病

症状精神病あるいは**症候性精神病** symptomatic psychosis (E), symptomatische Psychose (D) は，身体疾患に随伴して起こる精神障害の総称。主病変が脳にあるものは器質精神病，中毒による場合は中毒精神病と呼んでこれには含めない。病像の中心をなすのはせん妄，もうろう状態，アメンチア，錯乱など意識障害であり，幻覚・妄想，感情障害，記憶障害，過敏情動衰弱状態などが加わる。基礎疾患は感染症（肺炎，インフルエンザ，チフスなど），代謝疾患（糖尿病，電解質異常，尿毒症，ペラグラなど），膠原病（SLE, MCTD など），内分泌疾患（バセドウ病，粘液水腫，クッシング症候群，アジソン病など），血液疾患（悪性貧血，白血病など），呼吸器疾患（肺性脳症），肝疾患（肝性脳症，肝脳疾患特殊型）と多岐にわたり，術後精神病や癌，人工透析，臓器移植に関連する精神症状を含める場合もある。DSM-Ⅲの多軸システムでは Axis Ⅲ の身体障害と身体状態 physical disorders and conditions (E) に分けて記載することになっていたが，DSM-Ⅳでは一般医学状態 general medical condition (E) による精神障害に含まれる。症状動揺性 symptomatische Labilität (D) [Kleist K 1920] は，症状精神病を起こしやすい素質のこと。インフルエンザでは罹患中は意識障害，回復期にはうつが多い。ペラグラ精神病 pellagra psychosis (E)（pellis：皮，agria：粗い，aegra：病気の）は，意識障害，健忘，躁うつ，幻覚・妄想，認知症などあらゆる病像を呈し，単一精神病のモデルになる。

ICU 症候群 ICU syndrome (E) は，Intensive Care Unit (ICU) においてみられる急性の精神障害で，収容3日前後から不眠に始まりせん妄を主徴とし，3～4日の経過で回復して後遺症を残さない。手術後はせん妄（術後せん妄 postoperative delirium）が多いが，Coronary Care Unit (CCU) では不安，抑うつの頻度が高いともいわれる。原因は身体・心理・環境要因が絡んで多元的である。広義には ICU におけるすべての精神障害を総称する。

透析脳症 dialysis encephalopathy (E) [Alfrey AC ら 1972] は，人工透析を数年行なった患者の 0.6～0.8％に言語障害（構音障害，失語，無言），ミオクロー

ヌス，着衣失行，健忘，無関心，性格変化などを生じる亜急性・進行性脳症。透析認知症 dialysis dementia（E）［Mahurkar SD ら 1973］ともいう．

内分泌性精神症候群 endokrines Psychosyndrom（D）は，内分泌疾患による慢性精神症状が分泌腺の種類を問わず，気分と欲動を主とする共通の病像を呈するという Bleuler M［1954］[9]の概念．

コンサルテーション・リエゾン精神医学 consultation-liaison psychiatry（E）は，総合病院で他科領域の精神医学的諸問題を，精神科医が他科の主治医と相談し連携をとって解決を図ること．Billings EG［1939][10]がリエゾンという語を初めて用い，1960 年代から広まった．**身体管理精神医学** medical psychiatry（E）は，精神疾患と身体疾患を併せもつ患者に，精神科医が主治医となり心身両面の管理を行なうことで，1980 年代のアメリカに起こった．サイコオンコロジー（精神腫瘍学）psychooncology（E）は，悪性腫瘍に関する心理・社会的側面を研究する学．腎不全，腎移植，透析などのサイコネフロロジー（精神腎臓病学）psychonephrology（E），冠不全と抑うつなどに関わるサイコカルジオロジー（精神心臓病学）psychocardiology（E），アトピー性皮膚炎，円形脱毛症などのサイコデルマトロジー（精神皮膚病学）psychodermatology（E）もあり，最後のものは皮膚寄生虫妄想まで含む場合がある．

神経衰弱 neurasthenia（E）［Beard GM 1869][11]は，心身の疲労，急性・慢性疾患，持続性ストレスなどから生じた神経の刺激性衰弱状態．刺激に敏感で疲労しやすく，注意が集中できず気分は不安定となり，種々の自律神経症状を伴う．Beard GM（1839-83）はこの概念を 1869 年に初めて取り上げ，著作は 1880 年に出版された．器質所見はなく休息により回復し，アメリカの文明生活が生んだ特有の神経疲労 american nervousness（E）と見なされた．ドイツでいう Nervosität（D），消耗神経症 Erschöpfungsneurose（D），作業神経症 Tätigkeitsneurose（D），Ponopathie（D）［Kraepelin E］もこれに近い．フランスではヒステリーと並んで精神神経症に含められ Charcot J-M らが取り上げた．心気症に一括されることもあり，DSM-Ⅲ，Ⅳでは分類から外されているが，ICD-10 には離人症と並んでその他の神経症性障害［F48］の項に含ま

---

9) Bleuler M：*Endokrinologische Psychiatrie*. Thieme, Stuttgart, 1954.
10) Billings EG：Liaison psychiatry and intern instruction. *J Assoc Am Med Coll* 14：379-385, 1939.
11) Beard G：*A Practical Treatise on Nervous Exhaustion（Neurasthenia）, Its symptoms, nature, sequences and treatment*. Treat, New York, 1880.

れている。

無力性 asthenia, $\alpha\sigma\theta\varepsilon\nu\iota\alpha$ は力の弱いこと[12]。1790 年フランス語に asthénie（F）が登場して非特異的な衰弱全般をあらわすうちに，とりわけ心的な側面に用いる語になった。ドイツにも脳衰弱 Cerebrasthenie（D）という用語がある。形容詞 asthenis, $\alpha\sigma\theta\varepsilon\nu\eta\varsigma$ からは，精子の動きが悪い無力精子症 asthénospermie（F）などの語ができた。低力性 hyposthenia（E）は 19 世紀半ばに登場し，医学用語には低張尿 hyposthénurie（F）などがある。asthenia と hyposthenia の区別はあまりはっきりしていないが，前者は先天性の体質，後者には獲得性の症状というニュアンスがある。弱力性解釈妄想 délire d'interprétation hyposthénique（F）は Capgras J-M J [1909] の提唱した無力妄想の一種。強力性 hypersthenia（E）は 19 世紀初頭に登場し一般に復権的，熱情的な感情の高揚に用いられる。古代ギリシャの adynamia, $\dot{\alpha}\delta\upsilon\nu\alpha\mu\iota\alpha$ は身体衰弱，不能を指したが，18 世紀末に Cullen W の著書を経由してフランス語の不活性 adynamie（F）（dynamis, $\delta\upsilon\nu\alpha\mu\iota\varsigma$：力，活力）になった。主に発熱疾患に生じる筋の脱力を表現し，心的な衰弱をあらわす asthenie に対して身体的な側面に用いる。

過敏情動性衰弱状態 hyperästhetisch-emotioneller Schwächezustand（D）[Bonhoeffer K 1912] は，身体疾患の回復期にみられる神経衰弱状態。統合失調症や非定型精神病の回復期にみる類似の状態は精神病後抑うつ postpsychotic depression（E）である。神経衰弱性統合失調症 neurasthenische Schizophrenie（D）[Berze J 1914] は体感異常型に近い統合失調症。

慢性疲労症候群 chronic fatiguesyndrome（E）は，日常生活に困難を来たすほどの全身倦怠，疲労を主徴とする神経衰弱状態。微熱，リンパ節腫脹，咽頭炎などに，羞明，暗点，思考集中低下，抑うつ，睡眠障害を伴う。1985 年の報告以来，ウイルス感染や免疫異常が推測され，精神免疫学 psychoimmunology（E）との関連で注目されている。ICD-10 ではウイルス感染後疲弊症候群 postviral fatigue syndrome [G93.3] とする。

精神衰弱 psychasthénie（F）[Janet P M F][13] は，不安，恐怖，強迫，心気，離

---

12) 古代ギリシャ語 sthenos, $\sigma\theta\dot{\varepsilon}\nu o\varsigma$ は力とくに体力，戦闘能力をあらわした。Homeros の叙事詩『イリアス』には思慮分別のなさ，慎重さを欠く悪いニュアンスで用いられたが，やがてあらゆる身体的ないし心的な力，能力を指すようになった。
13) Janet P：*Les obsession et la psychasthénie*. Alcan, Paris, 1903.

人，チック，自己不全感，無力感などを示す神経症の類型。Janet P*MF* はこの語を 1900 年から記述的に使用し，1903 年てんかんとヒステリーをモデルにひとつの臨床単位と考えた。精神衰弱では，生物心理学的エネルギー，心理力 force psychologique（F）により支えられている自我の統合機能，心理緊張 tension psychologique（F）が全般的に低下（心的低下 depression mentale）し，外界を正しくとらえる現実機能（実在機能）fonction du réel（F）が失われて現実へうまく適応できなくなり，より低級な心的機能が無意味に活動（心理自動症 automatisme psychologique）する。彼は神経症を精神衰弱とヒステリーに分け，後者では心的緊張が部分的に低下していると考えた。精神衰弱は今日の強迫神経症，離人症，恐怖症などを包括する概念であるが，一部に軽い統合失調症も含まれている。

2．器質精神病

器質（性）精神病 organic psychosis（E），organisches Psychose（D），psychose organique（F）は，脳の一次的な器質病変，脳病 encephalopathia（L）による慢性の精神障害。基礎疾患には形態異常，頭部外傷（脳振盪，脳挫傷，脳浮腫），腫瘍，血管障害（出血，梗塞），炎症（脳炎，髄膜炎，膿瘍，梅毒），変性疾患（アルツハイマー型認知症，パーキンソン病，ミトコンドリア脳筋症など），脱髄疾患（多発性硬化症，白質ジストロフィーなど），蓄積症（脂質症，ムコ多糖類症など），金属代謝異常（ウィルソン病など），脳無酸素症などがある。記憶・判断の障害を中心とする認知症と，人格（人柄）の変化が主症状であり，これに感情障害，幻覚・妄想，局在症状が加わる。器質説 organicism（E）は，すべての精神障害が器質病変によるとする考え。DSM-IV では organic の語を嫌って認知障害 cognitive disorders（E）とする。

器質性精神症候群 organisches Psychosyndrom（D）[Bleuler M 1960] は，慢性・びまん性の脳病変から生じる病像で，記憶・見当識・思考・情動などの要素障害と，これらの複合機能（目的意識，高等感情など）の障害，人格変化からなる。元来は Bleuler E [1916] が健忘症候群の同義語として提唱した。脳器質性能力減退 hirnorganische Leistungsschwäche（D）は，器質疾患により記銘力低下，注意集中困難，疲労性など知的機能が全般的に下がること。

脳振盪後症候群 postconcussion syndrome（E）（quatio：ゆり動かす）は，脳振盪 commotio cerebri（L）（com, cum：ともに，moveo：動かす），concussion（E），

Hirnerschütterung（D）による一過性の意識障害の後に生じる，記憶や意欲の低下など神経衰弱様症状を主徴とする軽度の脳器質症候群．自覚的愁訴が主で明らかな客観所見を欠くため，心因性の要素がどの程度まで関与しているのか判断に迷うことも少なくない．精神麻痺 psychoplégie（F）（plexis, πλῆξις：発作）は，脳障害からくる急性，一過性の失見当ないし健忘発作．Dupré *FP-LE* は，脳振盪後にみられる心的トーヌスの機能的弛緩とみている．

　脳に傷がつくと脳挫傷 contusio cerebri（L）（tundo：くだく），Hirnquetschung（D）になる．脳振盪精神病 Kommotionspsychose（D）［Vogt H］は意識障害を主とする外因反応型．浮腫精神病 Ödempsychose（D）［Faust C］は，急性脳外傷の脳浮腫 Hirnödem（D）による精神障害．意識障害から回復後は通過症候群の多様な経過をたどる．職業病としてはボクサー病 punchdrunkenness, puncu-drunk syndrome（E），Boxerkrankheit（D），ボクサー認知症 dementia pugilistica（L）［Corsellis JAN ら 1973］，Boxerdemenz（D）が知られており，パーキンソン症状，運動失調，皮質下認知症に近い精神活動の全般的緩慢がプロボクサー引退後に徐々に進行する．**びまん性軸索損傷** diffuse axonal injury（E）［Gennarelli TA と Adams JH 1982］は，頭部に剪断力による損傷 shearing injury［Strich SJ 1956］が加わって大脳白質の軸索がびまん性に断裂すること．大脳皮質髄質境界部，脳梁，中脳背外側部に小出血巣を認め，急性期は遷延する昏睡，慢性期は注意集中困難，記憶障害，不安，うつ，抑制消失，対人コミュニケーション障害などを示す．

　脳病変をもつ患者がふだんは何とかやっているのに，少し困難な場面にあうと心的秩序がくずれて激しい不安を示すことを Goldstein K［1940］は**破局反応** Katastrophenreaktion（D）と呼んだ．寛解した統合失調症にも似た反応がみられる．脳損傷のある患者では，与えられた課題を解決する能力が不安定で，時間の経過とともに著しく動揺することがある．これを von Weizsäcker V［1950］は，機能の一部欠損によるのではなく，刺激と感覚との間に保続，融合，閾値動揺などの機能変化が生じたためとみて，**機能変遷** Funktionswandel（D）と呼んでいる．

　てんかん epilepsy（E），Epilepsie（D），épilepsie（F）（epi, ἐπι：上にある，〜へ向かう，影響下にある，lepsis, λῆψις：占領，押収）は，てんかん発作 epileptic seizure（E），epileptische Anfall（D）を主症状とする慢性の大脳疾患．古代ギリシャ語 epilepsia, ἐπιληψία は，中断，急な停止をさし，16世紀初めにフラン

ス語に登場した．てんかんは古代から最もよく知られた病気のひとつで，Hippocrates の神聖病 morbus divinus，morbus sacer（L）[14]，Galenos の集会病 morbus comitialis，mal comitial（L）[15] はてんかんの別名．

　てんかん発作は，突然に生じて一定の順に進展するが，症状と脳波所見が限局する部分発作 partial seizure（E）と，初めから広範，同期性 synchronous（E）に生じる全般発作 generalized seizure（E）とに大別される．発作が短時間で回復しないとてんかん発作重積状態 status epilepticus（L）になる．

　全般発作には，強直発作，間代発作，強直間代発作（大発作 grand mal），欠神，ミオクローヌス発作，脱力発作 atonic seizure（E）が含まれる．脱力発作は，失立発作 astatic seizure（E）[Lennox WG と Lennox MA 1950][16] ないし転倒発作 drop attack（E）と同義で，姿勢を維持する筋のトーヌスが失われる発作症状．脱力発作は cataplexy の訳語にも用いる．

　部分発作には，発作時に意識消失を伴わない単純性のもの（運動発作，感覚発作，自律神経発作，精神発作）と，意識減損 impairement of consciousness（E）を来たす複雑性のものがあり，後者では自動症を生じる．二次的に全般化して全身けいれんを起こす場合もある．

　精神弛緩 psycholepsie（F）は心理緊張の低下をさす Delay JLP と Deniker P の用語．1950 年代に彼らは，けいれん発作時にすべての筋トーヌスが低下するてんかんになぞらえて，この語を向精神薬 psychotrope の分類に採用した．精神弛緩薬 psycholeptique（F）には催眠薬，トランキライザー，抗精神病薬，気分調整薬などが含まれる．

　アウラ aura（E，F，L）（αὔρα：空気の流れ，微風）[17] は，てんかん発作の直前に患者が自覚する感覚・運動異常．上腹部不快感 epigastric aura（E），頭痛，自律神経症状，妄覚，未視・既視感，離人症，不安，多幸など多彩である．前兆［神戸文哉 1876］と訳されるが，実際は発作の前兆ではなく単純部分発作である．持続アウラ aura continua（L）は精神発作の遷延状態，知的アウラ aura intellectuel（F）[Herpin T 1867] は精神運動発作の旧名．アウラ（オーラ）

---

14) divus は神．神や霊的なものが病気を起こすので発作のスケールが大きい．
15) comitium はローマの市民集会．てんかんを起こす人が出ると票読みができず散会した．
16) Lennox WG, Lennox MA：*Epilepsy and related disorders*. Littre, Brown and Company, Boston, 1960.
17) Galenos の師 Pelops が命名したとされる．

をギリシャ美術では風をはらむ布で表現した。中世では人物をとりまく放射線になり，霊感のある人が体から放射すると信じられた。Benjamin W [1936] は，少数の裕福な人々の手にあった芸術のもつ独特な高級感をオーラ（光輝）と呼び，科学技術の進歩により大衆にいきわたるようになった大量生産の複製を，芸術がオーラを失ってむき出しになったと表現した。

特定の刺激で誘発されるてんかんを反射てんかん reflex epilepsy（E）という。光（光原てんかん），音（聴原発作，音楽てんかん），心理要因（驚愕てんかん，読書てんかん）など多くの刺激が誘発因子になる。等価症 equivalent（E）（aequus：等しい），Äquivalent（D）[Hoffmann F 1862] は，けいれん発作の代わりにみられる精神身体症状で気分変調，意識変容，統合失調症様状態など。情動等価症 affect equivalents（E）は，情動が表面にあらわれず身体の生理反応だけがみられること。仮面うつ病の身体症状を抑うつ等価症 depressive equivalents（E）ということがある。

悪性症候群 neuroleptic malignant syndrome（E），syndrome malin（F）[Delay JLP ら 1965] は，主に抗精神病薬投与時（時に抗うつ薬投与，抗パーキンソン薬中断）に生じる重篤な副作用で，高熱，種々の程度の意識障害と昏迷，錐体外路症状（筋固縮，振戦，不随意運動，構音・嚥下障害など），自律神経症状（頻脈，呼吸促進，血圧変動，発汗，尿失禁，流涎など）を示す。白血球増多，血清 CPK 上昇，ミオグロビン尿を認める。興奮，疲労，低栄養，感染などの身体要因や，高温多湿など環境要因もある。古典的な致死緊張病や急性デリール，吸入麻酔時の悪性高熱症 malignant hyperthermia（E）[Denborough MA ら 1960] などとの類似が指摘され，これらを連続するスペクトルのなかに位置づける見解もある。**セロトニン症候群** serotonin syndrome（E）[Sternbach H 1991] は，錯乱と神経症状（振戦，ミオクローヌス，深部反射亢進），自律神経症状（発熱，発汗，下痢）などを示すもので，脳内セロトニン系の過剰によるとされ，複数の抗うつ薬投与やリチウム併用時にみられる。

3．局在症候群

巣症状，焦点症状 focal symptom（E），Herdsymptom（D）は，脳の局所損傷に対応した症状。限局性の感覚・運動障害や失語・失行・失認などをさす。**局在症状** local symptom（E）ともいう。ここでは脳の大まかな部位に対応する症状の組み合わせを述べる。

脳局所性精神症候群 hirnlokales Psychosyndrom（D）は，慢性局所性の脳損傷が種類や部位に関わりなく，知的機能と記憶は障害されず，気分，意欲，欲動の変化，易変性を特徴とする共通の精神症状を示すという Bleuler M [1943] の概念で，内分泌性精神症候群や皮質下認知症とも通じる．

　ヒトの大脳は解剖・機能的に左右非対称で，それぞれの半球が固有の機能を営む大脳側性化 cerebral lateralization（E）が認められる．失語症の発見と言語機能の左半球偏在から左を優位半球，右を劣位半球とする大脳半球優位 cerebral dominance（E）の概念が生じたが，今日では高次機能の左右分化，相互関連へと視点が移動している．一般に左半球は言語による象徴，分析，継時的な機能に関わり，右半球は言語によらない空間，全体，同時的な機能を担うとされる．また，後部脳は空間的，選択的 paradigm（E）な機能をもち，前部脳は時間的，結合的 syntagm（E）な機能をもつとされている．大脳化 cerebralization（E），Verhirnlichung（D）は，系統発生および個体発生で機能が発達するにつれて脳幹から大脳へ移行すること．

　前頭葉症候群 frontal lobe syndrome（E）は前頭葉損傷による一群の精神神経症状．前頭葉は脳のすべての領域と連絡し，これらを統合する機能をもつとされ，症状の中核は総合能力の喪失 [Brickner R]，抽象能力の低下 [Goldstein K]，企画能力の喪失 [Häfner H]，課題解決のプログラム設定と遂行の障害 [Luria AR]，時間的統合の障害 [Fuster JM] などと表現される．神経病学では強制把握，抵抗症 Gegenhalten（D），眼球運動障害，歩行・平衡障害，失禁，向反発作，自律神経症状などがみられ，神経心理面の障害として失行（観念運動失行，顔面失行），運動の開始・維持困難（開・閉眼失行，運動無視），行為の抑制障害（運動保続，道具の強迫的使用，利用行動，模倣行動）などが知られている．鹿島晴雄 [1993] は，種々の機能に共通する障害形式として，概念の転換，習慣的行為の抑制，複数情報の組織化，流暢性，意味による行為の制御を抽出した．精神面を大橋博司 [1965] は人格・情動，発動性，記憶・知性の3要素にまとめている．Kleist K [1934] は円蓋（穹隆）部を発動性に，眼窩脳を人格に関連すると考えた．円蓋症候群 Konvexitätssyndrom（D）では発動性欠乏，無為，無感情，無関心となり思考内容も貧困で無論理思考になる．眼窩脳症候群 Orbitalhirnsyndrom（D）では多弁，多幸で抑制がとれ無遠慮なふざけ症になる．一般にブローカ失語は前頭葉症候群には入れない．遂行機能 executive function（E）[Lezak MD 1982] は，目的をもって創造的，効果的に行

動する機能で前頭前野に関わりが深い。

頭頂葉症候群 parietal lobe syndrome（E）は，神経病学的に下 1/4 盲，筋萎縮，位置・振動・二点識別覚障害，立体覚消失，眼球運動障害など，神経心理学的に失行（観念失行，構成失行，着衣失行），失認（視空間失認，半側空間無視，病態失認，触覚失認），身体図式障害などからなる。ゲルストマン症候群は主に優位半球の角回と第二後頭回の移行部の損傷でみられる。アルツハイマー病の初期に頭頂葉症候群を示すことがある。

側頭葉症候群 temporal lobe syndrome（E）にみられるのは，神経病学的に半盲ないし上 1/4 盲，神経心理学的に聴覚失認や皮質聾，精神医学的には健忘症候群，情動障害，人柄の変化などである。さらにウェルニッケ失語，てんかんを伴う。**クリュヴァー・ビューシー症候群** Klüver-Bucy syndrome（E）は，両側側頭葉，扁桃体，鉤回，海馬の切除により生じる情動行動の異常。視障害がないのに見えていないかのようにふるまう精神盲 psychic blindness（E），口でものを確かめる口部傾向 oral tendency（E），些細なことにも注意を向ける変形過多 hypermetamorphosis（E），攻撃性が弱まる情動鎮静 placidity（E）[Lilly R ら 1983][18]，性行動の亢進，食習慣の変化などを特徴とする。Klüver H と Bucy PC [1937][19]が，サルの実験で報告した。ヒトではアルツハイマー型老年認知症，ピック病，ヘルペス脳炎，頭部外傷などで生じ，失語と健忘症候群を伴い，精神盲は視覚失認や相貌失認として報告されることが多い。各症状と病巣部位の対応は議論があり，辺縁系の離断から説明する見解 [Geschwind N 1965] もある。辺縁認知症 [Gascon GG] とは移行がある。**ド ノヴォ精神病** De Novo psychosis（E）は，側頭葉てんかんの治療として前側頭葉切除後に発病する錯乱，幻覚妄想など。何かしら精神障害の既往，家族歴があり，青年期に右側を手術した例に多い [松浦雅人ら 1997] とされる。

側頭葉てんかん temporal lobe epilepsy（E）は，側頭葉に焦点をもつてんかんで，精神発作と複雑部分発作（合わせて精神運動発作と便宜的に呼ばれる）が多い。局在により扁桃体海馬発作と外側側頭葉発作に分けられ，前者では自律神経症状，記憶想起，錯覚，意識混濁，自動症など，後者では錯覚，幻覚（幻聴，経験幻覚），夢様状態などを生じる。知的小発作 petit mal intellectuel（F）

---

18) Lilly R, et al：The human Klüver-Bucy syndrome. *Neurology* 33：1141-1145, 1983.
19) Klüver H, Bucy PC："Psychic blindness" and other symptoms following bilateral temporal lobectomy in Rhesus monkeys. *Am J Physiol* 119：352-353, 1937.

[Falret JPJ 1861], 知的アウラ aura intellectuel (F) [Herpin T 1867], 鉤回発作 uncinate fits (E) [Jackson JH 1899] もほぼ同義。聴覚発作 auditory seizure (E) は, 側頭葉に焦点をもち聴覚異常（要素幻聴，無音）を示す単純部分発作。

側頭精神症候群 temporales Psychosyndrom (D) は, 側頭葉てんかん患者にみられる精神症状をまとめた Landolt H [1960][20]の概念で, 自己と社会への無関心, 表面的でまとまりを欠き, 経験を取り入れられないなど一種の脳局在精神症候群。Bear DM [1979] は, 側頭葉てんかんの発作間欠期の行動特性を持続的放電による感覚・辺縁結合過多症候群 syndrome of sensory-limbic hyperconnection (E) とまとめている。すなわち, 結合の低下ないし離断であるクリュヴァー・ビューシー症候群とは逆に, 性欲減退, 書字過多, 情動過多, 変形低下などがみられるという。傍腫瘍性辺縁脳炎（脳症）paraneoplastic limbic encephalitis (encephalopathy) (E) [Brierley JB と Corsellis JAN 1960] は, 非転移性の悪性腫瘍に随伴する側頭精神症候群で, 意識混濁, 不安, 抑うつ, 健忘などが亜急性に進行し, 精神発作や複雑部分発作を伴い, 数か月の経過で認知症に至る。髄液に細胞増加, MRIで初期に T_1, T_2 高信号域, 脳波で側頭葉徐波ないし鋭波を認める。80％が肺小細胞癌によるもので, 血清と髄液中に神経細胞に対する抗体が出現し自己免疫の関与が推定される。

後頭葉症候群 occipital lobe syndrome (E) では, 神経病学的に半盲, 神経心理学的に皮質盲や視覚失認, 精神医学的には幻視（要素, 有形）, 失見当, 記憶障害, 作話などがみられる。盲を否認し, 見えているかのようにふるまうのは**アントン症候群** Anton syndrome (E) という。Anton G [1899][21]が報告し, コルサコフ症候群を伴うことが多く何かしら心的水準の低下がみられる。バーリント症候群は両側の広範な頭頂・後頭病変によるとされる。視覚発作 visual seizure (E) は, 後頭葉てんかんの単純部分発作で, 要素性（暗点, 閃光, 変形視）のものと, 複雑な幻視をみるものがある。

脳幹症候群 brain stem syndrome (E) は, 中脳, 橋, 延髄の損傷から生じる症状の総称。瞳孔障害（左右不同, アーガイル ロバートソン瞳孔, ホルネル症候群など）, 眼球運動障害（パリノー症候群, 核間性眼筋麻痺など）, 交代性片麻痺,

---

20) Landolt H：*Die Temporallappenepilepsie und ihre Psychopathologie*. Karger, Basel, 1960.
21) Anton G：Über die Selbstwahrnehmung der Herderkrankungen des Gehirn durch den Kranken bei Rindenblindheit und Rindentaubheit. *Arch Psychiatr Nervenkr* 32：86-127, 1899.

球麻痺，錐体外路症状（不随意運動，パーキンソン症候群など），解離性感覚障害，無言無動症，閉じ込め症候群 locked-in syndrome（E），除脳硬直，睡眠障害などからなる．小脳脚の損傷により小脳症状を伴うことも少なくない．

間脳症候群 diencephalic syndrome（E）は，視床，視床上部，視床下部，視床後部の損傷により生じる内分泌・自律神経調節障害の総称．運動麻痺，感覚障害，ヒペルパチー，運動失調，自律神経症状，不随意運動などからなる視床症候群 thalamic syndrome（E）を独立に扱うことが多い．間脳症 Diencephalose（D）というと，中枢性の自律神経機能異常（体温，血圧，発汗調節不全），水電解質代謝障害（尿崩症，乏尿），体重変化（肥満，やせ），性機能異常（思春期早発症，無月経），睡眠障害などを前景に，しばしば脳波異常を伴い，意識変容，意欲，感情，人格変化などの精神症状が多相性に経過するものを指す．

離断症候群 disconnection syndrome, disconnexion syndrome, deconnection syndrome（E）は，機能分化した領域間の連絡が断たれて高次機能障害が生じるとする学説で，1960 年代に Sperry RW らの分離脳 split brain（E）の研究から Geschwind N らが展開した[22]．一種の大脳局在論であり，半球間ないし半球内，皮質中枢間，皮質基底核間などに種々の離断が提唱されている．

脳梁症候群 corpus callosum syndrome（E）は，脳梁の損傷による左右半球の離断症候群．前 3/4 では左手の失行と失書，後部では左視野の失読と物品呼称障害がみられる．全切断では一側に与えられた情報の判断や左右間の共同・連合運動が障害される．血管障害，腫瘍などで生じる．マルキアファーヴァ・ビニャミ病 Marchiafava-Bignami disease（E）［Marchiafava E と Bignami A 1903][23]は，主として大酒家の男性に人格変化，構音障害，失禁，てんかん発作，意識障害，幻覚妄想などを伴い進行する認知症で，脳梁の中間層に左右対称の脱髄を認める．

ディアシージス diaschisis（E）（$\delta\iota\alpha$：〜の間で，〜を通じて，$\sigma\chi\iota\sigma\iota\varsigma$：分裂，分離）［von Monakow C 1914][24]は，病変部において神経興奮の流れが急激に遮断されるために，遠隔部に一時的な機能低下を生じる現象．脳の残された健

---

22) Geschwind N, Kaplan E : A human cerebral deconnection syndrome. *Neurology* 12 : 675-685, 1962.
23) Marchiafava E, Bignami A : Sopra un'alterzione del corpo calloso osservata in sogetti alcoolisti. *Riv Pathol Nerv Ment* 8 : 544-549, 1903.
24) von Monakow C : *Die Lokalization im Groshirn und Abbau der Funktion durch kortikale Herde.* Bergmann, Wiesbaden, 1914.

全部位を保護する機能抑制とのみかた［Luria AR］もある。緊張病性昏迷を大脳皮質の保護抑制 Schutzhemmung（D）と考えることもできる。

4．中毒精神病

外から薬物 drug（E）が体に入り有害な作用を起こすことを**中毒** intoxication（E）[25]といい急性と慢性がある。薬にかぎらずアルコール，タバコまでひろげると精神作用物質 psychoactive substance（E）という。服毒学 toxicology（E）の語は 19 世紀初頭に，服毒恐怖（症）toxicophobia（E）はドイツ語の Giftangst の訳語として 1873 年にそれぞれ登場した。服毒癖 toxicomanie（F）は 20 世紀初頭に登場した語で Logre J［1921］がモノグラフを書いた。これに似た服毒病質 toxicopathie（F）は精神作用物質の乱用全体をさす Fouquet P の用語で，非合法薬物による場合を服毒愛 toxicophilie（F）という。

中毒(性)精神病 toxic psychosis（E），Intoxikationspsychose（D），psychose toxique（F）は，体外の有毒物質を摂取して生じる精神障害。体内でできた毒素によるものは症状精神病として扱う。急性中毒は事故や自殺企図などによるもので，一般に外因反応型の病像をとる。慢性中毒は嗜癖による場合が多いが，職業や医薬品の連用によるものもある。ICD-10 では精神作用物質使用による精神および行動の障害［F1］に，DSM-Ⅲ，Ⅲ-R では精神作用物質常用障害 substance use disorder（E），DSM-Ⅳ，Ⅳ-TR では精神作用物質関連障害 substance-related disorders（E）に入る。

一酸化炭素中毒 carbon monoxide poisoning, CO intoxication（E）は，一酸化炭素（CO）の吸入により生じる中毒性の精神神経障害。火災や炭鉱爆発に多く，病因は CO ヘモグロビンによる低酸素と組織呼吸の抑制とされる。急性には意識障害を生じるが，一度醒めて再び喪失する間欠型 interval form（E）がある。慢性では健忘症候群，局在症状（失行，失認），錐体外路症状，神経衰弱症状などをみるが人格は比較的保たれる。

二硫化炭素中毒 carbon disulfide（CS$_2$）poisoning（E）は，レイヨン，ゴム，セロファンなどの製造者にみられる。刺激性，多幸，躁状態が比較的多く，感覚優位の末梢神経障害，脳神経（視神経，舌咽神経）麻痺などを伴う。鉛管

---

[25] toxon, τόξον は弓，toxicon pharmacon, τοξικόν φάρμακον は弓矢の毒を指し，転じて毒を盛られた，辛らつな，を意味する形容詞 toxicos, τοξικός になった。

工や植字工などにみられる鉛中毒 lead poisoning (E) では，頭痛，腹痛（lead colic），歯齦炎，脱力，下痢に運動性多発ニューロパチー（上肢とくに橈骨神経麻痺）を伴う神経衰弱状態を生じる．小児では鉛脳症 saturnine encephalopathy (E), Bleiencephalopathie (D) になる．鉱山，蓄電池工場などのマンガン中毒 manganese poisoning (E) は，パーキンソン症候群に強制泣き，強制笑い，衝動行為を伴う．殺虫剤などの砒素中毒 arsenic poisoning (E) は，胃腸や皮膚，粘膜の炎症，カタル症状，発汗に疼痛を伴う深部覚優位の多発ニューロパチー，嗅覚消失，難聴，錯乱，神経衰弱状態などがみられる．

水銀中毒 mercury poisoning, mercurialism (E) は，無機水銀と有機水銀（アルキルメチル水銀）による中毒．無機水銀の慢性中毒は気分変動，無気力，性格変化（自己中心的，固執傾向）を伴う神経衰弱状態で，水銀過敏症 erethismus mercurialis (L) [Pearson J]，水銀性神経衰弱 neurasthenia mercurialis (L) ともいう．有機水銀は血液脳関門や胎盤を通過するので重症になり，イラクの消毒薬中毒やわが国の水俣病が知られている．振戦，多発神経炎，求心性視野狭窄，眼球運動障害，運動失調，難聴，言語障害などがみられ種々の程度の認知症を伴う．

嗜癖 addiction (E)（addictus：引き渡す，ゆだねる），Sucht (D) は，精神作用物質の反復使用により耐性 tolerance (E) ができ量が増えた慢性の中毒状態で，心身が依存 dependence (E) し，なんとしても薬物を得たいという渇望 craving (E) が抑え難く，個人にとどまらず社会的な弊害を伴う．ギャンブル，過食など依存物質を対象としない行動異常にまで広げると嗜癖行動 addictive behavior といい，これを包括的に扱う分野は嗜癖医学 addiction medicine, 嗜癖精神医学 addiction psychiatry (E) である．

習慣(性) habituation (E), Gewöhnung (D) は，影響が社会まで及ばず，身体依存をきたさない場合を指すが，薬物によってはこの差は必ずしも明瞭でない．**薬物依存(症)** drug dependence (E) は，嗜癖や習慣に代えて1960年代後半から定着した用語で，生体と薬物の相互作用により薬物を絶えず強迫的 compulsive (E) に求める精神的・身体的状態．**薬物乱用** drug abuse (E), Mißbrauch (D) というと，医療目的を逸脱して薬物を用いることで，薬理作用より社会的な基準に重点がおかれる．複数の薬物を同時に用いる人は multi-drug abuser (E), 薬を次々に変えると poly-drug abuser (E) である．abuse には暴行（性的暴行 sexual abuse），虐待（児童虐待 child abuse）という意

味もある．もとからある精神疾患は薬物使用で顕在化し増悪することが多いが，患者が不安を解消する目的で薬物に走ることもある．

　Seevers MH [1968] は依存性薬物を刺激性と抑制性に分け，前者はアンフェタミン，大麻，LSDなどを含み興奮性に作用するもので，精神依存は強いが身体依存はなく，後者はアルコール，バルビタール，鎮痛薬などで，精神・身体両面の依存をもち，特有な退薬ないし禁断症状を示すとした．

　禁断症状 Abstinenzsymptom (D) は，身体依存にある有機体がその薬物の急激な中止により示す精神・身体症状．薬物の体内からの消失という語感をもつ abstinence (E) に代えて，近年は摂取の中止，減量という意味で**離脱**，**退薬** withdrawal (E), Entziehung (D)，中止 discontinuation (E) を用いる傾向にある．アルコール離脱症候群 alcohol withdrawal syndrome (E) を，早期の小離脱 minor withdrawal (E) と後期の大離脱 major withdrawal (E) に分けること [Victor M と Wolf SM 1973][26] もある．せん妄を生じると離脱せん妄 withdrawal delirium (E)，症状が激しいものは離脱精神病 withdrawal psychosis (E) と呼ぶ．Withdrawal (E) には引きこもりの意味もあり，この場合は社会的引きこもり social withdrawal (E) ないし情動的引きこもり emotional withdrawal (E) という．離脱療法 Entziehungskur (D) は，薬物を断つことによる依存症の治療法で，離脱を即時に行なう場合から緩徐に減量する場合まである．酒や煙草の習慣を断つのは禁止 weaning (E), Entwöhnung (D) というが，フランス語はどちらも sevrage (F) (separo：離す) を当てる．

　運動依存 exercise dependence (E) [Veale DMW 1987] は，運動へのとらわれから過剰なジョギング，スポーツジム通いなどに没頭して，かえって体をこわし社会生活を損なう現象．運動嗜癖 exercise addiction (E)，強迫的運動 compulsive exercise (E)，義務的運動 obligatory exercise (E) ともいう．一次性のものと，やせ願望の摂食障害などにみられる二次性の場合があり，運動停止により気分不安定，刺激性，不眠などの離脱症状を示すとされる．性嗜癖 sexual addiction (E) は，自己評価の低い人が，他人に受け入れられないとの思いを否認，合理化して性的放縦になる悪循環をさす Carnes P [1983] の用語．無力妄想や境界性パーソナリティ障害に，過食，浪費とともに起こりやすい．

---

26) Victor M, Wolf SM：Causation and treatment of the alcohol withdrawal syndrome. In：*Alcoholism* (Bourne PG, Fox R ed). Academie Press, New York, 1973.

アルコール中毒，アルコール症 alcoholism (E), Alkoholismus (D), alcoolisme (F) は，過剰な飲酒により身体・精神・社会的活動が障害された状態。疾病とみるか社会的事象とみるかで議論があり，その範囲も文化的背景や社会の許容度によって異なる。急性アルコール中毒 acute alcoholism (E) は一過性の血中アルコール濃度高値にもとづく酩酊状態 Rauschzustand (D) を指し，慢性アルコール中毒 chronic alcoholism (E), alcoholismus chronicus (L) [Fuss M 1849] は長年にわたる連続飲酒から身体症状（消化器・肝障害，振戦，運動失調，多発神経炎など）と精神症状（気分変動，刺激性，高等感情の低下，人格変化など）を呈し，アルコールへの依存傾向をもつもので，単にアルコール症というと後者をさす。

飲酒癖 alcoolomanie (F) は，Sapelier が 1900 年頃モルヒネ中毒をモデルにつくった語で，Dromard G [1902] が「アルコール中毒でない飲酒者」を表現するために用いた。すなわち間歇的に飲酒衝動を示す人を指し，アルコール神経症，渇酒症，発作性飲酒行動などが含まれる。さらに Perrin P [1950] はこの語を toxicomanie (F) になぞらえてアルコール性の行動異常全般に用いた。飲酒病質 alcoolopathie (F) は，飲酒に関連する代謝障害，肝硬変から酩酊，精神病まで心身の広範な異常全般を指す Fouquet P [1971] の用語。連続飲酒による恒常的アルコール血症から生じる飲酒病 alcoolite (F) あるいは精神失認 apsychognosie (F) (gnosis, γνῶσις：認識)，断続的な飲酒者に生じる飲酒麻痺 alcoolepsie (F) に分けている。

酩酊の分類は司法精神医学的な見地をふまえた Binder H [1935][27]のものがよく用いられる。**単純酩酊，尋常酩酊** einfacher Rausch (D) は，気分が高揚し抑制がとれて多弁になる普通の酔っ払い。異常酩酊に量的な差にすぎない複雑酩酊と，質的に異なる病的酩酊を区別する。**複雑酩酊** komplizierter Rausch (D) は，刺激性が強く八つ当たり的に乱暴な行動に走るが，見当識はおおむね保たれ記憶も大筋は残る。**病的酩酊** pathologischer Rausch (D) [von Krafft-Ebing RFJ] は，人格に異質な激しい興奮を示し，歩行や言語に乱れは少ないのにあとに健忘を残す。比較的少量の飲酒で起こるとされているが，実際には多量のことが少なくない。アルコール寝ぼけ Alkoholschlaftrunken-

---

27) Binder H：Über alkoholische Rauschzustände. *Schweiz Arch Neurol Psychiatr* 35：209-228, 36：17-51, 1935.

heit（D）は，酩酊して眠りこみ寝ぼけて病的酩酊のようになること。睡眠酩酊 sleep drunkenness（E）は，寝ぼけが長引いて昼間の過眠や行動異常を来たす睡眠障害。

アルコール依存症候群 alcohol dependence syndrome（E）は，WHO［1975］がアルコール症に代えて提唱し，ICD-9 に採用された用語。飲酒行動の変化（酒の種類・量の幅の狭小），主観的変化（飲酒・酩酊への渇望，抑制の減退，飲酒の優先），生物学的変化（耐性の変化，離脱症状と飲酒による回避，断酒後の再飲酒による逆戻り）を特徴とする精神生物学的な側面を強調した概念で，一方の身体・心理・社会的側面はアルコール関連障害 alcohol-related disabilities（E）と呼んで区別された。

飲酒に関連した犯罪，とくに酩酊時の犯罪はアルコール犯罪 alcoholic delict（E）という。反アルコール運動 antialcohol movement（E）は，Forel A の提唱した抗酒的社会活動[28]。アルコール不耐性 alcoholic intolerance（E）は，少量の飲酒で酔いがまわり身体症状が強くあらわれることで，種や個体に生来そなわったものとされる。**アルコール精神病** alcoholic psychoses（E）は，アルコール症に付随あるいはこれを基盤にして生じる一連の精神障害。意識障害（振戦せん妄，ウェルニッケ脳症），幻覚（アルコール幻覚症 alcoholic hallucinosis），妄想（アルコール嫉妬 alcoholic jealousy，アルコールパラノイア alcoholic paranoia），記憶障害（コルサコフ症候群），てんかん（アルコールてんかん alcoholic epilepsy），認知症（アルコール認知症 alcoholic dementia）などが含まれる。DSM-Ⅲ，DSM-Ⅲ-R ではアルコール乱用と依存に分かれていたが，DSM-Ⅳではアルコール関連障害 alcohol-related disorders（E），ICD-10 ではアルコール使用による精神および行動の障害［F10］に一括され，急性中毒，依存，離脱，精神病，健忘，残遺障害などを下位分類で分ける。

麻薬 narcotics（E）には，阿片 opium（E）とそのアルカロイド（モルヒネ，ヘロイン，コデイン），大麻，コカアルカロイド（コカイン），合成麻薬それに幻覚剤（LSD-25）が入るが，一般に**麻薬中毒** narcotics intoxication（E）というと阿片アルカロイドの慢性中毒を指すことが多い。阿片そのものの乱用は少ないが，阿片中毒は opiumism（E），阿片常用は opiophagia（E），阿片窟は opium den（E），阿片戦争（1839-42）は opium war（E）である。かつてうつ病に阿片

28）共鳴者は antialcoholic, prohibitionist, Alkoholgegner。

末あるいは阿片チンキをのませて不安を解消させたのは阿片療法 Opiumkur (D) という。鎮静症 parégorisme (F) (paregoro, παρηγορῶ：鎮める，和らげる) はアヘン製剤の中毒。モルヒネ中毒 morphinism (E) [Levinstein 1875][29]は，代表的な麻薬性鎮痛薬であるモルヒネの連用で不安・不快が除かれ多幸となるが依存を来たす。しだいに自発性や道徳が低下し，疲れやすく怠惰になる。社会から脱落するのは麻薬くずれ freak out (E) という俗語がある。離脱症状は退薬後半日で生じる激しい不快，苦悶と自律神経の嵐である。

大麻依存 cannabis dependence (E) は，ハシッシュ（アラビア語の麻），マリファナ（メキシコスペイン語），ガンジャなどと呼ばれる大麻製剤に含まれるテトラヒドロカナビノールによる依存で，初期には性的多幸感，浮遊感，解放感，感覚過敏，時間・空間変容などが生じ，非現実の世界に遊ぶのはトリップ trip (E) といい，長期使用で不安，幻覚・妄想，錯乱，無動機（動因喪失）症候群などを来たすと大麻(依存)症 cannabism, hashishism (E) という。フランス文学の Gautier T や Baudelaire C の描写がよく知られている。離脱症状は少ないが自然再現現象がある。**コカイン依存** cocain dependence (E)，コカイン(依存)症 cocainism (E) では高揚感，全能感，興味増加，食欲減退などを生じる。急性離脱症状は俗にクラッシュ crash (E)（ぺちゃんこになる）と呼ばれる抑うつ，不快，睡眠異常，過食などで，不機嫌な無気力状態が持続し再使用の渇望が強い。

覚醒アミン Weckamin (D) は，いわゆる覚醒剤のことで，アンフェタミン，メトアンフェタミン（ヒロポン）に代表される中枢・末梢交感神経刺激作用をもつ精神刺激薬 psychostimulant (E) をさす。連用で疲労と眠気がとれ，食欲，体重が減り，気分と意欲が高まる。依存状態（覚醒アミン中毒 Weckaminvergiftung）になると，生活リズムの乱れ，焦燥，刺激性，常同行為などがみられる。意識清明下で統合失調症に似た幻覚妄想を生じると**覚醒剤精神病** amphetamine psychosis (E)，Weckaminpsychose (D) という。Youngs D と Scoville WB [1938] が，アンフェタミンで治療中のナルコレプシー患者で記載した。幻聴，幻視，幻味，幻触，被害・関係妄想に感情易変性，全能感を伴い，急性には激しい興奮，錯乱になるが，慢性では統合失調症と区別がつきにく

---

[29] モルペウス Morpheus は眠りの神ヒュプノスの息子で人の姿を真似て夢に立つ。派生した形容詞 morphéique は睡眠，夢に関連して用いる。

いので実験精神病 experimental psychosis（E），モデル精神病 model psychosis（E），Modellpsychose（D）[Beringer K 1927] のひとつとされる。無気力，身体不定愁訴，抑制消失，人格変化の残遺状態があり，再使用によらない非特異的要因による症状の自然再現をわが国ではフラッシュバックという。

睡眠薬乱用 Schlafmittelmißbrauch（D）は，睡眠薬 hypnotics（E）の乱用による中毒症状。バルビツール酸系薬物 barbiturates（E）はアルコールに似た依存を形成し，不安，抑うつ，筋攣縮，けいれん発作，せん妄などの離脱症状を示す。ベンゾジアゼピン benzodiazepine（E）系薬物も連用で身体精神依存を生じる。シンナー，ボンドなどの接着剤 glue（E），有機溶剤 volatile solvent（E）の乱用は 1960 年代の青少年に流行した。中毒は成分のトルエンによるもので，多幸・酩酊感に一過性の意識変容（白日夢，夢幻状態，幻視）を伴い，長期使用では無動機（動因喪失）症候群，抑制消失を生じ，自然再現現象もある。接着剤吸引 glue sniffing（E），Leim-Schnüffeln（D），シンナー乱用 thinner abuse（E），Thinner-Mißbrauch（D）と呼ぶ。

テリアック thériaque（F）は，どんな病気にも有効な中世の万能薬。未整理のままあらゆる心理現象に働きかける教化的な精神療法を心理テリアック thériaque psychologique（F）[Janet P*MF*] という。

P　社会との関連

　人間の集合を**社会** society（E）というが，家庭から国家に至るまで，一般に各々の社会はこれを構成する個人との関係により性格づけられる。社会の構造的な矛盾から成員に生じる障害や，集団と個人との紛争を研究するのは社会病理学 social pathology（E），原因を社会に求めるのは社会因性 sociogenic（E）という。精神障害の社会的側面を扱う分野を社会精神医学 social psychiatry（E）といい，家族精神医学 family psychatry（E），精神衛生 mental hygiene（E）[Beers CW と Meyer A 1907]，学校精神保健 school mental health（E），産業精神保健 mental health in industry（E），労働精神医学 work psychiatry（E），司法精神医学 forensic psychiatry（E）（forum：広場，法廷），刑罰精神医学 Pönalpsychiatrie（D），軍隊精神医学 military psychiatry（E），地域精神医学 community psychiatry（E），文化精神医学 cultural psychiatry（E），民族精神医学 ethnopsychiatry（E）（ethnos, ἔθνος：民族，種族），比較精神医学 comparative psychiatry（E），比較文化精神医学 transcultural psychiatry（E）などを含む。

　適応 adjustment（E）は，生体が環境と調和した関係を保つことで，刻々と変わる環境の要請に応じ，かつ自らの要求も充足できること。順応 adaptation（E）というと，より生物学的になり，環境に対応して生体自身の変化する柔軟性をさすが，適応には生体側の努力，環境への積極的な働きかけというニュアンスが含まれる。ドイツ語ではどちらにも Anpassung（D）を用いる。完全に適応すると同化 assimilation（E）（similis：似た）という。生体と環境の相互関係，バランス，共存を研究するのは生態学 ecology（E），Ökologie（D）（Oikos, οἶκος：住家，家財）で，もとはドイツの動物学者 Haeckel E [1866] が提唱し，1890年代に植物学に定着した。Lewin K[1]が心理環境に導入し，例えばある環境で特定の人が異常になるのはなぜかなどを考える。

　内部環境 milieu intérieur（F）は，生体が外界に対して独立にもっている熱力学的に不均等な環境のことで，フランスの生理学者 Bernard C [1854][2]が

---

1) Lewin K：*Principles of topological psychology*. McGraw-Hill, New York, 1936.

提唱した．内分泌，神経，免疫などのシステムが支え，その安定を保つことを**恒常性** homeostasis（E）[Cannon WB 1932][3]という．侵襲学 agressologie（F）[Mosinger M 1948] は，侵襲にさらされた生体が内部環境の恒常性を維持するために働かせる，機能の亢進と低下からなる複雑な反応を研究する学．

社会のなかに入って適応していくのは社会適応 social adjustment（E），あるいは単に社会性 sociability（E）といい，集団内での規範の順守，立場や役割の尊重，果たすべき義務と権利，身の処し方，協調などが問われる．役割理論 role theory（E）は，社会のなかで期待される個人の役割 social role（E）から社会の仕組みや個人の行動を解明しようとする立場で，アメリカの文化人類学者 Mead GH [1930][4]が唱えた．Jung CG は，外界への適応に要する個人の内部構造をペルソナ persona（L）（原義：古典劇の仮面）と呼んだ．同一刺激を繰り返すと体験の強さや明瞭さが減じ，起こるべき反応が起こらなくなることを負の順応 negative adaptation（E）あるいは馴化 accomodation（E）という．社会順応性 social adaptiveness（E）には，属している社会の慣習を受け入れるという意味もある．環境が悪くて道徳的に堕落するのは環境症 miliosis（E）[Müller-Lyer] という．単純型統合失調症では，仕事そのものはできても，自己流にこだわって立場をわきまえず，「何となく周囲から浮いてしまう」「一緒にやっていてタイミングが合わない」などと評されることが少なくない．

von Baeyer W は発病状況論で状況と生活史を結びつけたが，環境を遺伝子の延長表現とするみかたもある．異なる遺伝子型をもつ個人が環境へ異なる対応をすることを遺伝子・環境相互作用 gene-environment interaction（E）という．セロトニントランスポーター遺伝子の多型と，ストレスに弱くうつ病に発展しやすい脆弱性との関連などに引かれる．遺伝子・環境相関 gene-environment correlation（E）は，個人が遺伝要因から起こす行動が心理社会環境に影響を与え，さらに環境から何かしらの形で個人に戻ってくる円環構造のことで，親から子に伝えられた遺伝子が子の症状を増強する環境をつくる受動性 passive（E），個人を特定の環境に曝しやすくする能動性 active（E），個人が周囲に引き起こした特定の感情が自らの性格形成に影響する喚起性 evocative（E）の類型がある [Rutter M 1997]．von Weizsäcker V のいうゲシュ

2）Bernard C：*Introduction à l'étude de la médicine expérimentale*. 1865.
3）Cannon WB：*The Wisdom of Body*. Norton, New York, 1932.
4）Mead GH：*Growing up in New Genea*. Morrow, New York, 1930.

タルトクライスを遺伝子レベルにしたようなもの。

　意識・無意識的に適応を求める傾向を適応機制 adjustment mechanism（E）と呼び，外へ向かって発散する攻撃的，内へこもる逃避的，防衛機制を用いる防衛的の3種の機制が区別される。適応がうまくいかないと**不適応** maladjustment（E），Anpassungsstörung（D）となり，一時の単純なものから持続性の葛藤まで多様である。社会適応の失敗は社会不適応 social maladjustment（E）で，DSM-IV-TR は309，ICD-10 は F43.2 に適応障害 adjustment disorders（E）の項が設けられている。Meyer A は精神障害を，患者の生活史における不適応反応の結果とみた。Searles HF［1960］は，統合失調症の発病や回復に対人関係のみでなく動植物など人間以外の環境 nonhuman environment（E）も重視した。過剰適応 overadjustment（E）は，心身症患者が周囲に気を使いすぎて，表面上は不適応にみえないのにストレスがたまること。

　ストレス stress（E）（stringo：かたくしばる）は，心身の負荷・重圧 charge（E），Belastung（D）で緊張を強いられること。刺激はストレス因子あるいはストレッサー stressor（E），状況はストレス状況 stress situation（E），処理することはストレス マネジメント stress management（E）である。酸化ストレス oxidative stress（E）は，フリーラジカルが生体内で細胞を傷つけること。汎適応症候群 general adaptation syndrome（E）は，非特異的な刺激にさらされた生体が示す下垂体・副腎皮質系の防衛反応をさす Selye H［1936］のストレス学説概念で，警告反応期，抵抗期，疲弊期からなる。過度な負荷に反応してへばり，滅入るのは過剰ストレス症候群 overstress syndrome（E）という[5]。人間はストレス状況に出会うと適応しようと努力し（戦闘反応 fight reaction），手ごわいと神経症で妥協し，かなわぬと空想や精神病（逃避反応 flight reaction）に逃げ込む。DSM-IV，DSM-IV-TR では症状の持続期間で急性ストレス障害（2日〜4週間），心的外傷後ストレス障害の急性（1〜3か月），慢性（3か月以上）を分ける。

　精神は身体を介して社会と接するので，社会因による精神障害は行動面，身体面に表現されやすい。心身症は社会的ストレス因から生じた身体疾患ともいえる。すりきれ症候群 wear and tear syndrome（E）は，急速な工業化の進む1800年代初めのイギリスで提唱されたストレス性の神経衰弱状態。テク

5）Selye H：*The Stress of Life*. McGrow-Hill, New York, 1956.

ノストレス technostress（E）[Craig B 1984]6)は，コンピューターに代表される技術革新への不適応あるいは過剰適応による心身症ないし神経症。不安の強いテクノ不安症 technoanxious（E），逆にのめり込むテクノ依存症 technocentered（E）もある。

心的外傷後ストレス障害 posttraumatic stress disorder（PTSD）（E）は天災，人災など生死にかかわる急な強い心的外傷による恐怖症状。地震や事故などの災害は男女を問わないが，男性では戦闘体験と殺人目撃，女性ではレイプと痴漢が多いという。強制収容所症候群 KZ-Syndrom（D），全滅収容所症候群 Vernichtungslagersyndrom（D）[Trautmann EC 1961]などの呼称がある。負荷症候群 Belastungssyndrom（D）はストレスによる疲弊した急性・慢性の精神状態。災害神経症 Unfallneurose（D）[Oppenheim H 1889]，不吉症 sinistrose（F）(sinister：左，不吉な）[Brissaud E 1908]もこれに近い。カファール cafard（F）（原義：ごきぶり，ふさぎの虫）は戦場などで生じる慢性の精神疲労，抑うつ。戦争で生じる体験反応は戦争神経症 Kriegsneurose（D）で，第一次大戦ではヒステリーと砲弾ショック shell shock（E）[Myers CS]，第二次大戦では植物神経症と心身症が多かったという。ベトナム戦争，湾岸戦争，イラク戦争ではうつと PTSD が注目を集めた。燃えつき burn-out（E）[Freudenberger HJ 1974]7)は，援助的な仕事をする特に医療従事者にみられる消耗状態。burn out には統合失調症の残遺状態の意味もある。

施設症 institutionalism（E）は，収容保護や長期入院が心身に影響を及ぼすこと。児童では発育不全や情緒障害，老人では退行や依存，精神病患者では自閉や常同行為を生じる。ホスピタリズム hospitalism（E），Hospitalismus（D）[von Pfaundler 1899]ともいい，広義の医原病，病院人工産物 Anstaltsartefakt（D）である。入院ショック Internierungsshock（D）は精神科病院に入れられるという心的外傷。鉄条網病 Stacheldrahtkrankheit（D）[Vischer AL 1918]は，戦争の捕虜に起こる郷愁，抑うつ，無気力，無関心，自閉などの精神障害。抑留精神病 Internierungspsychose（D）[Pfister-Ammande M]は，長く抑留された捕虜や避難民の精神障害で，不安が強く攻撃的になり集団感応を起こして興奮する時期と，不活発で抑制がとれ鈍感になる時期の2段階で進展する。

---

6) Craig B : *Technostress*. Addison-Wesley, 1984.
7) Freudenberger HJ, Richelson G : *The high cost of high achievement*. Anchor Press, New York, 1980.

自由精神病 Freiheitspsychose（D）は，長期の収容により外に出て自由になっても，もとの人間関係がなかなか取り戻せないこと。脱施設化 deinstitutionalization（E）は，1950～70年代のアメリカで推進された入院治療から地域ケアへの切り替え。

社会測定法 sociometry（E）は，集団の成員間の牽引や反発などの関係を数量的に明らかにするルーマニアの精神科医 Moreno J-L（1896-1974）の計測法［1954］で，図式にあらわすと sociogram（E）になる。社会劇 sociodrama（E）も1918～19年頃同じく Moreno J-L の手になる社会的主題の心理劇 psychodrama（E）で，道徳に重きをおく道徳劇 axiodrama（E）や催眠を導入した催眠劇 hypnodrama（E）などがあり，一種の集団精神療法である[8]。1950年代に Lebovici S，Diatkine R，von Kestemberg E らの精神分析医が再びとりあげ精神分析的心理劇となった。社会葛藤 social conflict（E）というと，成員の役割葛藤 role conflict（E）や，階級闘争まで含む。社会記憶 mémoire sociale（F）は，社会生活を営む人間に固有の理性的な記憶をさす Delay JLP［1949］の概念。

集団により影響される個人の行動を社会行動 social behavior（E）という。社会的好ましさ social desirability（E）［Edwards AL］は，集団内で肯定的に評価されることで，人は多少ともこれを念頭において行動するので，性格検査や調査票の答などに影響を及ぼすことがある。社会における肯定的な自己像は，自我同一性 ego identity（E）である。社会援助 social support（E）は，社会が個人を支援する物質的，心理的な働きかけで，精神障害の発病や回復，再発に関わる。感情表出 expressed emotion（E）は，家族の患者に対する感情，すなわち感情面の援助を測定し評価したもの。社会共感 socioempathy（E）は，集団内の他人の思考，感情を自身に移入し理解しようとすることで，Ausubel DP が社会測定法を適用した。

社会認知 social cognition（E）は，他人の意図を理解し人間関係や社会行動を円滑に導く能力。1970年代から霊長類学，進化心理学で用いられ，精神医学には Adolphs R［2001］，Corrigan PW［2001］らが取り入れた。心の理論 theory of mind（E）は，アメリカの動物心理学者 Premack D と Woodruff G［1978][9]がチンパンジーの示すあざむき行動など，仲間の意図や目的を推測

8）Moreno J-L：*Psychodrama*. 3vol. Beacon House, New York, 1946-69.

しているかのような行動に名づけ，イギリスのBaron-Cohen Sら[1985]が自閉症児に適用した．**社会脳** social brain（E）[Brothers L 1990]は，自他の区別，社会認知・知識・情報など社会生活を可能にする脳神経ネットワークのことで，前頭前野，上側頭回，帯上回，扁桃体などを含む．ミラーニューロン mirror neuron（E）は他者の行為に応じて同じ部位が活動するニューロン．1990年代前半にRizzolatti Gらがサルの運動皮質に発見し，他者の行為をあたかも自分の脳内に映し出しているかのようにみえることから名づけた．模倣，他人とのコミュニケーションの形成に関わるとされる．

社会や集団の規範 social norm（E）におさまる行動を同調行動 conforming behavior（E），はずれた行動を逸脱行動 deviant behavior（E）という．後者は非行，犯罪，売春，放蕩，浮浪，大量飲酒，薬物乱用などで，社会から排除，制裁の対象となるが，許容範囲は社会構成や時代により幅がある．現存在秩序 Daseinsordnung（D）は，住居や地位など人間が安全に生活できる秩序を指すZutt J[1953]の概念で，これが脅かされ立場喪失 Standverlust（D）を来すと精神障害になるとする．

責任 responsibility（E），Verantwortlichkeit（D）（原義：応答する）は，自分の行為に対する自他の評価を引き受けること．道徳的制裁を引き受ければ道徳責任，法的強制力が加われば法的責任である．責任をとる，すなわち問いかけに応答する（response, antworten）ためには，自分が他者と同じ地平に立ち，他者に向けて自らを開いていなければならない．**責任能力** criminal responsibility（E），Schuldfähigkeit（D）あるいは帰責能力 Zurechnungsfähigkeit（D）は負うべき責任の程度で，喪失は責任無能力（心神喪失）Schuldunfähigkeit（D）ないし帰責無能力 Zurechnungsunfähigkeit（D），減弱なら限定責任能力（心神耗弱）verminderte Schuldfähigkeit（D）ないし限定帰責能力 verminderte Zurechnungsfähigkeit（D）という．

クリニカルパス clinical pathways（E)[10]は医療施設の質的改善運動の一種．疾患や職種ごとに，縦軸にケア内容，横軸に時間を配したパスシートを用いて標準化した目標を設定し，定期的なアセスメントを行なう．在院期間の短縮

---

9) Premack D, Woodruff G：Does the chimpanzee have a theory of mind? *Behav Brain Sci* 1：515-526, 1978.
10) 語源のクリティカルパス critical pathways（E）は，全工程の律速を短縮して工場建設，潜水艦建造を早める1958年の運動．

化，疾患別の診療報酬算定など医療経済の影響から1980年代に導入された。

素行障害 conduct disorder（E）［ICD-10, DSM-Ⅳ］は，喧嘩，いじめ，動物虐待，嘘，放火，夜間外出，盗みなど規則を守らず攻撃・反抗・反社会的な行動を反復する子どもで，一人のことも集団でやることもあり，しばしば落ち着きのない多動障害を伴い，反社会的パーソナリティ障害に移行がある。怒りっぽく法や他人の権利を侵す反抗挑戦性障害 oppositional defiant disorder（E）［ICD-10, DSM-Ⅳ］，それほどでもないが反抗的でトラブルの絶えない撹乱（性）行動障害 disruptive behavior disorder（E）［DSM-Ⅳ］がある。反社会性パーソナリティ障害 antisocial personality disorder（E）［DSM-Ⅳ］は，児童期に素行障害があり，長じては定職につかず無責任で暴行や犯罪を繰り返す人格異常。DSM-Ⅰでは社会病質人格 sociopathic personality（E）［Partridge GE 1930］と呼ばれた。ICD-10では背社会（非社会）性パーソナリティ障害 dissocial（dyssocial）personality disorder（E）がこれにあたる。非社会的 asocial というと社会に迷惑をかけない程度のものを指すことがある。近代社会において，個人の行動が社会の規範に縛られず自由意志にもとづいてなされる場合に生じる一種の無規制状態を，Durkheim E［1897］はアノミー anomie（F）と呼び，自殺の解釈などに用いた。社会からのはみだし者，逸脱者は deviant（E），Ausgrenzung（D）で，精神障害者も逸脱者とされてきた歴史がある。社会に交わらず自分一人に通用する価値観の世界に生きて，あまり世間の迷惑にならないのは奇人 queer man（E），Sonderling（D），individu original（F）で，軽い統合失調症，統合失調気質，パーソナリティ障害，無力妄想などの可能性がある。

家族力動 family dynamics（E）は，家族全体を破綻と修復を繰り返しながらホメオスターシスを維持して発展する一種の開放システムとみる Ackerman NW［1958］らの概念。スキンシップ skinship（E）は skin と kinship を合成した和製英語。偽相互性 pseudomutuality（E）［Wynne LC ら 1958］[11]は，家族の強制で個人の同一性が犠牲になること。二重拘束 double bind（E）は，統合失調症が家族内の異なる命令の繰り返しから発病するという Bateson G ら［1956］の説。家族神経症 névrose familiale（F）［Laforgue R 1935］は，発病に家

11）Wynne LC, et al：Pseudomutuality in the family relations of schizophrenics. *Psychiatry* 21：205, 1958.

族構造が何かしら関わりをもつ神経症。統合失調症をつくる母 schizophrenogenic mother（E）は，支配的，操作的，過保護で拒否的な母親の態度が子どもを統合失調症に導くとする Fromm-Reichmann F [1948][12)]の考え。

アルコール症の**アダルト チルドレン** adult children of alcoholics（ACOA）（E）は，親がアルコール症の不安定な養育環境に育った子どもで，成人すると同じくアルコールや薬物依存，摂食障害，不安，強迫，抑うつなど多彩な症状を起こしやすいという。アルコール症の家庭に限らず，より広く機能不全家族のアダルト チルドレン adult children of dysfunctional families（ACOD）（E）ともいう。アルコール性胎児症 alcoholic embryopathy（E）は，妊娠中の母親がアルコールを乱用し胎児に形態異常や発達遅滞を起こすこと。成員の不安・葛藤，家族内の役割と依存，成長に伴う変化など，家族の病理を明らかにし機能の回復を促すのは家族療法 family therapy（E）で，一種の社会療法 sociotherapy（E）である。

わが国でいう家庭内暴力は精神医学用語に定着していないが，子どもが家族（尊属）に暴力をふるう親虐待症候群 battered parents syndrome（E）のことで，非行に伴うもの，統合失調症，神経症，境界性パーソナリティ障害などによるもの，青年期心性から論じられるものなど種々である。欧米でいう家族暴力 family violence（E），家庭暴力 home violence（E）は，主に配偶者や子どもに対する成人（親）の暴行を指す。**配偶者間暴力** domestic violence, violence by partner（E）は一般に夫から妻への暴力 battered wives syndrome（E）であるが，妻から夫への暴力もある。家族内殺人は homicide in family（E），intrafamilial murder（E）という。**児童虐待** child abuse（E）は，1874年に9歳の少女 Ellen M がソーシャルワーカー Wheeler E と動物保護家 Bergh M により養父母の虐待から保護された事件（メアリー エレン事件）が契機となり，1965年に医療の中に位置づけられた。**被虐待児症候群** battered child syndrome（E）ともいい，親ないし養育者が故意に子どもに身体暴力あるいは精神的苦痛を与え，その結果子どもの心身の健康，福祉が損なわれること。虐待には身体的，性的，心理的なもののほか，養育を拒否，放棄するネグレクトが含まれる。教師が生徒に暴力をふるうのはディポルディスム dippoldism

---

12) Fromm-Reichmann F：*Psychoanalysis and psychotherapy*. The University of Chicago Press, Chicago, 1959.

(E) といい，1903年にバイロイトの家庭教師 Dippold A が生徒を鞭で殴り殺した事件による名称で一種の教育サディズム educatory sadism（E）である。嫌児症 misopédie（F）（paidos, παιδός：子ども）［de Boileau Castelnau P 1861］は，さらに年少の幼児虐待ないし嬰児殺しのこと。

家族的無意識 familiäres Unbewußtes（D）は，家族成員にひそむ無意識で，Freud S の個人的無意識と Jung CG の集団的無意識の中間を占める Szondi L の概念。家族空想 Familienroman（D）は，家族否認や血統主題など家族に関する妄想的空想で，Freud S［1909］はエディプス コンプレクスによる幼児期の空想と考えた。家族否認症候群 family denial syndrome, unauthentic origin syndrome（E）は木村 敏ら［1968］が提唱した自己の来歴への疑惑（貰い子・血統妄想），人物重複（瓜ふたつ・替え玉の錯覚），恋愛妄想を主徴とする一群の患者。根底に人生の受動的な意味変更があり，象徴次元以前の自他関係の直接的な表現とみなされ，日本的な自己・家族意識とも関わりが深いとされる。統合失調症，妄想性障害のほか器質精神病，てんかんにもみられる。

感応精神病 induced psychosis（E），induzierte Psychose（D）は，患者に影響された周囲の人が，同一 concordant（E）あるいは同形 conform（E）の精神病症状（幻覚・妄想）を生じること。被暗示性の高い同居家族，同一教団の信者，連帯感の強い仲間などにみられる。精神的感染 psychische Infektion（D），精神的疫病 psychische Epidemie（D），群衆感応 Masseninduktion（D），感応性妄想障害 induced delusional disorder（E）［ICD-10］，誘発性精神病障害 induced psychotic disorder（E）［DSM-Ⅲ-R］あるいは共有精神病障害 shared psychotic disorder（E）［DSM-Ⅳ］，押しつけ狂気 folie imposée（F）などと呼ぶこともある。発端者と継発者の**二人組精神病** folie à deux（F）[13]，double insanity（E）が多いが，三人 folie à trois（F）から多数 folie à beaucoup（F）になると集団精神病 collective psychosis（E），délire collectif（F）ともいう。二人の場合にも，主として体系妄想が一方から他方へ伝わる伝達狂気 folie communiquée（F）［Legrand du Saulle H 1871］と，二人が同時に同じ症状で発病する同時狂気 folie simultanée（F）［Régis *JBJ*E 1880］を区別することがある。双子狂気 folie gémellaire（F）［Ball B][14]は，双生児に生じる後者の特殊例で，同居していないで発病す

---

13) Lasègue C, Falret J：La folie à deux ou folie communiquée. *Ann Méd-Psychol* 321-355, 1877.
14) Ball B：*Leçons cliniques sur les maladies mentales*. Asselin, Paris, 1880-83.

る場合も含める。同形妄想 conform delusion（E），konformer Wahn（D）[von Baeyer W 1932][15]は，一方から他方へ一過性に伝わるのではなく，二人が密接に影響しあいながら同じ主題の妄想を構築するパラノイアないし統合失調症の二重精神病 Doppelpsychose（D）。集団ヒステリー Massenhysterie（D）では，模倣されるのは意識消失発作，行動異常など非精神病性の身体症状のことが多く，患者相互の病前の心理的な結びつきも濃密とは限らない。患者同士が共同生活すると，互いに影響し合うこともあるが，一方が倒れると他方が一時的にむしろしゃんとする場合がある。コンタクト ハイ contact high（E）は，大麻吸煙者のそばにいた者が，それだけで高揚する現象。

自閉（症） autism（E）（autos, αὐτός：自身），Autismus（D），autisme（F）は，外界との接触を断ち自己のうちに閉じこもること。Bleuler E[1911]は「内的生活の相対的，絶対的優位を伴う現実からの遊離 Loslösung」と定義し，統合失調症の基本症状に挙げた。欲動が自己へ向う（自己化 Verichung）状態とみることもでき，Freud S の自己愛や，Janet P*MF* の現実機能喪失に近いとされる[16]。外からみると，無関心でよそよそしく teilnahmlos（D），疏通性を欠き unzugänglich（D），内面に踏み込めない impénétrable（F）印象をもつ。患者の表現では「繭に包まれたような」「母親の胎内に戻ったような」心地よさを訴えるものが多く，「砂漠で砂嵐を避けている心境」という一種の危機管理，心的エネルギーを温存する自己防衛ともとれることがある。なりふり構わぬわけでなく，窓にカーテンを降ろしたり世間体を気にする一面があり，働いている同僚に負い目を感じて退社時刻を過ぎてから起き出したりする。非現実的 dereistisch（D）ではあるが周囲との絆を全く断ち切るわけでもなく，「パノラマのように世の中全体を見ていたい」「知識として知っておきたい」などともいい，直接の関わりを避け，あたかものぞき穴から見るように，自分の身に煩わしさが及ばない距離をおくことを望む。自己沈潜 Ichversunkenheit（D）ともいう。

　閉じこもることを好む性癖は閉所愛 claustrophilia（E），claustrophilie（F）（claustra：僧院，回廊）といい，閉所恐怖 claustphobia（E），claustphobie（F）[Ball B 1879] の逆で，うつ病や自信欠乏型精神病質，内気な人にも用いる。統合失

---

15) von Baeyer W：Über conformer Wahn. *Z Gesamte Neurol Psychiatr* 140：398-438, 1932.
16) Freud S は Bleuler E との会食の席で自閉概念が精神分析理論からヒントを得たものであるが性的な起源は想定されていないと聞かされ失望した。1908 年 Jung CG あての書簡。

調症には shut-in（E），verschlossen（D），renfermé（F）などの表現が用いられる。沿岸航海 coasting（E）[Scott] は，外部との接触を断ち孤立を保とうとする囚人の精神障害。いつも寝床に入っていたい臥床愛 clinophilia（E），clinophilie（F）（clini, κλίνη：ベッド），Klinophilie（D）は，Kahlbaum KL が1874年に緊張病の特徴のひとつに挙げた。統合失調症の無為のほか器質疾患，うつ病の意欲低下などにみられ眠るためとは限らない。臥床癖 clinomania（E），Bettsucht（D）は精神衰弱患者の臥床傾向を示すより最近の用語。clinophobie（F）（clino, κλίνω：傾ける）は Régis JBJE が記載した傾斜恐怖。clinothérapie（F），Klinotherapie（D）は，19世紀半ばにハンブルクの Meyer L のもとで体系的に行なわれた臥床療法。

抑うつ性自閉 depressiver Autismus（D）は，うつ病患者の体験が時代や世界と関わらず自分自身の内部に限られることから，統合失調症の自閉は二次的でうつ病の自閉の方が一次的であるとする Kranz H [1955] の概念。統合失調症よりうつ病患者のほうが，説得がきかず周囲の影響を受けにくい一面がある。

現実との生きた接触の喪失 perte du contact vital avec la réalité（F）は，自閉概念を発展させた Minkowski E [1927] の統合失調症基本障害[17]。彼は内容の空虚な貧しい自閉 autisme pauvre（F）と，空想に富む豊かな自閉 autisme riche（F）を区別したが，後者は Claude HCJ の類統合失調症 schizomanie（F）に近い。自閉思考は，夢や欲求を満たし，論理や現実にそぐわない思考。自閉記憶 mémoire autistique（F）は，個人的ではあるが非社会的な夢や妄想の記憶をさす Delay JLP の概念で，記憶錯誤やエクムネジーをこれで説明する。統合失調社会性あるいはスキゾコイノニア schizocoinonia（E）（coinonia, κοινωνία：共同，共同生活）は統合失調症患者の妄想形成に特有な社会機能の障害をみる今村新吉 [1917] の概念。

自閉症スペクトラム障害 autism spectrum disorder（E）は，疫学研究をもとに対人相互作用の障害，コミュニケーションの障害，想像的活動の障害と限局された反復・常同行動の3つを満たす中核自閉症から辺縁群までの連続体を想定した Wing L と Gould J [1979] の概念。早期幼児自閉症 early infantile

---

[17] Minkowski E：*La schizophrénie. Psychopathologie des schizoïdes et des schizophrènes*. Payot, Paris, 1927.

autism（E）は，Kanner L［1943］の記載した，特有な孤立と言語障害，同一性保持を主徴とする幼児の発達障害。アスペルガー症候群 Asperger syndrome（E）は，言語障害が軽く知能も正常範囲の高機能自閉症。

登校拒否 school refusal（E）［Warren W 1948，Kahn JM と Nursten JP 1962］は，小学生，中学生，高校生が明らかな理由なく学校へ行かない，あるいは行かれない現象。登校時に恐怖，身体愁訴を起こすが，葛藤や罪悪感はあり深刻な反社会行動は示さない。親や学校からの期待に背伸びする過剰適応型，学校の雰囲気に圧倒される受動型，衝動コントロールが悪く仲間から孤立する衝動統制未熟型，不安定な対人関係による境界例型などがある。学校恐怖 school phobia（E）［Johnson AM 1941］，不登校 non-attendance at school（E），登校困難 severeness of school attendance（E），学校脱落 school drop-out（E）など類似の状態をあらわす語がある。

徘徊癖 poriomania（E），Wandersucht（D）は突然に家を出て目的もなく歩き回ること，あるいはそうしたくなる衝動で，放浪 vagabondage（F），放浪癖 dromomania（E）（dromos, δρόμος：道，街路）［Régis J B/E 1906］，放浪自動症 automatisme ambulatoire（F）の形をとることも，より発作的な遁走 fugue（F）の形をとることもある。旅恐怖 dromophobia（E）は旅行や転地を恐れること。青少年，パーソナリティ障害，統合失調症，てんかんの気分変調ともうろう状態，心因反応，解離ヒステリー，認知症などにみられ反復傾向がある。DSM-Ⅳには幼小児期または青年期に生じる注意欠如および撹乱行動障害 attention-deficit and disruptive behavior disorders（E）の名でまとめられ，ICD-10 では小児期ないし青年期に通常発病する多動性障害 hyperkinetic disorder（E）［F90］，素行障害 conduct disorder（E）［F91］，行為と情緒の混合性障害 mixed disorder of conduct and emotion（E）［F92］などがこれに相当する。

衝動的な習癖には濫買癖 oniomania（E）（onios, ὤνιος：買う），compulsive buying（E），Kaufsucht（D），浪費癖 prodigality（E），Verschwendungssucht（D），贈与癖 doromania（E），盗癖 k(c)lopemania（E）（klope, κλοπή：盗み）［Matthey A 1816］，k(c)leptmania（E）（kleptis, κλέπτης：泥棒）［Marc CCH 1840］，Stehltrieb（D），破壊癖 clastomanie（F）（clastos, κλαστός：壊れた，折れた）［Capgras J-M J と Reboul-Lachaux J 1923］，放火癖 pyromania（E）（pyros, πυρός：火），Brandstiftungstrieb（D），病的賭博 pathological gambling（E），病的虚言 pathological lying（E）あるいは虚言癖 mythomania（E）などの記載があり，いわば心

理的な嗜癖，耽溺的態度 süchtige Fehlhaltungen（D）であり，人格異常とみなされることが多いが，一部に犯罪や経済破綻，家庭破壊などと結びつくもの，気分変調や月経と関連するものがある。これらの多くを Esquirol JED はモノマニーに含めたが，欲動コントロールの低下とみて衝動制御障害 impulsive control disorder（E）の名でまとめることがある。強迫に比べて自我親和的で新奇探求傾向が強いとされる。もの集めに凝ると収集癖 collection mania（E），Sammelsucht（D），collectionnomanie（F），病的になると収集症 collectionism（E），krankhaft Sammelsucht（D），collectionnisme（F）である。本の熱心な収集癖は愛書癖 bibliomania（E），必要もないのに盗むと盗書癖 bibliok(c)leptomania（E）になり，単なる本好きなら書籍愛 bibliophilia（E）という。消防士ファン fireman buff（E）は消防に関心が高く，火事の発見者，通報者，見物者となり消火を手伝うが自ら放火する場合もある。癖と恐怖は近い位置にあり，火恐怖 pyrophobia（E），盗恐怖 kleptophobia（E）などの語もある。

　過信型（精神病質者）や一部の妄想患者では，頻繁に手紙やパンフレットを送りつけ，訴訟，脅迫を繰り返して周囲を悩ます。うつ病では自殺時に家族や子どもを道連れにすることがある。興奮，気分変調，もうろう状態，病的酩酊などで暴行・殺人に及ぶことがあり，妄想をもつ患者が仮想上の加害者に乱暴をはたらくこともある。犯罪症 Kriminose（D）は犯罪に及ぶような神経症。快楽殺人 Lustmord（D）は殺人そのものが性的満足をもたらすサディズムの一種で，死体損壊や人肉食 cannibalism（E）を伴い，連続殺人に及ぶことがある。エロストラチズム érostratisme（F）[Valette P 1903][18)]は虚栄から犯罪に走ること。

　境界例あるいは**ボーダーライン** borderline case（E），Grenzfall（D），état-limite（F）は，精神病と神経症の境界に位置する一群の患者。不安，強迫，離人など複数の神経症症状（汎神経症 panneurosis），一過性に出現する妄想，アンヘドニア，両価性，気分変動などの精神病症状（小精神病エピソード micropsychotic episode），暴言，自傷，過食，過量服薬，性的逸脱など欲動コントロールの弱さを特徴とし，これらの多彩な症状は未分化で変動しやすく激しい形をとってあらわれる。患者の自己評価は低く，明るい未来が開けず，生

---

18) エロストラトス Erostratus は子孫欲しさに紀元前 356 年頃エフェソのアルテミス寺院に放火した人名。

きることに苦しく，周囲から見捨てられることを恐れる．

　境界例は前統合失調症あるいは統合失調症と神経症の境界状態という考えから，近年は特有なパーソナリティ構造をもつ臨床単位ないし症候群とするみかたが強まっている．統合失調症との関連が全く否定されたわけではなく，経過をみて統合失調症へ移行しないからといって違う病気ともいえない．Kraepelin E は欲動人，Falret JPJ はヒステリーと診断するかもしれないが，Bleuler E ならやはり統合失調症というであろう．

　境界パーソナリティ構造 borderline personality organization（E）［Kernberg O 1967］は，統合された全体的な対象と関係をもてない部分対象関係 partial object relationship（E）の水準に留まり，スプリティングないし分裂機制 splitting（E）を基盤とする原始的防衛機制が優位に立つ境界例に特有とされるパーソナリティ構造．DSM-Ⅲ，Ⅳでは境界例に相当するものとして，パーソナリティ障害の項に統合失調症寄りの統合失調型パーソナリティ障害 schizotypal personality disorder（E）と神経症ないし人格の発達障害寄りの境界性パーソナリティ障害 borderline personality disorder（E）が区別されている．ICD-10 では，統合失調型障害 schizotypal disorder（E）［F21］[19]が境界型統合失調症，（統合失調症）偽神経症型 pseudoneurotic form（E）［Hoch P と Polatin P 1949］，統合失調型パーソナリティ障害などを含むとしており，境界性パーソナリティ障害は情緒不安定性パーソナリティ障害 emotionally unstable personality disorder（E）［F60.3］に入る．年齢がさらに若いと境界例児童 borderline child（E）［Ekstein R ら 1954］，小児の境界症候群 borderline syndrome in childhood（E）［Bemporad JR ら 1982］などと呼ぶ．発達不全や神経学的微細徴候を示すものが多いというが，児童統合失調症，自閉症，注意欠如・多動障害とも重なる部分がある．境界型統合失調症 borderline schizophrenia（E）は，明瞭な統合失調症状を欠くが，自閉，思考・行動異常から統合失調症とみなしうるもので，養子研究から得られた Rosenthal D と Kety SS［1968］[20]の概念．潜伏統合失調症，統合失調型障害とほぼ同義．

　ハンディキャップ handicap（E）は，病気の結果，社会的な役割が正当に果たせないことで，社会的不利と訳す．能力障害は同じでも，家庭，職場，法

---

[19] schizotype は Rado S［1953］が統合失調遺伝子型 schizophrenic genotype（E）の略語としてつくった．
[20] Rosenthal D, Kety SS: *The transmission of schizophrenia*. Pergamon Press, Elmsford, 1968.

などの社会環境によりハンディキャップに差が出る。**リハビリテーション，社会復帰** rehabilitation（E）(habilis：できる)，Wiedereingliederung（D），reclassement（F）は，心身の障害を残した患者を，適当な処置（薬物・精神療法，週末病院 weekend hospital，デイケア day care，中間施設 transitional facilities，ハーフウェイハウス halfway house，保護作業場 sheltered workshop など）で支えながら，ハンディキャップを減らし社会に戻して生活させること。

生活療法 life-centered therapy（E）は，個体の社会における生活障害を改善しようとする訓練的精神療法。患者の生き辛さ，暮らし下手を，試行錯誤を繰り返して体験と学習から解決し，全体的な自己実現をめざす一種のリハビリテーションで，わが国の小林八郎が1956年に提唱し，60年代に臺弘，江熊要一らが発展させた。

主に統合失調症で，完全に治ってはいないが復職，家事など社会生活が可能になると社会(的)寛解 social remission（E），soziale Remission（D）あるいは社会(的)治癒 soziale Heilung（D）[Meyer JE 1926] という。リカヴァリー recavery（E）は，病気の回復にとどまらず，希望を抱き能力を発揮して未来をひらく人間全体の再構築を示す概念で，Ralph RO，Corrigan PW らが1990年代から推進した。

文化結合症候群 culture-bound syndrome（E）[Yap PM 1969][21]は，文化・地域要因が強い心因反応。アモク amok, amuck（E），Amok（D）は，主にマレー人の男性にみられる発作性興奮で，無差別に人を殺傷する。amuco はマレー語で決死隊，凶暴な襲撃。Kraepelin E [1904] は，てんかん性もうろう状態と見なしたが，原始的な心因反応，急性反応精神病ともみられる。イム imu，imudo（E）は，アイヌの中年以降の主に女性にみられる原始驚愕反応。タブーであるトッコニ（アイヌ語で蛇）という刺激語で運動暴発，カタレプシー，命令自動，反響症状などが誘発される。内村祐之 [1938][22]は，固有の古い習慣を残す民族のヒステリー反応とみた。インドネシアのラター lata, latah, lattah（E），イヌイットのピブロクト pibloct（E）[Brill AA 1913] に近い。コロ koro（E）は，陰茎が体内に縮み込んで死ぬと訴える急性不安状態で，中国東南沿岸や東南アジアの青年にみられる。koro はマレー語で海亀の頭。中国

---

21) Yap PM：Culture-bound reactive syndromes. In：*Mental health research in Asia and the Pacific* (ed Caudill W & Lin TY). East-West Center Press, Honolulu, 1969.
22) 内村祐之ら：あいぬノいむ二就イテ．精神経誌 42：1-69，1938.

では縮陽，恐縮症［劉 鉄榜 1989］という。ウィーティゴ wihtigo, windigo, wihtico psychosis（E）［Cooper JM 1933］は，カナダ先住民が急に怪物に変身して人肉を食べる欲望に駆られる迷信的な精神障害。ヴードー voodoo（E）は，アフリカ民族が呪術により強い不安に襲われ飲食を断って死に至るもの。

文化変容 acculturation（E, F）は異文化に接することで精神的な変化を生じること。一般には途上国民が工業社会に適応して文明化することをいうが，田舎から都会への適応や逆の場合もある。不適応，対立を生じると文化摩擦 cultural conflict（E）といい，個人や集団で精神障害を起こす。民族精神医学 ethnopsychiatry（E）は固有の文化，民族に特有な精神障害を研究する学。民族薬理学 ethnopharmacology（E）は，薬理学の立場から同じ薬でも民族，人種により生じる薬効，血中濃度，副作用の差を研究するもの。Sullivan HS の acculturation（E）は，子どもが大人の慣習や考え方を学びとって成長する過程のことで，これの失敗で神経症になるという。心的場所喪失 anatopisme mental（F）(topos, τόπος：場所)［Courbon P］は，外国滞在者や移民が生活環境になじめずに起こす慢性の精神障害で，心気抑うつ，神経衰弱，妄想など。場所恐怖 topophobie（F）［Régis JBJE］は特定の場所を恐れること。熱帯精神病 Tropenkoller（D）(Koller：かんしゃく，胆汁病) は熱帯地方に長期間，孤独に駐在する人の心因反応で，攻撃性，刺激性，幻覚，妄想を伴う興奮状態を示すが帰郷すれば治る。熱帯の気候や飲酒と関連づけるみかたもある。野生児 homo ferus（L）［Linné C 1758］，wild child（E）は，森の動物のなかで育った子どもで 40 例ほどの報告がある。幼児期に人間社会に接しないと精神発達が取り戻せないとされ，素質か環境かの論争によく引かれる。

旅行精神病 Reisepsychose（D）［Nilsson L 1966］は，外国旅行で生じる精神障害で，統合失調症に似た幻覚妄想や意識障害など。言語不通，孤立，疲労，不眠，緊張などが背景にあり，留学生や移民，いわゆる外国人労働者 Gastarbeiter（D）の精神病とも共通する。病的な旅 voyage pathologique（F）［Briand M ら 1914］は，精神病患者が目的なく旅に出ること。寛解した精神病患者が旅行を契機に再発することも少なくない。西洋人が東洋に憧れて欲動のおもむくまま無計画な漂泊を続けるのは東洋無宿 Orientkunde（D）という。

世俗化 Säkurarisation（D）(saeculum：世代，時代) は，神聖なものが世俗のために用いられること。原義は教会財産の世俗移管のことで，ここから転じて宗教概念の世俗化，本来宗教的なものが外形的な構造を保ちながら非宗教

的な目的に用いられる現象になり，さらに時代理論の意味で，教会なき社会，宗教なき道徳，神学なき学問，神なき人間をも指す。人間学的精神病理学の立場から精神病症状の大半を，垂直方向の霊精神層が脱落して水平方向に自我を肥大させる一種の世俗化とみることもできる。

第Ⅱ部　異常体験

　異常体験 abnormes Erlebnis（D）とは患者自身によって主観的に体験された病態の内的側面で，患者が何を感じどのように思うかについて，ありのまま語ってもらうことからその内容を知ることができる。したがって患者の年齢，教育程度，陳述能力，おかれた環境などによって表現は多岐にわたるが，なかに含まれる共通の要素が症候学として抽出されている。ここでは異常体験を便宜上，知・情・意の各側面に分け，体験の主体である自我とその基盤を成す意識の障害について述べるが，症状が内面の核心に近づくほど複数の領域にまたがり，こうした要素に分割し難くなる。逆に意識とか人格という全体的な概念を持ち込むと，すべての異常体験をこれに還元できるともいいうる。一般に，正常からの量的な偏りとみなされる同質症状 homonome Symptome（D）と，質的に違う異質症状 heteronome Symptome（D）を区別する［Kleist K］が，互いの境界は同じく曖昧で，普段は気づかれず障害されて初めてそれとわかるものも少なくない。

A　意識の障害

意識 consciousness（E）（cum：共に，scio：知る），Bewußtsein（wissen：知る）（D），conscience（F）は，自分や周囲の様子をよく知っている，はっきりとわかっている状態。「現在の瞬間における精神生活の全体」という Jaspers K [1913] の定義がよく知られているが，かえってわかりにくい。覚醒時の正常な意識を覚醒意識 Wachbewußtsein（D）といい，有機体が外部の刺激を受け入れ，自己の体験として咀嚼し外部へ表出する知覚，思考，感情，記憶，意欲などあらゆる心的活動を支える基盤ないし媒体である。

ドイツの心理学者 Wundt W（1832-1920）は意識の拡がり，すなわち体験の時間・空間的な断面を**意識野** Bewußtseinsfeld（D）[1873] と呼び，そのなかで意識が注意の向かう意識点 Bewußtseinspunkt（D）において最も明るく，辺縁（周辺意識 Sphärenbewußtsein [Kretschmer E]）に至るほど暗くなるとした。意識野は志向性の照らす範囲ともいいうる。アメリカの心理学者 James W（1842-1910）は意識を体験が時間とともに流動的に変化するものとして捉え，意識の流れ stream of consciousness（E）[1884] を提唱した[1]。意識内容 Bewußtseinsinhalt（D）は，刻刻と意識にのぼる知覚，思考，表象などの全体で，精神内容 mental contents（E）のこと。

Ey H [1963][2]は，意識に現実の体験に関わる共時的 synchronique（F）な意識野 champ de la conscience（F）と，過去から未来へつながる通時的 diachronique（F）な自我意識ないし人格を区別し，急性精神病では前者が，慢性精神病と神経症では後者が主として障害されるとした。そして器質力動説の立場から，層構造を成している意識野の解体により躁うつ，幻覚・妄想，錯乱・夢幻などの状態像が生じるとしている。

意識性 Bewußtheit（D）は，感覚や表象を伴わない意識内容を指すヴュルツブルク学派の Ach NK [1905] の用語。無心象思考 unanschauliches Denken（D），

---

1) James W：*The principles of psychology*. Holt, New York, 1890.
2) Ey H：*La conscience*. Presses Universitaires de France, Paris, 1963.

意識態 Bewußtseinslage（D）［Marbe K］も類似の概念。Jaspers K［1911］は，感覚素材なしに志向作用が働いて生じるとした。知覚に似た実体(的)意識性と表象に似た思考(妄想)意識性がある。**実体(的)意識性** leibhaftige Bewußtheit（D）は「暗闇に壁がある」などの感覚要素なしに存在がわかる意識性の錯誤で，幻覚への移行があるとされる。「左後ろ10センチ離れて，もう一人自分がいる」「布団に寝ていると，脇に数人同じ向きで寝ている気がする」など人物になりやすい。振り向いたり，明かりをつけると見えないが，確かに存在を感じるもので，患者は「その人に気を遣ってしまう」「照れる」「干渉される」など，ある種のぎこちなさ，自由の束縛を訴えることが多い。フランスで意識性の異常に相当するのは**妄想直感** intuition délirante（F）［Targowra R と Dublineau J 1931］[3]といい，直接的な判断，根拠のない確信，外部の作用によらない純然たる個人的な体験という3つの特徴を有し，解釈と仮性幻覚の中間に位置づけられている。

道徳意識 moral consciousness（E）は，善悪，正不正を判別する意識で，特に自己に関わるものを良心 conscience（E, F），Gewissen（D）という。起源を精神分析では超自我の発達に結びつけて社会的，二次的と考え，フランスのモラリスト moraliste（F）[4]や Baruk H[5]は一次的な内在機能とみる。道徳意識の低下は情性欠如型精神病質，類破瓜病，統合失調症のシュープの後などに認められる。敏感関係妄想などの無力妄想では，むしろ過剰な内省と良心的な自責が強い。病的意識 conscience morbide（F）［Blondel C 1914］[6]は，精神病患者の了解不能，疎通性欠如をもたらす全般的人格構造で，健全な意識に還元できないという。プレコクス感［Rümke HC］をもたらす対人接触本能の欠損に似たもの。

霊性あるいは**スピリチュアリティ** spirituality（E）[7]は，心身二分法ではなく，三分法による人間に特有な心の上位概念で，感性や理性によらず永遠を捉え，時空間を超越して真・善・美にかかわる非物質的な行動原理のこと。霊はヘブライ語でルーアッハ ruah，ギリシャ語でプネウマ pneuma（肺炎 pneumo-

---

3）Targowra R, Dublineau J：*L'intuition délirante*. Masson, Paris, 1931.
4）人間のありかたを観察，分析し，箴言など短い表現で描写する Pascal B, La Rochefoucauld F ら 17, 18世紀フランスの文筆家たち。
5）Baruk H：*Precis de psychiatrie*. Masson, Paris, 1950.
6）Blondel C：*La conscience morbide*. 2éd, Alcan, Paris, 1928.
7）漢字の霊は雨乞いをする巫女。鈴木大拙［1944］が spirituality を霊性と訳した。

nia, 気胸 pneumothorax), ラテン語でスピリトゥス spiritus といい, 生命をふきこむ息吹, 風を意味し, 神から人間に与えられるという理解が根底にある。ユダヤ・キリスト教思想で重視され, 旧約聖書の人間像は霊を保有するが霊そのものではなく, 神から与えられる命の霊により生かされる具体的な存在と考えられた。霊化あるいは精神化 spiritualisation (F) [Paulhan F 1920] は, 人間の生物学的な欲動が精神的なものへ変化すること。Freud S の昇華に似た概念であるが, 神谷美恵子 [1966][8] はこれを人間が生存の基盤全体を精神的な方向へ傾ける意味に用いて, 限界状況を精神化により乗り越えるときに, 健康な場合と妄想による病的な場合があるとした。

　臨床的な**意識障害** disturbance of consciousness (E), Bewußtseinsstörung (D), trouble de la conscience (F) の有無は, 問診して注意や了解がよいか, 見当識や記憶が保たれているか, 一般知識や簡単な計算ができるか, これらをあとで覚えているかなどから判断するが, 慣れると「何となくぼんやりしておかしい」という印象（意識が障害されている感じ Gefühl der Bewußtseinsstörung）をもつ。意識障害には単純で量的なもの, 複雑で質的なもの, 急速な失神やアプサンス, 生理的な睡眠（睡眠意識 Schlafbewußtsein）や夢（夢意識 Traumbewußtsein）などがある。通過症候群やコルサコフ症候群は定義上からは意識障害の無いものをさすが, 臨床的には意識障害からの回復期ないし移行期にみられることが多く, 厳密な区別の困難な例も少なくない。

　注意 attention (E, F), Aufmerksamkeit (D) は, ある対象に心的エネルギーを向けることで, 反射的なものと随意的なものがある。通常は注意の集中がよい konzentiert (D) が, 意識障害, 躁状態, 疲労時などでは散漫 distracted (E), abgelenkt, zerstreut (D), distrait (F) で, **注意減退（症）** hypoprosexia (E) (prosochi, προσοχή: 精神を集中させる行為), 注意集中不能（症）aprosexia (E)[9] となる。統合失調症のうつろな放心状態 absent-mindedness (E) にも用い, この場合は自生思考や表象, 幻覚にとらわれていることがあり, 外の刺激で我に帰る。昏迷や欠神と誤ることもある。Janet P *MF* は注意減退（症）を彼のいう aboulie (F) に含め, Gatian de Clérambault G*HAELM* は精神自動症の症状

---

8) 神谷美恵子: 生きがいについて. みすず書房, 東京, 1966.
9) 古代ギリシャ語 aprosexia, ἀπροσεξία は不注意, 無視を指した。精神医学用語としては1887年オランダの Guye が記憶障害を伴う注意と集中の低下に初めて用い, フランスには Ribot T*A* が導入した。hypoprosexia は19世紀末の語。

のひとつに挙げた。**注意過多(症)**hyperprosexia（E）は注意と集中力の亢進した精神警報状態を指す Ziehen GT［1898］の用語で，覚醒剤などの薬物中毒，統合失調症の初期や心気症などにみられる。共同注意 joint attention（E）［Scaife M と Bruner JS 1975］[10]は，生後半年頃の乳児が，母親の視線の先にある対象に自分の視線を向ける現象で，体験を他者と共有すること。人間が本性的にもつ間主観性とも関わりが深く，注意が他者ないし対象のみに向かう二者関係から，対象を介した他者との三者関係へ広がる社会コミュニケーションの発達段階とされる。自閉症には共同注意が乏しい。注意欠如・多動障害 attention-deficit/hyperactivity disorder（E）［DSM-Ⅳ］は，気が散りやすく落ち着きのない小児障害。

　注意が次々に新しい対象にそれていくことを**転導性** Ablenkbarkeit（D）というが，英語の distractibility（E）は，必要に応じて注意をほかに柔軟に振り向ける正常な注意特性の意味で用いること［Geschwind N 1982］がある。**変形過多(症)**hypermetamorphosis（E）（metamorphosis, $\mu\varepsilon\tau\alpha\mu\acute{o}\rho\phi\omega\sigma\iota\varsigma$：変形，変態）は，注意を固定できず，どんな些細な刺激にも強迫的に注意を向け，反応し模倣せずにいられない状態。両側の側頭葉損傷とくにクリューヴァー・ビューシー症候群にみられる。Neumann H［1859］の Hypermetamorphose（D）は，興奮患者では感覚刺激が意識内容に変りすぎるため，刺激性が強まり錯覚や狂躁を生じること。逆は失変形(症) Ametamorphose（D）といい，患者は外への関心を失って内向し，自閉，昏迷になるとする。

　選択的注意 selective attention（E）は，有機体が次の行動を起こすために，外界の刺激から意味のあるものを抽出すること。認知理論によると統合失調症患者は適切な刺激に焦点を合わせることができず，無関係な刺激に干渉を受けやすいといわれる。選択的不注意 selective inattention（E）は，自己システム self system（E）が不安を起こす対象に気づいても見逃すことを指す Sullivan HS［1954］[11]の用語。方向性注意 directed attention（E）［Mesulam MM 1981］[12]は，注意が空間内で一定（左半球は右側，右半球は左側に優位）の方向性をもつとする概念で，半側空間無視などをこの障害から説明する。右半球

---

10) Scaife M, Bruner JS：The capacity of joint attention in the infant. *Nature* 253：265-266, 1975.
11) Sullivan HS：*The psychiatric interview*. Norton, New York, 1954.
12) Mesulam MM：A cortical network for directed attention and unilateral neglect. *Ann Neurol* 10：309-325, 1981.

の粗大病変により左側の刺激に気づかない現象を無視症候群 neglect syndrome（E）の名でまとめることがある。半側空間失認を空間無視 spatial neglect（E），半側身体失認を身体無視 personal neglect（E）と呼び変え，感覚無視 senseory neglect（E），同時刺激や運動の消去 extinction（E），行為の企図障害 intentional disorder（E），知覚転位（アロエステジー）alloesthesia（E），病態失認などをここに含める。

興味あるいは**関心** interest（intersum：介在する）（E），Interesse（D），intérèt（F）は，心を向け共感すること。認知症，前頭葉損傷，統合失調症などで周囲や身の回りに興味を失い uninterestedness（E），Interesselosigkeit（D），désintérèt affectif（F），無関心 indifference（E），Gleichgültigkeit，Teilnahmlosigkeit（D），détachement（F）になると，表面的な注意は向いても心がこもらない。愛の本質は対象に関心をもつことで，その欠如態が無関心である。自閉や心気症では関心が外に向かず内ばかりに向く。片麻痺を苦にする様子がみえないのは疾病無関心 anosodiaphoria（E）で，一種の無視症候群である。

見当識 orientation（E, F），Orientierung（D）は，現在の自己の状況を正しく把握していることで，具体的には時 time（時間見当識 zeitliche Orientierung），場所 place（場所見当識 örtliche Orientierung），自分の身元 identity（自己精神見当識 autopsychische Orientierung [Wernicke K]），周囲の状況 surrounding（状況見当識 situative Orientierung）がよくわかっていること。意識，判断，記憶，自我意識などが障害されると失見当（識）あるいは見当識障害 disorientation（E），Desorientiertheit（D），desorientation（F）になる。年齢失見当 age disorientation（E）[Crow TJ ら 1975] は，慢性統合失調症患者が自分の年齢を入院5年以内の若さに固定することで，一種の認知障害とみれば年齢誤認 [鶴田 聡 1994]，妄想とみれば年齢妄想 [辰沼利彦ら 1978] である。的はずし応答ともいいうる。

二重見当識 double orientation（E）は，妄想と現実が共存し，患者はふたつの世界にまたがった生活をすることで，複式簿記 doppelte Buchführung（D）[Bleuler E] ともいう。見当識のあるもうろう状態 orientierter Dämmerzustand（D）は分別もうろう状態のこと。見当強迫 Orientierungszwang（D）は，ただちに何をすべきかを繰り返し考える強迫症状。自己身体の見当識 Orientierung am eigenen Körper（D）[Poeck K 1964][13)]は身体図式の別名。ゲルストマン症候群を構成する身体の左右障害を右・左失見当 right-left disorientation

(E) あるいは側方見当識 lateral orientation (E) の障害ともいう。二重意識 Doppelbewußtsein (D) は，Freud S が精神分析を確立する前にヒステリーの原因を心的外傷や恐怖体験への耐え難い情動がもたらす意識変容と考えたもので，Janet P*MF* の解離に相当する。後にライヴァルとして対立する二人は1890年代半ば頃ほぼ同じ結論に達していた。

実在意識（現実意識）Realitätsbewußtsein (D) は，外界が実在するという直接の意識。実在判断（現実判断）Realitätsurteil (D) は，対象が実在するという判断で，例えば残像には実在意識はあるが，実在判断は伴わない。Goldstein K [1913] は，幻覚と仮性幻覚の差異を実在判断の有無においた。現実感消失 Derealisation (D) は，外界精神離人症のこと。現実検討 reality testing (E)，Realitätsprufüng (D) は，主観的な空想や願望と外的現実を識別する精神機能をさす Freud S [1911] の用語。外界に適応するための基本機能で，成長とともに発達するとされる。現実機能（実在機能）fonction du réel (F) [Janet P*MF*] は現実へ適応するために外界を正しくとらえる高級な心的機能。自己の願望がすべて満たされると感じることを**全能感** feeling of omnipotence (E) [Ferenczi S 1913][14]，Allmachtsgefühl (D) といい，制限されていく幼児期の全能感を回復しようと，現実を否認し空想を抱くことから幻覚，強迫などの精神症状が生じるという。全能体験 Omnipotenzerlebnis (D) は，ゲシュタルト心理学から統合失調症状を再検討した Conrad K の用語で，彼のいう逆回転（アナストロフェ）Anastrophé の段階で患者が世界は自分中心に回っているとの印象をもつこと。

1．量的な意識障害

意識混濁 clouding of consciousness (E)，Bewußtseinstrübung (D) は，意識の明るさ Klarheit (D) の障害で，清明性 awareness (E)，覚醒性 wakefulness (E) あるいは覚性 vigilance (E) の低下した状態。崩壊意識 zerfallendes Bewußtsein (D) [Mayer-Gross W 1924]，低下意識 vermindertes Bewußtsein (D) [Bleuler M 1966] などともいい，刺激に対する反応によって段階を分ける。覚醒 arousal (E) は刺激に反応（覚醒反応 arousal reaction）して醒めることで，自然

---

13) Poeck K：*Klinische Neuropsychologie*. Thieme, Stuttgart, 1982.
14) Ferenczi S：*Stage in the development of the sense of reality*. 1913.

な覚醒状態と区別して用いることがある．意識喪失，意識消失 loss of consciousness（E）は，あらゆる精神活動の中断した強い意識混濁を指し，長く続くものもごく短時間のものもあり，程度も自動症を伴うものから昏睡まで含む．

昏蒙 Benommenheit（D）は軽度の意識混濁で，見当識は保たれ眠り込むことはないが，精神活動全般が停滞し注意が持続せず，思考のまとまりを欠き細やかな配慮が行き届かない．おおむね英語圏の benumbness（E），フランス語圏の obnubilation（F）（nubilum：雲）に相当する．Jaspers K [1913] は精神病性の意識変化に昏蒙，活発な妄覚や情動を伴う混濁意識 getrübtes Bewußtsein（D），正常との境は明瞭だが行為にまとまりのある別化意識 verändertes Bewußtsein（D）の 3 類型を区別し，昏蒙を意識と意識喪失の中間と見なして量的な意識障害を代表させた．昏蒙のさらに軽い形として明識困難状態 Schwerbesinnlichkeit（D）あるいは明識不能状態 Unbesinnlichkeit（D）を設けることがある．原田憲一［1966］は，症状精神病にみられる「軽い意識混濁（軽い昏蒙）」の標識として不注意による連続暗算の誤り，単語のいいまちがい，思考過程の粗雑さ，思考のまとまりの悪さ，感情障害（躁うつ的な気分変調，繊細な感情表出の欠如）などを挙げている．

傾眠 somnolence（E）は，眠そうで呼びかけには断片的に応答するが，放置するとすぐに入眠する状態．病的でない場合には drowsiness（E）を用いることがある．**嗜眠** lethargy（E）（lethe, $\lambda\eta\theta\eta$：忘却，argia, $\alpha\rho\gamma\iota\alpha$：怠惰）[15]は，より程度が強く生理的睡眠に似たものを指すが実際の区別は難しい．20 世紀初頭ルーマニアの von Economo C（1876-1931）が 1917 年流行性脳炎に記載したことから脳幹脳炎，進行性核上性麻痺などの意識状態を表現する語になった．

昏眠 sopor（E），Sopor（D）は，昏睡に移行する前後にみられる中等度の意識混濁．閉眼し動きも少なく，強い刺激にようやく反応する．英語圏の昏迷 stupor（E）はこれより浅く，半昏睡 semicoma（E）はより深い．

昏睡 coma（E, F），Koma（D）は，重度の意識混濁で，一般には自発動作や

15）古代ギリシャ語 lithargia, $\lambda\eta\theta\alpha\rho\gamma\iota\alpha$ は Hippocrates では深い眠りを指した．ラテン語の lethargie はカタレプシーと同義．形容詞 léthargique は 14 世紀に登場，17 世紀には深い衰弱，アトニー，アパシーを指し，19 世紀前半は冬眠，19 世紀後半は催眠の初段階にも用いられ，レタルジーからカタレプシーへ移行するとされた．

精神活動が失われ，両便失禁を伴い，筋は弛緩し刺激にも反応しない．その中にも軽いもの（light coma, coma léger）から重いもの（deep coma, coma profond）まであり，Mollaret P と Goulon M［1959］[16]は次の4段階に区分した．

1. （可）覚醒昏睡 coma vigil（F）：目を開く，あるいは外からの刺激で一時的に覚醒し，せん妄や興奮を伴う動きのある軽度の昏睡．無動無言症 akinetic mutism（E）をこれに含める見解もある．開眼昏睡 open eye coma（E），不眠昏睡 coma agrypnode（F）[17]ともいう．
2. 典型昏睡 coma type（F）：運動・感覚・反射など生活関連の諸機能 fonctions de la vie de relation（F）は失われているが，呼吸・循環・体温調節などの植物機能は保たれた古典的な昏睡．いわゆる植物状態．
3. 深昏睡 coma carus（F）（karos, $καρός$：深いまどろみ，無価値なもの）：植物機能もある程度障害された昏睡．
4. 過昏睡 coma dépassé（F）：植物機能が完全に喪失（自発呼吸停止，循環虚脱）し，蘇生装置によって維持されている昏睡で，いわゆる脳死に相当する．

遷延昏睡 coma prolongé（F）は，インスリン療法や頭部外傷時に昏睡が数日～数週間持続することを指すが，深昏睡や失外套症候群から徐々に回復するさまざまな段階の一部ないし総称に用いることもある．

意識混濁の程度は，徐波化を中心とする脳波所見とおおむね並行するが，一致しないこともある．アルファ昏睡 alpha coma（E）は，昏睡にもかかわらず初期に$α$波様の脳波が記録されるもので，橋出血や閉じ込め症候群などの脳幹損傷，心肺停止による広範な低酸素脳症，急性薬物中毒などにみられる．低電位速波を示すベータ昏睡 beta coma（E），睡眠時の所見に似た紡錘波昏睡 spindle-coma（E）もある．

意識混濁の客観的評価尺度としては，日本昏睡スケール Japan coma scale（3-3-9度方式［太田富雄ら1974］）や，Glasgow の昏睡スケール［Teasdale G と Jennett B 1974］[18]などが用いられる．

失神 fainting（E），syncope（E, F）（synkope, $συγκοπή$：切断）[19]，Ohnmacht（D）

---

16) Mollaret P, Goulon M：Le coma dépassé. *Rev Neurol* 101：3-15, 1959.
17) 古代ギリシャ語 agrypno, $ἀγρυπνῶ$ は目覚めたままでいる，警戒を怠らないこと．
18) Teasdale G, Jennett B：Assessment of coma and impaired consciousness：a practical scale. *Lancet* 2：81-84, 1974.

は，急速な一過性の意識喪失で，顔面蒼白，血圧低下，脈拍微弱，冷汗，四肢冷却，筋緊張低下など自律神経症状を伴う。頸動脈洞圧迫による迷走神経反射（vagovagal syncope），発作性頻拍，アダムス・ストークス症候群など心律動異常（cardiac syncope），大動脈炎症候群，出血，椎骨脳底動脈循環不全（アーノルド・キアリ形態異常など），シャイ・ドレーガー症候群などを基礎にした脳循環障害によることが多いが，情動，排尿（micturition syncope），胸腔内圧の上昇，血液成分の変化（低血糖，低酸素血症，過呼吸症候群など），脳幹の腫瘍や血管障害から生じることもある。

欠神あるいは**アプサンス** absence（E, F）[Calmeil L*F* 1824]は，前兆なく突然に短時間（数秒～数十秒）の意識混濁（喪失）を来たし，運動症状を伴わない全般てんかん発作の一類型で，従来の小発作 petit mal（F）に相当する。古くはてんかん性めまい vertige épileptique（F）とも呼ばれた。発作の頻度は多く，眼球が上転し，しばしばまばたき，舌なめずりなどの自動症を伴い，発作中の脳波には両側同期性の3Hz 棘徐波結合を認める。脳波所見が不規則なものは非定型欠神 atypical absence（E）ないし小発作(波)異型 petit mal variant（E）[Gibbs FA ら]という。意識減損発作 seizure with impairment of consciousness（E）は，意識喪失のみを示す複雑部分発作で，欠神に似るが発作の開始終了がより緩徐で，発作中は一点を凝視し，脳波上は側頭葉突発波を認める。

精神食 éclipse mentale（F）は短時間の意識喪失で，Janet P*MF* [1903]は精神衰弱において心理緊張が突然に低下するために生じる知的活動の中断と見なしたが，実際には統合失調症の思考途絶やてんかん発作も含まれていたらしい。大脳食 éclipse cérébrale（F），精神弛緩 psycholepsie（F）も同じく心理緊張の低下をさす用語だが，前者は一過性脳虚血発作などによる神経症状を伴うものに，後者は向精神薬の作用 [Delay J*LP* と Deniker P] にも用いる。出没狂気 folie à éclipse（F）[Legrain M 1910][20]は，急性の幻覚・妄想が平静な間欠期をはさんで反復するもので，急性錯乱 bouffée délirante（F）の一種。

意識混濁の逆に清明性が高まった状態は**過度覚醒** hyperarousal（E），Hyperwachheit（D）と呼ばれる。同義のものに意識の発揚 exaltation de la con-

---

19) 2世紀カッパドキアの Aretaios が心臓病をあらわす医学用語に syncope を当てたとされる。
20) Legrain M : *Les folies à éclipse*. Bloud, Paris, 1910.

science（F）［Rogues de Fursac MHJPE 1903］[21]，覚性過剰 Hypervisilität（D）［Ziehen GT 1902］などがある。過覚醒 Überwachheit（D）［Zutt J 1943］は，主として覚醒剤中毒により注意が固定せず，思考の流れが早まり表象が活発になる現象。Jaspers K［1942］は脳炎性強迫，てんかんのアウラ，過覚醒を意識の亢進 Bewußtseinssteigerung（D）の名でまとめている。脳波や眼球運動などの生理学的検査から，統合失調症患者は過度覚醒の状態にあるとの指摘［Venables P ら 1964，Gjerde P 1983］がある。

2．質的な意識障害

意識変容 alteration of consciousness（E），Bewußtseinsveränderung（D）は，比較的軽い意識混濁に多彩な精神刺激症状の加わった複雑な意識障害で，せん妄，アメンチア，夢幻状態などがある。意識狭窄 Bewußtseinseinengung（D）は，意識の拡がりが狭くなり，特定の対象にのみ集中しほかに向けることのできない状態を指し，催眠やもうろう状態がこれに当たる。

　アメンチア Amentia（D）（a：欠落，mens：心）は，思考散乱 incoherence（E）と困惑 perplexity（E）を前景とする意識変容の一類型。意識混濁は目立たず，患者は考えがまとまらないことに自らとまどい，同じ問答を繰り返す。アメンチアは古くは精神障害全体を指したが，Meynert T［1890］[22]は急性の錯乱 akute Verwirrtheit（D）にこの語を当て，Bonhoeffer K［1912］は外因反応型に含めた。主に産褥精神病などの症状精神病，脳炎，せん妄の回復期などにみられるが，内因精神病の急性期にも認めることがある。ウィーン学派が Kraepelin E の dementia praecox に対抗する呼称として提唱したとするみかた［伊東昇太］もある。Conrad K［1960］はせん妄と区別せず，せん妄・アメンチア症候群 delirant-amentielles Syndrom（D）の名で一括している。Pauleikhoff B［1967］の Amentia（D）は，彼のいう非定型精神病の一類型で，躁うつ・統合失調の混合した病像が急激に生じ，数か月で完全に寛解する産褥期の精神障害。英語の amentia（E）は知能低下を指す場合がある。

　せん妄 delirium（E，L），Delirium，Delir（D）は，軽度ないし中等度の動揺する意識混濁に活発な妄覚，強い不安・恐怖，不穏・興奮を伴う代表的な意識

---

21) Rogues de Fursac J：*Manuel de psychiatrie*. 5éd. Alcan, Paris, 1917.
22) Meynert T：Amentia, die Verwirrtheit. *Jahrbücher Psychiatr* 9：1-112, 1890.

変容。鮮明な場面性の強い幻視が次々にあらわれては消え，患者は夢と現実との区別がつかなくなり，事実を妄想的に曲解する。回復すると健忘を残すが，一部を覚えていて残遺妄想を形成することがある。症候性，器質性，中毒性の精神障害に広く認め，小児と老人に頻度が高く，夕刻から夜間（夜間せん妄 night delirium）に生じやすい。DSM-Ⅲの器質性脳症候群に登場したせん妄は意識混濁を主徴としたが，DSM-Ⅲ-R では外的刺激に対する注意減退が強調されて意識混濁は必須でなく，DSM-Ⅳ，DSM-Ⅳ-TR ではせん妄，認知症，健忘および他の認知障害のなかに入り，身体疾患の上に注意が散漫になる意識障害，失見当，記憶障害などが短期間に変動する病像を指している。

　作業せん妄 occupational delirium（E），Beschäftigungsdelirium（D）は，せん妄時に日常の慣習的な動作（主婦が掃除，運転手がハンドル操作のしぐさをするなど）を行なうこと。包囲せん妄 Belagerungsdelir（D）[Bilz] は，アルコール精神病で周囲を包囲されたと思いこむこと。**振戦せん妄** delirium tremens（L）[Sutton T 1813] は，アルコール症の離脱にみられるせん妄 [Rouyer 1819] で，全身の粗大な振戦，不眠，発汗や頻脈などの自律神経症状，小動物や虫の幻視などを特徴とする。せん妄に入る前の意識混濁が明らかでなく不安の強い段階は前振戦せん妄 praedelirium tremens（L）である。終末睡眠 Terminalschlaf（D）をもって終わるが，激しくなければ亜せん妄 Subdelir（D）ないし頓挫せん妄 Abortivdelir（D）という。初期せん妄 Initialdelir（D）[Aschaffenburg G] は感染症の病初期にみられるせん妄。

　錯乱 confusion（E，F）[Dupuytren G 1834][23]，Verwirrtheit（D）は，ある程度の意識混濁を背景に，見当識や記憶があやしくなり，思路が乱れ，話にまとまりを欠いた状態。主として症状・器質精神病にみられるが，統合失調症（Kraepelin E の滅裂性錯乱 zerfahrene Verwirrtheit，Kleist K の錯乱型 verworrene Formen），躁病（観念奔逸性錯乱 ideenflüchtige Verwirrtheit，錯乱躁病 verworrene Manie）に用いることもある。**急性錯乱状態** acute confusional state（E）は，外界の認知や知的作業が急激に低下し，思考や行動の混乱した状態。不安・焦燥，興奮・昏迷，幻覚・妄想など多彩な症状を伴い，後に健忘を残す。ドイツ語圏のアメンチア，フランス語圏で変質者の**急性錯乱** bouffée dé-

---

23) Dupuytren G（1777-1835）は Louis18 世，Charles10 世時フランスの外科医。医学アカデミー会員。病理解剖，骨折，拘縮などに名を残した。

lirante（F）などと呼ばれた状態に近いが，今日では意識障害の有無にかかわらず，統合失調症の急性増悪期，非定型精神病，器質精神病，心因反応などの状態像として用いられる。英語圏ではごく軽い意識混濁に confusion（E）を用いることがあり，この場合は意識不鮮明と訳す。また注意が障害されて思考や行為の一貫性 coherence（E）を欠き，記憶錯誤，誤答，周囲や疾病への無関心などを伴う状態に confusional state（E）の語を当てること［Geschwind N 1982］もある。錯乱性覚醒 confusional awakenings, confusional arousals（E）は睡眠から覚醒への移行時に生じる睡眠酩酊のこと。

　フランスでいう**精神錯乱** confusion mentale（F）［Delasiauve LJF 1851］あるいは錯乱状態 état confusionnel（F）は，さまざまな程度の意識混濁があり，錯乱と夢幻症の混合した病像を特徴とする症候群で，せん妄にほぼ相当するが心因（情動）によるものも含んでいる。その重症型が急性デリール délire aigu（F）［Calmeil LF 1859］[24]で，強い興奮に全身症状（高熱，脱水，高窒素血症）を伴い急速に進行して死に至るとされる。原因は種々の感染・中毒に，致死緊張病なども含まれていたらしいが，今日みることは稀である。

　原発性精神錯乱 confusion mentale primitive（F）は，Chaslin P*EA*［1892］[25]が急性痴呆 démence aiguë（F）［Esquirol JED 1838］や昏愚 stupidité（F）［Georget EJ 1820］などの記載からまとめた錯乱を前景とする急性症候群で，ドイツ語圏の Amentia, Verwirrtheit にほぼ相当する。病像は身体の消耗衰弱を伴って刻々と変わり，興奮，昏迷，寛解が不定の順序で混在して数日〜数年を経過した後，健忘を残して治癒することも，認知症や死亡に至ることもある。原因は身体疾患から分娩，手術，不摂生，性的放蕩，精神的ショックまで多彩だが，中核は中枢神経系の突発性消耗によるもので，機能精神病と器質精神病の中間を占めるとされた。

　錯乱精神病 Verwirrtheitspsychose（D）は精神運動興奮，失見当，言語錯乱，思考散乱，人物誤認などの病像が急性に生じ，比較的短期間に消褪して反復するが欠陥を残さない内因精神病。Wernicke K が錯乱躁病から区別し，Kleist K［1928］の非定型精神病概念，Fünfgeld［1936］の臨床遺伝研究を経て，Leonhard K［1965］は病像の特徴が妄覚などを示す興奮から困惑を伴う

---

24) Calmeil L：*Traité des maladies inflammatoires du cerveau*. Baillère, Paris, 1859.
25) Chaslin P：*La confusion mentale primitive*. Asselin et Houzeau, Paris, 1892.

昏迷 ratloser Stupor（D）に至る二極性にあるとみて，興奮・抑制錯乱精神病 erregt-gehemmte Verwirrtheitspsychose（D）の名で運動精神病，不安・恍惚精神病とともに類循環精神病 zykloide Psychose（D）に含めた。

　夢に似た意識変容を夢様意識 traumhaftes Bewußtsein（D）という。**夢幻症** onirisme（F）（oneiros, ὄνειρος：夢）ないし夢幻妄想 délire onirique（F）［Régis JBJE 1894]26)は，浮動性のイメージが夢のようにとりとめなくあらわれては消える幻視を前景とする錯乱状態。患者は周囲をある程度わかってはいるものの，病的体験にとらわれて行動したり怯えたりする。幻視の主題は日常の仕事に関するものが多く，ほかに動物，虫，火焔など多彩で，時に神秘的，性的な内容になる。せん妄と同様に器質・症候性，中毒性精神障害にみられるが，視床損傷やレボドパ投与時などにも生じる。19世紀にある種の精神症状が夢の活動と似ていることから研究され，Lasègue EC はアルコール症の精神病症状を覚醒夢とみなし，Chaslin P EA［1887]27)は妄想の展開と夢の関連を学位論文にまとめた。錯乱が目立たず夢幻症のみが前景に立つ純粋夢幻症 onirisme pur（F）［Charpentier P 1919]28)の記載もある。意識の緊張低下 Hypotonie des Bewußtseins（D）は，半眠で夢に近い意識の能動的活動減退で，Berze J［1919］は統合失調症の基本障害とみる。Janet PMF の心理緊張低下にも似ている。夢痛 onirodynie（F）（odyne, ὀδύνη：苦痛）は，悪夢など夢幻活動の苦痛要素。

　夢幻様体験型 oneiroide Erlebnisform（D）［Mayer-Gross W 1924]29)は，幻想的な表象能力の素因をもつ患者に生じる夢幻症に似た内因精神病の病像。幻想的・場面的な幻視を主徴とし不安・恍惚など情動変化を伴うが，意識の動揺が少なく錯乱や失見当も目立たず，後に夢から醒めたようにありありと覚えている。オネイロイド oneiroid（E），夢幻様状態 oneiroider Zustand（D），état oniroïde（F），変性夢幻症 onirisme dégradé（F）［Baruk H 1938］などともいう。Follin S［1963］は病態を通して主体の世界への関わりが夢の形式に近いとした。ディスノイア dysnoia（E）［Korsakov SS 1891］は，中毒ないし統合失調症

---

26) Régis E：*Précis de psychiatrie*. 6éd. Doin, Paris, 1926.
27) Chaslin P：*Du rôle du rêve dans l'évolution du délire*. Thèse, Paris 1887.
28) Charpentier P：L'Onirisme hallucinatoire. *Rev Neurol* 26：755-770, 1919.
29) Mayer-Gross W：*Selbstschilderungen der Verwirrheit. Die Omeiroide Erlebnisform*. Springer, Berlin, 1924.

にみられるまとまりのない夢に似た意識変容のことだが、統合失調症の急性・反復型を指すこともある。夢幻精神病 oneirophrenia（E）[von Meduna L J と McCulloch W 1945][30]は統合失調症に似た思考・感情障害を示し、夢をみるような意識変容と幻視を特徴とする精神病。多くは急性に発症し、通電療法が有効で予後はよく、背後に糖代謝異常が推定されるという。

夢様状態 dreamy state（E）[Jackson J H 1876]、état de rêve（F）は、てんかんの精神発作において時間や空間が変化し誇張されて体験される状態（錯綜精神状態 elaborate mental state）を指し、親近感 familiality（E）の変容した既視・未視感、離人症を伴う。神経系の進化と解体理論から説明され、てんかんの自動症と同じく解放された下層の活動過多によるが、解体の深度は自動症より浅く、現在に対する客観意識 object consciousness（E）が欠落し過去への主観意識 subject consciousness（E）が賦活された状態であるという。

もうろう状態 twilight state（E）、Dämmerzustand（D）[31]、état crépusculaire（F）は、意識の範囲が突然に狭窄し、精神活動が限られ境界明瞭なまったく異質な状態に入り、一定期間を経て急に回復した後に健忘を残す。入る直前に強い不安や妄想気分を感じ、終り際に睡眠に移行することがある。興奮して暴れるものと、一見まともな行動をとるものに大別され、前者は通電療法やてんかん発作の後（発作後もうろう状態 postictal twilight state）、病的酩酊などにみられる。後者はてんかん（側頭葉てんかん、小発作重積）、心因反応（解離障害）、頭部外傷（脳振盪）、薬物中毒などにみられ、単純な動作を反復する自動症や、見かけ上は秩序だった複雑な行動（徘徊、旅行）をとる**分別もうろう状態** besonnener Dämmerzustand（D）を示すことがある。

第二状態 état second（F）[Camuset 1882]は、意識野の狭窄を特徴とし、ある程度まとまりのある自動的な行動はできるが、以前の人格とは異なっている状態。ヒステリー、夢遊（症）、催眠などで生じ、もうろう状態とほぼ同義に用いることもあるが、心因性のものを指すことが多い。19世紀末に二重人格との関連で Charcot J-M、Azam E らにより盛んに研究された[32]。ドイツ

---

30) von Meduna L：*Oneirophrenia*. Unv of Illinois Press, Urbana, 1950.
31) ドイツ語の Dämmerung は薄暗いことで、夜明けにも黄昏にも用いる。「神々の黄昏 Götterdämmerung」は Wagner R（1813-83）の楽劇『ニーベルングの指輪』第3夜。登場する神は北欧神である。
32) Azam E：*Hypnotisme et double conscience*. 1887.

でいう**例外状態** Ausnahmezustand（D）もこれに近く，通常とは異なった一過性，挿話性の精神状態のことで，暴行，放火，徘徊など突然の異常行動。てんかんのもうろう状態を中心に，解離性の意識障害や急性精神病も含む。

　挿話もうろう状態あるいは**挿間性もうろう状態** episodischer Dämmerzustand（D）は，Kleist K［1926］が類てんかん epileptoid ないし非定型精神病として記載した，30歳前後の男女に数日間続く突発性のもうろう状態。病像の中心は動揺性の意識障害で，失見当，健忘，幻覚，疎隔感，不安あるいは恍惚などの感情障害を伴い衝動行為が多いとされる。

　ガンザーのもうろう状態 Ganserscher Dämmerzustand（D）は，ドレスデンの Ganser SJM（1853-1923）が拘禁者に記載した的はずし応答 Vorbeireden（D）を主徴とするヒステリーないし心因性症候群[33]。変化しやすい種々の意識障害（昏蒙，錯乱など），健忘，妄覚，痛覚脱失などを伴うが，実際の印象はもうろうというよりむしろ退行した状態で幼稚症 puérilisme（F）［Dupré FP-LE 1901］に近く，仮性認知症 Pseudodemenz（D）［Wernicke K］とも呼ばれた。**ガンザー症候群** Ganser syndrome（E），Ganserscher Symptomenkomplex（D）［Raecke J 1901］，syndrome de Ganser（F）と呼ぶことが多く，DSM-Ⅲには心理症状を伴う虚偽性障害に分類されたが，DSM-Ⅲ-R 以降は特定不能の解離障害に含められた。詐病か解離かの論議によく引かれるが，頭部外傷などの器質因をもつ例，発病の前後にうつ状態を生じた例があり，統合失調症とくに緊張病の拒絶症との関連も指摘されている。

　解離 dissociation（E, F），Dissoziation（D）は，意識から別の意識状態が分離して自分に知らない活動を生じる現象。ヒステリーや多重人格をこれで説明するが，用語をめぐる混乱がある。Janet PMF はこの現象に，Moreau de Tours JJ［1845][34]の**心的解体** desagregation psychioque（F）[35]（大麻吸引時に自我が解体して機能不全に陥った状態）の語を当てたが，1887年頃から心的解体により切り離された意識状態を dissociation（F）とも呼んでいる。1890年頃 James W，Prince M らが意識下の多重人格，健忘に dissociation（E）を用いる

---

33) Ganser S：Über einen eigenartigen hysterischen Dämmerzustand. *Arch Psychiatr* 30：633-640, 1898. 1897年に4例を学会発表し，翌98年に論文化した。
34) Moreau de Tours J：*Du hachisch et de l'aliénation mentale*. Masson, Paris, 1845.
35) Ballet GLS［1913］は慢性幻覚精神病を人格の解体 désagrégation de la personnalité から説明した。

ようになり，英語圏ではこちらが広く知られるようになった．一方，フランスでは Bleuler E の分裂 Spaltung (D) を dissociation (F) と訳したので，解離精神病 psychose dissociative (F) はヒステリーではなく統合失調症のことである．ヒステリーを念頭に置く意識の解離に，ドイツでは一般に Spaltung des Bewußtseins (D) あるいは Bewußtseinsspaltung (D) を，フランスでは clivage de la conscience (F) を当てる．Sullivan HS [1953] の解離は自他を分離する心的機制で，統合失調症ではこの力が消失するとみる．

　DSM-Ⅳは解離を「意識，記憶，同一性，あるいは環境の知覚という日ごろは統合されている機能の混乱」と定義し，**解離性障害** dissociative disorder (E) に解離性健忘 dissociative amnesia (E)，解離性遁走 dissociative fugue (E)，解離性同一性障害 dissociative identity disorder (E)，離人症性障害，ガンザー症候群などの類型が分類されている．これらのなかに従来の解離ヒステリー，夢遊，全生活史健忘，憑依，二重人格，離人症，もうろう状態などが含まれている．ヒステリーは DSM-Ⅰでは転換反応と解離反応，DSM-Ⅱではヒステリー性神経症の転換型と解離型とされていた．DSM-Ⅲでは，身体表現性障害のなかの転換性障害と解離性障害に分離し，後者には心因性健忘，心因性遁走，多重人格，離人症性障害，非定型解離が含まれている．DSM-Ⅲ-R では多重人格が多重人格障害，非定型解離は特定不能の解離性障害に変わり，さらに DSM-Ⅳでは心因性健忘と心因性遁走がそれぞれ解離性健忘と解離性遁走に，多重人格障害も解離性同一性障害に呼称変更された．ICD-10 には身体運動のコントロールが加わり，転換性障害も解離性障害に含まれている．

　催眠 hypnosis (E)，Hypnose (D)，hypnose (F) は，暗示により人為的に意識野の狭窄を起こさせること．古代ギリシャ語の hypnos，ὕπνος は眠りのこと[36]．フランス語の hypnotique は 16 世紀に睡眠薬の意味で登場する．

　催眠を用いて体内の動物磁気ないし生動磁気 animalischer Magnetismus (D)[37]を調節する技法はメスメリズム mesmerism (E) [Mesmer F*A* 1779] と呼

---

36) ギリシャ神話のヒュプノスは眠りの神でタナトス（死）Thanatos とは双子の兄弟．Freud S はエロスとタナトスを対比させたが，神話によると死の血線は愛より眠りである．

37) アニマ amina は魂，生命力を表現するプシュケ psyche，ψυχή のラテン語訳．économie animale (F) は生命機能の動的均衡をさす 18 世紀モンペリエ学派の生気論用語．動物経済学ではなくアニマ調和，生動秩序などと訳す．

ばれ，ロレーヌの医師 Liébeault A*A*（1823-1904）は診療所を訪れる多くの貧しい患者の治療にこれを用いた。Liébeault A*A* の治療に関心を抱いたアルザスの医師 Bernheim H*MF*（1840-1919）は催眠を「人工的に睡眠を起こすことで，記憶を失い，目覚めたときに眠っている間に起きたことをまったく憶えていない。正常な脳の活動である暗示にほかならず，入ってくる考えに支配され，それを実現させようとする能力である」と定義し，その本質を暗示にあるとみた。

マンチェスターの外科医 Braid J［1853］はメスメリズムを批判し，神経の眠り neurypnology（E）という造語をつくり用いたが，後にその接頭語がとれて hypnosis（E）になった。かける技法は催眠術 hypnotism（E），かける人は催眠士 hypnotist（E），学問は催眠学 hypnology（E）で，生じた被暗示性の高い特有な意識狭窄を忘我あるいはトランス trance（E）という。19世紀半ばに英語からフランス語に転用されて hypnose（F）になり，Charcot J-M を中心とするサルペトリエール学派は催眠過程 hypnotisation（F）を，レタルジー，カタレプシー，ゾムナムブリスム（夢中遊行）の3段階に区別した。

催眠後暗示 post-hypnotic suggestion（E）は，催眠時にかけた暗示がさめてからも効果をもつこと。治療に用いると催眠療法 hypnotherapy（E）で，催眠分析 hypnoanalysis（E）は催眠を利用した精神分析療法。睡眠分析 narcoanalysis（E）［Horsley 1936］は，これに睡眠薬を用いて行なう点で異なるが，両者を同じ意味にとることもある。睡眠薬を使って催眠をかけると睡眠催眠 narcohypnosis（E）という。催眠感 Hypnosegefühl（D）は，催眠をかけられ意のままにされる感じで，一種のさせられ体験，被影響現象のこと。催眠妄想 Hypnosewahn（D）ともいう。催眠デリール délire paraphronique（F）［Pitres A*JMM* 1891］[38)]はヒステリー患者が催眠にかかったように精神的に魅入られた状態になること。あることのみに関心が向き，それ以外は無視，拒否し，あとになって健忘を残す。催眠恐怖 hypnophobia（E）は催眠をかけられて意のままにされることを恐れるのではなく眠ることへの恐怖。分画性能動催眠 fraktionierte Aktivhypnose（D）は，自律訓練，自己催眠，自由連想を包括した Kretschmer E［1946］の治療技法。催眠行動 hypnodrasie（F）（drasis, $\delta\rho\tilde{\alpha}\sigma\iota\varsigma$：行動）は夜驚，夢遊など睡眠時の行動異常のこと。

---

38) 古代ギリシャ語 paraphrosyne, $\pi\alpha\rho\alpha\phi\rho\sigma\sigma\acute{u}\nu\eta$ は Hippocrates では不合理，狂気をさした。

類催眠 hypnoid（E）は催眠に似た狭い意識状態を指す形容詞で，Breuer J と Freud S［1895］がヒステリー研究に類催眠ヒステリー Hypnoidhysterie（D）の名で用いた。フランス語では初め hypnoïdal（F）と訳され，後に hypnoïde（F）となった。ガラス玉を見つめて注意を集中し意識野を狭めて妄覚を生じるのは水晶幻影 crystal vision（E）といい，一種の自己催眠である。自律訓練や自己催眠，ヨガなどの意識状態を研究するのは悟り学 sophrology（E）（sophron, σώφρων：思慮のある）という。

3．無意識

自分自身が意識していない心的構造や内容をあらわす**無意識** unconscious（E），Unbewußte（D），inconscient（F）の概念が確立するのは Leibniz GW 以後とされているが，精神医学の領域でこれを発展させたのは Janet P*MF* と Freud S である。

Janet P*MF*［1889］は，ヒステリー症状をもたらしている背後に意識下固着観念 idée fixe sous-consciente（F）を想定し，種々の症状はこれが意識のなかに形を変えてあらわれたものと考えた。無意識的なものは知らないところでいわば機械的に働くので機制（メカニズム）mechanism（E）といってもよい。フランスでは，特有な性格の上に解釈や空想の機制 mécanisme（F）が機械的に働いて妄想が形成されると考える。

Freud S［1895］は，ヒステリー症状を患者の意識されない心的外傷体験によると考えたが，後に［1915］これを修正し，無意識的なものに意識化の可能な**前意識** preconscious（E），Vorbewußte（D）を区別し，無意識内に抑圧された願望が意識・前意識系に侵入する際に検閲 censorship（E）（censeo：調査する，値踏みする）を受け，内容が歪曲（妥協形成 compromise formation）されて意識にのぼり，夢や神経症症状の形であらわれるとした。こうした心的局所論でいう意識・前意識・無意識の区分を指す場合には名詞 Unbewußte（D），その内容や記述的な文脈においては主に形容詞 unbewußt（D）が用いられる。1920年以降は超自我，自我，エスの心的構造論（第二局所論）が導入され，従来の無意識系の特徴はエスに認められるが，ほかは必ずしも一致していない。

無意識を扱う心理学をメタ心理学 Metapsychologie（D）［Freud S 1896］，深層心理学 Tiefenpsychologie（D）［Bleuler E］という。共意識 co-consciousness（E）［Prince M 1916］は，意識の辺縁にあって気づかれにくい内容の，前意識に似

た概念。下意識 Unterbewußtsein（D）もこれに近いが，Freud S［1915］は結局採用せず，精神医学用語としては定着していない。Lacan J*ME* は無意識を言語記号と同じような構造をもつものと考えた。意識閾 Bewußtseinsschwelle（D）［Herbart JF］は，意識と無意識の境界。現象下領域 diaphänomenaler Bereich（D）［Wieck HH 1955］は，体験として意識に上る前段階。

Jung CG［1935][39)]は個人的無意識よりさらに深く，人類に共通する**普遍的無意識** collective unconscious（E），kollektives Unbewußtes（D），inconscient collectif（F）を提唱し，その内容としてアニマ Anima，アニムス Animus など時代や文化を越えた元型 Archetypus（D）を想定した。**家族的無意識** familiäres Unbewußtes（D）［1944][40)]は，家族の前歴にひそむ無意識的なものから個人の配偶者や職業の選択まであらゆる生活が運命的に規定されるとするスロヴァキアの Szondi L（1893-1986）の概念で，運命分析 Schicksalsanalyse（D）をすると明らかになるという。社会的無意識 inconscient social（F）は，意識的な行為の繰り返しから回路が形成され自動行為となり，さらに本能，習慣になるとする Foillé A［1880］の概念。精神的無意識 geistiges Unbewußtsein（D）は，欲動を主体とする Freud S の無意識に対して，無意識にも精神的な要素があるとする Frankl VE［1948］の概念で，芸術的インスピレーション，愛，良心を挙げた。無意識の神（識られざる神）unbewußter Gott（D）は，人間が無意識のうちに神に対する志向的関係をすでに有していることで，同じく Frankl VF［1948］による。

コンプレクス complex（E），Komplex（D），complexte（F）は，無意識内にあって一定の情動により結びついている心的内容の集合で，Jung CG［1906］の「感情により強調された複合体 gefühlbetonter Komplex」を短くしたもの。Breuer J［1895］がヒステリー研究で初めて用いた。去勢をめぐる親の脅迫と子の空想による去勢コンプレクス castration complex（E）［Freud S 1908］，男児が母親に性的関心をもち父親をライヴァル視すると同時に処罰（去勢）される不安を抱くエディプス コンプレクス Oedipus complex（E）［Freud S 1910］，女児にみられる父親への愛着と母親への憎悪およびペニス羨望からなるエレクトラ コンプレクス Electra complex（E）［Jung CG 1913］，裏切った母親への憎悪

---

39) Jung CG: Über die Archetypen des kollektiven Unbewußten. *Eranos-Jahrbuch 1934*: 179-229, 1935.
40) Szondi L: *Schicksalsanalytische Therapie*. Huber, Bern, 1963.

とそのゆるしによる懺悔心をもとにした仏教的な阿闍世コンプレクス［古沢平作 1932］[41]，夫への憎悪から子への殺意を抱くメディア コンプレクス Medea complex（E）などが知られている．

防衛機制 defense mechanism（E），Abwehrmechanismus（D），mécanisme de défense（F）は，それを意識すると不安や不快をもたらす欲動を無意識化，暗黒化 Skotomisierung（D）することで排除し，主観的な安定を得ようとする自我の働き．Freud S［1894］[42]は防衛機制から発病するとみなされる神経症（転換ヒステリー，恐怖症，強迫神経症）と精神病（幻覚性心因反応）を防衛神経精神病 Abwehr-Neuropsychose（D）と呼び，ヒステリーで抑圧 repression（E），Verdrängung（D）や転換 conversion（E），Konversion（D），強迫神経症で隔離（分離）isolation（E），Isolieren（D）や反動形成 reaction formation（E），Reaktionsbildung（D），恐怖症やパラノイアで投射（投影）projection（E），Projektion（D）などの防衛機制を記載した．防衛ヒステリー Abwehrhysterie（D）は防衛機制から生じるヒステリーを指す Freud S の概念で，彼は 1894-95 年頃これを類催眠ヒステリーや貯留ヒステリーから区別したが，後にすべてのヒステリーが防衛から生じると考えるようになった．機制の語は心的現象を科学的に分析できるという立場から 1893 年頃用いられた．

性格防衛 character defense（E）［Reich W 1933］は，個体が性格として用いる基本的な防衛機制で，恒久的防衛 permanent defence（E）［Freud A］も似た概念．精神病的防衛機制 psychotic defence mechanism（E）［Klein M 1946］は，スプリティング（分裂機制）splitting（E），否認 denial（E），原始的理想化 primitive idealization（E），躁的防衛 maniac defence（E）など乳児期にみられる原始的な防衛機制．無意識内に抑圧されて鬱積した欲動や感情を，外へ放出 discharge（E），Abfuhr（D）することで心の緊張がほぐれることを解除反応ないし解放反応 abreaction（E）という．その治療効果を Breuer J は 1880 年代にカタルシス catharsis（E）（katharsis, $\kappa\acute{\alpha}\theta\alpha\rho\sigma\iota\varsigma$：浄化）と呼んだ[43]．催眠下で行なうと催眠浄化 hypnocatharsis（E）になる．

---

41) 古沢平作：罪悪意識の二種――阿闍世コンプレクス．精神分析研究，1932．
42) Freud S：*Die Abwehr-Neuropsychosen*. 1894.
43) カタルシスには医療において体から害になるものを取り除く除去 purgation と，宗教的な清め purification のふたつの意味がある．Platon は『パイドン』に「魂が肉体から切り離されて純粋に自分自身に集中して生きる」意味に用いたのに対し，Aristoteles は『詩学』の悲劇論に「あわれみとおそれを通じて諸感情のカタルシスを達成する」と記した．

B　自我と自我意識の障害

自我 ego（L, E）, Ich, Ego（D）, moi（F）は，知覚，思考，意志，行為など諸々の精神機能をつかさどり，これを統合する主体である。ドイツの哲学者 Scheler M は哲学的人間学の立場から，対象化できる自我と，精神の中核で対象化できない人格を区別し，前者の本性的機能として共同感情を，後者の作用に愛をおいた。

Freud S [1928] の心的構造論でいう自我は，超自我とエスの間に介在して，その要求や批判を調整し防衛機制を働かせて内界の平衡を保たせ，一方では外界を認識・判断し，主体を現実に適応した行動に向かわせる機能を果たす心的装置をさす。エス id（E）, Es（D）, ça（F）は無意識とほぼ同義で，本能エネルギー（リビド）を貯蔵し，これを放散する機能をもつ。その際に現実原理（現実原則）reality principle（E）を無視し，快を求め不快を避ける快原理（快楽原則）pleasure principle（E）, Lustprinzip（D）あるいは快不快原理（快不快原則）Lust-Unlust-Prinzip（D）に従うとされる。超自我 super-ego（E）, Über-Ich（D）, sur-moi（F）は，自我を検閲し，欲動を禁止して自我に罪悪感をもたらす。超自我の形成を，Freud S はエディプス期の父親との同一化過程においたが，乳児期の悪い対象のとり入れ [Klein M]，攻撃者との同一化 [Freud A] に起源を求めるみかたもある。Klages L の Es は，自我に拮抗する個体内の生命性をあらわす概念を指し性格学に導入した。

自我理想 ego ideal（E）[Freud S 1914] は，超自我（権威）の期待に応える自分のあるべき模範・理想像で，現実の自我と比較することから恥や劣等感が生じるとされる。理想自我 ideal ego（E）は，幼児期自己愛から形成された全能感 feeling of omnipotence（E）, Allmachtsgefühl（D）をもつ自己像。

自我分裂 Ich-Spaltung（D）[Freud S 1938] は，フェティシズムや精神病において，自我の内部に現実を認識する態度と，これを否認して欲望の産物や妄想をつくる態度のふたつが共存する現象。Bleuler E [1911] の**分裂** Spaltung（D）は，統合失調症における一次症状としての連合弛緩と，二次症状としての心的諸機能の解離，コンプレックスの独立・共存などの両面を含んでいる。

Spaltung (D) をフランスでは dissociation (F) と訳したので，解離精神病 psychose dissociative (F) はヒステリーではなく統合失調症のことである。意識分裂 Bewußtseinsspaltung (D) は，心がふたつに分かれて別々に活動する二重人格，交代意識のこと。Klein M [1946] のスプリティング（分裂機制）splitting (E) は，自我ないし対象の良い面と悪い面を別々に認知しようとする乳児期の原始的防衛機制。

欲動や表象が自我に受け入れられることを**自我親和性** ego-syntonic (E)，受け入れ難いことを**自我異和性** ego-alien (E) という。Freud S [1923] は自我が抑圧する性衝動に用いたが，Jones E [1938] は自己の規範に調和し共存するか否かで自我親和性と**自我異質性** ego-dystonic (E) を対立させた。一般に優格観念の内容は自我親和性，強迫観念は自我異質性をもつとされる。

（精神分析的）自我心理学 ego psychology (E) は，Freud S が晩年に強調した自我の概念を発展させ，すべての心的現象を自我との関わりから理解しようとするアメリカの Hartmann H や Erikson EH らに代表される心理学。自我自律性 ego autonomy (E) は，超自我やエスとの葛藤にまきこまれず（conflict-free），現実に対しても主体的な適応力をもつ独立した自我機能を指す Hartmann H [1937] の概念。

体験する主体である自我に対して，対象となる客体を**自己** self (E)，Selbst (D)，soi (F) と呼んで区別することがある。自己観察 Selbstbeobachtung (D) は，自我が自己の体験や意識状態を観察すること。観察には主客の分離を前提とするが，この場合は両者が同一意識内にあらわれるので，どちらかに重きが偏ってバランスがとりにくい。反省意識 reflektives Bewußtsein (D) もこれに近く，自らの精神生活をながめる意識。自信欠乏型，心気症，強迫，無力妄想ではこの意識が過剰となり，ある規範に達しない自分の不足を悩む。自己観察により内容を知ろうとすることは**自己反省**あるいは**内省** introspection (E)，Selbstreflexion (D) という。長井真理 [1983] は，主客分離の成立した事後的内省と，主客未分化な同時的内省を区別している。内観は内省を徹底して自己へのこだわりを解放しようとする浄土真宗の求道法で，内観療法はこれを吉本伊信（1916-88）が 1930 年代に発展させた精神療法。

Jung CG は，自己を無意識内にあって象徴的に把握される自我の元型とみて，その発展過程を個性化 individuation (E) ないし自己実現 self-realization (E) と呼んだ。Horney K [1950] の自己実現は，人間に共通して内在する真の自

己 real self（E）の成長を指し，神経症の治療はこれをうながすことにあるとする。Maslow AH［1954］の自己実現 self-actualization（E）は，個人の可能性を発展させ価値を求める最高位の欲求。自己保存欲 Selbsterhaltungstrieb（D）［Freud S 1910］は，飢餓など生命を維持する生物・本能的欲動のことで，性欲動とは対立し葛藤をもたらして神経症の基盤になるという。自我欲動 Ichtrieb（D）とも呼ぶ。社会自己 social self（E）は，自身についての考えが他人との接触を通じて得られるとする Mead GH らの概念。自己システム self-system（E）［Sullivan HS 1940］は，個体が対人関係の中で生物的要求を満たし，不安を回避して安定や自己確信を得ようとして形成する体系。

　自己愛 self-love（E），Selbstliebe（D）あるいは**ナルチシズム** narcissism（E），Narzißmus（D），narcissisme（F）[1]は自分自身を陶酔的に愛すること。Freud S［1914］はリビドが自己へ向かう状態とし，自他の区別のつく以前の一次的なものと以後の二次的なものに分けた。リビド発達の見地からは，自身の身体部分によって満足を得る自体（性）愛 autoerotism（E）［Ellis H 1898］から対象愛へと移行する中間段階とされる。愛を分離したものの再統合への衝動と考えるドイツの神学者 Tillich P［1954］は，愛する主体と愛される客体が分離しない自己愛の概念に否定的である。自己愛神経症 narcissistic neurosis（E）は，転移を起こさない統合失調症，うつ病などを指す Freud S［1897］の用語。自己愛(性)パーソナリティ障害 narcissistic personality disorder（E）［DSM-Ⅲ，Ⅳ］は，誇大的な空想や行動に走り，他人の評価を気にしやすく共感に乏しい人格異常の一類型。うぬぼれ autophilie（F）［Ball B］は自信過剰傾向のこと。自己心理学 self psychology（E）は，自己愛(性)パーソナリティ障害の知見を基礎に，原始的誇大性と理想化された両親のイマーゴ imago（E）のふたつの発達の極と，野心・理想を実現しようとする執行機能 initiative（E）とを併せもつ中核自己 nuclear self（E）の発達論を中心におく Kohut H［1977］の心理学。

　利己主義 egoism（E）は自分を第一に考え他人に思いの及ばないこと。自己中心性 ego-centrism（E）は，Piaget J［1923］が乳幼児の認知行動の特徴として用いた語で，主観と客観の区別がつかず視点を変えて考えることのできないこと。成人の利己主義をこの名残とみる見解があり，一方，統合失調症の

---

1) ギリシャ神話のナルキッソス Narcissus は水の精の子で，他人の愛を拒み水に映る自分の面影に恋する美男子。

初期にあらゆるものが自分中心に動いていると感じる逆回転（アナストロフェ）Anastrophé（D）［Conrad K 1958］の意味もある。他人の言動を自分勝手に解釈することは自己中心的断定 egocentric predicament（E）で，パラノイアにもある。利己主義の逆は**愛他主義** altruism（E）(alter：他の）で，自己犠牲はその極端な形とされる。Freud A［1936］の愛他主義ないし愛他的従属 altruistic surrender（E）は，超自我に禁止された願望を他人に投影し，その人を同一視して助けることで自分も間接的な満足を得る心理機制。病的愛他主義 altruisme morbide（F）［Génil-Perrin G 1927］[2]は，動機や目的が度を超えた博愛，愛他主義で，パラノイア患者や熱情的理想主義者などにみられる。

　間主観性 intersubjectivity（E），Intersubjektivität（D）は，経験論的な関係を越えた超越論的な自他の共同化を指す現象学の用語。Husserl E は複数の超越論的な主観性が共同化する高次の主観性をこう呼んだ。Scheler M は，人間経験の純粋な理性・論理的構造を解明する超越論的現象学ではなく倫理価値や情緒生活の現象学を展開するなかで，間主観性を心的現象の記述と本質直観に用いた。Stern DN［1985］の間主観性は，乳児の発達過程で相手の意図を読み取る主観体験の共有。Trevarthen C［1978］は母子二者間の一次間主観性 primary intersubjectivity（E）と，生後半年以降に発達する共同注意をもとに外界の対象を含む三者間に生じる二次間主観性 secondary intersubjectivity（E）を区別した。Stolorow R［1987］の間主観性は，精神分析治療の場において治療者の科学的客観性を排除することで患者との分割不可能な関係性，心理システムが形成されること。フェミニズムの見地から主観性を表出する相手との相互認知の意味［Benjamin J 1988］に用いることもある。相互主観性，共同主観性，間主体性ともいう。統合失調症の基本障害（自然な自明性の喪失［Blankenburg W］）や妄想［Spitzer M］の理解にも用いられ，木村 敏［1972］は自己存在の場所を，人と人の間（あいだ）そのものにおき，統合失調症においては「あいだ」から個別的な自己が成立してこないと考えた。

　自我精神病 Ichpsychose（D）［Kleist K 1928］は，自己意識の障害された非定型精神病の一類型で，表象が空想的な誇大的作話症 expansive Konfabulose（D）と，自己を過小評価する心気症が含まれる。**エゴパチー** Egopathie（D）は，消極的で弱い自我構造をもつ青年に，母親の過保護などの状況が加わって力動

---

2) Génil-Perrin G：*Les paranoïaques*. Maloine, Paris, 1927.

的に生じる統合失調症をさす Kisker KP [1964][3] の概念。人格荒廃に至る中核統合失調症に対し，横断的症状は共通するものの回復の可能性があるとされる。

自我意識 Ichbewußtsein (D) は，対象意識 Gegenstandbewußtsein (D) に対して自分の存在や精神活動を意識すること。自己意識 Selbstbewußtsein (D) というと自分への価値判断を含む。Jaspers K [1948] は自我意識に能動性，単一性，同一性，外界への対立性の4つの形式的標識を区別したが，精神医学で一般に**自我障害** Ichstörung (D) と呼ばれるのは，自我の行なう体験（自我体験 Icherlebnis）が自分を離れたり，自他の境が不明瞭になったりする現象を指し，自我意識のいずれかの障害とみなされる。ここではこれらをふまえて，自然界に独立した個であることを脅かされる，4つの互いに関連しあう障害を分ける。

1. 存在意識の障害

存在意識 Existenzbewußtsein (D) [Schneider K] は，自分が今ここに，確かに存在するという意識。現存在意識 Daseinsbewußtsein (D) [Jaspers K]，現存在体験 Daseinserlebnis (D) [Schneider K] ともいう。存在意識が障害されると，時間・空間のなかに立つ自己の存在が希薄になる。主体は時間軸にそって自在に視点を変えられなくなるので，記憶の遠近感が変化し，自らの過去を凝縮し未来をひらくことができない。将来の理想が描けず，目的が閉ざされ，生きていきにくい束縛を感じる。

存在意識の障害された主体は肯定的な自己像が描けず，「どこにも自分の居場所がない」「何をしていいかわからない」と訴え，低い自己評価 self-esteem をかかえて自責的になる。Hecker E が破瓜病に記載したはっきりしない悲哀感，心的圧迫感に近いもので，いわゆる境界例や無力妄想に多い。

自然な自明性 natürliche Selbstverständlichkeit (D) [Blankenburg W 1971][4] は，状況の判断や他者との相互理解を可能にする，経験以前のア プリオリな共通感覚に近い概念。Husserl E や Merleau-Ponty M の間主観性に通じるもので，Blankenburg W は統合失調症患者ではこれが失われるために，経験の

---

3) Kisker KP : Kernschizophrenie und Egopathien. Bemerkungen zum heutigen Stand der Forschung und zur Methodologie. *Nervenarzt* 35 : 286, 1964.
4) Blankenburg W : *Der Verlust der natürliche Selbstverständlichkeit*. Enke, Stuttgart, 1971.

連続性や行動・判断の自発性が障害されると考え，統合失調症の基本障害とみなした．主に破瓜型，単純型を包括する寡症状性統合失調症 symptomarme Schizophrenie（D）で「皆がもっているものが自分だけにない」「誰もが知っている世の中のルールがわからない」などと自覚的に訴えられるが，一方では唐突な逸脱行為や鈍感さなど，患者本人にしか通じない不自然な自明性がみられるという．

いわゆる思春期妄想症，心気症，統合失調症の初期ないし急性症状消退期などで，過剰な自己観察や内省を生じることが少なくない．「自分に何かが欠けているのではないか」「落ち度はないか」「他人から悪く見られてはいないか」などと，自責的で多少とも強迫的色彩を帯びる．危機に瀕した自己性の防衛あるいは反省意識の過剰な表現とみることもできる．単純型ないし寡症状性統合失調症で，冷静かつ客観的な自己観察を行なうものを Wyrsch J [1940][5] は自己内省型と呼び，支えの喪失と人格の空虚化を抽出した．

2．能動意識の障害

能動意識 Aktivitätsbewußtsein（D）は知覚，思考，行為などが自分のものであるという**自己所属性** Meinhaftigkeit（D）と，自分がしているという**実行意識** Vollzugsbewußtsein（D）からなる．

離人症 depersonalization（E），Depersonalisation（D），dépersonnalisation（F）[Dugas L 1898] は自己所属性の変化で，患者は外界や自己に関する変容，非現実感を訴える[6]．単純な変化ではなく，自己と無縁になるよそよそしさ，質的な距離の変容感が重要で，Oesterreich TK [1907] はこれを知覚界の疎隔 Entfremdung der Wahrnehmungswelt（D）と表現した．こうした変容を苦痛に感じる自我が存在し，体験が二重になる反省的二重性 reflective doubling（E）ないし心的複視 mental diplopia（E）[Jackson JH 1899] に特徴があり，強迫症状や幻覚症に近いところがある．Janet P*MF* は精神衰弱における離人症を観察して，人間のもつ高級な心的機能である現実機能（実在機能）の減退が自我により自覚された空虚感 sentiment du vide（F）を抽出したが，これは離人症と

---

5) Wyrsch J：Über die Psychopathologie einfacher Schizophrenien. *Monatscr Psychiatr* 102：75-106, 1940.
6) スイスの文筆家 Amiel HF（1821-81）の日記に自己の体験として記述があり，精神症状としては Krishaber M [1873] が最初に報告したとされる．

アンヘドニアの接点を捉えた記述ともいいうる。Kernberg O の空虚 empty (E) は，病的な自己愛者がスプリティング splitting (E) などの未分化な防衛機制を働かせるときに生じやすい無力感。聖的空虚 heilige Leer (D)，sacred emptiness (E) は，空虚なものを表現しようとする意志が文化創造をもたらし宗教と文化を神律的に統合させるとする Tillich P の概念。

Wernicke K [1881] は，意識を自分に関する内界意識（自己精神）Autopsyche (D)，外部と他人についての外界意識（外界精神）Allopsyche (D) (allos, ἄλλος：他)，身体に関する身体意識（身体精神）Somatopsyche (D) (somatos, σώματος：身体）に分けたが，Haug K [1939] は離人症にもこれにもとづく3つの類型を区分した。**内界意識離人症** auto-psychische Depersonalisation (D) は自己の体験や行動の能動感消失 désanimation (F)，疎隔感 Entfremdungsgefühl (D) を，**外界意識離人症** allopsychische Depersonalisation (D) は外の対象が生き生きと感じられない実在感 sentiment du réel (F) の希薄を，**身体意識離人症** somatopsychische Depersonalisation (D) は身体の自己所属感 sentiment d'appropriation au moi (F) の喪失，空腹・満腹感，充実感など身体感覚の疎隔 désincarnation (F) をそれぞれ主徴とするが併存や移行があり，時間・空間体験の障害を伴い，既視感や未視感の生じることがある。

Mayer-Gross W [1935] は，外界に関するものを**現実感消失** Derealisation (D) と呼んで本来の離人症から区別した。フランス語圏の離人症は体感異常や心気妄想に近い症状まで含む傾向があり，Mourgue R [1932][7]の離人症は本能と悟性の破綻した幻覚準備状態を指す。不完全知覚感 sentiment de perception incomplète (F) は，ヴェールを通して対象をみているような一種の疎隔感をさし，無能力感 sentiment d'incapacité (F) は，自らの意志決定に感情が伴わない主観的な印象をあらわす語で，いずれも Janet P*MF* [1903] による。

離人症は，統合失調症，広義のうつ病，神経症，境界性パーソナリティ障害，てんかん，覚醒剤・有機溶剤中毒，疲労時などに生じ，させられ体験に移行するものがある。ほかの症状を伴わず単一症候性に長期間続く場合に離人神経症 depersonalization neurosis (E) という。DSM-Ⅲ, Ⅳでは離人症性障害 depersonalization disorder (E) の名で解離性障害に含めている。

恐怖性不安・離人症候群 phobic anxiety-depersonalization syndrome (E) [Roth

---

7) Mourgue R : *Neurobiologie de l'hallucination*. Lamertin, Bruxelles, 1932.

M 1959]は，強いストレスの後に生じる離人症を伴う広場恐怖で，辺縁系の病変が推定されている．疎隔うつ病 Entfremdungsdepression（D）[Petrilowitsch N 1956][8)]は，特有な空虚感を前景とする内因うつ病．患者は喜びも悲しみも笑うことも泣くこともなく，すべてが親しみのない無縁に感じられる．疎隔精神病 Entfremdungspsychose（D）は，外界や身体の疎隔体験を主徴とする Kleist K のいう関係・既知精神病 Beziehungs und Bekanntheitspsychose（D）の類型．進行性身体精神病 progressive Somatopsychose（D）[Wernicke K 1894]は心気症が前景に立つ統合失調症．

自動症 automatism（E），Automatismus（D），automatisme（F）は実行意識の障害で，精神活動の主体性が失われ，無意識ないし自我の統制外に行なわれる目的の定まらない一連の動作や行動[9)]．てんかん（集会自動症 automatisme comitial, mal comitial はてんかんのこと），ヒステリー，催眠，夢遊（症），統合失調症などにみられ，舌打ち，手のまさぐり，身ぶり（身ぶり自動症 gestural automatisme）など単純・反復性のものから，分別もうろう状態，遁走（解離性遁走），旅（放浪自動症 ambulatory automatism, automatisme ambulatoire），思考（自生思考），書字（自動書記 automatic writing）の形をとるものがあり多少とも健忘を残す．

Baillarger J*GF* [1845]の自動症は記憶，想像などの精神諸機能が人格の統制を離れてひとりでに活動する一種の仮性幻覚で，ここから幻覚，マニー，メランコリー，急性デリール，昏愚などが生じるとされた．言語自動症 automatisme verbal（F）は内言語が自我を離れて幻覚化する現象を指す Séglas L*JE* [1934]の用語．Jackson J*H* [1875]は，てんかんの自動症を神経系の上層の解体脱落により解放された下層の活動過多とする．同じく層理論のみかたによる Janet P*MF* [1889][10)]の**心理自動症** automatisme psychologique（F）は，層的な秩序をなしている正常な精神活動の基底部分を指す概念で，心的エネルギーが消耗する神経症や精神衰弱では現実への適応が失われ，こうした統

---

8) Entfremdung は，自己の財産を他人に譲渡するイギリスの経済学用語 alienation を Hegel GWF が『精神現象学』[1807]において，主体が自分や他者に疎遠になるという意味でドイツ語訳したとされる．
9) 古代ギリシャ語 autos, αὐτός は私自身，君自身，彼自身などを示しラテン語の ipse に相当する．さらにその人自身により，自らの意志で，などへと用法が拡大し，この場合はラテン語の sponte を当てる．Platon 哲学では本来，それ自体，という文脈に用いられた．
10) Janet P : *L'Automatisme psychologique*. Alcan, Paris, 1889.

制のとれない低級な心的活動があらわれるという。**下層意志的自動症** hypobulische Automatismen（D）[Kretschmer E 1922][11) も層理論によるもので，下層の意志から生じる原始的な表情運動や驚愕行動。**精神自動症** automatisme mental（F）は，Gatian de Clérambault G*HAELM* が 1920 年代に提唱した症候群で，精神に唐突な形で押しつけられる干渉現象が中立的なものから主題的なものへと進展する。前意識的自動性 preconscious automatism（E）[Hartmann H 1937] は，日常は意識しないで用いているが必要に応じて意識化の可能な自我の機能。命令自動 Befehlsautomatie（D）は，外の指示を無批判に受け入れる被暗示性の亢進。自動思考 automatic thought（E）は，ある状況で浮んでくる考えやイメージを指す認知療法の用語。

　支配感あるいは収用感 sentiment d'emprise（F）[Janet P*MF*] は，誰かがそばにいて自分の言動を束縛するように感じること。存在感からは実体意識性に近いが，察知，強制，奪取，侵入などの要素を含む。仮想の人は「自分のようでも他人のようでもある」などと訴えられ，一方的な束縛とは限らず会話に近い交流をもつ，判断に迷う事がらを決めてもらうなど，自分の方から働きかけることもある。媒介体験 mediales Erlebnis（D）は，神霊など未知の存在と心を通じ合う超自然的な体験。啓示，憑依，インスピレーション，舌語り，一体感などで宗教体験にみられるが，解離性障害や統合失調症にもある。

3．単独意識の障害

　単独意識とは，ある瞬間の自分はひとつであるという単一性 Einfachheit（D）と，過去から現在に至る時間の経過のなかで自分が同一であるという同一性 Identität（D）から成る。

　単一性の意識が変化すると**二重自我** Doppel-Ich（D）を生じ，ふたつの人格が固有の，時には互いに対立する体験をする，一人の自分が別の自分から干渉される，などの**二重化体験** Verdoppelungserlebnis（D），dédoublement（F）をもたらす。ひとつの人格に別の人格が寄生する同時性二重人格［Oesterreich TK］のことで，憑依妄想に発展することがある。**二重身**あるいは**ドッペルゲンガー** Doppelgänger（D）は，外界に自分の姿を見る（自己像幻視 autoscopy），存在を感じることで，身体意識の障害とされる。夢のなかで生じると夢中二

---

11) Kretschmer E：*Medizinische Psychologie*. Thieme, Leipzig, 1922.

重化体験 disjection（E）(dis：離れて，jecto 投げる），Disjektion（D），dédoublement onirique（F）という．自分自身の自動症とみることもできる．

同一性の意識が失われると**(継時的)二重人格** doppelte Persönlichkeit（D）あるいは二重意識 doppeltes Bewußtsein（D）を生じる．第一人格から第二人格へ移行し，ある期間を経過してもとに戻ったときに，第二人格が行なった言動を覚えていないが，それぞれの単一性は保たれているものを指す．交代人格 alternierende Persönlichkeit（D），交代意識 alternierendes Bewußtsein（D）ともいい，てんかんや解離性のもうろう状態に認める．交代狂気 folie alternante（F）は躁うつ病の旧概念．交代精神病 alternative Psychose（D）[Tellenbach H 1965] は，脳波の強制正常化に伴うてんかん精神病．統合失調症患者が過去の病的体験を覚えていないのも，とりかたによっては一種の同一性自我意識の障害である．

解離性同一性障害 dissociative identity disorder（E）[DSM-IV] は，ふたつ以上の人格が反復して患者を支配する慢性の解離性障害である．多重人格 [DSM-III]，多重人格障害 [DSM-III-R, ICD-10] のことであるが，病態の本体が人格より解離にあり，複数の解離した状態は人格という統一性をもった実体ではないとの理由から，DSM-IVではこの名称に改められた．もっていたものが失われる脱落性の健忘に対して，新たなものが形成される生産症状であり，解離性遁走を両者の移行段階とみることもできる．

4．自他と内外の障害

外界と他人に対立 Gegensatz する自我意識が障害されると，外界と自分ないし自他の区別がつかなくなり，自分が他人と共存したり，入れ替わったり，一体となったりする．

同一化 identification（E）は，対象の属性を自己のなかに取り入れる（introjection）ことにより，内部に対象と同じものが形成される自我の防衛機制．同一視と訳すと，自己と対象あるいは対象間の区別が不明瞭になり同一とみなされることを指し，母親と未分化な乳児期に生じる一次的あるいは自己愛的同一視 narcissistic identification（E）と，自他の区別が確立した後の二次的ないし取り入れによる同一視 introjective identification（E）がある．投影による同一視 projective identification（E）[Klein M 1946] は，スプリティング（分裂機制）splitting の生じた自己の良い部分 good parts（ないし悪い部分 bad parts）を

外部の対象に投影し，その投影された部分と対象を同一視する原始的防衛機制で，統合失調症や境界性パーソナリティ障害にみられるとされる。自我化 appersonification（E）は，他人の属性を自分のものであると，あるいは自分がその人であると確信すること。

自我同一性 ego identity（E）［Erikson EH］[12]は，自分が社会のなかで認められているという肯定的な自己像で，同一性危機 identity crisis（E）は，それが主体や環境の変化で脅かされること。

自我境界 Ichgrenze（D）［Tausk V 1919, Federn P 1953］は自他を分ける境界，自我と非自我との間の力動的分界面のことで，知覚刺激の自己所属性の有無を識別する機能をもつ。心的エネルギー（自我備給 ego cathexis）が欠乏すると自我境界が維持されなくなり，離人症や幻覚・妄想が生じるという。スロヴァキアの Tausk V（1879-1919）[13]は幼児が両親に嘘をつくことで「秘密をもつ」自我を確立し，統合失調症になると「すべての人，親が自分の考えを知っている」という自他不明瞭な幼児期段階へ退行する（自我境界喪失症候群 ego boundaries lost syndrome）と考えた。

自我収縮 Ich-Anachorese（D）［Winkler WT 1954］[14]は，統合失調症患者が耐え難い罪責感を伴う衝動に対したとき，自我境界を収縮させることで衝動の自己所属性を失わせて逃れようとする防衛機制で，幻覚・させられ体験など他からの強制感を伴う統合失調症状をこれによって説明する。さらに解決できないと自己を超越的存在とみなす自我神話化 Ich-Mythisierung（D）により誇大妄想を生じるとする。

Schneider K［1957］は，自他を区別する意識が希薄化する現象を自我・外界関門 Ich-Umwelt-Schranke（D）の透過性亢進，あるいは自我の輪郭喪失 konturverlust des Ichs（D）と呼んだ。周囲に起こる無関係の出来事，他人の意見，テレビのニュースなどに巻き込まれやすくなる。刻々と変化する他人との心的距離が適切にとれず，親密でもない人に不自然に馴れ馴れしくふるまい，相手によっては法外な高飛車になりやすい。自分の内部に生じたことが，

---

12) Erikson EH：*Identity and the life cycle*. International University Press, New York, 1959.
13) Tausk V：Über die Entstehung des "Beeinflussungsapparates" in der Schizophrenie. *Int Zeitschr Psychanal* 5：1-33, 1919.
14) Winkler WT：Zum Begriff der "Ich-Anachorese" beim Schizophrenen Erlebnis. *Arch Psychiatr* 192：234-240, 1954.

外界に起こったようにみえるのは症状転嫁である。山あらしジレンマ porcupine dilemma（E）[Modell AH 1963] は，他人との心的距離をめぐる葛藤を表現した精神分析の用語で，Freud S [1921] が Schopenhauer A の寓話[15]を引用し人間関係は親密なほど反感を含むと述べたことによる。

自我漏洩（性）症状 egorrh(o)ea symptoms（E）[藤縄 昭 1972][16]は，「自分から何かが外へ漏れ出ていく」特徴を共有する一連の症状。本質は自我障害とみられるが，対人恐怖，強迫，妄想，伝播体験などの表現をとり，自己臭恐怖，自己視線恐怖，醜形恐怖，考想伝播，寝言妄想，独語妄想などが含まれる。外から内へ侵入する被影響現象の対極に位置し，体感異常を合併しやすく，妄想は微小・罪業主題をとり体系化に乏しい傾向がある。統合失調症，神経症，境界性パーソナリティ障害，無力妄想などにみられる。単一症候性に経過するものと症状変遷をするものとがあり，後者では身体領域の漠然とした症状から，具体的・言語的な症状へと移行し，しだいに支配・強制感が強まる傾向 [萩生田晃代ら 1991] がある。自己臭恐怖や醜形恐怖もとりかたによっては一種の身体自我障害である。

させられ現象，作為現象 gemachtes Phänomen（D），**させられ体験，作為体験** gemachtes Erlebnis（D）は，実行意識の異常がさらに進み「そうせざるをえない」「外から押しつけられる」「他の誰かから支配される」などと感じる現象。**被影響体験** Beeinflussungserlebnis（D），**被影響現象** phénomènes d'influence（F），自己所属剥奪感 dépossession（F）[Lévy-Valensi J][17]ともいう。思考面を，させられ思考 gemachtes Denken（D），思考干渉 Gedankenbeeinflussung（D）などと呼び，ほかの思考障害（考想吹入，考想奪取など）を伴うことが多い。島崎敏樹 [1950][18]は，させられ体験を人格の自律性が障害された他律体験 Heteronom-Erlebnis（D）と呼び，自我の営みは希薄だが外からの支配も明らかでない段階を無律体験 Anom-Erlebnis（D）とし，自生思考，離人症，言語性精神運動幻覚などを含めている。フランスの仮性幻覚は，自動症と干渉・被影響要素を併せもち，知覚，思考，記憶，意志・欲動領域にまたがる未分化な自我障害 [濱田秀伯 1993] である。神経心理学において，外部の

---

15) Schopenhauer A：*Parega und Paralipomena*. 1851
16) 藤縄 昭：臨床精神病理研究. 弘文堂，東京，1982.
17) Lévy-Valensi J：*Précis de psychiatrie*. 2éd. Baillère, Paris, 1939.
18) 島崎敏樹：人格の病. みすず書房，東京，1976.

刺激により道具の使用や習慣動作を常同的に行なうことを被影響症状あるいは環境依存症候群 environmental dependency syndrome（E）[Lhermitte F 1986] などと呼ぶことがある。

　させられ体験は自我の統制が及ぶ領域の心的生活に生じるので，主に思考，意志・欲動の症状として表現される。被影響感 sentiment d'influence（F）は，症状の主観的なうけとりかた，感じかたをあらわす語で，感情面の被影響現象ではない。英語圏の受動感 passivity feeling（E）や作為感 'made' feeling（E）も同様で，一般にさせられ感情，被影響感情はないとされている。「動作を強制される」「体に電気をかけられる」など身体の運動・感覚面に及ぶ被影響体験は，自我の身体面である**身体自我** Körper-Ich（D）の障害ともみなされ，体感異常や物理的被害妄想に結びつきやすい。

　クゼノパチーあるいは**外来現象** xénopathie（F）（xenos, ξένος：自我の外，見知らぬ, pathos, παθος：熱情，苦痛，病気），phénomène xénopathique（F）[1929][19] は，種々の精神活動領域において，意識に侵入し自我に異質に感じられる体験をまとめた Guiraud P*LE*（1882-1974）の概念。仮性幻覚，精神運動幻覚，病的表象，思考干渉，考想吹入，神秘体験などを広く含み，外来思考 pensée xénopathique（F）の名で思考領域に記載されることが多いが一部の幻覚も入る。**外部作用症候群** syndrome d'action extérieure（F）[Claude H*CJ* 1924][20] もこれに近く，妄想患者が不明の誰かから影響・干渉される一連の症状を指し幻覚や妄想解釈を含む。いずれも Gatian de Clérambault G*HAELM* の精神自動症を中核に置くが，症状の起源を Guiraud P*LE* は本質的に器質論で考え，Claude H*CJ* は無意識や力動的な要素を取り入れている点で異なる。

---

19) Guiraud P：*Psychiatrie générale*. Le François, Paris, 1950.
20) Claude H：Mécanisme des hallucinations. syndrome d'action extérieure. *Encéphale* 25, T1：344-359, 1930.

C 知覚の障害

知覚 perception（E, F）（per：十分, capio：とらえる）, Wahrnehmung（D）（wahr：気づいて, 真の, nehmen：とる）は, 有機体が感覚器の刺激を介して外界や自分自身の出来事, 状態を知ることで, 得られるものは情意や記憶, 思考のある程度関与したまとまりをもつ。知覚作用に perception, 知覚内容に percept を当てることもある。

感覚 sensation（E, F）, Empfindung（D）は, 刺激に対応する感覚器からの情報で, 知覚から記憶・思考などの作用を除いたより単純な機能や内容を指す。sense（E）, Sinn（D）, sens（F）は, 感覚にも意味にもなり時に応じて使い分けるが, 英語では感覚器の働きを sense, 得られた印象を sensation と区別する。五感（視覚, 聴覚, 味覚, 嗅覚, 体性感覚）, 平衡感覚, 運動感覚, 体感など感覚の種類をモダリティ modality（E）という。感覚能 sensibility（E）, Sensibilität（D）, sensibilité（F）は刺激を感じる能力だが, 知性に対して感性と訳す場合がある。Kant I は感性 Sinnlichkeit（D）を, 対象から触発されて表象を受け取る能力とみて, 自発的な思考である悟性, 理性に対立させた。内的感覚能 sensibilité interne（F）は無意識に近い Cabanis PJ*G*（1757-1808）の概念。感受性 sensitivity（E）, Sensitivität（D）は感じやすさ, 繊細なこと。感覚器由来の情報は神経インパルスとして中枢神経に達し, 一次・二次投射領域, 連合野を経過しながら処理されて, 次第に知覚対象へ統合されると考えられている。知覚循環 perceptual cycle（E）は, 情報が分析と予測を繰り返しながら修正されて認知に至るとする Neisser U［1976］の概念。

統覚 apperception（E, F）（ap, ad：強め）, Apperzeption（D）は, 注意を集中して多数の心的内容を統一し, 意味を明瞭に把握すること。Leibniz GW の統覚には自己意識が含まれ, Kant I は経験を可能にする根源的な自己統一の意識として先験統覚を考えた。Wundt W は, 感覚の属性として質と強さを, 知覚の属性としては時間と空間を挙げたが, 心的要素の結びつきを機械的な連合でなく, 意志的な統覚に求める彼の心理学を統覚心理学 apperception psychology（E）という。感覚主義 sensationalism（E）は, あらゆる認識が感覚

のみから生じると主張するCondillac EB に代表される経験論。識覚 sensorium（L）は，motorium に対してあらゆる感覚をうけとる器官の座，知覚中枢システムのことで，意識と同じ意味に用いる。**共通感覚** sensus communis（L）[Aristoteles]，sensibilité commune（F）は，視覚，聴覚など具体的な感覚のさらに根本にあり，共通の幹をなしている感覚ないし心性。Kant I は，精神病では他人と理解しあう共通感覚が失われ，独りよがりの私的感覚 sensus privatus（L）に置き換えられたとしている。今日にも離人症を共通感覚の障害とみる見解［木村 敏 1976］がある。

要素に分割できず，全体としてまとまりをもつ構造を**ゲシュタルト** Gestalt（D）といい，この性質を帯びたものをゲシュタルト性状 Gestaltqualität（D）という。ゲシュタルト心理学 Gestaltpsychologie（D）は，Wundt W 以来の要素心理学に対し，心的現象はひとつのまとまりをもつゲシュタルトを示し，全体は部分の総和以上であるとする Wertheimer M[1]，Koffka K[2] らベルリン学派の説。ゲシュタルト性状を形成するために，知覚された対象は背景から離れて（分凝 segregation），萌芽的な初ゲシュタルト Vorgestalt（D）から完成された終ゲシュタルト Endgestalt（D）へと向かい，条件の許す範囲で最も簡潔で秩序だったまとまりをもつ（プレグナンツの法則 Prägnanzgesetz）とされる。知覚されたものが構造を失い，ゲシュタルト性状が解体することをゲシュタルト崩壊 Gestaltzerfall（D）といい，病的現象の説明に用いることがある。Bash W［1955］は，統合失調症の連合弛緩をゲシュタルト崩壊とみている。ゲシュタルト変遷 Gestaltwandel（D）［Zeller W 1891］は，一般には発育の途中に体型が大きく変わることを指すが，Conrad K によると意識障害時には前景 Vordergrund（D）と後景 Hintergrund（D），形 Figur（D）と地 Grund（D）の区別がつかなくなり，体験野の崩壊する原始感覚的ゲシュタルト変遷が生じるといい，症状精神病や統合失調症の症状をこれによって説明する。ゲシュタルト分析 Gestaltanalyse（D）は，要素に分割するのでも了解範囲を拡げるのでもなく，詳細な体験記述と体験分析にもとづく Conrad K［1952］の心理学的方法。ゲシュタルト療法 gestalt therapy（E）は，心理劇的技法を用いて，患者に今どうするかの問題をせまろうとする実存分析に類似した Perls

---

1) Wertheimer M：*Productive thinking.* Harper, New York, 1945.
2) Koffka K：*Principle of gestalt psychology.* Harper, New York, 1935.

Fの心理療法。ゲシュタルトクライス Gestaltkreis (D) は，運動と知覚，主体と客体，内界と外界，目的と因果などの二分対立を排し，これらに先立つ円環構造のうちに包括的にとらえることで，生物学に主体概念を導入しようとする von Weizsäcker V [1940][3]の考え。

表象 representation (E), Vorstellung (D), représentation (F) は，感覚器への刺激なしに意識内に生じる像で，感覚や知覚に比べて浮動的で鮮明度が低い。基盤となる精神活動から記憶表象，想像表象などを，また感覚領域から視覚表象，聴覚表象などを区別する。心象 mental image (E)（imago：形象）ともいい，これをつくり出す過程を心象形成 imagery (E) という。直感的心象形成 eidetic imagery (E) は，細部まで明瞭な視覚イメージをつくりあげること。Freud S は，感覚を通じて形成された事物表象 Dingvorstellung (D) が，言語表象 Wortvorstellung (D) に結びついて概念化され，思考内容となって意識にのぼると考えた。目的表象 Zielvorstellung (D) は思考を導く漠然とした表象。集合表象 représentation collective (F) [Durkheim E 1898] は，個人表象に対して意識を越えて広がり現実に作用する表象のこと。実体(的)意識性は，感覚材料なしに知覚的な意味づけをすること。イマーゴ imago (L, E)[4]は，無意識内における特定人物の心的イメージをさす Jung CG [1911] の概念。Bergson H は，物質をイマージュ image (F) とみて，イマージュの総体である物質界の中で生命体が行なう選別，イマージュの再認が知覚であるとしている。representation はコンピューター用語では表現，言語学では表示と訳す。

直感像 Eidetik, Anschauungsbild (D) [Jaensch ER 1920][5], image éidétique (F) は，ある画面を凝視した後に目を閉じると，それをあたかも知覚しているかのようにありありと思い浮かべる現象。特殊な素質（直感像素質 eidetische Anlage）をもつ児童に生じ，表象に似た B 型と残像に似た T 型とが区別され，前者の児童は外向，後者は内向的な性格傾向があるという。

感覚遮断 sensory deprivation (E), sensorielle Deprivation (D), isolement sen-

---

3) von Weizsäcker V : *Der Gestaltkreis : Theorie der Einheit von Wahrnehmen und Bewegen.* Thieme, Leipzig, 1940.
4) イマーゴ ピエタティス imago pietatis は 12 世紀ビザンティン美術で死せるキリストを悲しみの人，憐れみの人として表現した図像。イマーゴ デイ imago Dei は人間を自らに似せて創ったとされる神の像。
5) Jaensch ER : Zur Methodik experimenteller Untersuchung an Optischen Anschauungsbilder. *Z Psychol* 85 : 37-82, 1920.

soriel (F) は，内外からの刺激を遮断することで，被験者には不穏，錯覚，幻覚などがみられる。全盲・半盲者の幻視や難聴者の妄想反応ないし迫害妄想 paranoid reaction of cophosis (E) (cophos, κωφός：聾の，啞の，かすかな)，Verfolgungswahn der Schwerhörigen (D) を，これによって説明することがある。

原始感覚 protopathic sensation (E) [Head H 1898] は，強い痛みや温度を感じるが局在はわからない下等な表面感覚で，軽い触覚や刺激部位，立体認知，二点識別などがわかるより高等な識別感覚 epicritic sensation (E) と区別される。ゲシュタルト心理学では，種々のゲシュタルトは前ゲシュタルト Vor-gestalt (D) へ退行し，識別感覚的なものから原始感覚的なものへと退行するという。

知覚抗争 perceptual rivalry (E) [Brain R 1955] は，ふたつの刺激が同時に与えられたとき，一方の知覚に変化を生じる現象。一方が知覚されないと**感覚消去** sensory extinction (E) といい，頭頂葉病変に多い。感覚抑制 sensory suppression (E)，不注意 inattention (E)，無視 neglect (E) という語を当てることもある。

共感覚 synesthesia, coesthesia (E) [Galton F 1880], Mitempfindung (D), synesthésie (F) は，ある刺激に対して別の領域の感覚が生じる現象[6]。理論的には異なる領域のあらゆる感覚の共存が可能で，あるものは幻覚に近くなる。仮性感覚 pseud(o)esthesia (E) ともいう。ほかの刺激で光や色を感じるのは共感性光覚 photic synesthesia, photism (E)，音を感じるのは共感性音覚 phonic synesthesia, phonism (E) である。ある音を聞くと特定の色が見えるのは色聴 color-hearing (E)，auditio colorata (L) といい，子どもにはよくある。共視 synopsia (E), synopsie (F) [Flournoy 1893] は視覚領域のふたつの要素が共存すること。多感覚 polyesthesia (E) [Littré E 1878] は単一の刺激が複数の感覚を生じさせること。

体感 cenesthesia (E) (coenos, κοινός：共通, esthesis, αἴσθησις：感覚), Zönästhesie, Koenästhesie (D), cénesthésie (F) は，運動・平衡・臓器感覚を包括する漠然とした身体感覚 Leibempfindung (D)。もとは共通感覚の文学的表

---

6) 古代ギリシャ語の接頭語 syn, συν はラテン語の co(n) に相当するので synesthesia と coesthesia とは同一語。いずれも19世紀半ばに登場したが前者のほうが古い。

現であったが，19世紀末から固有の存在感覚という意味をもつようになった。限局性のこともびまん性のこともあるが，五感にとらえられる外部の感覚と異なり，一般感受 Allgemeingefühl（D）などと呼ばれる主に内部の introceptive（E），自己受容的 proprioceptive（E）で曖昧な感じを指す。いわば主観的な具合 condition（E），Befinden（D）であるから健康時には気づかれにくい。内蔵感覚 visceral sensation（E）は，空腹感，満腹感，腹部膨満感など腸管の伸展感覚[7]。共通気分症 coenothymie（F）は体感に代わる Guiraud P*LE*［1922］の用語で，感覚ではなく多幸，至福，不調，病感，言い知れぬ不安などニュアンスの幅をもつ原初・全般的な感受である。社会的体感 cénesthésie sociale（F）［Durkheim E 1897］は，自殺を引き起こす集合的な力のひとつ。

本質属性 Wesenseigenschaft（D）［Metzger W 1941］[8]は「雄大な山並み」「陰気な部屋」など，知覚対象に本来そなわった相貌的な属性[9]。Matussek P［1952］は，統合失調症の妄想知覚において本質属性の広範な優勢（相貌化過剰 Hyperphysiognomisierung）が認められるとした。擬人化 personification（E）は，無生物を人間のようにみなすことで，これにより事物が主観性を帯びて体験される。統合失調症の初期に，自然が生命を宿したかのように生々しく，患者の挙動に呼応してみえることがある。一種の症状転嫁ともいいうる。

1．感覚・知覚の量的な障害

感覚過敏 hyperesthesia（E）(esthesis, $\alpha\H{\iota}\sigma\theta\eta\sigma\iota\varsigma$：感覚), hypersensitivity（E），Überempfindlichkeit（D）は，刺激が本来より強まって感じられること。心気症や神経衰弱患者は僅かな物音にも敏感であるし，覚醒剤中毒，統合失調症の再燃期などに「遠くの音がうるさい」（聴覚過敏 hyperacousis，増幅 recruitment）などと訴えられることがある。ラテン語の hyperaestheses を経由して19世紀初めにフランス語に登場。Marro［1912］が心的感覚過敏 hyperesthésie psychique（F）と殺人との関連を論じた。感覚の強さが減少することを**感覚鈍麻** hyp(o)esthesia, hyposensitivity（E），**無感覚** anesthesia（E）という[10]。

---

7) 間神経叢の受容体から交感神経節，脊髄後角のラミナⅠニューロンを介して上行し視床に達する。
8) Metzger W：*Psychologie*. Steinkopff, Darmstadt, 1941.
9) 芭蕉の句に，桜の花が本質的にもつ時間の重層性を詠んだ「さまざまなこと思ひだすさくらかな」がある。

うつ病では身近な声が遠く聞え，せん妄では注意が散漫で刺激閾値が上昇するので，鈍いというより感じかたの遅い感覚緩慢 bradyesthesia（E）になりやすい。嗅覚消失 anosmia（E）は耳鼻科疾患や脳器質疾患（嗅神経損傷，前頭蓋窩の髄膜腫，パーキンソン病など），薬物中毒などで生じるが，神経症や詐病によるものは味覚消失 aguesia（E）を伴いやすい。統合失調症の初期に感覚鈍麻（突発性難聴，味覚鈍麻など）を生じ，急性増悪の直前には逆に感覚過敏が出現することがある。心的無感覚 anesthésie psychique（F）は，感覚の全般的消失，喜びの消失を指す 19 世紀の精神医学用語である。

体性感覚 somatic sensation, somatesthesia（E）の異常には各々に固有の神経病学用語がある。痛覚は痛覚過敏 hyperalgesia（E），痛覚鈍麻 hypalgesia（E），痛覚消失 analgesia（E），温度覚は温度覚過敏 thermohyperesthesia（E），温度覚鈍麻 thermohypoesthesia（E），温度覚消失 therm(o)anesthesia（E），触覚では触覚過敏 tactile hyperesthesia（E），触覚消失 tactile anesthesia（E）という。感覚解離 sensory dissociation（E）は，温度覚と痛覚のみが低下し触覚は正常な表面感覚障害で，脊髄空洞症や後根の病変にみられる。ほかに深部感覚（位置覚，振動覚など），複合感覚（二点識別覚，立体認知など）がある。

知覚転位あるいは**アロエステジー** all(o)esthesia（E）は，刺激を加えられた場所以外に知覚することで，一側の刺激を反対側，とくにほぼ対称点に感じるのは知覚対側転位，アロヒリー alloch(e)iria（E）(allos, $\alpha\lambda\lambda o\varsigma$：他の，cheir, $\chi\varepsilon\acute{\iota}\rho$：手）[Obersteiner H 1881][11]という。視覚，聴覚，味覚にも生じ，頭頂葉の病変によることが多いが，右被殻出血，脊髄疾患やヒステリーにもある。

知覚不全 insufficiency of perception（E）は通常と異なる感覚のことで，外部刺激により生じる**錯感覚**，自生的に生じる**異常感覚**に区別する。いずれも神経病学の用語で，従来は各々に paresthesia（E）と dysesthesia（E）ないし dyesthesia（E）が対応していたが両者に混乱が多い。古代ギリシャ語 dysaisthesia, $\delta\upsilon\sigma\alpha\iota\sigma\theta\eta\sigma\acute{\iota}\alpha$ は無感覚のことで，18 世紀後半に感覚変容を指すフランス語になり，精神医学では苦痛で不快な感覚，メランコリーの病態表現などに用いられた。19 世紀の paresthesia は精神医学用語でもあり von Krafft-Ebing R*FJ* は性倒錯を sexuale Paresthesie（D）と呼んだ。

---

10) 古代ギリシャ語 anaisthesia, $\dot{\alpha}\nu\alpha\iota\sigma\theta\eta\sigma\acute{\iota}\alpha$ は無感覚を指し，さらに昏愚，無意識という意味に転じた。
11) Obersteiner H：On allochiria：a peculiar sensory disorder. *Brain* 4：153, 1881.

ヒペルパチー hyperpathia（E）[Foerster O 1929] は，刺激により生じる強い不快な放散痛。一種の錯感覚ないし痛覚過敏であるが，痛覚鈍麻はあるが刺激閾値は上昇しており，閾値を越えると激しく痛む。視床症候群，アルコール性多発神経炎などにみられる。接触痛 haphalgésie（F）（aphe, $\alpha\phi\acute\eta$：接触，触覚）[Pitres A*JMM*] もこれに近く，ちょっとさわられると不釣合いに強く痛みを感じ（異痛症 allodynia），飛び上がって痛がる jumping pain（E）こと。脊髄癆やヒステリーにみられる。痛みを不必要に恐れる疼痛恐怖 algophobia（E）は20世紀の語[12]。

　ヒステリーなどに痛みで動こうとしないのは疼痛無動 akinesia algera（E）[Möbius P*J* 1891] という。痛みを感じない痛覚鈍麻，痛覚消失では，無汗 anhidrosis（E）を伴うことがある。有痛性痛覚消失 analgesia dolorosa（L）は，末梢神経の圧迫，切断などにより支配領域の激しい痛みと痛覚消失をきたすもので，三叉神経に多い。退行期メランコリー，コタール症候群では痛みを感じないことがあり，この場合は身体意識離人症に関連がある。痛覚失象徴 asymbolia for pain（E），Schmerzasymbolie（D）[Schilder P と Stengel E 1928][13] は，刺激に対して痛みを感じているのに適切な逃避・防御反応を示さない一種の身体失認。疼痛癖 algomania（E）[Lemesle] は痛みを強迫的に求めること。疼痛性愛 algolagnia（E）[Schrenck-Notzing C 1899] は，痛みにより性欲を満たす性目標の倒錯で，能動的にはサディズム，受動的にはマゾヒズムになる。疼痛嗜好 algophilia（E）は疼痛性愛と同義だが，時には性的要素を離れて，うつ病や妄想性障害患者にも用いられる。

　精神痛 psychalgia（E），Psychalgie（D），psychalgie（F）は，身体基盤の明確でない痛み。von Krafft-Ebing R*FJ* はこの語で傷心やおちこみを表現し，ドイツ語圏では強迫と同義にも用いられたが，後にヒステリー患者の機能性身体疼痛の意味をもつようになった。解離性障害のほか神経症，心気症，うつ病，統合失調症，詐病などに生じる。緊張性頭痛，心因性背痛などの慢性疼痛 chronic pain（E）が代表的なものだが，範囲は不明瞭で DSM-Ⅰ，DSM-Ⅱでは心理生理学的障害 psychophysiologic disorder（E）に分類され力動精神療法が行なわれた。DSM-Ⅲでは心因性疼痛障害 psychogenic pain disorder（E）

---

12) 形容詞 algos, $\ddot\alpha\lambda\gamma o\varsigma$ は一般に精神的な痛み，苦痛を示す。19世紀に神経痛 nevralgia をモデルに一群の語がつくられた。
13) Schilder P, Stengel E：Schmerzasymbolie. *Z Gesamte Neurol Psychiatr* 113：143-158, 1928.

の名称が用いられたが，心理要因の曖昧さから DSM-Ⅲ-R はこれを削除して身体表現性疼痛障害 somatoform pain disorder（E）に変更された。DSM-Ⅳでは心理要因が復活し，新たに持続期間が6か月未満の急性型が加えられた。ICD-9 には精神痛の名称が残っていたが，ICD-10 では情緒葛藤や精神的社会的な問題に関連して起こる痛みに持続性身体表現性疼痛障害 persistent somatoform pain disorder（E）が当てられている。

舌痛 glossodynia（E）（glossa, γλῶσσα, glotta, γλῶττα：舌, odyne, ὀδύνη：苦痛），glossalgia（E）は，舌の主に表面の慢性疼痛。中年女性に多く，食事中は軽減し，癌などの疾病恐怖を伴いやすい。口腔内にはしばしば感覚過敏が起こり，口腔内灼熱症候群 burning mouth syndrome（E），顎関節症 temporomandibular joint disorder（E）などがある。前者は閉経後，後者は30歳台のいずれも女性に多い。緊張病で筋緊張が不随意に高まり，歯をくいしばるために口腔内や耳に痛みを感じることがある。線維筋痛症 fibromyalsia, fibromyalgia syndrome（E）は長期間持続する筋肉結合織の痛みで，中年女性に多く，頭痛，倦怠，易疲労，不眠，微熱などを伴い，全身の内分泌・免疫異常が疑われるがストレスの関与もある。神経衰弱性兜 casque neurasthénique（F）[Charcot J-M] は，後頭部にいつも兜をかぶっているような不快感。神経衰弱やうつ病にみられる。galeati（L）（galea：兜）ともいう。

性交痛 algopareunia（E）（algos, ἄλγος：痛み, pareunie, pareunazomai, παρευνάζομαι：誰かのそばで眠る），algopareunie（F）は性交時の女性に生じる痛みを指す最近の語。性交困難症 dyspareunia（E），dyspareunie（F）[14]は，女性の性交困難全般を指す19世紀末から20世紀初頭の語で，algopareunia と同義に用いることもある。性交不能 apareunia（E），性交満足 eupareunia（E）という語もある。

灼熱痛 causalgia（E）（kausis, καῦσις：灼ける, algos, ἄλγος：痛み）は，末梢神経（正中神経，坐骨神経など）の部分的損傷の数日～数か月後に起こる耐えがたい痛みで，感覚異常や自律神経症状を伴い刺激で誘発され夜に強い。Paget J [1864] が記載し，Mitchell SW [1878] が南北戦争で銃創による上肢の熱痛性関節炎に命名した。ミッチェル病 Mitchell disease（E）は肢端紅痛症 erythromelalgia（E）のこと[15]。

---

14) 古代ギリシャ語 dyspareunos, δυσπάρευνος は不幸をもたらす寝床，初夜の床を指した。

幻肢痛 phantom limb pain（E）は実在しない肢体の痛みで，受傷直後から生じることが多いが数か月後に始まることもある．健全部（反対側の肢など）に誘発帯 trigger zone（E）があり軽い刺激で誘発される．失った肢に何かしら痛みを有していた例に多いといわれ，創傷の治癒と痛みの回復が並行しない．視床痛 thalamic pain（E）は，視床の感覚中継核損傷による反対側半身の発作性ないし持続性の自発痛で，一種の中枢痛 central pain（E）である．国際疼痛学会［1994］の用語では複合性局所疼痛症候群 complex regional pain syndrome（E）に含まれる．

　対象が小さく見える**小視症** micropsia（E）（opsamen, ὀφάμην：見る，見なす，opsis, ὄψις：人や事物の外観），大きく見える**大視症** macropsia, megalopsia（E），遠ざかって見える後退視症 porropsia（E），近づいて見える接近視症 peliopsia（E），左右の大きさが違って見える不均等視症 dysmegalopsia（E），凸面鏡ないし凹面鏡に映るように歪んで見える変形視症 metamorphopsia（E）（metamorphosis, μεταμόρφωσις：変形），dysmorphopsia（E）[16]，輝いて見える光視症 photopsia（E）は解離性障害，てんかん，せん妄，覚醒剤・有機溶剤中毒，統合失調症，片頭痛，疲労時，脳器質疾患（側頭・後頭葉病変，クロイツフェルト・ヤコブ病の初期）などに生じる．小視症は19世紀後半に登場した．大視症はより新しい語だが，Charcot J-M の火曜講義［1887-88］に mégalopsie（F）の記載がある．Guiraud P LE［1956］は神経性食思不振症にみられる身体イメージの障害に大視症の語を用いている．

　座標軸が逆転するのは**倒錯視** inverted vision（E），Verkehrtvision（D）［Gerstmann J］といい，上下逆転する前額倒錯視 Verkehrtvision in der Frontalebene（D），左右反対になる水平倒錯視 Verkehrtvision in der Horizontalebene（D），strephosymbolia（E）がある．ピックの幻影 Pick's vision（E）は，壁がゆがみ，同室の人が壁の向こうに動くように見える一種の変形視症．

　色が変化して見える場合に黄視 xanthopsia（E），緑視 chloropsia（E），赤視 erythropsia（E）などの語があり，サントニン，メスカリン，ジギタリスなどの中毒や網膜前出血，雪盲などにみられる．対象がいくつにも見えるのは多視

15）肢端紅痛症は四肢末端の発作性疼痛，発赤，発熱．Graves RJ［1834］が記載し Mitchell SW［1878］が同様の例を発表．

16）「私たちは，今は，鏡におぼろに映ったものを見ている」Paulos『コリントの信徒への手紙Ⅰ』．コリントは鏡の産地で，当時の鏡は金属を薄く延ばして作ったので映像は不明瞭だった．

(症)polyopia, polyopsia（E）といい，自己像幻視が年齢の異なる数人になることもある。

耳鳴 tinnitus（E），Ohrensausen（D）のは多くは内耳疾患だが神経症や心気症，うつ病にもある。統合失調症の初期に頭内に生じるざわめきが「蝉時雨のような」「竹林のなかにいる」などと表現されることがある。言語幻聴の消えたあとに，内容をもたない耳鳴を訴える患者がいる。

時間体験 time experience（E）の異常として，時間経過が早く感じられる**時間迅速現象** Zeitrafferphänomen（D），遅く感じられる**時間緩慢現象** Zeitlupenphänomen（D）[Pötzl O 1928]があり，前者は躁病，後者はうつ病にみられるが統合失調症や非定型精神病，中毒（覚醒剤，有機溶剤）にもある。右半球損傷，側頭葉病変，脳炎後遺症などの脳器質疾患に生じる場合は，視覚ないし聴覚に速くあるいは遅く，時間感覚の異常として感じられる。

不思議の国のアリス症候群 Alice-in-wonderland syndrome（E）[Todd J 1955][17)]は，身体全体や一部が拡大（身体拡大感 hyperschematia）・縮小（身体縮小感 hyposchematia）・重複・消失あるいは浮遊する身体像の変化，錯視（大視・小視症，変形視，遠近障害），時間体験の異常を特徴とする症候群。片頭痛，てんかん，頭頂・側頭葉の器質病変，伝染性単核症やウィルスによる脳炎，覚醒剤や睡眠剤中毒，催眠，統合失調症などにみられるとされる。

2．知覚の質的な障害

Jaspers K [1911]は，対象を心に描き出す知覚および表象過程に，感覚素材，時間・空間配列，志向作用 intentionale Akt（D）の3つの要素を区別した。志向作用が同じなのにほかの一般要素が変わると知覚異常になり，感覚素材なしに志向作用が生じると幻覚や意識性になるという。

錯覚 illusion（E, F），Illusion（D）は対象を誤って知覚すること。一般に鮮明度が低く臨床的には錯視 visual illusion（E），錯聴 paracusis（E）が多い。錯視には「動いているものが止まって見える」「道路の石が飛び上がって見える」など動きに関連したものがあり，運動感覚幻覚の症状転嫁ともいいうる。錯聴は，音が大きくなったり小さくなったり，保続傾向をもつことがあり，側頭葉，橋，内側膝状体の病変で生じることがある。注意が散漫なために見誤る，

---

17) Todd J：The syndrome of Alice in wonderland. *Can Med Ass J* 73：701-704, 1955.

聞き間違える不注意錯覚 completion illusion（E），Unaufmerksamkeitsillusion（D），不安や歓喜による情動錯覚 Affektillusion（D）が知られており，軽い意識混濁，せん妄など意識変容のある時にも生じる。心的錯覚 illusion mentale（F）は，幻覚との境界が不明瞭な錯覚をさす Falret J-P［1854］の概念。デリール（慢性妄想）では，末梢感覚器の障害ではなく判断の誤りから，実際の感覚に付随して荒唐無稽なイメージが創りあげられるとする。

パレイドリアあるいは**変像（症）** pareidolia（E），Pareidolie（D），paréidolie（F）は，「雲や壁のしみがどうしても顔に見える」「電車のリズミカルな音があるメロディに聞こえる」など，不完全な感覚材料から明瞭な錯覚像が作り出されることで，批判が保たれ，注意を集中しても消えないとされる。活発な想像力による表象と，現実の感覚とが重なりあう一種の二重知覚とみることもできる。意識はおおむねはっきりしている正常者や幼児の体験をさす場合が多いが，広義にはせん妄，錯乱などの意識変容時のものも含める。

妄覚 false perception（E），Trugwahrnehmung（D）は，誤った知覚のことで，錯覚，幻覚，仮性幻覚を一括したもの。感覚錯誤 Sinnestäuschung（D），感覚妄像 Sinnentrug（D）もほぼ同義だが，Schneider C［1931］[18]は，幻覚を Trugwahrnehmung（D），仮性幻覚を Trugbilderlebnis（D）と呼んで感覚錯誤の名で一括し，錯覚とパレイドリアは知覚体験に由来した知覚妄像 Wahrnehmungstrug（D）に入れて区別し，これらはすべて直感から生じた直観妄像 Anschauungstrug（D）とみている。

知覚変容 sensory distortion（E）は，対象がいつもとは違って感じられる主観的体験で，対象の一部が強調，変形することも，全体がどことなく異質に感じられる知覚界の疎隔 Entfremdung（D）もある。離人症で景色がモノトーンに見えたり，晴れているのに梅雨のようなうっとうしさを感じたり，統合失調症や非定型精神病で「目に入るものがすべてぎらぎらした原色に映る」「音が耳に突き刺さるようだ」「すいている電車が混み合って感じる」「ピアノの音が半音低く聴こえる」などの訴えになる。錯覚ないし妄想気分に近い一種の症状転嫁であるが，断片的で特定の意味づけはなく，自分自身も変わってしまったと訴える場合もある。統合失調症の初期や残遺状態，高機能自閉症にみられるが，発作性に繰り返すと発作性統合失調症候群 paroxysmales

---

18) Schneider C：Über Sinnentrug. *Zeitschr Neurol Psychiatr* 131：719-813, 1931.

schizophrenes Syndrom（D）[Glatzel J と Marneros A 1976]，知覚潰乱発作［山口直彦と中井久夫 1985］，発作性知覚変容体験［渡辺 憲 1991］などと呼ばれるが，薬物との関連［佐藤田実 1989，内田裕之 2003］も指摘される。体感症や醜形恐怖でも身体に関する知覚変容［宮岡 等ら 1990］がある。解釈錯覚 interpre(ta)tive illusion（E）は，側頭葉てんかん（精神発作）に生じる知覚の変容を体験の解釈の誤りとみる Penfield W の概念で，視聴覚や情動の変容，既視感などを含む。

　統合失調症の初期，非定型精神病やいわゆる思春期妄想症などで，対象以外の周辺視野の些細な感覚刺激を気にすることがある。能動意識が低下して，視野に入ってくるものを主体的に処理できず，すべてが流れ込んでくるとみることもできる。「つい横目をつかってしまう」「視野が左右に拡がる」「隅々まで焦点が合ってしまう」などの訴えになり，微分回路的認知［中井久夫 1984］，気づき亢進［中安信夫 1990］，widening of the range of conscious perception（E）[McGhie A と Chapman J 1961][19]などの呼称がある。「どぎつい色の斑点」「プリズムで屈折した光の歪み」など幻視に近い表現や「黒い影が脇をすり抜ける」という動きを伴うこともある。統合失調症の幻視があらわれるのも，同じく視野の周辺部が多い。

　既視感 déjà vu（F）は，初めての場面に遭遇して，過去の不定の時期に既に見たことがある，体験したことがある（既経験感 déjà éprouvé，既体験感 déjà vécu）と感じること。実際は見ていないとわかっていることが多く，体験が二重になるので心的複視 mental diplopia（E）[Jackson JH]，二重知覚 Doppelwahrnehmung（D）[Jensen 1868]という表現もある。聞いたことがある既聴感 déjà entendu（F），考えたことがある既想感 déjà pensée（F），望んだことがある既望感 déjà voulu（F）などの語もあり，Dickens C, Hardy T, Tolstoy L, Proust M らの文学作品に登場する。既談感 déjà raconté（F）は，精神分析を受けている患者が，これは治療者にすでに話したと感じること。はっきりした想起はないが，何となく以前に会ったことがある，経験したような気がするのは既知感 feeling of familiarity（E），Bekanntheitsgefühl（D），親近感 familiality（E），熟知感，再認感などという。**未視感** jamais vu（F）は，よく知って

---

19) McGhie A, Chapman J：Disorders of attention and perception in early schizophrenia. *Br J Med Psychol* 34：103-116, 1961.

いるものを初めてのように感じること。記憶（追想，再認）ないし時間体験の障害とみなされ，不安を伴うことが多く，側頭葉てんかん，離人症，統合失調症などに生じる。妄想気分の患者が，周囲をよそよそしく感じて未視感に近い訴えをすることがある。

人物誤認 Personenverkennung（D）は，ある人物を本人と認識することの障害で，未知の人を知っている，あるいは肉親や友人を知らないと主張すること[20]。**瓜ふたつの錯覚** illusion des sosies（F）[Capgras J-M J と Reboul-Lachaux J 1923][21]は，よく知っている人物をその人ではなく（否認 méconnaissance），そっくりな別人，偽者，双生児などにすり替っていると主張する人物重複あるいは変身の体験で，錯覚というより一種の妄想的解釈（再認妄想 délire palingnostique）であり，離人症や体感異常，拒絶症の要素をもつことがある。**カプグラ症候群** syndrome de Capgras（F）[Lévy-Valensi J 1929] ともいう。自分が偽物で本物は別にいるというのは自己重複（分身）体験 autososie（F）[Vié J 1930] というが，これをカプグラ症候群に含めるみかた [Berson RJ 1983] もある。**二重身**あるいは**ドッペルゲンガー** Doppelgänger（D）は，外界に自分の姿を見る（自己像幻視），存在を感じるために，自分がもう一人いると思うことで，身体意識の障害とされる。動物，建物，所有物（すりかわり体験[長井真理 1983]）の誤認もあり，どこまで含めるか議論がある。場所，人物，景色，出来事にひろがると重複記憶錯誤に近くなる。

替え玉錯覚あるいは**フレゴリの錯覚** illusion de Frégoli（F）[Courbon P と Fail G 1927] は，既知の人物（主に単数の迫害者）が次々に姿を変えて周囲の複数の人物になりすましていると確信（誤認 fausse reconnaissance）すること[22]。**相互変身の錯覚** illusion d'intermetamorphose（F）[Courbon P と Tusques J 1932] は，人々が互いにすり替わっていると感じる人物重複の一類型。

瓜ふたつ症候群あるいは**ソジー症候群** syndrome des sosies（F）は，Vié J [1930] がカプグラとフレゴリの錯覚を拡張・包括的にとらえた概念[23]。前者

---

20) Pauleikhoff B : Die zwei Arten von Personenverkennung. *Fortschr Neurol Psychioatr* 22 : 129-138, 1954.
21) Capgras J, Reboul-Lachaux J : L'Illusion des＜Sosies＞dans un délire systématisé chronique. *Bull Soci Clin Méd Ment* 11 : 6-16, 1923.
22) Frégoli L は伊達十役のごとき舞台上の早変わりで知られたイタリアの役者の名。
23) ソジー sosie は瓜ふたつの人。Molière の喜劇『アンフィトリオン Amphitryon』[1668] により知られる。

は想像的相違の知覚から人物同一性 identification（E）を否定する陰性ソジー sosies négatifs（F），後者は想像的類似の知覚から人物同一性を確信する陽性ソジー sosies positifs（F）と見なされる。Christodoulou GN［1976］は，同じくそれぞれに妄想性人物過小同定 delusional hypo-identification（E）と過大同定 hyper-identification（E）の語を当て，1986年にカプグラ，フレゴリ，相互変身，自己分身の4つの人物誤認を妄想性人物同定誤認症候群 delusional misidentification syndrome（E）の名でまとめている。両親が実の親でない，自分は拾い子，貰い子であると妄想的に主張するのは来歴否認妄想あるいは貰い子妄想などといい，人物重複体験や恋愛妄想を伴い家族否認症候群［木村 敏 1968］として一括される。

　客観的で等質な時空間から，主観的に体験された伸縮する時空間への関心と，これをもたらす人間存在の深い変容の記述は，自我時間 Ichzeit（D）［Straus E］，生成時間 Werdenzeit（D）［von Gebsattel VE］など了解人間学派にみられる。抑うつ，強迫などを時間の流れの停止，生成抑制 Werdenshemmung（D）から，構成発生的考察 konstruktivgenetische Betrachtung（D）をして存在論的に説明する。測定できる通時的なクロノス chronos（E）（kronos, κρόνος）に対して，カイロス kairos（E）（kairos, καιρός）は一回限りの決定的な時をあらわす神学概念。Tillich P はカイロスを永遠なるものが有限なものに突入した瞬間としている。**生きられる時間** temps vécu（F）は，非合理的な持続，生成である時間に空間的な要素を含ませ，生きられるものと概念的なものを対立においた Minkowski E［1933］の概念[24]。

　自我の存在意識が障害されると時間意識 Zeitbewußtsein（D）そのものが希薄になり，「つい昨日のことなのにずっと以前のことに感じる」などと体験が遠去かる。「昔の出来事が生々しく蘇る」のは記憶増進である。無力妄想では時間のなかに自分を立てることができず未来が開けない。緊張病や妄想性障害，摂食障害などのある時期に，何かにせき立てられるような，漠然とした切迫感をもつことがある。患者は「もう時間がない」「今しておかないと間に合わない」などと訴え，行動過多になり，生き急いでいるかのような印象を与える。また将来の可能性の少ないことを具体的に予想して，「こうなったらどうしよう」「対応できないのではないか」と過剰に心配し，その場面を

---

24) Minkowski E : *Le temps vécu.* D'Autrey, Paris, 1933.

繰り返しイメージで思い描き，そうなる前にあらかじめ手を打とうと強迫的な行動に及ぶことがある。木村 敏［1982］は，自己実現を未知の次元で求める統合失調症親和的な存在様式を**アンテ フェストゥム構造**，未済の回復不能を恐れる単極うつ病親和性の存在様式をポスト フェストゥム構造，主体が現在の瞬間において自然との合一を求める急性転機親和性の存在様式をイントラ フェストゥム構造と呼んでいる[25]。

主観的な空間体験 space experience（E），Raumerleben（D）としては，感情性の強い気分空間 gestimmter Raum（D）［Binswanger L］，風景空間 landschaftlicher Raum（D）［Straus E］，生きられる距離がひろげる明るい空間 espace clair（F）［Minkowski E］などがある。統合失調症や非定型精神病の妄想気分では，「周りの雰囲気が一変した」「きなくさくなってきた」「ふれるものすべてから拒絶される気がする」などと，異常な空間体験を訴えることがある。

3. 幻　覚

幻覚 hallucination（E, F）(alucinatio：夢の中へさまよう，alyo, ἀλύω：さまよう，とり乱す），Halluzination（D）は，感覚器に刺激が与えられていないのに知覚を生じる病的体験。「対象なき知覚 perception sans objet」という Esquirol JED［1817］ないし Ball B［1890］の定義[26]が有名だが，前者は強い内的確信を重視して，むしろ妄想に近い現象とみていた。すなわち単純な知覚の異常にとどまらず人格全体の病的表現であることが多いので，Ey H［1973］[27]は「知覚すべき対象なき知覚 perception-sans-objet-à-percevoir」と定義を修正している。

【a．感覚領域の幻覚】

要素幻覚 elementary hallucination（E），elementare Halluzination（D）［Bleuler E］，hallucination élémentaire（F）は，光，音など感覚要素の幻覚。これに対して，話し声が聞える，姿が見えるなどのより複雑な内容をもつものを**有形幻**

---

25) 木村 敏：時間と自己．中央公論社，東京，1982．ante festum 祭りの前，post festum 祭りの後，intra festum 祭りの中．
26) この定義は Esquirol E の著作にはなく，彼が口頭で述べた［Lanteri-Laura G 1991］とも，後に Ball B が簡略化して広まったともいわれる．
27) Ey H : *Traité des hallucinations*. Masson, Paris, 1973.

覚 formed hallucination（E）という．味覚，嗅覚，触覚など分化度の低い感覚領域ではこうした区別がつきにくい．

共感幻覚 synästhetische Halluzination（D）は，複数の感覚領域に同時に幻覚を生じることで，複数領域の幻覚が同時でなくても存在するのは共存幻覚 hallucination combinée（F）という．声と音のように，ひとつの感覚領域で種類の違う複数の幻覚が合併する場合は，複合幻覚 complex hallucination（E）と呼ぶ．

幻聴 auditory hallucination（E），Gehörshalluzination（D），hallucination auditive（F）には，単純な音や響きの聞こえる要素幻聴ないし幻音 acousma（E），Akoasma（D）と，人の声を聞く言語幻聴 verbal hallucination（E）ないし幻声 phoneme（E），Stimmenhören（D）が区別される．前者はベル音，ガラガラ音，ブンブン音，水滴音，金属音などの雑音，エンジンのうなり，なにかの鳴き声などで，とりとめなく意味をもたない．Heschl 回周辺皮質の電気刺激で誘発され，主に器質疾患，せん妄，てんかんにあらわれる．後者は圧倒的に統合失調症に多い．統合失調症や妄想性障害の初期や慢性期にも要素幻聴を生じることがあり，意味はもたないが「聞き覚えのある音」「タイミングよく聞こえる音」が多く，患者は知らず知らずそれにとらわれている．

考想化声 audible thoughts（E）[Mellor CS]，audition of thought（E），Gedankenlautwerden（D）[Cramer A 1889]，**考想反響** thought echo（E）[Fish FJ]，Gedankenecho（D）[Stransky E]，écho de la pensée（F）[Durand C][28]は，自分の考えが声になって聞こえる現象．自生思考や自問自答が感覚性を帯びる考えとも声ともつかない曖昧な段階（二重思考 Doppeldenken [Kraepelin E]）に始まり，自分の声で頭の中に（考想聴取 Gedankenhören [Bleuler E 1937]），次いで外から，やがて他人の声で聞こえる4段階で進展する．景色を見て，一拍おいて「きれいだ」と感じ，それを確認するように「きれいですね」と聞こえるが，経過の長い例では「きれいですね，きれいですね」と反復することが多い．Gatian de Clérambault *GHAELM* が精神自動症の代表的な初期症状のひとつに挙げ，西丸四方 [1958][29] は背景的観念が前景化したものと考えたが，考想を知覚と誤る錯覚とみることもできる．著者 [濱田秀伯 1998] は，自

---

28) Durand C：*L'écho de la pensée*. Doin, Paris, 1941.
29) 西丸四方：分裂病体験の研究．精神経誌 60：1391-1395，1958．

己の存在が不確かになっている患者が，自ら考えを音声化して確認強迫を繰り返すうちに声が無縁・外在化する現象と考えた．Störring G［1900］は，幻聴性と妄想性の2種を区別したが，後者は考えが他人に知られているから声になっていると推測するもので考想察知，考想伝播に近い．**読書反響** écho de la lecture（F）［Morel F 1934］は，読書が他人の読む声で妨げられる一種の思考干渉で，自分より先回りして読まれること Vorlesen（D）が多いが，同時に読まれること Mitlesen（D），後に続いて読まれること Nachlesen（D）もある．

　Schneider K[30)]は考想化声に加えて，会話形式の幻聴，行為を批評する声の幻聴を統合失調症の一級症状に含めた．会話形式 form of statement and reply（E），Form von Rede und Gegenrede（D）は，患者に話しかける声に応答するもの（二人称幻覚 second person hallucination）を重視する立場と，複数の声同士が主として患者のことを話し合うもの（三人称幻覚 third person hallucination）をとるみかたがある．内的な自問自答 dialogue intérieur（F）を繰り返すうちに，他人と自分との対話に発展する場合が多い．行為の批評は，声が「トイレに行った」「箸をもった」などと患者の行動にいちいち口をさしはさむ commentary voices（E），begleitende Bemerkungen（D），énonciation des actes（F）ものを指し，命令口調（命令幻覚 imperative hallucination，command hallucination）や助言（目的幻覚 teleologic hallucination)[31)]が混じること，考えや行動が外に筒抜けになり（考想伝播），知られている（考想察知）体験を伴うことが多い．**二重声** double voix（F）［Morel B-A 1860］は敵意と好意の相反する二種の声を同時に聴くこと．声につきまとわれ（随伴声 Begleitstimme），煩わしいといいながら頼りにして，自らのめり込む姿勢もあるところは強迫現象に似る．

　慢性幻覚精神病 psychose hallucinatoire chronique（F）［Ballet GLS 1911, 1913][32)33)]は，フランスで統合失調症とは区別される慢性妄想病 délires chroniques（F）のひとつ．病的なパラノイア体質の上に，体感異常や不安で始まり，幻覚とくに幻聴と被害念慮が前景に立ち，多様な経過をたどり，末

---

30) Schneider K : Primäre und sekundäre Symptome bei der Schizophrenie. *Fortschr Neurol Psychiatr* 9 : 487-490, 1957.
31) 目的因 telos は作用因 arche に対立する Aristoteles の概念．目的論 teleology は，ものごとを目的の観点から説明する学で，自然の合目的性から神の存在を認めるなど．
32) Ballet G : La psychose hallucinatoire chronique. *Encéphale* 6, T2 : 401-411, 1911.
33) Ballet G : La psychose hallucinatoire chronique et la désagrégation de la personnalité. *Encéphale* 8, T1 : 501-508, 1913.

期には知的荒廃ないし症状の常同化に至るとされる。Kraepelin E の系統パラフレニー，ICD-9 のパラフレニーにほぼ一致する，比較的高年齢に発症し，くずれの少ない，幻覚が優勢の精神病［三村 將ら 1986］を指す。ICD-10 では他の非器質性精神病障害［F28］に入るが，DSM-Ⅲ，Ⅳには相当するものがない。

幻視 visual hallucination（E），Gesichtshalluzination（D），hallucination visuelle（F）は光，色などの要素幻視 photome（E）から，人（こびと幻覚 lilliputian hallucination)[34]，動物（動物幻視 zoopsia，小動物幻視 Kleintiervision），光景（場面幻覚 scenic hallucination，szenenhafte Halluzination），自分（自己像幻視 héautoscopie）などをみる。

器質・症状精神病で何かしら意識障害を伴う時に生じることが多く，レビー小体型認知症，てんかん，アルコールや薬物（覚醒剤，有機溶剤，バルビタール剤，レボドパなど）の影響で出現することもある。アルコール離脱時のせん妄には動物幻視が多い。パーキンソン病患者の幻覚は，夕方から夜にかけて見える幻視で，人（友人，子ども，親，見知らぬ人），動物が屋内外に集団で出現し，目的のある行動をとったり，リーダーのいる社会をなしているらしいこともあり，遊んだり騒いだりするが，患者に対して口をきかず，見ても恐怖を感じない［Graham JM ら 1997］。

中毒精神病の幻覚は複数領域に生じ，状況に即応して変化しやすい［中谷陽二 1990］とされる。コカイン(依存)症 cocainism（E）では，視野の一部に幾何学パターンが雪の結晶のように輝いて見える（snow lights）と訴えることがあり，偏頭痛の閃輝暗点に近いともいわれる。有機溶剤中毒では見たいと思う内容が，努力すると色彩的に見える形をとりやすい。圧迫幻視 Druckvision（D）は，振戦せん妄，ヒステリーなど被暗示性の強い患者を閉眼させ眼瞼を圧迫して暗示のままに得られる幻視で，Liepmann HC［1895］の記載からリープマン現象 Liepmannsches Phänomen（D）と呼ばれる。

自分のかたわらに他人の姿を見るのは同伴者の幻覚 hallucination du compagnon（F）という。信仰者が神や天使を見る神秘体験が多いが，家族や見知らぬ人があらわれることもあり，想像上の同伴者 compagnon imaginaire（F）とも呼ばれる。患者の庇護者（守護妄想 délire de protection），心の支え，恋愛

---

34) Lilliput はガリヴァー旅行記に登場するこびと国。

対象として登場し，願望充足の要素を含むことが多い．一緒に住んでいる空想の人は幻の同居人 phantom boarder（E）で，Rowan EL［1984］[35]が遅発パラフレニーに記載した．目に見える場合と存在感だけの場合とがある．

考想可視 visible thoughts（E），Gedankensichtbarwerden（D）［Halbey K 1908］[36]は，考えている内容が映画の字幕，電光ニュースのように文字になって見えること．Halbey K の提示した緊張病患者は，自生思考，考想化声，浮遊物の幻視をへて空中に教会で聞いた説教が速記文字で見えたという．稀な現象であるが，文字でなくイメージとして見える視覚表象は比較的多い．読みきれなくても一瞬で意味はわかる場合が多く，文字と表象の中間的な記号，自分とは無縁な文字の羅列など，さまざまな段階がある．考想化書 thought writing（E），Gedankenschriftwerden（D），écrit de la pensée（F）［濱田秀伯ら 2000］は，患者が自らの意志を，頭のなかや空中に文字に書いて確認せずにいられないこと．音声化して耳から入れる考想化声に対し，書字化して目で確認する強迫行為であり，自分の書いた文字が無縁化すると考想可視に発展する．

統合失調症では視野の周辺にぼんやりした人影を見る，一瞬ものの形を見るなど一過性で不明瞭なことが多い．空想的な表象が豊富なイメージとなってありありと外空間にもあらわれ，あとで覚えている夢幻様状態 oneiroid state（E）を呈することもあるが，この場合は戦争，災害など緊迫した雰囲気を帯びることがある．Zutt J［1957］[37]は，統合失調症の幻覚を世界の相貌性の変化とみて，「話しかけられる」幻聴に対応するのは幻視ではなく，「まなざされる」注察妄想 Beobachtungswahn（D）であるとした．妄想より幻覚，幻聴より幻視の方がより生物学的ではある．

シャルル ボネ症候群 Charles Bonnet syndrome（E），syndrome de Charles Bonnet（F）［de Morsier G 1967］[38]は，意識清明で視力低下があり認知症のない老人の 10％程度にみられる要素ないし有形幻視．1760 年スイスの哲学・博

---

35) Rowan EL : Phantom boarders as a symptom of late paraphrenia. *Am J Psychiatry* 141 : 580-581, 1984.

36) Halbey K : Über das Symptom des "Gedankensichtbarwerdens". *All Zeitschr Psychiatr* 65 : 307-317, 1908.

37) Zutt J : Blick und Stimme : Beitrag zur Grundlegung einer verstheenden Anthropologie. *Nervenarzt* 28 : 350-355, 1957.

38) de Morsier G : Le syndrome de Charles Bonnet. Hallucinations visuelles des vieillards sans déficience mentale. *Ann méd-psychol* 125 : 677-702, 1967.

物学者 Bonnet C（1720-93）が祖父の症状を記載したことによる。患者は幻覚に自覚があり不思議がったり楽しんだりするが，続発妄想を生じることもある。内部に貯えられた記憶情報の感覚遮断による解放，身体図式の修正不全などから説明する。

幻味 gustatory hallucination（E），Geschmackshalluzination（D），hallucination gustative（F）は味覚，**幻嗅** olfactory hallucination（E），Geruchshalluzination（D），hallucination olfactive（F）は嗅覚の幻覚で，いずれも異様ないし不快なものが多く，被毒・迫害妄想と結びつきやすい。内容は魚の焦げた味，ガス臭など具体的なものから，「舌にピリッと感じた」「鼻にツンときた」など漠然としたものまである。嗅覚不全 dysosmia(E)，dysosmie（F）（dysosmia, $δυσοσμία$：悪臭）は嗅覚障害全般のことで，19世紀はじめにフランス語に登場した。パロスミア parosmia（E），仮性嗅症 pseudosmia（E）はいずれも嗅覚の幻覚。自己臭恐怖 fear of emitting body odor（E）は，自分の体から悪臭が漏れ出て他人を不快にし嫌われると確信する一群の患者で，幻嗅を伴うものがある。

幻触 haptic hallucination, tactile hallucination（E），Berührungshalluzination（D），hallucination tactile（F）は，「皮膚がチクチクする」「虫が這う」「性器をさわられる」など身体表面の触覚領域の幻覚。慢性幻触症，皮膚寄生虫妄想，統合失調症などに生じる。コカイン（依存）症では，皮下に虫が這うような異常感覚のみられること（コカイン虫 cocain bugs）があり，末梢神経障害との関連も指摘されている。**器官（臓器）幻覚** Organhalluzination（D）は「頭の中がビリビリする」「腸がふくれている」「胃が無くなった」など身体内部の幻覚を指す。体感異常とは移行があり，深部感覚の幻覚 hallucinations of deep sensation（E）もこれに近いものを指し，神経病学用語の深部感覚（振動覚，位置覚）ではない。

運動感覚幻覚 kinesthetic hallucination（E）（kinesis, $κίνησις$：運動）は「手足がひとりでに動く」「体が持ち上げられる」などと訴えられる運動感覚の幻覚[39]。大麻中毒や非定型精神病，入眠幻覚などで，体の軽さ，浮遊感を訴えることがあり，時にさせられ体験を伴う。筋感幻覚 Muskelsinnhalluzination（D）[40]も筋の運動幻覚で，発声器官（舌が動く）や眼筋（大・小視症）なども含

---

[39] 運動感覚 kinesthesia（E），kinesthésie（F）は身体運動の内部感覚をさす神経病学用語で19世紀後半に英語から先に登場した。

んだ Cramer A［1889］の概念。言語性運動感覚幻覚 hallucination verbale kinésthétique（F）は内言語が発声器官の動きを伴わずにもれ出る運動・影響要素の強い Séglas *LJE* の仮性幻覚。幻触，器官幻覚，運動幻覚を身体意識幻覚 somatopsychische Halluzination（D）と総称するが，心気妄想と区別のつきにくいことも少なくない。

慢性幻触症 chronische taktile Halluzinose（D）［Bers V と Conrad K 1954］は，50歳台の女性に，皮膚を小動物が這う幻触を主徴として慢性に経過する症候群。当初は慢性幻覚症に近い外因反応型に含められたが，Fleck U［1955］は触覚領域の錯覚を妄想的に解釈したものとみた。口腔領域の異物感を訴える一群［保崎秀夫ら 1959］があり，「歯の間から糸が出てくる」「透明なキノコがいくつも生える」などと奇妙な表現になる。うつ状態の既往をもつものが多く，食事中は気にならないという。**皮膚寄生虫妄想** Dermatozoenwahn（D）［Ekbom KA 1938］[41]は，60歳前後の主婦に皮膚などの異常感覚と体内に小動物がいるという妄想が慢性に経過するもの。腸内寄生虫妄想 Enterozoenwahn（D）もある。虫恐怖 acarophobie（F）（acari, ἀκαρί：小さな虫，ダニ）は，疥癬恐怖あるいは虫が皮膚の下に入るのではないかと恐れること。フランスの皮膚科医 Thibierge G［1894］[42]が皮膚寄生虫妄想に近い状態をこの名で記載した。害虫妄想 delusion of infestation（E），寄生虫妄想 delusional parasitosis（E），délire de parasitose（F）の名もある。

異常体感 abnorme Körpersensation（D）には，軽い異和感をおぼえる程度から**体感幻覚** Körperhalluzination（D）まである。**体感症，セネストパチー** cénesthopathie（F）［Dupré *FP-LE* と Camus P 1907］[43]は，身体病変がないのに「脳がドロドロにくずれている」「腸がねじれて重い」など奇妙で具体的な体感異常を執拗に訴える病態。Dany G と Camus P［1905］は内部感覚の幻覚症に近い症状に cénesthésiopathie の語を当てた。少し遅れて Dupré *FP-LE* らが共通感覚の局所的変容を指す cénesthopathie を提唱し，特定の精神病理に還元できない独自性を強調した。形容詞は cénesthésique ないし cénesthé-

---

40) Cramer A：*Die Halluzination im Muskelsinn bei Geisteskranken und ihre kinetische bedeutung.* Akademische Verlag, Freiburg, 1889.
41) Ekbom KA：Der präsenile Dermatozoenwahn. *Acta Psychiatr Neurol Scand* 13：227-259, 1938.
42) Thibierge G：Les acarophobes. *Rev Gen Clin Therpeut* 32：373, 1894.
43) Dupré E：Les cénesthopathies. *Mouvement Méd* 23：3-22, 1913.

tique。痛み，しびれなどの単純なものに留まらず，「引っぱられる」「流れる」「うごめく」といった運動感，「一杯につまっている」「ぽっかり空いている」などの充満ないし空虚感を訴え，擬音を伴うグロテスクな表現になりやすい。患者は症状の非現実性に批判をもち，苦痛を感じながら不安は少なく，長期にわたって経過することが多い。体感の幻覚症とも心気妄想ともみられ，疾病分類上の位置づけに議論があるが，一部は統合失調症［吉松和哉 1966］である。

体感異常型統合失調症 coenästhetische (zönästhetische) Schizophrenie (D)[44] は，Huber G［1957］が提唱した体感異常を背景とする統合失調症の4番目の類型。硬直・圧迫・動揺・空虚など奇妙な体感，臓器感覚の異常と，嘔吐・下痢，発汗・体温・睡眠変化などの自律神経症状を特徴とし，これらの異常体験に応じた活発な感情変化を示す前期から，不関性で不適当な感情変化を来たす後期へ移行する。30歳前後に発病し，緩徐に進行して平均5年で診断がつき，気脳写で大多数に基底核の萎縮を認め，統合失調症の器質性の極を占めるという。植物神経性統合失調症 vegetative Schizophrenie (D)［Rosenfeld M 1939］もこれに近い。20歳前に発病するものに**内因性若年・無力不全症候群** endogene juvenil-asthenische Versagenssyndrome (D)［Glatzel J と Huber G 1968］[45]という概念もあり，内因精神病の遺伝負因のある主に男性に，体感異常，離人症，思考障害を伴う神経衰弱状態を呈し作業能力が減退する。寡症状(性)統合失調症や純粋欠陥［Huber G］に重なる。

【b．仮性幻覚】

仮性幻覚，偽幻覚 pseudohallucination (E) は，幻覚に似るが，感覚性，客観性，実体性，外部空間への定位など幻覚本来の特徴のいくつかを欠く病的現象である。

ドイツ語圏で古くは，とりとめのない視覚イメージが不随意にあらわれる抽象幻覚 abstrakte Halluzinationen (D)［Kahlbaum KL 1886］，夢に似た場面表象の仮性幻覚 Pseudohalluzination (D)［Hagen W 1868］などの記載があるが，Kandinsky V［1885］[46]の仮性幻覚が最もよく知られている。これは主観空間

---

44) Huber G：Die coenasthetische Schizophrenie. *Fortschr Neurol Psychiatr* 25：491-520, 1957.
45) Glatzel J, Huber G：Zur Phänomenologie eines Typus endogener juvenil-asthenischer Versagenssyndrome. *Psychiatr Clin* 1：15-31, 1968.

（内部の目）にあらわれる鮮明で活発なイメージを指しており，細部まで明瞭で自生的に生じるが，客観的な実体性を欠くために通常の表象とも真性幻覚とも異なる感覚性の病的表象と見なされた。

これをとり上げた Jaspers K［1913］は，知覚と表象を志向作用から現象学的に区別し，画像性 Bildhaftigkeit（D）をもって内部の主観空間にあらわれる仮性幻覚は表象に移行するが，実体性 Leibhaftigkeit（D）をもち外部の客観空間にあらわれる真性（真正）幻覚 echte Halluzination（D）との間に移行はないとした。一方，Goldstein K［1913］[47]は，実体性と画像性は段階的な差異にすぎず，幻覚との相違はその実在を判断する正否によるとした。以来，ドイツ語圏では，真性・仮性幻覚を区別する根拠を，Jaspers K の実体性のおくものと，Goldstein K の実在判断におくもののふたつの立場に分かれ，近年は両者の折衷的なみかたも増えている。

英米では一般に仮性幻覚への関心は高くない。イギリスでは 1960 年代から，Goldstein K に近い自らそれとわかっている幻覚 self-recognized hallucination（E）と，内部空間表象を重視する Jaspers K に相当するふたつのみかたがある。Jaspers K の精神病理学総論 7 版が英訳［1962］されて以後は，後者のみかたをとるものが増えているが，Leibhaftigkeit の訳語は，actuality［Hoening J と Hamilton MW］，substantiality［Fish FJ］，corporeality［Taylor FK］など解釈が分かれる。Taylor FK［1981］[48]は，第一のものを知覚性仮性幻覚 perceived pseudohallucination（E），第二のそれを表象性仮性幻覚 imaged pseudohallucination（E）と呼んで区別した。

フランスの Baillarger J GF［1842, 1846］[49]は，幻覚の成立には，記憶と想像の不随意な活動，外的印象の遮断，感覚器官の内的興奮の 3 条件が必要と考え，すべてを満たすものを精神感覚幻覚 hallucination psycho-sensorielle（F），初めのふたつを基盤とする不完全な幻覚を**精神幻覚** hallucination psychique（F）と呼んだ。後者がフランスでいう仮性幻覚であるが，自我の統制が緩み，

---

46) Kandinsky V：*Klitische und klinische Betrachtungen im gebiete der Sinnestäuschungen.* Friedländer, Berlin, 1885.

47) Goldstein K：Weitere Bemerkungen zur Theorie der Halluzinationen. *Z Neurol Psychiatr* 14：502-544, 1913.

48) Taylor FK：On pseudo-hallucinations. *Psychol Med* 11：265-271, 1981.

49) Baillarger J：*Des hallucinations, des causes qui les produisent, et des maladies qui les caractérisent. Mémoire de l'Académie royale de médecine.* Baillère, Paris, 1846.

本来そのもとにおかれていた精神活動がひとり歩きし始める自動症 automatisme（F）のことであり，知覚，記憶，思考，意志，欲動の広い領域にまたがる未分化な症状［濱田秀伯 1993］をさす。

統覚性自動表象 autoreprésentation aperceptive（F）［Petit G 1913］[50]は，こうした自動性の思考や表象を包括した概念で，有機体の外からきてある種の強制感をもつことを特徴としている。その異質性，他者性が強まるとさせられ体験や被影響現象に発展し，表象が感覚性を帯びると考想化声の形をとるとみることもできる。Gatian de Clérambault G*HAELM*[51]の**精神自動症** automatisme mental（F）は，中立・抽象的なものから主題的・具体的なものへと進展し，妄想は主にこの病初期の仮性幻覚を説明する形で二次的に生じるとされる。抗精神病薬による幻覚の治療過程において，幻聴が感覚性や客観性をしだいに失い，仮性幻覚の段階を経て消失する経過をみることがある。Jaspers K は否定したが，仮性幻覚から真性幻覚への進展はありそうで，内からあたかも外へ，主観からあたかも客観へ，体験が自我を離れて無縁・他者化する過程ともいえる。実際にきれいな幻覚はむしろ脳器質疾患や中毒にみられ，統合失調症の幻覚は本質的に仮性幻覚である。

頭のなかにメロディが鳴ると訴える患者がある。童謡，軍歌，コマーシャルソング，ラジオ体操の曲など聞き慣れた短いもので，歌詞がつくこともあり，全体ないし部分的に反復する。一人で緊張の緩んだ時や眠りの醒め際に，とりとめなく浮かんできて知らず知らず聞かされている束縛性を伴い，一緒にリズムをとる，口ずさむ，しだいに耳奥に定位する，外から侵入するものなどがある。一種の**音楽幻聴** musical（auditory）hallucination（E）［Berrios GE 1990］であるが，不随意な追想，記憶表象あるいは自生思考に近い仮性幻覚［馬場 存ら 1994］ともいえる。反復するところは保続，反復聴症 palinacousis（E）にも似る。「頭にこびりつく」「余韻が残る」という程度で一般に苦痛を感じないために自ら訴えることは少ないが，時には執拗につきまとって煩わされる強迫や，被影響現象に近い形をとる場合もある。メロディに限らず聞き慣れた電話の音，玄関のチャイム，あるいはかつての会話なども蘇る。難聴，側頭葉病変，てんかんのほか，人格の保たれた統合失調症や妄想性障害

---

50) Petit G：Essai sur une varieté de pseudo-hallucinations. Les autoreprésentation aperceptive. Thèse, Bordeaux, 1913.
51) Gatian de Clérambault G：*Oeuvre psychiatrique*. PUF, Paris, 1942.

の病初期ないし再燃期のうつ状態に生じるが，典型的な内因うつ病にはみられない。

一方，空想 fantasme（F）が豊富な視覚イメージになり，映画のように場面が頭のなかに浮かぶという仮性幻覚もある。主人公は自分ないし家族で，電車に轢かれる事故，犯罪，葬式など生々しい，あってほしくない，恐怖をかきたてる断片的なイメージが繰り返しあらわれる。「才能に恵まれ大活躍をして皆から賞賛を浴びている」「富を蓄え女優と結婚して高級邸宅に住んでいる」など誇大・願望充足的な内容になる場合［武井茂樹 1992］もある。統合失調症の白日夢，空想妄想と移行があり，経過の長い例ほど体系化してひとつのストーリーを形成する［森本陽子 2004］。

言語性精神運動幻覚 hallucination verbale psychomotrice（F）［Séglas *LJE* 1888][52]）は，内言語 langage intérieur（F）が患者自身の発語となってあらわれる運動・被影響性要素の強い仮性幻覚。発声器官の動きを伴わない言語性運動感覚幻覚 hallucination verbale kinésthétique（F）から，発声器官の動きのみで言葉は発しない完全言語性運動幻覚 hallucination verbale motrice complète（F）を経て，衝動的な独語 implusion verbale（F）に至る3段階［田中寛郷ら 1994］が区別されるという。感覚性幻覚の対極におかれ，憑依妄想，被影響妄想，二重自我などとともに被影響症候群 syndrome d'influence（F）［Ceillier A 1924］を形成する。内から外へ向かう一種の自我障害であり，いわゆる自我漏洩症状の進展した段階にみることがある。

ビデオの早送りないし巻き戻しのように生活場面や過去の情景が，脈絡なく次々に浮かぶ，ぐるぐる回ると訴える患者がある。多くは自生思考に近い視覚表象あるいは記憶表象であるが，感覚性も言語性もなく，「思考が急に早く回転する」加速する運動感のみを表現する用語に純粋精神運動幻覚 hallucination psychomotorice pure（F）［濱田秀伯 2002］がある。何かにせきたてられるような，あせりに似た感じを抱くことが多い。統合失調症とくに緊張病患者の経過中にみられるが，悪化とは限らず病勢とは必ずしも並行しない。

52）hallucination psychomotrice verbale とも綴る。Séglas J : *Leçons cliniques sur les maladies mentales et nerveuses*. Asselin et Houzeau, Paris, 1895.

【c. 特殊な幻覚】

機能幻覚 functional hallucination（E），funktionelle Halluzination（D）は，外界の知覚に誘発され，これと並行して同一の感覚領域に生じる幻覚で，例えば水の流れる音に混じって悪口が聞え，音が止むと声も消えるもの。換気扇，冷蔵庫，小学校の下校チャイムなど，比較的一定で予想のつく生活騒音に混じることが多い。音が声のように聞こえる錯覚とは異なり，音と声の両方が幻覚なら複合幻覚である。**反射幻覚** reflex hallucination（E），Reflexhalluzination（D）は，ある知覚刺激により別の感覚領域に幻覚が誘発されること。音楽を聞くと形が見える，外耳道の痛みで幻聴が起こるなどを指し，共感覚の病理ともいえる。LSDなどの幻覚剤投与時や稀には統合失調症でも生じるが，機能幻覚よりはるかに少ない。いずれもKahlbaum K*L*［1866］の記載による。

片側幻覚 hallucination unilaterale（F）［Magnan *J-JV*］は，「声はいつも右から聞こえる」など一方向に限定された幻覚。統合失調症の幻聴も「あの窓から伝わってくる」「自分の部屋に入ると聞こえる」など状況依存性をもつことがある。**固定幻覚** stabile Halluzination（D）［Kahlbaum K*L*］は，内容がほとんど変化せず固定した幻覚で，常同幻覚 stereotype Halluzination（D）ともいう。

域外幻覚 extracampine hallucination（E）（campus：広場），extrakampine Halluzination（D）［Bleuler E 1903］[53)]は，通常の感覚範囲を超える幻覚で，背後に人が見える，外国にいる人の声が聞こえるなどというもの。見えないが存在を感じる場合は実体(的)意識性になる。

経験幻覚 experiential hallucination（E）［Penfield WとPerrot P 1963］[54)]は，経験的内容をもつ精神発作 psychical seizure（E）の幻覚。細部までありありと鮮明な視覚ないし聴覚の複雑な有形幻覚で，過去に同じ体験をしたという確信を伴う。記憶の幻覚化あるいは幻覚性の追想とみることもできる。側頭葉外側皮質の電気刺激によって誘発（経験反応 experiential response）され，右半球に頻度が高いとされたが，その後の研究［Gloor Pら 1982］では内側の海馬，海馬傍回，扁桃体などの刺激により側頭葉の広い領域が活性化されて生じると考えられている。パノラマ記憶 panoramic memory（E）［Wilson SAK 1928］，

---

53) Bleuler E：Extrakampine Halluzinationen. *Psychiatr Neurol Wochschr* 25：261, 1903.
54) Penfield W, Perrot P：The brain's record of auditory and visual experience：a final summary and discussion. *Brain* 70：440-448, 1963.

記憶様幻覚 memory-like hallucination（E）[Halgren E ら 1978]，幻覚性再記憶 remémorisation hallucinatoire（F）[Hécaen H 1972] などの記載もこれに近く，薬物中止後に使用時の体験が再燃するフラッシュバック現象と関連づける見解もある．

入眠（時）幻覚 hypnagogic hallucination（E）（hypnos：睡眠，ago, ἄγω：導く）[Maury A 1848], hypnagoge Halluzination（D）は，眠りに入りかけた時に生じる幻覚で，メロディや声が聞こえる，とりとめのない模様や人の顔などが見える，あるいは体を引っ張られる，触れられるなどがある．正常にもみられるが，ナルコレプシーでは比較的鮮明で不安などの情動変化を伴うことが多い．Schlummerbilder（D）ともいう．**出眠（時）幻覚，覚醒期幻覚** hypnopompic hallucination（E）（pompe, πομπή：付随，儀式の行列），hypnopompe Halluzination（D）は，眠りから醒めかかった時の幻覚である．

自己像幻視 autoscopy（E）（skopo, σκοπῶ：目で追う），Autoskopie, Heautoskopie（D）[Menninger-Lerchenthal E 1935], autoscopie, héautoscopie（F）（heautos, ἑαυτός：自分）[55]は，自分の姿を外界に見る幻覚．一部のことも全身のことも，等身大のことも小さいことも，過去の自分や年老いた姿があらわれることもあり，患者からの距離も一定でないが，自分に向かってくるとの記載が多い．一瞬ないし短時間だが，情動を伴い，疑いなく自分であるとの確信を抱く．感覚要素を帯びた二重身 Doppelgänger（D），あるいは一種の身体図式障害とのみかたもできる．Féré CS [1891] は，右半球損傷患者にもう一人自分がいる気がするという訴えを鏡像幻覚 hallucination spéculaire（F）の名で記載した．自己視 Sichtselbstsehen（D），二重視 Doppelsehen（D），ともいい，せん妄，チフス，脳炎，頭頂・側頭葉疾患，てんかん，頭部外傷，薬物中毒（有機溶剤），アルコール症，偏頭痛，入眠時，疲労，統合失調症などで生じる．第二像視 deutéroscopie（F），Deuteroskopie（D）（deuteros, δεύτερος：2番目）は自己像幻視の旧名．Brierre de Boismont A JF [1852][56]が，自分の外に，もう一人の，背丈，特徴，仕草，衣服などすべてその人に見える自分自身を見る，という現象をこう呼んだが，他人の顔や二重の顔を見る幻視の意味に用いること [Hagen P] がある．Sollier P [1903] は概念を拡大し内外2

---

55) Menninger-Lerchenthal E：*Das Truggebilde der eigenen Gestalt（Heautoskopie, Doppelgänger）*. Karger, Berlin, 1935.
56) Brierre de Boismont A：*Des hallucinations*. Baillière, Paris, 1852.

種の自己像幻覚 hallucination autoscopique（F）を記載した。内部自己視 autoscopie interne（F）は，ヒステリーや心気症患者，催眠にかかった人が自分の臓器を見たり，その位置や動きを感じたりする一種の域外幻覚で，内視鏡幻覚 hallucination endoscopique（F）とも呼ばれる。

陰性幻覚 negative hallucination（E），negative Halluzination（D）［Bernheim HMF 1888］は，外界の一部だけが見えなくなる現象で催眠時に見られるとされる。鏡に映る自分の姿だけ見えないのは陰性自己像幻視 negative autoscopy（E），héautoscopie négative（F）という。留守模様は，人物を描かず情景のみで物語を表現するわが国の絵画技法。牛車，秋の草花などで源氏物語の一場面を見る人に空想させる。

実体(的)意識性 leibhaftige Bewußtheit（D）［Jaspers K］は，「自分の後ろに誰かが居る」「横に何かある」など，感覚要素なしにある存在を知覚する意識性の錯誤あるいは一種の仮性幻覚。幻覚や一次妄想体験に移行があるとされる。人物が多いが物体のこともあり，黒く，角ばった，重いなど具体的な質量感，圧倒的な存在感で迫真性をもってあらわれる。主体は，つい引き寄せられるように見てしまう，注意を奪われずにいられないが，手で払う，身構えて目を凝らすなどをするとたちまち消え，はぐらかされたような虚脱と疲労があとに残る。考想意識性 gedankliche Bewußtheit（D）ないし妄想意識性 Wahnbewußtheit（D）は，今ここにあるいは現実にない事象やその意味を，心にイメージとしてではなく感じとりわかることで，一種の妄想着想とみることもでき，フランスでは妄想直感 intuition délirante（F）という。いずれも統合失調症の初期や経過中に生じる。

幻肢，幻像肢，幻影肢 phantom limb（E），Phantomglied（D），membre fantôme（F）は，事故や戦争，手術などで四肢を急に切断された患者が，ないはずの肢体の存在を感じること。Mitchell SW［1866］が南北戦争の銃創例を小説[57]に記載したが，Bell C［1830］にも記載があるという。実際より短く感じられること（短縮現象 telescoping）が多く，変形・屈曲感，運動・重量感を伴い，10〜20％に痛み（幻肢痛 phantom limb pain）やかゆみを感じるとされる。大脳皮質の身体図式障害とみる立場と脊髄・末梢レベルを重視する見解がある。Merleau-Ponty M［1945］は，新しい習慣の獲得に失敗し過去の習慣が残存し

---

[57] 題名『The case of George Dedlow』。

続け反復されている状態とみなした．手足以外に睾丸，乳房 phantom breast，鼻 phantom nose [Hoffmann J 1955] の切除時に生じること，麻痺した四肢に加わること（余剰幻像肢 supernumerary phantom，第三幻像肢 phantom third limb）もある．

幻噛 phantom bite（E）[Marbach JJ 1976] は，噛み合わせの自覚的不全を執拗に訴えて歯科医を転々とする一群の患者で，慢性体感幻覚症ないし口腔領域の体感症に近い．噛み合わせ不全症候群 dysdacnic syndrome（E）[Reiter 1956] ともいう．

半盲における幻覚は，視野欠損部に光や色を見る幻視が多く，閃輝暗点を伴って複雑になるものや，まとまった形（人，動物など）をとるものもある．稀に健全な視野の部分に人の姿や顔を見た報告 [Lamy H 1895] もある．不完全な半盲や回復期に視覚保続 palinopsia（E）を生じることがある．去った視覚対象が再現するまでの時間が長く，患者も見たことを忘れている場合は幻視との区別が困難で，幻覚性視覚保続 hallucinatory palinopsia（E）と呼ぶ．

幻覚性半視 demi-vision hallucinatoire（F）は，半盲のない患者が半分の幻視像を見るもので，**半盲幻覚** hallucination hémianopsique（F）というと，これを指す場合と半盲者の幻覚の意味に用いる場合とがある．全盲（皮質盲，両側網膜剝離，視神経萎縮，神経ベーチェット病など）で，要素幻覚にとどまらず景色や物語性を帯びた幻視を訴えることがあり，皮質聾でも音や声を聞いたと述べることがある．一部の例に盲や聾を否定するアントン症候群を伴い，幻覚か作話に近いものかの判断が難しい．幻像視 phantom vision（E）[Cohn R 1971] は，外傷や手術などによる末梢性視力障害時に，視力があるかのように感じること．見えないとの自覚はあり，一過性で視覚領域における幻肢に近い現象とされる．

【d．幻覚症】

Wernicke K [1894] の幻覚症（飲酒者の急性幻覚症 akute Halluzinose der Trinker）は，アルコール症にみられる精神症状のうち，言語性の幻聴は強いにもかかわらず意識混濁が目立たず，あとでおおむね覚えている病像をさしている．こうした言語幻覚症 Verbalhalluzinose（D）は被害・嫉妬妄想，不安，衝動行為などを伴うこともあり，振戦せん妄の一部とするみかたもあるが，ドイツ語圏では意識がほぼ清明でほかの精神症状が少なく，幻覚が病像の前

景を占めるものを，病因や批判の有無は問わずに**幻覚症** Halluzinose（D）と呼ぶことが多い。

一方，フランスの Claude H*CJ* と Ey H [1932][58]は，幻覚がありながらその実在を信じていない，批判の保たれた意識性幻覚 hallucination consciente（F）を，神経学的・局所的解体による**幻覚症** hallucinose（F）と呼び，全体的・精神医学的解体から生じて批判を欠く狭義の幻覚と区別した。さらに Ey H [1973] は，ドイツ語圏の用法との混乱を避けるために，前者を**幻覚症性エイドリー** éidolie hallucinosique（F）（eidolon, εἴδωλον：幻影，幽霊，鏡に映るイメージ，心に宿るイメージ，概念，偶像），後者を妄想性幻覚 hallucination délirante（F）と名づけた。エイドリーには要素的な protéidolie（F）と，より複雑な phantéidolie（F）が含まれ，一方の妄想性幻覚は意識野の解体である妄想体験の幻覚と，人格の解体による知性・感情的幻覚 hallucination noético-affective（F）から成っている。フランスでも Dupré *FP-LE* の幻覚症は Wernicke C のそれに近く，Gatian de Clérambault G*HAELM* の幻覚症は，患者に関わりのない文章が感覚性を帯びてとりとめなく浮かんでくるものを指しており，小精神自動症から大精神自動症へ移行する病態とされている。

周期（性）幻覚症 periodische Halluzinose（D）[Schröder P][59]は，幻覚を伴う躁うつ病の稀な類型。あるときは陽気な，あるときは沈痛な声の幻聴が病相を形成して繰り返すもので，類循環精神病ないし非定型精神病に近いとされる。
進行性幻覚症 progressive Halluzinose（D）は，Kleist K が記載した体系的な妄想形成をとる統合失調症の一類型。35 歳前後の女性に多く，不安・抑うつなどで発症し，注察・被害・関係念慮が幻覚とくに幻聴とともに進行性に発展するが，精神解体に至ることは少なく，思路・言語・論理などの障害は最小限にとどまるとされる。Leonhard K の音声パラフレニー phonetische Paraphrenie（D）に相当する。
中脳幻覚症 hallucinose pédonculaire（F）[Lhermitte J 1932][60]は，中脳被蓋の病変（血管障害，腫瘍）により幻視と睡眠リズムの障害，神経症状を示す代表

---

58) Claude H, Ey H：Hallucinose et hallucination. *Encéphale* 27, T1：576-621, 1932.
59) Schröder P：Über die Halluzinose und vom Halluzinieren. *Monatschr Psychiatr Neurol* 49：189-220, 1921.
60) Lhermitte J：Hallucinose pédonculaire. *Encéphale* 27, T1：422-435, 1932. 従来は脳脚幻覚症と呼ばれたが，pédoncule cérébral は大脳脚ではなく中脳である。

的な器質性幻覚。幻視は夜に色彩に富んだ人，動物，鳥などが集団あるいは群れを成し活発な動きを伴ってあらわれ，患者は楽しんだり驚いたり，批判が保たれる。神経症状は病巣の同側の動眼神経麻痺，反対側の運動失調，不随意運動などいわゆる赤核症候群であり，精神症状の消長と並行する。睡眠機能障害による夢の侵入［Lhermitte J］，生への注意が低下することによる心象の客体化［van Bogaert L］などと説明される。橋被蓋の病変でフォヴィル症候群［Foville A］と類似の幻視を生じるのは脳橋幻覚症 hallucinose protu-bérentielle（F）［三浦岱栄・保崎秀夫 1955］という。

脳幹幻聴症 brainstem auditory hallucinosis（E）［Cascino GD と Adams RD 1986］は，脳幹起因の難聴に付随する一側ないし両側の幻聴。やや複雑で不明瞭な要素幻聴（虫の羽音），音楽幻聴（オーケストラの音合わせ）などで言語幻聴は少ない。意識混濁や睡眠障害はなく患者に自覚がある。感覚遮断ないし脳幹網様体の上行下行聴覚路損傷による抑制解放現象で説明する。

ICD-10 の**器質性幻覚症** organic hallucinosis（E）［F06.0］は，器質因による持続性ないし反復性の幻覚が優勢の病像。認知症や著しい感情障害がなく，意識清明時に生じせん妄を除くものに当て，病識はあることもないこともある。幻視，幻聴が主だが皮膚寄生虫妄想を含んでいる。比較的高年齢に発病する統合失調症様の幻覚妄想状態では，幻覚がありながら人格のくずれが目立たず，ある程度批判の保たれた幻覚症に近い病像をとることが少なくない。

4．失　認

失認(症) agnosia（E），Agnosie（D）は，要素的な感覚障害や精神障害はないのに，後天的な脳病変により，対象をひとつの感覚器官を介して認知できないこと。Agnosie の語を導入したのは Freud S［1891］で，対象と表象の認知障害にこれを用いた。失認の本体を感覚受容から対象認知に至るどこの障害とみるかで議論があり，この語を用いない立場もある。患者はしばしば「暗くてよく見えない」などといい，曖昧で頼りなく，正誤の揺れが大きい。

失象徴 asymbolia（E）［Finkelnburg FC 1870］は，象徴や生活の約束事である記号の理解ができないもので，失認の先駆的概念。Meynert T［1890］は，失認を感覚失象徴 sensorische Asymbolie（D），失行を運動失象徴 motorische Asymbolie（D）と呼んだ。痛覚失象徴 Schmerzasymbolie（D）は，痛みを感じても苦痛や逃避を示さないことを指す Schilder P ら［1928］の用語で，痛覚失

認 agnosia for pain（E），痛覚無関知 algodiaphoria（E）とほぼ同義．

視覚（性）失認 visual agnosia（E），optische Agnosie（D）は，視覚を介した対象の認知障害．物体失認（visual）object agnosia（E）は，物品を見ても何かわからず，触れる，音を聴くなどにより初めて識別できるもので，古くは**精神盲** Seelenblindheit（D）［Munk H 1877］と呼ばれた．形態そのものが把握できない統覚型 apperzeptive Form（D）と，形態はわかるが何であるかが認知できない連合型 assoziative Form（D）の区別［Lissauer H 1890］[61]がある．**皮質盲** cortical blindness（E），Rindenblindheit（D）は，両側後頭葉の広範な損傷による視力障害で，対光反射は保たれ眼球運動や眼底に異常はない．患者は見えないことを否認することがあり，アントン症候群 Anton syndrome（E）という．Anton G［1899］[62]の記載による．見えないと言いながら，テストではかなり正確に認知できる場合に盲視 blind sight（E）という．

画像失認 picture agnosia（E）は，図形，絵画，写真など平面の物体失認．同時失認 simultanagnosia（E）［Wolpert I 1924］[63]は，状況画の細部は正しく認知しているのに，全体の意味がつかめないもので，独立性と位置づけに議論がある．同時失認の語を，複数の視覚対象を同時に認知できない状態にあてる立場［Kinsbourne M 1962］もある．

相貌失認 prosopagnosia（E）［Bodamer J 1947］[64]は，身近な人，有名人など熟知した人の顔をみて，誰であるかの識別ができないこと．声や特徴のある服装，髪型などが加わるとすぐにわかる．多くは人の顔のみに限らず，果物や動物の種を区別することもできなくなる．表情失認 facial affect agnosia（E）は，顔はわかるのに喜び，悲しみ，怒りなどの表情が区別できない．

色彩失認 color agnosia（E），Farbenagnosie（D）［Pötzl O 1915］[65]は，色の名前が言えず，物品と色彩の照合（塗り絵など）が不良で，色をカテゴリー別に分類できない．色の呼称のみが障害されるのは色彩呼称不能 color anomia（E）

---

61) Lissauer H: Ein Fall von Seelenblindheit nebst einem Beiträge zur Theorie derselben. *Arch Psychiatr Nervenkr* 21: 222-270, 1890.
62) Anton G: Über die Selbstwahrnehmung der Herderkrankungen des Gehirns bei Rindenblindheit und Rindentaubeit. *Arch Psychiatr Nervenkr* 32: 86-127, 1899.
63) Wolpert I: Die Simultanagnosie: Störung der Gesamtauffassung. *Z Gesamte Neurol Psychiatr* 93: 397-415, 1924.
64) Bodamer J: Die Prosopagnosie. *Arch Psychiatr Nervenkr* 179: 6-53, 1947.
65) Pötzl O: *Über die Beziehungen des Großhirns zur Farbenwelt*. Maudrich, Wien, 1958.

で，色カードの分類や塗り絵はできる．純粋失読に合併しやすく（ペッツル症候群），色彩知覚と言語の結合離断［Geschwind N 1966］で説明する．失語症にみられる色名の喚語不良は色彩失語 color aphasia（E），失語性色彩呼称不能 aphasic color anomia（E）という．失語症でも塗り絵が困難になることがある．

視空間失認 visual-spatial agnosia（E），optisch-raumliche Agnosie（D）は，物品の認知はできるが，大きさ，空間的形態，相互の位置関係を視覚的にとらえられないこと．空間の認知障害は空間失認 spatial agnosia（E）といい，視空間ばかりでなく，聴空間，身体（身体失認 asomatognosia, 身体部位失認 atopognosia）など外空間一般に関するものを含める．

視空間知覚障害 disturbance of visual-spatial perception（E）は，視覚失認と要素的視覚障害の中間にあたるもので，平面視障害として大視症，小視症，変形視症のほか，視覚座標異常 deformation of visual coordinates（E），傾斜視 Schiefsehen（D），転倒視 Verkehrtsehen（D）など，遠近視障害では後退視症，接近視症が知られている．視覚転位（アロエステジー）visual all(o)esthesia（E）は，対象が反対側の視野に知覚される現象．さらに空間的に拡がると多視（症）polyopsia（E），時間的要素をもつものに反復視症 palinopsia（E）（palin, πάλιν：新たに）があり，後者は視覚保続に重なる．記憶要素を加えると既視感や未視感もこれに近くなる．

運動視 Bewegungssehen（D）が障害されると，外界の運動が実際と異なって感じられる．速くなる視覚性時間迅速現象 optische Zeitrafferphänomen（D），遅くなる視覚性時間緩慢現象 optische Zeitlupenphänomen（D）がある．ここでは脳病変によるものをさし，躁うつ病などの時間体験の異常とは区別する．運動盲 motion blind（E）［Zihl J ら 1983］は，対象の色，形は正常に見えるのに動き（自動車のスピード，ポットからコーヒーを注ぐ）がよくわからないことで，両側後頭葉病変による報告がある．

半側視空間失認 unilateral visual-spatial agnosia（E）は，視覚空間の半側にある対象が無視される現象で，患者はそれに気づかない．左側が圧倒的に多く，Brain R［1941］が agnosia for the left half of the space（E）の名で初めて記載した．半側空間無視 unilateral spatial neglect（E）も同義だが，聴覚，触覚空間のものも含まれる．半側視空間失認では視覚表象にも障害がみられるが，視覚表象のみに半側視空間無視を生じた例［Guariglia C ら 1993］や，表象の形成は正常だが視覚性失認を示す例［Behrmann M ら 1992］の報告もある．視覚

消去現象 visual extinction（E）は，視野の両側に同時に提示された刺激の一方が知覚されないこと。

　地誌見当識障害 topographical disorientation（E）は，よく知っている場所で，個々の建物や部屋は識別できるのに，方位が定まらず道順がわからない defective route finding（E）[Benton AL 1969] こと。視覚性定位障害 visual disorientation（E）[Holmes G 1918][66]は，対象を見て空間の位置関係がわからない視空間知覚障害の一種で見当識の障害ではない。地誌記憶障害 topographical memory loss（E），Ortsgedächtnisstörung（D）[Kleist K 1934] は，よく知っている場所の地理的関係が想起できないことで，自宅の間取りや住んでいる町の道順が思い描けない。

　ゲルストマン症候群 Gerstmann syndrome（E）[67]は，ウィーンの Gerstmann J [1924] が記載した手指失認 finger agnosia（E），左右障害 right-left disorientation（E），失書 agraphia（E），失計算 acalculia（E）の 4 徴からなる症候群。4 徴候間の関連や症候群としての独立性に議論がある。自己身体部位失認 autotopagnosia（E）は，自分の体の部位を見て呼称，指示できないこと。

　バーリント症候群 Bálint syndrome（E）は，ハンガリーの Bálint R [1909][68]が記載した特異な視空間障害。視線を随意に移動できない精神性注視麻痺 Seelenlähmung des Schauens（D），視覚刺激に応じた協調運動が悪く目の前の対象をつかめない視覚性失調 optische Ataxie（D），注視している対象以外に注意が及ばない空間性注視障害 raumliche Störung der Aufmerksamkeit（D）の 3 徴からなる。

　聴覚(性)失認 auditory agnosia（E）は，聴覚を介した対象の認知障害。古くは**精神聾** Seelentaubheit（D）[Munk H 1890] と呼ばれた。**皮質聾** cortical deafness（E）は，両側聴放線，皮質聴覚領野，内側膝状体の損傷による高度の聴覚障害で，盲より少ないが障害を否認するアントン症候群を伴うことがあり，ほかの聴覚性失認への移行もある。

　聴音失認 auditory sound agnosia（E）は，ベルの音，汽車の音，動物の鳴声な

---

66) Holmes G : Disturbance of visual orientation. In : *Selected papers of Gordon Holmes*. Oxford Univ Press, Oxford, 1979.
67) Gerstmann J : Fingeragnosie : eine umschriebe Störung am eigenen Körper. *Wien Klin Wschr* 37 : 1010-1012, 1924.
68) Bálint R : Seelenlähmung des Schauens, optische Ataxie, raumliche Störung der Aufmerksamkeit. *Monatsschr Psychiatr Neurol* 25 : 51-81, 1909.

ど非言語性有意音の意味がわからないもので，狭義の聴覚性失認。雑音聾 Geräuschtaubheit（D），雑音意味聾 Geräuschsinntaubheit（D）ともいう。感覚性失音楽 sensory amusia（E）は，リズム，テンポなどがわからない音楽の失認。言語音に限る認知障害は純粋語聾 pure word deafness（E），reine Worttaubheit（D）[Kussmaul A] といい，一種の失語（皮質下感覚失語）とするみかたもある。

聴空間知覚障害 disturbance of audio-spatial perception（E）には，ふたつの刺激音の一方が抑制される聴覚消去現象 auditory extinction（E），一方向の音への関心が低下する聴覚性無関心 auditory inattention（E）あるいは聴覚性無視 auditory neglect（E），音源定位 sound localization（E）の障害，実際とは異なる方向に聞こえる聴覚転位（アロエステジー）auditory all(o)esthesia（E）あるいはアロアクーシス alloacousis（E）などが含まれる。テンポが実際より速く，または遅く感じられる時間感覚の異常が聴覚に生じることもある。反復聴症 palinacousis（E）は前に聞いた言葉が繰り返し聞こえる聴覚の保続。

触覚(性)失認 tactile agnosia（E）は，触覚による対象の認知障害で，通常は手掌において調べる。astereognosia（E）の語を，失認を含めて広く触覚を介した認知障害全般に用いることがある。触覚失認は触覚分析器の中枢障害による一次失認 agnosie primaire（F）と，触ったものの意味がわからない二次失認 agnosie secondaire（F）に分けた Delay JLP [1935] の分類が知られている。

一次失認には，物品の軽重，冷温，硬軟，粗滑などが識別できない素材失認 ahylognosie（F）と，触空間の定位，二点識別，凹凸，立体や図形の把握ができない形態失認 amorphognosie（F）が含まれる。二次失認は狭義の触覚性失認で，触覚失象徴 asymbolie tactile（F），純粋立体覚消失 astéréognosie pure（F）[Hécaen H] ともいう。

ほかに，触れたものを実際より大きく感じる大立体覚症 macrostereognosia（E），小さく感じる小立体覚症 microstereognosia（E），保続，消去，アロエステジーなどの触覚異常が知られている。触覚性失語 tactile aphasia（E）[Raymondら 1906] は，触れた物品の名称が言えないことで，触覚野と言語野の離断で説明する。

D 感情の障害

感情 feeling (E), Gefühl (D), sentiment (F) は，有機体が認知した対象や表象に抱く主観的な印象．快・不快を基調とし，喜びと悲しみ，苦しさと楽しさ，愛と憎など相反する二極性を示す．内面に湧きあがる感情に限らず，志向性をもち頭（理性）ではなく心に感じる体験を指すこともあり，これを区別する場合には**感受**ないし**感得作用**と訳す．フランスの哲学者 Marcel G のいう第二反省は感受により実存を捉える一種の直観．作為感 'made' feeling(E), Beeinflussungsgefühl (D) は，させられ感情ではなく，あやつられるような感じ，被影響感のことである．

　Kant I [1798] は，快（喜び，希望，笑い）は不快（悲しみ，恐怖，驚き，狼狽，怒り，不安，胸苦しさ，恥辱，泣く）の放棄に過ぎないとする．Darwin C [1872] は，感情を非常事態にさらされた生物が適切に対処して生存の可能性を増加するものと考えたが，McLean PD [1990] は哺乳動物の観察をもとに欲望と探索，怒りと攻撃，恐怖と保護，悲しみと落胆，喜びと満足，愛と愛撫の6種の感情と行動の対応パターンを提唱している．

　Scheler M [1913] は層次的に，ある感覚に伴う感覚感受 sinnliches Gefühl(D)，特定の感覚と結びつかず局在のない全身にみなぎる身体感覚 Leibempfindung (D) をさす生命感受 vitales Gefühl (D)，反応性の心的感受 seelisches Gefühl (D)，宗教や芸術に関連する精神感受 geistes Gefühl (D) を区分した．自分以外の他人や物へ向かう価値観は他者価値感受 Fremdwertgefühl (D) といい，同じく肯定と否定の二極性をもつ．社交感受 sentiment social (F) は，他人の感情を自分に取り入れながら対人行動を臨機応変に調節する Janet P MF[1] の概念で，彼は被害妄想の起源をこの感得作用の変容と考えた．Plutchik R [1981] は，喜び，受容，恐れ，驚き，悲しみ，嫌悪，怒り，期待の8種の基本感情からなる立体を考え，それぞれの組み合わせから愛（喜びと受容），服従（受容と恐れ），畏敬（恐れと驚き），失望（驚きと悲しみ），後悔（悲しみと嫌悪），侮

---

1) Janet P : Les sentiments dans le délire de persécution. *J Psychol* 29 : 161-195, 1932.

辱（嫌悪と怒り），攻撃（怒りと期待），楽観（期待と喜び）が生じるとする。

　喜怒哀楽など，反応性に生じる一過性の激しい感情を**情動** affect（E, F），emotion（E）（中世ラテン語 emotio, e：外へ，movere：動かす），Affekt, Emotion（D），émotion（F）という。自律神経症状（呼吸，脈拍，顔色の変化）を伴うことが多いが，情動が表面にあらわれず身体の生理反応だけがみられる場合を情動等価症 affect equivalents（E）と呼ぶ。本人にその意味が自覚されていないことが多く，器官神経症 organ neurosis（E）や植物神経症 vegetative Neurose（D）[Alexander F] になる。感激 deep emotion（E），Ergriffenheit（D），saisissement（F）は，ある体験に深く心を動かされること。情動性 Affektivität（D）は，感情，気分，情動を包括した Bleuler E [1906] の概念で，Gefühl が低次の感覚や感じを含むので誤解を招くとの理由による。

　感情共鳴 affektive Resonanz（D）は，他人と同じ感情を抱くこと。統合失調症では共鳴が起こらない（共鳴欠如 Resonanzlosigkeit）。不安，パニックなどの感情が人から人へ伝わることを感情感染 Gefühlsansteckung（D）と呼び，感情反響 echothymia（E），Echothymie（D）というと，感情共鳴，感染のどちらの意味にも用いる。

　感情移入 empathy（E），Einfühlen, Einfühlung（D），empathie（F）は，対象に自分の感情を移し入れること[2]。ドイツ語の Einfühlung が哲学や心理学用語として登場するのは19世紀末のことで，美学者 Lipps T（1851-1914）[3]は人が芸術に心を動かされる心理の説明に用いた。追体験 nacherleben（D）して理解できると感情移入的了解 einfühlendes Verstehen（D），統合失調症の真性妄想のように理解できないと感情移入不能 Uneinfühlbarkeit（D）という。アメリカの心理学者 Titchener EB（1867-1927）が empathy と英訳した。心理学では**共感**と呼ぶことが多く，カウンセリングでは治療者が自分の感情を中立に保ち相手の身になって感じる共感的理解 empathetic understanding（E），無条件の肯定的関心 unconditional positive regard（E）にもとづく共感 [Rogers CR] などという。了解と共感は別もので，頭で了解できても気持ちで共感できないことは少なくない。Sullivan HS の empathy は，乳児と母親間の共感体験。一次共感 primary empathy（E）は乳児のもつ生得的，自動的な感受性をさす

2）形容詞は empathetic。
3）Lipps T：*Leitfaden der Psychologie*. 3Aufl. 1909.

Kohut H［1966］の概念で，彼は自己愛パーソナリティ障害の起源を乳児期における自己対象間の共感不全 empathetic failure（E）に求め，治療や自己評価の安定に解釈や洞察ではなく養育者や治療者からの共感を重視した。

社会共感 socioempathy（E）は，集団内の他人と自身の共感に社会測定法を適用した Ausubel DP の概念。心の理論 theory of mind（E）は，相手の考えることを読みとる能力。Premack D と Woodruff G［1978］がチンパンジーの観察で提唱し，Baron-Cohen S［1985］が自閉症児に適用した。共感に似るが感情ではなく推論プログラムである。**同情**あるいは**共同感情** sympathy（E），Mitfühlen（D）は，共歓共苦など，自他の区別を保った上で，他人の感情に自分の感情を沿わせる，心を重ね合わせる間主観的体験のこと。一方，同情を自他の親密な交流感情，共感を治療や援助に必要な客観的な感情とみる立場もある。同情関係の障害 Störung der sympathischen Beziehungen（D）は，了解人間学の立場から強迫病患者が自分を何かにゆだねることができずくつろいだ生きかたができないことを指す Straus E［1960］の概念。

感情性 thymia（E），Thymie（D），thymie（F）は，比較的最近に登場した語であるが概念は古い[4]。正感情性 normothymia（E）は気分調整薬のことで形容詞として用いる。直感情性 orthothymia（E）（orthos, $\partial\rho\theta\acute{o}\varsigma$：真直ぐな）は正常な気分状態を指す20世紀の語。感情調整薬 thymoanaleptique（F）は Delay J LP と Deniker P が提唱した抗うつ薬。感情病質 Thymopathie（D）は気分変動，刺激性，高揚，抑うつなど感情異常を前景とする精神病質をさす Bleuler E の用語で，躁うつ病から神経症まで含むことがある。thymopsychosis（E）は躁うつ病，noopsychosis（E）は統合失調症のこと。感情病性 thymopathique（F）は感情の病的状態に用いる語で，感情病性代理症 equivalent thymopathique（F）［Lopez Ibor JJ］は仮面うつ病のこと。

感情誘因性 Katathymie（D）（kata, $\kappa\alpha\tau\acute{\alpha}$：上から下へ，thymos, $\theta\upsilon\mu\acute{o}\varsigma$：情性）［Maier HW 1912］，catathymie（F）は，熱情，社交感受など上層部の複雑な感情，あるいはこうした強い感情に影響されて知覚や思考などが変化すること。妄想が誘発されれば感情誘因性妄想，健忘を生じると感情誘因性健忘という。

---

[4] 古代ギリシャ語の thymos, $\theta\upsilon\mu\acute{o}\varsigma$ は息のことで，霊 pneuma, $\pi\nu\varepsilon\tilde{\upsilon}\mu\alpha$（ラテン語の spiritus），魂 psyche, $\psi\upsilon\chi\acute{\eta}$（ラテン語の anima）に関連する。生命，感覚，思考の根源であり，とりわけ憎しみ，喜び，愛などの激しい感情，情熱の要素をもつところから感情現象の意味を帯びるようになった。

因果思考より魔術思考に結びつきやすく，Kretschmer E［1922］が「原始人はわれわれよりはるかに感情誘因的である」と述べたのはこの意味である。**全体感情性妄想** synthymer Wahn，holothymer Wahn（D）は，より漠然とした下層部の感情から派生する，気分に調和した妄想のことで，不安による関係妄想，抑うつによる微小妄想など。

感情応答性 emotional availability（E）は，母親と乳幼児の間に感情の信号システムがあり，双方がこれを適切に読みとって応答し合うことが健全な発育を促すとする Mahler MS の概念。**情動調律** affect attunement（E）［Stern DN 1985］は，共感には至らないが，目に見える行為の模倣ではなく，背後にある情動レベルで行なわれる母子交流。**感情表出** expressed emotion（E）［Vaughn CE と Leff JP 1976］は，慢性精神障害とくに統合失調症患者に対して家族が表出する感情を測定したもの。批判的言動，敵意，情緒的まきこまれ過剰，温かさ，肯定的言辞の5項目から成り，再発に関連するという。**感情観念** affect-idea（E）は，対象に結びついた感情を指す Brown JW［1991］の用語。**視覚低情動** visual hypoemotivity（E）［Bauer RM 1982］は，視覚刺激による情動が生じないことで，視覚情報を辺縁系に伝える下縦束の離断で説明する。**感情論理** Affektlogik（D）は，心的過程を一種の開放システムとみて，感情と思考，情動と論理がその内部で相互に協調し合い全体として働くとする Ciompi L［1982］[5]の概念。

　情動が強いと一種のショック状態（情動ショック Emotionsschock）をきたし，種々の意識変容や錯覚（情動錯覚 Affektillusion）などの精神症状や自律神経症状があらわれる。**驚愕反応** Schreckreaktion（D），**急性ストレス反応** acute stress reaction（E）［ICD-10］などという。原因が去っても症状が残ると**驚愕神経症** Schreckneurose（D），**心的外傷後ストレス障害** posttraumatic stress disorder（E）［DSM-Ⅲ,Ⅳ］になる。**情動行為** Affekthandlung（D）は，情動から考えなしに直接行動に走る短絡反応のことで，犯罪（情動犯罪 Affektdelikt）に至ることもある。**情動麻痺** Emotionslähmung（D）［von Baelz E 1901］は，戦争や災害時に呆然として何の感情も起こらないようにみえる状態で，**情動昏迷** Emotionsstupor（D）ともいい，危険な状況で動物のとる擬死反射 Totstellre-

---

[5] Ciompi L：*Affektlogik, Über die Struktur der Psyche und ihre Entwicklung.* Kette-Cotta, Stuttgart, 1982.

flex（D）になぞらえることもある。情動昏愚 Emotionsstupidität（D）は，情動により一見，知能低下にみえる状態を指す Jung CG の用語。

感情てんかん Affektepilepsie（D）[Bratz E 1906]，驚愕てんかん startle epilepsy（E）は，情動から誘発される一種の反射てんかん reflex epilepsy（E）で，ヒステリーと鑑別を要することがある。発作性情動 ictal emotion（E）は，てんかんの発作症状として恐怖，不安，恍惚などの情動体験を生じる場合で，側頭葉てんかんに多い。情動性(筋)緊張消失 Affekttonusverlust（D）は，情動により誘発される脱力発作で，cataplexy（E）ともいい，ナルコレプシーにみられる。

感情病 affective illness（E），**感情精神病** affective psychosis（E），Affektpsychose（D）は躁うつ病のこと。Kleist K のいう Affektpsychose（D）は，激越不安精神病 agitierte Angstpsychose（D）と昏迷不安うつ病 stuporöse Angstdepression（D）から成る。感情負荷パラフレニー affektvolle Paraphrenie（D）[Leonhard K]は，幻覚妄想が感情にもとづいて形成されるとみられる統合失調症の一類型。

気分 mood（E），Stimmung（D），humeur（F）は，比較的弱い持続的な感情状態を指し，身体・生理的な内部条件や環境に左右される。喜悦，愉快，幸福あるいは憂うつ，不愉快，不安などから成り，健康時の充実感や罹病時の不全感，身体異和感も含まれる。**気分障害** mood disorders（E）は，躁うつ病，気分循環症，気分変調症など感情の変化を主徴とする精神障害を総称した DSM-Ⅲ-R，Ⅳの用語。DSM-Ⅰ[1952]では感情反応 affective reactions（E），DSM-Ⅱ[1968]には大感情障害 major affective disorders（E）（感情精神病 affective psychoses），DSM-Ⅲでは感情障害 affective disorders（E），ICD-8[1967]と ICD-9[1976]は躁うつ病，ICD-10 では気分（感情）障害 mood（affective）disorders（E）と記されている。

基底気分（基本気分）Grundstimmung（D）[Kretschmer E]は，人格に特有な感情傾向で，循環気質，統合失調気質などが含まれる。Schneider K の基底 Untergrund（D）もこれに近く，意識には上らないが感情，思考，欲動などあらゆる心的状態に影響を及ぼす体験不可能な限界概念を指している。基底抑うつ Untergrunddepression（D）は，基底の作用で健康人や精神病質者にひとりでに生じる病的でない抑うつで，内因うつ病とも，過去の体験にもとづく背景反応 Hintergrundreaktion（D）とも区別される。

熱情あるいは**情念** passion（E, F）（passio：受難，感情）[6]，Leidenschaft（D）は，特定の対象に向けられた激しい持続的な感情。Descartes R [1649] は感覚や生理的要求という受動精神に能動精神が付与されると情念が生じるとし，愛，憎しみ，喜び，悲しみ，驚き，欲望の6つの基本情念を分けている。人を行動に駆り立てるエネルギーをもち，19世紀には精神障害の原因として重視された。熱情的理想主義者 idéaliste passionné（F）は，理想にかられて公正を欠く Dide M [1913] の病的体質。熱情精神病 psychoses passionnelles（F）は，Gatian de Clérambault *GHAELM* のいうパラノイア。熱情的態度 attitude passionnelle（F）[Charcot J-M] は，ヒステリー患者が感情を演技的に表現すること。熱情犯罪者 Leidenschaftsverbrecher（D）は激して犯罪におよぶもので，同じ瞬間犯罪でも誘惑にかられて悪に走る機会犯罪者 Gelegenheitsverbrecher（D）より感情興奮が強い。

心情あるいは**情性** moral（E），Gemüt（D），coeur（F）は心の情緒的な側面[7]。身体感覚から外的印象を捉える感性，因果的に推論して結論を導く理性に対して，ものごとの真理を直観する機能を指す。フランスの思想家 Pascal B (1623-62) が信仰の基盤として重視し，心情に感じられる神 Dieu sensible au coeur（F）という命題を導いた。情性欠如型（精神病質者）Gemütlose（Psychopathen）（D）は，同情，恥，後悔，良心などを欠き，冷血な犯罪に手を染めても平然としている精神病質の一類型。統合失調症の経過中に生じた性格変化や，類破瓜病との異同が問題となる。情性荒廃 Gemütsverödung（D）は感情鈍麻のこと。心情病 Gemütskrankheit（D）は躁うつ病と同義だが，Kant I は認識能力を欠いた精神薄弱と精神病一般をこう呼んだ。何ごとに対してもただちに心を動かされ，感じやすいことを感傷性 sentimentality（E），Empfindsamkeit（D），sensiblerie（F）といい，おおむね正常範囲の性格傾向に用いるが，敏感者，自信欠乏型の人格異常や，妄想性障害の回復期にもみられる。

---

6) フランス語 passion の語源である古代ギリシャ語 pathos, $\pi\alpha\theta o\varsigma$ には4つの異なる意味がある。1. 個人にふりかかる予測不能の出来事：事故，災難，病気，苦難。大文字の Passion はキリストの受難。関連する精神医学用語としては cénesthopathie, psychopathie など。2. 強い感情：愛，憎しみ，喜び。精神医学用語は apathie など。3. 受動状況：受身，被動性，憑依。精神医学用語は démonopathie, xénopathie, zoopathie など。4. 劇的で誇張した修辞学表現。悲壮な pathétique など。

7) Dagonet H [1862] によると，ギリシャの thymos，ローマの animus，ドイツの Gemüt，イギリスの moral，フランスの coeur がほぼ一致するという。

より病的な場合は，情動不安定，情動失禁，刺激性などの語を用いる。

愛 love（E），Liebe（D），amour（F）は，対象に肯定的な関心を抱き，非合理的なつながりをもつこと。対象の存在そのものに働きかけ，相手の内面に高い価値を生み出す創造的な運動である。愛の逆感情は無関心ないし憎で，前者は愛の欠如態，後者は愛の裏返しともいうる。人間関係のすべてを満たす愛の表現は多様であるが，そこに一定の位階と秩序（愛の秩序 ordo amoris）を見出すことが可能である。愛を表現するギリシャ語には，エロス（エロース），フィリア（ピリア），アガペーの3つがある。

エロスは，男女の性愛に代表されるように，対象や相手の価値に引き寄せられ，それを追求し所有したいという，主体から対象に向かう一方的な関与である[8]。Platonの少年愛をもとにしたエロス学説をはじめ，愛人や官能を示す語はほとんどがここから派生したが，精神医学用語になったものは意外なほど少ない。長い間エロチズム erotism（E），Erotismus（D），érotisme（F），エロチシズム eroticism（E），Erotik（D），érotique（F）は性本能の心理をさす一般用語に過ぎず，Legrand du Saulle H［1864］はこのなかにエロトマニー（恋愛の狂気），男性色情症，女性色情症，性的変態趣味，老年認知症の猥褻行為などを含めた。Freud S がエロチズムに自体（性）愛 autoerotism（E）の名で新たな意味を与えるのは20世紀になってからである。これを除くと ero から派生した精神医学用語はエロトマニー érotomanie（F），古代ギリシャ由来の男色 pédérastie（F）くらいしか見当たらない。

フィリアは，親愛，友情など，類似性や同等性を基盤にした人間同士の間に生じる相互交流（コイノニア coinonia）である。古代ギリシャ語の動詞 philo, $\phi\iota\lambda\tilde{\omega}$（ラテン語の amo）は，誰かを愛する，家に親しく招く，抱擁する，受け容れる，気に入るなど，広い意味の愛情，夫婦愛，友愛を示す。友人とみなす philia, $\phi\iota\lambda\acute{\iota}\alpha$ はラテン語の amicitia で，ここからフランス語の友情 amitié になる。接頭語として哲学 philosophie，音楽愛好協会 philharmonie など，接尾語として書籍愛 bibliophilie などがある。Freud S は晩年，philia と neikos

---

8) 古代ギリシャ語の動詞 ero, $\acute{\epsilon}\rho\tilde{\omega}$（ラテン語は diligo）は，愛している，〜に夢中である状態。ギリシャ神話のエロスは原始期から存在する生殖神，策知の神ポロスと貧窮の女神ペニアの子，アプロディテの従者など諸説があり，背に翼をもち恋心をかきたてる矢を放つ端正な青年ないし少年の姿で描かれる。ローマ神話ではクピド（キューピッド）Cupid と呼ばれ，ルネサンス期には幼児化して天使と混同された。

を対比させエロスとタナトスの二大衝動を記載した。

　アガペーはキリスト教以降に登場した愛の概念である。古代ギリシャ語の動詞 agapo, $\dot{\alpha}\gamma\alpha\pi\tilde{\omega}$ はあまり用いられず「むしろ好む」というほどの曖昧な内容であったらしい。これから派生した名詞 agape, $\dot{\alpha}\gamma\dot{\alpha}\pi\eta$（近代ギリシャ語の amour）にキリスト教徒が特別な意味を付与し，原始キリスト教会における聖餐，やがて価値の有無にかかわらず神から授けられる無償の愛（ラテン語の caritas）をさすようになった。所有ではなく授与しようとする自己犠牲を伴う愛である。関連する精神医学用語はほとんどなく，見捨てられる主題をもつ非アガペー神経症 névrose anagapique（F）[Levi Bianchini 1953] という精神分析の用語が例外的にみられるに過ぎない。

1．感情の量的な障害

　気分高揚 hyperthymia（E），Hyperthymie（D），hyperthymie（F）は，爽快 heiter（D），楽天的 optimistisch（D）（optime：最もよい）な気分状態。躁病や進行麻痺で典型的にみられるが，統合失調症や症状精神病，中毒（モルヒネ，大麻，有機溶剤，鎮咳剤）にも認める。ドイツの人格類型学における Hyperthymie（D）は，反応が速く直情的な多血質で Kretschmer E の肥満型に対応する。Delay JLP [1946] の hyperthymie（F）は，感情のゆれが大きい気分循環症 cyclothymie（F）に近い概念。非定型精神病では状況に応じて気分が変わりやすく（気分変動），高揚の中にある種の危うさ，脆さを含んでいる。

　躁病あるいは**マニー** mania（E），Manie（D），manie（F）は，気分高揚と意欲増進を主徴とする状態像ないし躁うつ病の病相[9]。観念奔逸，誇大妄想，刺激性，転導性，抑制消失，逸脱行為を伴う。古代ギリシャ語 mania, $\mu\alpha\nu\acute{\iota}\alpha$ は Hippocrates 以前から phrenitis と区別して，慢性に経過する発熱のない精神の乱れ，隔離を要する激しい興奮状態をさした。紀元2世紀ローマの医師 Caelius Aurelianus によると，この意味は数世紀にわたって変化せず，ラテン語の furor に相当していたという。フランス語には14世紀末に登場するが，17世紀初頭からは患者を乱暴で奇異な行動に導く，理に合わない極端な考えという意味も併せもつようになった。Pinel P はマニーを furor に近い全般精神病の意味に用い，興奮を伴い寛解と増悪を繰り返しながら慢性に経

9）形容詞は manic, maniac（E），manisch, manikalisch（D），maniaque（F）。

過する病像すべてを包括した。マニーに対立する部分精神病にEsquirol JED［1825］はモノマニーの語を当てたので，以後はしだいにマニーの中核に，さまざまな精神活動の興奮を置くようになり，マニーの接尾語は部分精神病の意味を残したままérotomanie, kleptomanieなどの用語に残った。

爽快に満ちたきれいな躁病は比較的少なく，うつとの混合状態，興奮しやすい易怒性躁病など多少とも純粋でない病像が多い。幻覚（幻覚躁病mania hallucinatoria），ある種の意識障害（錯乱躁病verworrene Manie, せん妄躁病deliriose Manie）を有するものまで躁病に含めるか否かについては立場が分かれる。急性躁病acute mania（E）あるいはベルのマニーBell's mania（E）［Bell LV 1849］は，興奮が強く消耗して死の転帰をとる重症型で，Calmeil LFの急性デリールdélire aigu（F）に近い概念。慢性躁病chronic mania（E）［Schott 1904］は，反復性の躁病が老年になって中間期がなくなり持続すること。躁的防衛manic defence（E）［Klein M］は，抑うつポジションにある乳児が依存対象を失う不安を解消するために万能感と対象を征服する空想にふけること。マニー親和型typus manicus（L）［von Zerssen D 1977］は，外的な強制や秩序に反抗し，活動，気まぐれ，大胆など外向性を基調とする躁病者の病前人格構造。マニー型［森山公夫1968］も，熱中，気負いの優勢な躁病の病前性格像。

躁状態の軽症型である**軽躁（病）** hypomania（E），Hypomanie（D），hypomanie（F）は19世紀末に登場した。躁病の初期やうつ病の回復期に多いが，躁病に移行せず長期に続くこともある。ICD-10ではF30.0に含まれるが，病的と見なさない立場もある。**発揚** exaltation（E, F），Gehobenheit（D）もこれに近い気分高揚と活動過多であるが，爽快というより自己中心的な思い上がりから生じる張りつめた高い調子を指しており，熱情精神病，パラノイアにみられる。

恍惚あるいは**エクスタシー** ecstasy（E）は，気分高揚が強まり，感激してうっとりと我を忘れる状態。全能感や悟り体験Erleuchtungserlebnis（D），媒介体験mediales Erlebnis（D），神秘体験Mystik（D），啓示Eingebung（D）を伴い，Janet PMFの症例マドレーヌにみられるような神との宗教的一体感unio mystica（L）[10]から性的な至福感まで含まれ，てんかん，ヒステリー，統合失調症，非定型精神病，アルコールの酩酊，有機溶剤中毒などに生じる。魅入られたように体がいうことをきかなくなるのは射すくみfascination（E），Be-

---

10) Janet P : *De l'angoisse à l'extase*. Alcan, Paris, 1926-28.

zauberung (D) である。ヌミノーゼ numinosum (E) (numen : 神託), Numinose (D) [Otto R 1917], sentiment numineux (F) は, 畏怖と魅惑の両面をもつ宗教的神秘体験の本質。Schneider K が妄想知覚の第2分節に適用した。神秘主義 mysticism (E) (muein : 目や口を閉じる) は, 日常を離れた超越体験を通じて自己や世界の新たな認識にいたる宗教的立場で, ドイツの Eckhart J (1260 頃-1328 頃), スペインの Ignatius de Loyola (1491 頃-1556) らが知られる。テレパシー, 千里眼, 心霊術, 精神感応など, 超感覚的な現象を研究するのは神秘学 occultism (E) (occulto : 隠す) である。

気分沈滞 hypothymia (E), Hypothymie (D), hypothymie (F) あるいは**抑うつ気分** depressive mood (E) は, 気分が滅入って沈んだ状態。悲哀感 Traurigkeit (D), 罪責感 Schuldgefühl (D), 自責 self-reproach (E), Selbstvorwurf (D), 劣等感 Minderwertigkeitsgefühl (D), 興味の喪失 Interesselosigkeit (D) などの形で訴えられる。思考が制止し悲観的 pessimistisch (D) (pessimus : 最悪の) な内容になりやすく, 意欲低下や行動抑制を伴う。うつ病をはじめ, 諸疾患の抑うつ状態にみられる。失感情 athymia (E), Athymie (D), athymie (F) もほぼ同義。古代ギリシャ語 athymia, $\alpha\theta\upsilon\mu\acute{\iota}\alpha$ は, 勇気の欠如, 懸念, あらゆる努力の放棄をさした。フランス語には失意の意味で 18 世紀末に登場し, Brierre de Boismont AJF [1856] は athumia と綴り, 不全, 懸念, 悲嘆に当てた。20 世紀初頭のドイツ性格体型類型学では Athymie と Hypothymie はともに感情に乏しい人, 感情反応のない人を指したので, それ以来うつ病, 統合失調症, パーソナリティ障害など病気の種類を問わず, 感情の低下あるいは消滅の意味で用いられるようになった。

Schneider K [1921] は, 生命感受の障害である生命悲哀 vitale Traurigkeit (D) と, 心的感受による反応悲哀 reaktive Traurigkeit (D) を区別し, 前者は漠然とした身体の不調, 重苦しさとして表現され, 内因うつ病 (生命抑うつ vitale Depression) に特有とした。フランスでいう douleur morale (F) がこれに近い。反応悲哀は, 愛や依存の対象を失う喪失体験 (対象喪失 object loss) に伴う感情で, これを解消する心的な作業を Freud S [1917] は悲哀の仕事 (喪の作業) mourning work (E), Trauerarbeit (D) と呼んでいる。

病的悲嘆 pathological grief (E) は, 近親者の死, 拘禁, 事業の失敗, 経済的破綻などストレスの強いライフイヴェントにより生じる通常反応の範囲を超える悲しみ。Freud S [1917][11)]はメランコリーと呼んだ。病的な内容は未解

決 unresolved［Zisook S ら 1983］，複雑 complicated［Prigerson HG ら 1995］，遅延と歪み delayed and distorted［Lindemann E 1994］，遅延，欠如，慢性 delayed, absent and chronic［Raphael B ら 1990］などさまざまに表現され，毎年その日が近づくと不安定になる記念日反応 anniversary reaction（E）を起こしやすい。生死を分けるような心的外傷による場合は PTSD になる。治療は悲嘆療法，グリーフ セラピー grief therapy（E）である。悲嘆うつ病 Jammerdepression（D）は，単調な嘆きを繰り返し落ち着きのない退行期の激越うつ病のこと。

罪責感は強くなると，過去にさかのぼり同じ主題に収斂しやすい。これを前景とするうつ病を罪責うつ病 Schulddepression（D）と呼ぶことがある。自分が完全でない，何かが足りない，どこか人と違うと感じる不全感 feeling of insufficiency（E），Insuffizienzgefühl（D）は，うつ状態，無力型や自信欠乏型の人格異常のほか，執拗な反省，内省を伴って思春期妄想症，敏感関係妄想，無力妄想などに生じる。

うつ，抑うつ depression（E）（de：下へ，premere：押す），Depression（D），dépression（F）は，内因精神病としてのうつ病と，状態像ないし症候群としての抑うつ状態 depressive state（E），depressiver Zustand（D），état dépressif（F）の両方を指し，時に応じて使い分ける。**内因うつ病** endogenous depression（E），endogene Depression（D），dépression endogène（F）は誘因のない生物学的発症をし，精神運動制止が強く，体重減少や早朝覚醒，症状の日内変動 daily fluctuation, diurnal mood swing, diurnal variation（E），Tagesschwankung（D）を伴う。精神病性うつ病 psychotic depression（E）もこれと同義だが，幻覚・妄想，錯乱などを伴うより重症例に用いる場合もある。内因うつ病といっても精神病のニュアンスを感じるものはごく一部にすぎない。DSM-Ⅲでは従来の内因うつ病を大うつ病 major depression（E）と呼びかえ，幻覚・妄想などの精神病像を伴う場合は内容が気分と調和する mood-congruent（E），調和しない mood-incongruent（E）で区別した。RDC，DSM-Ⅳ，ICD-10 では major depressive disorder（E）となっている。軽うつ（病）mild depression（E），Subdepression（D）は内因うつ病の軽症型。外来治療が可能な程度［平澤 一 1966］[12]のものを指すが，明確な規定はない。うつ病を中国では抑郁症，台湾

11）Freud S：*Trauer und Melancholie*. 1917.
12）平澤 一：軽症うつ病の臨床と予後．医学書院，東京，1966.

では憂鬱症という。

　内因うつ病にうつ病相のみを繰り返す**単極うつ病** unipolar depression（E），monopolare Depression（D），dépression unipolaire（F）と，躁のみあるいは躁うつふたつの病相を併せもつ**双極うつ病** bipolar depression（E），bipolare Depression（D），dépression bipolaire（F）あるいは双極感情障害 bipolar affective disorder（E）を区別したのは Leonhard K［1959］である。1960年代に Angst J［1966］13），Perris C［1966］14）らが多数例の調査から単極性，双極性の区分を確立した。後者は前者に比べて発病が 10～15 年早く，躁病の遺伝負因が多く，病相が短く，気分安定薬 mood stabilizer（E）の治療と予防効果が高いとされる。

　双極うつ病を，躁病相を伴う I 型 bipolar I と，軽躁を伴う II 型 bipolar II に区分するみかた［Dunner DL ら 1970, RDC 1978］も定着しつつあり，後者はパニック発作，恐怖症，行動障害，パーソナリティ障害などを伴い，家族にはアルコール症や自殺が多く治療しにくいという。DSM-IV では双極 II 型障害 bipolar II disorder［296.89］として独立項になっている。病像がうつでも躁病の家族負因があると双極型に入れる立場［Winokur G 1973, Dunner DL らの III 型］もある。うつ病スペクトラム疾患 depression spectrum disease（E）は，アルコール症や反社会人格の家族歴と異性問題をもつ若い女性の単極うつ病の一類型をさす Winokur G ら［1978］15）の概念。双極スペクトラム bipolar spectrum（E）は，双極 II 型障害，気分変調症，気分循環症などを連続体とみる Akiskal HS［1983］16）の概念。

　Kielholz P［1966, 1971］17）はうつ病を身体因性，内因性，心因性の 3 群に分け，内因うつ病を身体因性と心因性の中間に位置づけたが，一般にはこれを基準に考えることが多い。各群は互いに重複があるとされ，誘発うつ病や発病状況論は内因と心因（反応）の境を薄め，卒中後抑うつは身体（器質）因と内因の移行を可能にする。わが国では病前性格，発病状況，病像，治療への反応，経過をふまえて 6 型に分けた笠原　嘉と木村　敏の分類［1975］が知られ

---

13) Angst J：*Aetiologie und Nosologie endogener depressiver Psychosen*. Springer, Berlin, 1966.
14) Perris C：A study of bipolar (manic-depressive) and unipolar recurrent depressive psychoses. *Acta Psychiatr Scand* 42：suppl 194, 1966.
15) Winokur G：*Depression the fact*. Oxford Unv Press, Oxford, 1981.
16) Akiskal HS, et al：The evolvimg bipolar spectrum. *Psychiatr Clin North Am* 22：517-554, 1999.
17) Kielholz P：*Diagnose und Therapie der Depression für Praktiker*. Lehmanns, München, 1966.

ている．

メランコリー melancholia（L, E）(melas, μέλας：黒い, chole, χολή：胆汁), Melancholie（D）, mélancolie（F）は抑うつ，うつ病の別名。古代ギリシャ語のmelancholia, μελαγχολία は，心配と悲しみの持続する状態をさし，Hippocrates は「心配と悲しみが長期間続く場合はメランコリックである」と記載している。患者は黒胆汁を吐いたので，黒胆汁のもたらす思考と感情の病気でもあった。フランス語には 12 世紀から登場するが，これに対応する色は黒ないし青である。黒で表現される語には，憂うつ idees noires（F）, 気がふさぐ broyer du noir（F）, 悲観的に考える alles Schwarz sehen（D）, vedere tutto nero（I）などがあり，縁起の悪い日は黒い日 Schwarzer Tag（D）, dies ater（I）という[18]。メランコリー mélancolie とオダマキ（青い花）ancolie の語呂合わせは中世の詩にみられ，von Goethe JW の描くウェルテルの青い燕尾服と，Novalis の未完小説「青い花（原題はハインリヒ・フォン・オフターディンゲン）」[1802] は，愛と理想を示すドイツロマン主義の象徴であった。空想やお伽話を青い物語 contes blues, 到達できない理想を青い鳥 oiseau bleu といい，英語でも気が滅入る to be blue, 憂うつである in the blue と表現される。メランコリーはしだいに，悲しみに限らずあらゆる情熱の過剰と同義語になり，この延長にある Pinel P のメランコリーは，一徹な考えに支配された部分精神病のことである。Kraepelin E [1896] のメランコリーは，退行期うつ病の別名で，コタール症候群や緊張病に発展する妄想性障害の一種である。

マニーとメランコリーのつながりは，カッパドキアの Aretaios にさかのぼる。17 世紀の Willis T は「メランコリーの後にはマニーがくる。両者は病気中にしばしば交代する」と記し，19 世紀前半にザクセン領ヒルドブルグハウゼン精神科病院に勤めた Hohnbaum C（1780-1855)[19]は，一人の患者に長短さまざまな周期で爽快と悲哀が交代する例を報告した。精神医学においてマニーとメランコリーがひとつの病気に組み入れられたのは Falret J-P [1854] の循環狂気 folie circulaire（F）, Baillarger JGF [1854] の二相狂気 folie

---

[18] 1347 年にイタリアに上陸し，1348～50 年に 2500～3000 万人の死者を出した黒死病 The Black Death（E）, Der Schwarze Tod（D）は，1631 年に Isaacus Potanis が黒い病 pestis atra と名づけたことによる。Pestis はペストではなく疫病，はやり病を指し，黒死病もペストと炭疽病との混合流行の可能性が高いとされる［滝上 正 2006］．

[19] Hohnbaum C：Über den Wechsel zwischen Heiterkeit und Traurigkeit bei Irren. *Allg Z Psychiatr* 2：241-263, 1845.

à double forme（F）以降で，Kraepelin E が**躁うつ病** manisch-depressives Irresein（D），manic-depressive psychosis（E），psychose maniaco-depressive（F）の概念を確立するのは教科書 6 版［1899］である．

激越メランコリー melancholia agitata（L）は激越うつ病，不安メランコリー melancholia anxia（L）は不安うつ病，感覚喪失メランコリー melancholia anaesthetica（L）［Schäfer O 1880］は離人症，弛緩メランコリー melancholia attonita（L）は緊張病の昏迷に近い病像．DSM-Ⅲ-R のメランコリー病像 melancholic features（E）は，興味や歓びの喪失，気分の無反応，精神運動障害，早朝覚醒，体重減少，症状の日内変動，薬物への良好な反応など生物学的色彩の濃い内因うつ病像の特徴．DSM-Ⅲ，Ⅳでは初めの 2 要素を重視する．メランコリー親和型 typus melancholicus（L）は，秩序志向で良心的な性格から発病に至る，Tellenbach H の記載したうつ病の現象学的な存在類型．メランコリーの激越発作 raptus melancholicus（L）（rapere：もちあげる）は，精神運動制止の強いうつ病に突然生じる興奮状態で，駆り立てられるように暴行や自傷，自殺に走るものを指すが，緊張病が含まれていた可能性もある．躁病の raptus maniacus（L），ヒステリーの raptus hystericus（L）の語もある．

混合状態 Mischzustand（D）［Weygandt W 1899］は，躁とうつの混在した病像．躁からうつ，あるいはその逆へ病相が移行する時にあらわれやすく，思考，感情，意志の 3 つの要素が各々少しずれて変化するために生じるとされる．Kraepelin E の教科書 5 版［1896］に躁(病)性昏迷 manischer Stupor（D）が記載されたが，8 版［1913］ではさらに不安躁病 ängstliche Manie（D），興奮うつ病 erregte Depression（D），思考貧困躁病 gedankenarme Manie（D），観念奔逸うつ病 ideenflüchtige Depression（D），制止躁病 gehemmte Manie（D）の類型が追加され拡大した．

基本状態 Grundzustand（D）も Kraepelin E［1913］の記載した，躁うつ病の病前ないし間欠期にみられる持続性の病的状態．疾患の前段階をなす一種の素質 Veranlagung（D）を指し，生涯を通じて変わらないこともあるが，ある条件下では病気となって病相の形をとるという．抑うつ，躁，刺激性 reizbar（D），気分循環性 zyklothym（D）の素質が含まれ，Kretschmer E の考えに近くなっている．その Kretschmer E の循環気質 Zyklothymie（D）は，社交的で順応しやすい正常者の性格をいい，Schneider K の循環病 Zyklothymie（D）は躁うつ病のことである．かつて Kahlbaum KL［1882］は，高揚と抑うつを示

す軽い気分変動を cyclothymia（L）と呼んだが，DSM-Ⅲ，Ⅳの気分循環障害 cyclothymic disorder（E）は，軽い躁とうつが2年以上繰り返している軽症の双極性障害を指している．

季節性感情障害 seasonal affective disorder（E）[Rosenthal NE ら 1984][20] は，季節変化に一致して寛解増悪を繰り返す躁うつ病で，秋冬にうつとなり，春夏に回復する．高緯度地域の20歳台の女性に多く，遺伝負因があり，過眠，糖質の過食，体重増加を伴い，生体リズムの異常が推定されている．DSM-Ⅲ-R に季節型 seasonal pattern（E）の名で登場した．

反応性（抑）うつ，反応うつ病 reactive depression（E），**心因性（抑）うつ，心因うつ病** psychogenic depression（E）は，心理的体験を契機に生じた抑うつ状態で，内因性に比べて悲哀感を強く訴える割に，他覚的にはそれほど深刻にみえず，不安，焦燥，孤独，心気など症状が多方面にわたり，気分は不安定で環境の影響を受けやすい．精神運動制止は軽く昏迷に至ることは稀で，早朝覚醒，体重減少，自律神経症状など生物学的指標に乏しい．未熟で他者配慮が欠け，後悔や自責より，他人への攻撃や非難の目立つ傾向があり自殺は少ない．笠原・木村の分類では葛藤反応型に当たる．経過は契機となった体験の消長に左右されるが，病相を繰り返すことなく一般に長引きやすい．

神経症性（抑）うつ neurotic depression（E）あるいは**抑うつ神経症** depressive neurosis（E）は，幼児期の葛藤から形成された神経症的性格を基盤に生じる抑うつ状態をさすが，反応性抑うつとの間に症候学的に明らかな差は無く，両者を一括する立場もある．**燃えつき** burn-out（E）[Freudenberger HJ 1974][21] は，信じて打ち込んできた事柄が裏目に出た時の疲弊，落胆，自己嫌悪などで，1970年代のアメリカで医療従事者や教育関係者に多いといわれた．ICD-10 では Z73.0 になる．

内因うつ病が心因から誘発されるか否かには議論があるが，**誘発うつ病** provozierte Depression（D）[Lange J 1926] は，これが可能との立場に立つ概念．初めは反応性にみえるが，やがて内因うつ病の特徴を帯びる．**発病状況論，状況因** Situagenie（D）を押し進めると，内因性と反応性の区分は曖昧になる．**引越しうつ病** Umzugsdepression（D）[Lange J 1926] は，転居を契機とし

---

20) Rosenthal NE, Sack DA, Gillin JC, et al：Seasonal affective disorder：A description of the syndrome and preliminary findings with light therapy. *Arch Gen Psychiatry* 41：72-80, 1984.
21) Freudenberger HJ, et al：*The high cost of high achievement.* Anchor Press, New York, 1980.

て発病する内因うつ病。転居は特に女性にとっては単なる空間移動でなく，慣れ親しんだものとの別れと，新しいものへの同化を含む存在様式の変化であるという。**荷下ろしうつ病** Entlastungsdepression（D）[Schulte W 1951][22]は，戦場や捕虜からの帰還，仕事の完成など負荷状況の解放により，緊張の平衡を欠いて発病する内因うつ病。**根こぎうつ病** Entwurzelungsdepression（D）[Bürger-Prinz H 1951][23]は，敗戦，民族の迫害追放など人生の目標や生活基盤の一切が無に帰したときに生じる内因うつ病。**消耗うつ病** Erschöpfungsdepression（D）[Kielholz P 1957][24]は，敏感で良心的な性格の人に，長期にわたる感情刺激と葛藤が反復するために生じる内因うつ病で，神経衰弱・心気症状を伴い内因反応性気分変調に近い。**実存うつ病** existentielle Depression（D）[Häfner H 1954]は，生活の支えとなる価値を奪われた体験下で，新しい価値を見出すことも不可能になり，ますます実存が危機に陥る状況から生じる内因うつ病。**喪失うつ病** Verlustdepression（D）[Lorenzer A 1959]は，実存うつ病を発展させた概念で，患者は所有と喪失をめぐる内的矛盾をもつため，些細な喪失も実存的破局として体験され内因うつ病になるという。

うつ病に比べて躁病の発病状況論は少なく，反応躁病や神経症性躁病という概念はないが，**葬式躁病** funeral mania（E），**死別躁病** manie de deuil（F）などが例外的に知られている。安定していた統合失調症患者が近縁者との死別を契機に熱情的になることがある。**抗生剤因性躁病** antibiomania（E）[Abouesh A ら 2002]は，抗生物質により誘発される躁状態でクラリスロマイシン，シプロフロキサシンなどに多いという。

遷延うつ病 prolonged depression（E）は，通常の治療に抵抗し，長引いて寛解に達しないうつ病。**難治うつ病** intractable depression（E）ともいう。原因は病相の持続，不適切な治療，負荷的状況の継続，環境の変化，パーソナリティ障害の併発，一種の残遺状態などが挙げられるが，うつ病概念の拡大，誤診の場合もある。

非定型うつ病 atypical depression（E）[Davidson JRT ら 1982]は，発病が早く

---

22) Schulte W：Die Entlastungssituation als Wetterwinkel für Pathogenese und Manifestation neurologischer und psychiatrischer Krankheiten. *Nervenarzt* 22：140-149, 1951.
23) Bürger-Prinz H：Psychiatrie und Probleme der Umwelt. *Stud General* 4：227-234, 1951.
24) Kielholz P：Erschöpfungsdepression. In：*Lexikon der Psychiatrie*（Müller C ed）. Springer, Berlin, 1973.

(16.8歳), 対人関係に過敏で気分が状況依存性に反応しやすく, 過食と体重増加, 過眠, 鉛のような体の重さを伴う抑うつ。West ED ら [1959] が MAO阻害薬の効果を挙げたのが始まりで, Stewart JW ら [1993] が操作診断基準 (ADDS) を作り, DSM-Ⅳに非定型病像 atypical features (E) として採用された。

多くの身体疾患に抑うつ状態が合併する。中枢神経疾患 (進行麻痺, パーキンソン病, 頭部外傷, 脳血管性認知症など), 循環器疾患 (心筋梗塞, 冠動脈疾患など), 感染症 (インフルエンザ, 肺炎など), 内分泌・代謝疾患 (甲状腺機能低下症, 糖尿病, 尿毒症など), 膠原病 (SLE, MCTD など), 悪性腫瘍 (膵癌, ホルモン産生腫瘍など) が知られている。DSM-Ⅳでは一般医学状態による気分障害 mood disorder due to a general medical condition (E) [293.83] という。警告抑うつ prämonitorische Depression (D) [Lauter H 1973] は, 重症疾患や悪性腫瘍の発見に先立って生じる抑うつ状態。

産後抑うつ postpartum depression (E) は, 出産後1年以内に生じる消耗性の抑うつで, 過眠と食欲増進を伴う。マタニティ ブルーズ maternity blues (E) [Moloney JC 1952] は, 出産後3～8日に生じる一過性, 抑うつ性の感情不安定。

二次(性)抑うつ secondary depression (E) は, 身体疾患のほかに躁うつ病以外の精神疾患, アルコール症, 薬物 (降圧剤, ステロイド, ヒスタミン H_2 受容体遮断薬, インターフェロンなど), 手術などから二次的に生じる抑うつ状態を包括する概念。精神作用物質誘発性気分障害 substance-induced mood disorder (E) は, 薬物ないし精神活性物質の中毒ないし離脱に関連する感情障害をさす DSM-Ⅳの用語。パーキンソン病の40～50%にうつ状態の合併があり, 内因うつ病に比べて不安が強く自責が少ないとされる。発病の早い女性で, 左半球障害の機能障害が強く, 振戦より寡動と歩行障害の目立つものに多いという。二次(性)躁病 secondary mania (E) [Krauthammer C, Klerman GL 1978] は, 器質・症候性の躁病で薬物によるものを含む。高齢に発病し, 感情病の既往や家族歴がなく, 体因との時間的並行関係があり, 1週間以上続くものをとりあげている。

卒中後(抑)うつ poststroke depression (E) [Robinson RG ら 1984][25] は, 脳梗塞発作後6か月～2年に生じる抑うつで, 頻度は約20%, 左大脳半球の前頭葉病変に多いとされる。画像診断が進むと明らかな脳卒中発作はなくても所

見の得られる場合が少なくない．脳卒中発作の既往がないうつ患者に MRI で梗塞病変などが発見されると MRI 確認(脳)血管性(抑)うつ MRI-defined vascular depression（E）[Krishman KR ら 1997] といい，これと卒中後抑うつを一括して**(脳)血管性(抑)うつ**（cerebro-）vascular depression（E）[Alexopoulos GS ら 1997] と呼ぶ．さらに高血圧などの危険因子をもつだけのものにまで拡大して用いる場合もある．(脳)血管性躁病（cerebro-）vascular mania（E）[Steffens DC, Krishman KR 1998] は，明らかな局所脳損傷のある脳卒中後躁病から，無症候性脳梗塞など器質関連が疑われる躁病まで包括した概念．

精神病後(抑)うつ postpsychotic depression（E）[McGlashan TH ら 1976] は，精神病とくに統合失調症の急性症状消褪期にみられる消耗性の抑うつ状態で，意欲低下，疲労感，集中困難，将来への不安，自責，強迫傾向，軽い自我障害 [萩生田晃代ら 1990] などを伴う．本態については統合失調症のいわゆる陰性症状，抗精神病薬の影響，喪失体験にもとづく心因反応など諸説がある．ICD-10 では統合失調症後抑うつ post-schizophrenic depression（E）[F20.4] に含まれる．

不安 anxiety（E），Angst（D）（agcho, $ἄγχω$：首を絞める，窒息させる，ラテン語 ango）は，対処不決定の漠然とした恐れの感情で，一般に対象のある恐怖 fear（E）に対して，対象を欠くものを指す[26]．フランス語では延髄・身体的な苦悶 angoisse（F）と皮質・精神的な不安 anxiété（F）を使い分ける [Littré E 1863]．正常な不安としては，生きているかぎり避けることのできない病や死への恐れ，生活，経済上の諸々の不安があり，原不安 Urangst（D），現実不安 Realangst（D）[Freud S]，被造物の不安 Angst der Kreatur（D）などという．物事や価値を知り分別をもつと，むしろ不安も増える [Kierkegaard S 1884 の客観的不安]．Goldstein K [1939] は破局状況に置かれた生体の主観的経験を不安という．Jaspers K [1919] は，人生に訪れる避けがたい逆境（歴史の偶然，死，苦悩，争い，罪責など）を限界状況 Grenzsituation（D）と呼び，人はこれにつき当たると自己の絶対的な有限性を知り，自滅することも，平生は見逃している実存に目覚めることもあるとする．

---

25) Robinson RG, et al：Mood disorders in stroke patients. Importance of location of lesion. *Brain* 107：81-93, 1984.
26) 13 世紀イタリアのスコラ哲学者 Thomas Aquinas は予測できない恐怖をアゴニア agonia と呼び，Reid JP が anxiety と英訳した．

病的な不安 morbid anxiety（E）とは，刺激が主体の内部で歪曲・肥大化されるために，客観的な危険に比して不釣り合いに強く反復してあらわれる不安のこと。その処理に神経症的防衛機制を要するので，神経症性不安 neurotic anxiety（E）ともいう。正常な不安との差が量的か質的かについては議論が多い。精神病性不安 psychotic anxiety（E）は，将来起きてほしくないことが起こるのではないかと，未来を先取りして恐れる空想的な**予期不安** expectation anxiety（E），Erwartungsangst（D）である。

去勢不安 Kastrationsangst（D）［Freud S 1908］は，男児が性的活動を父親からとがめられ，去勢の罰をうけるのではないかと抱く不安で，幼児性欲，エディプス コンプレクスの抑圧をもたらすとされる。性欲奪取 aphanisis（E）（aphanisis, $\alpha\varphi\acute{\alpha}\nu\iota\sigma\iota\varsigma$：消失）は，男女に共通するより根源的な喪失の不安をあらわす Jones E［1948］の用語。McGlashan TH［1982］[27]の aphanisis は，慢性統合失調症患者の示す抑うつとは異なる虚無感。

分離不安 separation anxiety（E），Trennungsangst（D）［Freud S 1926］は，乳幼児が依存対象から離されるときに示す不安。8か月不安 eight months anxiety（E）［Spitz RA］も，6か月を過ぎた乳児が依存対象である母親以外の見知らぬ人に抱く不安。依存抑うつ anaclitic depression（E）は，母親から離された（母性遮断ないし剝奪 maternal deprivation）乳児が泣きやすくなり，体重減少，睡眠障害，無表情，反応減退など一種の施設症を呈することを指す同じく Spitz RA［1946］の概念。基底不安 basic anxiety（E）［Horney K 1937］[28]は，愛情に乏しい環境に育った幼児が抱く恐怖，敵意，無力感，孤独感などで，のちの性格形成や神経症の基盤になるという。破滅不安 annihilation anxiety（E）［Klein M 1948］は，欲求を満足させる良い対象が欲求不満足的な悪い対象に破壊されることへの乳児の幻想的な不安。妄想不安 paranoid anxiety（E）ともいう。より年長になると対象関係が統合され，良悪ふたつの対象はひとつの対象の異なる側面であると気づいて罪悪感を抱く抑うつ態勢 depressive position（E）を経過するが，これが充分に確立されないとのちのうつ病に関わる。見捨てられ抑うつ abandonment depression（E）は，Masterson JF［1972］[29]が境界例に想定した抑うつに近い不安感。生後16～25か月の幼児が母親から

---

27) McGlashan TH：Aphanisis：the syndrome of pseudo-depression in chronic schizophrenia. *Schzophr Bull* 8：118-134, 1982.
28) Horney K：*New ways in psychoanalysis*. Norton, New York, 1939.

情緒的支持を得られない時に感じる抑うつ,恐怖,怒りで,原始的防衛機制によって乗り切るが,青年期に破綻して境界例が生じるとされる。無力妄想では自分に落ち度があるという確信のために,他人や世間から見捨てられる不安が強い。共生不安 symbiosis anxiety(E)[Stoller R 1968][30]は,共生期の母子融合に引き戻される不安で,その防衛から男性性が確立されるという。

パニック発作 panic attack(E)[31]あるいは不安発作は,破局感,切迫感を伴う急性の不安状態。口渇,動悸,発汗,瞳孔散大,胸内苦悶,頻尿,下痢など自律神経症状を伴う。19世紀はじめに汎恐怖 pantophobie(F)(pantos, παντός:各々,すべて),19世紀半ばに広汎恐怖 panophobie(F)の名で登場する。ボルドーの Desmartis[1851]が激しい不安に襲われた若い女性例を記載し,Morel B-A[1871]が症状を詳しく報告した。Pitres A*JMM* と Régis J*BJE*[1902]がこれを体系的な単恐怖 monophobie(F)と区別して,不安神経症に相当するびまん性恐怖 phobie diffuse(F)に含めた。パニック発作を前景とするパニック障害 panic disorder(E)は,20歳台の女性に多く,僧帽弁逸脱などの循環器障害や自殺の合併が知られている[32]。発作は数分から数十分でおさまるが,呼吸促迫から血液の酸塩基平衡が崩れて過呼吸症候群を呈することがある。間欠期にも慢性の不安が持続し,発作を心配して外出を避けて広場恐怖の形をとることがある。Sullivan HS[1953]のパニックは,統合失調症の初期に患者が自他を分ける解離ができず,不快な内臓感覚と不安に襲われ,思考が停止しまとまりのある行動をとれなくなる体験。

全般性不安 generalized anxiety(E)は,不眠,注意集中困難,自律神経系の過敏状態などを前景とする慢性の不安状態。浮動不安 free-floating anxiety(E)ともいう。漠然と理由なく生じることも,特定の場所や状況に結びつくこともある。

不安は程度の差はあるとしてもあらゆる疾患に伴うが,特に甲状腺機能亢

---

29) Masterson JF : *Treatment of the borderline adolescent : A developmental approach*. Willey & Sons, New York, 1972.
30) Stoller R : *Sex and gender*. Science House, New York, 1968.
31) パン Pan は昼下りに家畜や旅人を驚かすアルカディアの牧羊神。ローマ神話ではファウヌス。Pan には大自然,異教,すべてという象徴的な意味もあり,パンドラ Pandora(pan すべての,dora 贈り物を与えられた)は神々が人間界に送った初めての女性名で,悲しみや不幸を封印した箱(壺)を携えていた。
32) Freud S のヒステリー症例カタリーナにもパニック発作があった。

進症，高血圧，低血圧，褐色細胞腫，低血糖，狭心症，心筋梗塞，側頭葉病変などでは病像の前景に立ちやすい．神経症一般にみられるが，不安神経症 anxiety neurosis（E）では，それが加工されない形で直接に表現される．特有な人格や防衛機制と結びついて心気，強迫などより分化した神経症へ発展し，逆にこれらの症状が解体する際に不安があらわれるとされる．不安ヒステリー Angsthysterie（D）[Freud S 1909] は，抑圧された衝動が特定の対象への不安に変化する恐怖症の別名で，身体症状に転換されるヒステリーになぞらえたもの．不安信号 Angstsignal（D）は，不安を自我に防衛を促す信号とみた Freud S [1926] の概念で，反射的な自動不安 automatische Angst（D）から，自我の発達に伴って移行するという．不安はうつ病の部分症状としてもよく遭遇し，老人では不安・焦燥が前景に立つ激越うつ病 agitierte Depression（D）になりやすい．頭内苦悶 Kopfangst（D）は，うつ病で頭の中に限局して不快，違和感をおぼえること．統合失調症の病初期では明白な統合失調症状に先駆して，あるいは妄想気分と結びついて不安を訴えることが多い．Conrad K [1958] のトレマ Trema（D），Ballet GLS [1911] が慢性幻覚精神病で記載した漠然とした不安感 inquiétude vague（F）などがこれにあたる．何か大変なことが起こりそうな，それに対応できそうもない圧倒される不安である．正常なら舞台まけ，場おくれ stage-fright（E），Lampenfieber（D），異常なら妄想気分に近い．ラテン教父 Augustinus の不安な心 cor inquietum（L）は，本来，神への対向性をもつ人間が神から離反して平安 quies（L）を失った状態[33]．

　静穏 ataraxia（E）(taraxis, τάραξις：焦燥，困難，混乱), Ataraxie（D），ataraxie（F）は不安がなく心穏やかなこと．古代ギリシャ語 ataraxia, $\alpha\tau\alpha\rho\xi\iota\alpha$ は，問題のないこと，魂の平安をさし，エピクロス派が理想とした[34]．フランスでは de Montaigne ME が『エセー』[1580] に記している．形容詞 ataraxique（F）は19世紀中葉に登場する．医学用語としては，Jacquet [1907] が消化静穏 ataraxie digestive（F）に用い，Bobon J ら [1972] は向精神薬の効果を静穏特性 ataraxic property（E）と表現した．

---

[33]「あなたは私たちをあなたに向けて造りたまい，あなたのうちに憩うまで，私たちの心は不安に駆られる」『告白』．

[34] ヘレニズム期の哲学者 Demokritos, Epikouros らは，原子唯物論の立場から快楽を肯定し，魂を構成する原子が乱されない心の平安に人生の理想をおいた．

2．感情の質的な障害

気分変調 dysthymia（E）(dys, $δυς$：不全，困難，thymos, $θυμός$：情性)，Verstimmung（D），dysthymie（F）は，通常から偏った気分異常。広義には爽快，抑うつを含むあらゆる気分の変化を指すが，狭義には感情の急な落ち込みをさす。一過性のことも，ある期間続くことも，繰り返すこと（周期性気分変調 periodische Verstimmung）もあり，月経前，てんかん発作の前後，脳器質疾患，境界性パーソナリティ障害，無力妄想の初期などにみられる。Hippocrates に登場する古代ギリシャ語 dysthymia, $δυσθυμία$ は athymia と同義で悲しみ，不全をあらわし，勇気，信頼，喜びをあらわす euthymia, $εὐθυμία$ に対立する[35]。

Kahlbaum KL の dysthymia（L）は感情面の部分精神病のことで，Hecker E［1871］は破瓜病の初期の特徴を「悲哀に満ちた Dysthymie」と記載した。Bumke O の Dysthymie（D）は素質から生じる持続性の抑うつのこと。フランス精神医学においては感情の急激な変動を指し，非定型精神病に相当する気分変調性統合失調症 schizophrénie dysthymique（F）などの用語になった。ICD-10, DSM-Ⅲ-R の dysthymia（E），DSM-Ⅲ，Ⅳ の dysthymic disorder（E）［300.4］は持続性の単極性うつ状態で，従来の抑うつ神経症の大部分を含んでいるが，若年・高年発症の区分が設けられている。軽症感情病性気分変調 subaffective dysthymia（E）［Akiskal HS ら 1980］は，薬物への反応がよく内因要素の強い抑うつ気分を指し，単極ないし双極うつ病の軽症型に当たるという。内因反応性気分変調 endoreaktive Dysthymie（D）［Weitbrecht HJ 1952］[36] は，無力性で過敏な中年者に，心理的あるいは身体的負荷が長期に続いたあと徐々に生じる気分変調と自律神経領域の心気的愁訴を主徴とする抑うつで，内因性，反応性の両方の特徴を併せもち，うつ病の辺縁型とされた。

多幸(症) あるいは **上機嫌** euphoria（E）(eu, $εὐ$：よい，phora, $φορά$：運動，衝動行為，飛躍)，Euphorie（D），euphorie（F）は，客観的状況にそぐわない空虚で表面的な爽快気分[37]。老年認知症，進行麻痺，前頭葉損傷などの脳器質

---

35) euthymie はフランス精神医学ではあまり用いられない。英文学では isothymia ないし normothymia と同義になる。
36) Weitbrecht HJ：Zur Typologie depressiver Psychosen. Fortschr Neurol Psychiatr 20：247-269, 1952.
37) 古代ギリシャ語の euphoria, $εὐφορία$ は豊穣，肥沃，多産，豊作を指し，後にその比喩から満ち足りた解放的な気分，精神的な充足を意味するようになった。

疾患やアルコール，モルヒネなどの中毒精神病，臨死体験にみられる。well-being（E），Wohlbefinden（D）ともいう。統合失調症の認知症化にみられる場合は児戯性気分 läppische Stimmung（D）[Homburger A 1926] などと呼んで使い分けることもあるが，実際上の区別は難しい。フランス語の euphorie（F）は 18 世紀後半に登場するが，まだ精神医学的な意味はなく Proust M の小説『失われた時を求めて』にも散見される。形容詞 euphorique, euphorisant の使用は 20 世紀からである。Sullivan HS の euphoria（E）は，パニックの対極に当たり，個人が対人関係のなかで要求を満たして満足し，筋肉系の最大の弛緩が得られた状態。心気多幸症 hypochondrische Euphorie（D）は，心気的な愁訴が強いのに気分高揚を示す Kleist K の概念。Leonhard K はこれを独立疾患，Petrilowitsch N は躁うつ病の一類型とみた。

　不快気分 dysphoria（E）（dys, δυς：不全, phora, φορά：運動），Dysphorie（D），dysphorie（F）は，刺激的 irritable（E），reizbar（D）で不機嫌 verstimmt（D）な感情[38]。フランス語の dysphorie（F）は 20 世紀初頭から，はっきりしない不全感，圧迫感，耐えがたさを表現する語になった。Schneider K [1923] の精神病質人格には，Dysphorie（D）が抑うつ型の一部にみられる特徴として挙げられている。不快気分性障害 dysphoric disorders（E）は Klein DF [1976] が提唱した抑うつ気分を相性に繰り返す一群の患者で，内因・反応うつ病のほか，てんかん，統合失調症，パーソナリティ障害，脳器質疾患まで広く含んでいる。種の不快 dysphorie de genre（F）[Fisk NM 1973] は性同一障害のこと。

　モリア moria（E）[Bruns と Jastrowitz 1888] は，認知症患者の多幸状態。古代ギリシャ語 moria, μωρία は，愚かさ，軽率，ばかげたことを指した。**ふざけ症** Witzelsucht（D）[Oppenheim H 1890] もほぼ同義だが，上機嫌を基礎に軽口，語呂合わせ，ばかばかしい冗談をいう傾向を指し，前頭葉底面の局在症状とされる。おどけた表情や動作を示すとおどけ（症）clownism（E）あるいは道化症候群 buffoonery syndrome（E），Faxensyndrom（D）といい，統合失調症（衒奇），ヒステリー（仮性認知症）や心因反応にもみられる。多幸と不安の入り混じった感情状態の中で，絶望しているようにみえながらおどけて冗談をとばすことを捨鉢諧謔 Galgenhumor（D）という。混合状態 [Kraepelin E] や

---

38) 古代ギリシャ語の dysphoria, δυσφορία は，euphoria の対極に位置する過度の耐えがたい苦痛を指し，後に不安を伴う苦悩状態へ転化した。

振戦せん妄［Bleuler E］に多いとされる。道化精神病 Faxenpsychose（D）［Bleuler E 1911］は，まとまりのない身ぶりやしかめ顔を特徴とする多動性緊張病の一類型。

情動不安定 emotional lability（E）（labo：動揺する），Affektlabilität（D）は，些細な刺激で感情が動きやすいことで，これが強くなり調節ができない状態を**情動失禁** emotional incontinence（E），Affektinkontinenz（D）と呼ぶ。脳器質疾患に多いが，遅発統合失調症のうつ状態においても感じやすく涙もろくなることがある。**気分変動**あるいは**気分易変性** Stimmungslabilität（D）［Siefert］も，落ち込みの深さではなく定まらない不安定性をとる概念だが，中庸を通り越して極端から極端へ急転するので，落差が大きく危うい印象がある。神経症より非定型精神病，境界性パーソナリティ障害，摂食障害，脳器質疾患にみられるが，わずかでも何かしら誘因のあることが多い。症状不安定性 symptomatische Labilität（D）は外因反応型を起こしやすい素質。不安定化療法 labilisierende Therapie（D）は，うつ病を MAO 阻害薬などで刺激して制止や昏迷をとく治療で，安定化療法 stabilisierende Therapie（D）というと，激越うつ病を抗精神病薬や三環系抗うつ薬を用いて落ち着かせること。

刺激性 irritability（E），Reizbarkeit（D）は，体験から不快な感情を抱きやすいことで，少々の不利からたちまち機嫌を損ねては激しく苛立って怒る。爆発型（精神病質者）Explosible（Psychopathen）（D），脳器質疾患，覚醒剤中毒などにみられる。易怒性躁病 gereizte Manie（D）は，爽快気分より易怒性が前景に立ち，短気で気分にむらの多い躁病。高揚と不快の一種の混合状態と見なされたが，躁病の単純な表現ととるみかたもある。憤怒性躁病 zornige Manie（D）ともいう。かんしゃく発作 temper tantrum（E）は，過保護，過干渉に育った幼児が，欲求不満からわめいたり，ものを壊したりすること。激しく興奮したあと無呼吸になり，チアノーゼを呈して倒れ，けいれんすることを息止め発作 breath-holding spell（E）という。葛藤を言語で表現できる 5 歳頃までに消失する。

刺激性衰弱 irritable weakness（E），reizbare Schwäche（D）は，感受性は強いがへばりやすい神経衰弱の基本状態。気分変動型（精神病質者）Stimmungslabile（Psychopathen）（D）は，前ぶれなく急に気分が落ち込む精神病質で，数時間～数日続いて回復するが，不快な抑うつの期間中に遁走，飲酒，衝動行為に走りやすい。反復すると周期性気分変調に近くなる。無力妄想，統合失

調症，妄想性障害の初期ないし経過中にみることがある。自律神経過剰刺激症候群 syndrome d'irritation neurovégétative（F）[Reilly J 1954] は，中枢ないし末梢の自律神経の病的な反射により諸臓器に非特異的変化を生じるレイリー現象のこと。反射衰弱 reflex irritation（E）は，神経システムの過活動が神経を枯渇させ，損傷部位が過敏になるために他に症状を引き起こすとする説で，Beard GM が神経衰弱の説明に用いた。

同一の対象に愛と憎，快と不快など相反する感情を同時に抱くことを**両価性**あるいは**アンビヴァレンス** ambivalence（E, F）(ambo：両方の，valere：値する)，Ambivalenz（D）あるいは両面感情（感情両価性）affektive Ambivalenz（D）[Bleuler E 1910] という。Boutonier J [1938] は，統合失調症に典型的な完全両価性 ambivalence complète（F），強迫にみられる不完全両価性 ambivalence incomplète（F），嫉妬妄想の潜伏両価性 ambivalence latente（F）に分けている。前両価性期 preambivalent phase（E）は，口愛期の前半の乳児では自他，愛憎が未分化で両価性を体験しないという Abraham K [1924] の概念で，統合失調症をこの段階への退行とするみかたがある。二重拘束 double bind（E）[Bateson G] は，子を混乱させる親の両価的態度。

Freud S [1919] は，私たちが親しい heimlich（D），故郷の heimisch（D），親密な vertraut（D）感じを抱くものとは対極にある不気味なもの das Unheimliche（D）を，馴れ親しんだものが一度抑圧を経て戻ったと考えた。気分倒錯 parathymia（E），Parathymie（D），parathymie（F）は，思考内容にそぐわない感情が生じることで，不適当情動 inadäquater Affekt（D）ともいう。統合失調症，境界性パーソナリティ障害などにみられる。

ルサンチマン ressentiment（F）とは弱者が強者に抱く感情のことで，怨恨，反感，逆恨みなどと訳される。ドイツ語では Groll（D）が近いが，英語には相当する述語がない。Nietzsche FW [1887] が取り上げ，キリスト教および近代市民社会の道徳を，ルサンチマンから形成されたと考えた。ルサンチマンを生み出す状況として受身，力の衰え，理想と現実との解離などから無力感を抱きやすい女性，老人，姑，僧侶などが挙げられる。Scheler M [1912] はルサンチマンを魂の自家中毒と呼んだが，主体が直ちに反撃できない状況にあるために，反感を心の内面に押し込め，どうしても変えられない外界を，内面において価値を転倒させることで錯覚し，倒錯した復讐をとげる自助努力とみることもできる。精神病の妄想形成などにはルサンチマンから説明で

きそうなところがある。

アンヘドニアあるいは**快楽消失** anhedonia（E）(anhedonos, ἀνήδονος：不快，楽しみがない），Anhedonie（D），anhédonie（F）は，何をしても愉しいという感じがしない，すべてが虚しい快感情の希薄化。ドイツの精神科医 Emminghaus H（1845-1904）が Hedonie の語を精神医学に導入し，躁的多幸，病的な快活さをあらわす快楽過剰 Hyperhedonie（D）を記載した。一方，フランスの心理学者 Ribot TA [1896][39]は快楽をおぼえる能力が失われたことを指す anhédonie の語をつくり，精神分析医 Rado S [1956][40]が臨床に用いた。1970 年代後半から定量精神医学とくに統合失調症の陰性症状との関連で注目され，Andreasen NC [1982][41]による陰性症状評価尺度 scale for the assessment of negative symptoms（SANS）の1項目にアンヘドニア・非社交性が含まれている。一方，うつ病との関連を求める見解 [Akiskal HS, Weise RW ら 1992] もある。したがって広く，抑うつ状態から精神病まで快楽を感じる能力のあらゆる喪失を表現するが，無力妄想，境界性パーソナリティ障害，非定型精神病などの患者が「生きる意味がもてず，すべてが虚しい」「自分がいま嬉しいのか，悲しいのかよくわからない」などと表現する人格に関わる価値の喪失した空虚感に最も近い。感情の疎隔感 Entfremdungsgefühl（D）は，対象に感情が湧かないと自覚する離人症の一種。「何をみても感動しない」「どこかしっくりこない」などと訴える。感情喪失感 Gefühl der Gefühllosigkeit（D）[Schneider K]，悲哀不能 Nichttraurigseinkönnen（D）[Schulte W] もほぼ同義。感情面の離人症はないことになっているので，自我異和的な離人症に対して積極的に苦痛を訴えることが少ない自我親和的な症状とされているが，高次の精神感受の脱落あるいは軽い感情鈍麻ともいいうる。快原理（快楽原則）Lustprinzip（D）は，心的活動が全体として不快を避け，快を得ることを目的とするという Freud S [1920] の考え。快楽主義 hedonism（E）(hedonie, ἡδονή：喜びを覚える，喜ばせる，享楽，快楽)[42]は，快楽を唯一の善としこれを求め苦痛を避けることを人生の目的とする説。

---

39) Ribot T：*Psychologie des sentiments*. Alcan, Paris, 1896.
40) Rado S：*Psychoanalysis of behaviour*. Grune & Stratton, New York, 1956.
41) Andreasen NC：Negative symptoms in schizophrenia：definition and reliability. *Arch Gen Psychiatry* 39：784-788, 1982.
42) Epikouros（前 341 頃-270）の快楽主義は，刹那的な美食放蕩にふけることではなく，徳によりもたらされる永続する快，心の静穏（アタラクシア）を求めた。

失感情(言語化)症あるいは**アレキシチミア** alexithymia (E) (a, α：脱, lexis, $\lambda \acute{\varepsilon} \xi\iota\varsigma$：言葉, thymos, $\theta \upsilon \mu \acute{o} \varsigma$：心) [Sifneos PE 1972][43]) は，心身症患者が自分の感情を言葉で適切に表現できないこと。1969年頃からボストンのマサチューセッツ総合病院精神科において普及した。情動と思考の間にうまく橋が架からないともいいうる。Freiberger H [1977] は，素因にもとづく一次的なものと，脳器質疾患に生じる二次的なものを区別している。

感情鈍麻 blunted affect (E), Gefühlsabstumpfung (D), engourdissement affectif (F) は，刺激に対して感情が湧かないようにみえること。高等な感情から先に冒されるので，初期には倫理観やモラルに乏しく，鈍感で配慮に欠ける無神経な態度 indolence (E) (in：否, dolor：痛み), hebetude (E) (hebes：鈍い), torpor (E) (torpeo：鈍い状態でいる) にみえる。しだいに感情は表面的で平板化 flattening (E), Nivellierung (D) し，心底からの深い感動や細やかさがなく，周囲の出来事に無関心 indifference (E), Gleichgültigkeit (D) になる。

アパシーあるいは**無感情** apathy (E) (pathos, $\pi \acute{\alpha} \theta o \varsigma$：熱情, 災難, 病気), Apathie (D), apathie (F) は感情鈍麻とほぼ同義。古代・近代ギリシャ語のapathie, $\dot{\alpha} \pi \acute{\alpha} \theta \varepsilon \iota \alpha$ は，感覚の欠如，さらに拡大して無感動，平静を指す。フランス語にはラテン語のapathia(L)を経由して1375年に同じ意味で登場し，感情トーヌス，精神的トーヌスの減退するあらゆる状態に対して非特異的に使用される。形容詞は apathetic (E), apathisch (D), apathique (F) である。Mundt C [1983] は，統合失調症の基本障害として志向性減弱 Intentionsschwäche (D) の意味に用い，全経過を通じてみられるとする。無感情性破瓜病 apathische Hebephrenie (D) は，感情の平板化の目立つ破瓜病を指す Kleist K の概念。無感情性甲状腺機能亢進症 apathetic hyperthyroidism (E) [Lahey FH 1931] は，機能亢進でありながら不活発 nonactivation (E), 抑うつ，無関心，無感情など粘液水腫に似た病像が前景を占める甲状腺の精神症状で，老人に多く体重減少が著しいが甲状腺腫は目立たず，老年期うつ病や認知症と誤りやすい [古茶大樹ら 1994]。

学生無気力症，スチューデント アパシー student apathy (E) [Walters PA 1961] は，目標を失って無気力，無感動な大学生の一群。学業から逃避する

---

43) Sifneos PE：The prevalence of 'alexithymic' characteristics in psychosomatic patients. *Psychother Psychosomat* 22：255-262, 1972.

がアルバイトには熱心で，ほかの精神病症状を示さず悩む様子はない。中学・高校生やサラリーマンにも拡大してアパシー シンドローム apathy syndrome (E) [Farnsworth DL 1973] ともいうが，これには前頭葉や脳幹損傷による筋固縮，常同症を伴う症候群の意味もある。また統合失調症の語感のあるアパシーを避けて退却神経症 retreat neurosis (E) [笠原 嘉 1978] ともいい，強迫的な生き方の人が目標を失って無気力になり，現実生活から全般でなく選択的に退却する一種の不適応反応である。うつ状態を伴うと退却うつ病，逃避型抑うつ［広瀬徹也 1977］などと呼ばれる。いわゆるニート NEAT とも重なる部分がある。

感情鈍麻に無為 Abulie (D) を伴うと情意鈍麻といい，高度になると感情荒廃 Gefühlsverödung (D) という。統合失調症，情性欠如者，脳器質疾患，心的外傷後ストレス障害などにみられる。一般に統合失調症の初期には欲動の制御がきかず，感情が急に落ち込み，些細なことに感動する感受性の亢進や刺激性などの情動不安定をみることが多く，次いで自覚的な疎隔感を訴え，さらに進行すると他覚的にも感情の鈍麻を認めるようになる。

アチモルミーあるいは**失活力** athymhormie (F) (a, $\acute{\alpha}$：脱, thymos, $\theta\upsilon\mu\acute{o}\varsigma$：心, horme, $\grave{o}\rho\mu\acute{\eta}$：躍動，本能) は，Dide M と Guiraud P*LE* [1922][44]が提唱した統合失調症の基本障害。オルメとは von Monakow C と Mourgue R [1928][45]が本能のもとにあると想定した一種の活力。Guiraud P*LE* は生命的なオルメ（食，生殖，守り，攻撃，権力などの欲動）と感情（快，不快，食欲，空腹，渇き，食物嗜好など）の連関をオルモチミー hormothymie (F) と呼び，人間存在を形成する原始的で力動的なシステムと考えた。精神分析でいう無意識より生物学的な概念である。彼は間脳，視床下部にホメオスターシスの調節機構と精神体の賦活機構があるとみて，ここが障害される統合失調症ではオルモチミーの生の躍動 dynamisme vital (F) が欠落するアチモルミーが起こり無関心，無為，感情鈍麻などの症状を生じ，続いて多くの二次症状が出てくると考えた。

---

44) Dide M, Guiraud P：*Psychiatrie du médecin praticien*. Masson, Paris, 1922.
45) von Monakow C, Mourgue R：*Introduction biologique à l'étude biologique et de psychopathologie*. Alcan, Paris, 1928.

E　意志・欲動の障害

欲動 drive（E），Trieb（D），pulsion（F）は，あらゆる精神活動の基になる力で，人はこれに駆られて行動・行為を起こす。精神の受動面を知覚ないしは感情に，その能動面を欲動とみることもでき，試行 conation（E）［McDougall W 1923］[1]ともいう。食欲，性欲など身体的 leiblich（D）なものと，権力，富，美などを求める心的 seelisch（D）なものが区別されるが，どの範囲まで欲動に含めるかは議論がある。

本能 instinct（E, F），Instinkt（D）は，生物の種に固有な行動様式で，遺伝的に受け継がれ，個体差はなく，学習や環境の影響を受けず，一定の目的に向う。欲動と重なるが，より生物学的ニュアンスが強い。欲動理論 Triebtheorie（D）は，欲動の対立を中心に置く Freud S の力動理論で，彼は基本的な欲動を自己保存に関わる自我欲動 Ichtrieb（D）および性欲動 Sexualtrieb（D）とみなしたが，1920 年以降は分化・組織化された有機的な状態を形成し維持しようとする生の欲動 Lebenstrieb（D）あるいはエロスと，これを破壊し未分化な無機的状態に還元しようとする死の欲動 Todestrieb（D）あるいはタナトス[2]に分ける二元論に至った。部分欲動 Partialtrieb（D）［Freud S 1905］は，性器性欲に統合される以前の要素的な幼児性欲。

行動主義では drive（E）を**動因**と訳し，行動を起こさせる有機体の内的な刺激ないし状態を指す。通常は飢え・渇きなど生理的要求にもとづく一次動因 primary drive（E）と，学習にもとづく二次動因 secondary drive（E）を分け，一方，欲動には instinctual drive（E）の語をあてる。**賦活** activation（E）というと，中枢神経系の興奮が高まった行動準備状態を指す生理学的用語になる。抗うつ薬の投与初期に一時的に不安，焦燥，不眠，パニック発作，衝動性，刺激性などが増すことを過剰刺激 over stimulation（E）あるいは賦活症候群 activation syndrome（E）［アメリカ食品医薬品局 FDA 2004］ということがある。

---

1) McDougall W：*Body and mind*. London, 1923.
2) タナトス Thanatos の語は Freud S の著作にはなく口頭で用いられたとされる。

抗うつ薬の種類を問わず起こるが，SSRIにより自殺の危険が高まる理由のひとつに挙げられている．抗うつ薬の急な投与中止で起こるめまい，ふらつき，頭痛，不眠，嘔気などは中止症候群 discontinuation syndrome（E），離脱症候群 withdrawal syndrome（E）という．賦活睡眠 activated sleep（E）［Dement WC］は REM 睡眠の別名．

　行動を引き起こす外的な刺激は**誘因** incentive（E）と呼ぶが，動因と厳密な区別はしにくいので両者を**動機** motive（E）の名で一括し，行動に関わるすべての条件をあらわすこともある．**動機づけ** motivation（E）もこれとほぼ同義あるいは動機一般に用いるが，本来は特定の動機や方向の意味はもたない．治療への動機づけ motivation for treatment（E）は，疾患の負荷あるいは苦悩の重圧 Leidensdruck（D）の英訳で，神経症患者が自らの症状に悩んで治療を望む原動力となること．動機づけ強化療法 motivational enhancement therapy（E）は，治りたいと思わず治療から脱落しがちな患者の動機を高める治療法で，Prochaska JO と Diclemette CC［1983］が嗜癖行動の改善に開発したものを Treasure JC［1999］が摂食障害に応用した．無動機症候群ないし動因喪失症候群 amotivational syndrome（E）は，マリファナや有機溶剤乱用にみられる無関心，意欲減退，感情平板化，記銘力低下，注意集中困難，引きこもりなどを主徴とする性格変化．数か月続くことが多く，患者は受動的になり，反社会的行動はむしろ減少する．成分の神経毒性による辺縁系の機能障害が推定されている．

　精神活動の背後に，物理的エネルギーに似た**心的エネルギー** psychic energy（E）という量的概念を想定することがある．心理力 force psychologique（F）は Janet P*MF* が考えた心的エネルギーで，諸々の精神活動をもたらすとともに，これらを集中・統合する心理緊張 tension psychologique（F）の維持に関わる．心理緊張が低下すると，現実に適した自由で統一のとれた行動を可能にする現実機能（実在機能）fonction du réel（F）が失われ，現実から遊離した空想や低次の習慣的行動といった心理自動症 automatisme psychologique（F）があらわれる．彼によると，心的緊張の部分的低下はヒステリー，全般的に低下すると精神衰弱 psychasthénie（F）になるという．

　リビド libido（L, E）（欲望，libeto：気にいる）は，Freud S［1894］が仮定した本能エネルギーで，発達に応じて成熟し，各々の発達段階に特有な目標と対象をもつ．生後間もない一次過程でのリビドは，可動的で快楽原則あるい

は快原理 pleasure principle（E），Lustprinzip（D）に従って自由に放散されるが，やがて現実原則あるいは現実原理 reality principle（E），Realitätsprinzip（D）にかなう二次過程が営まれると結合・中和されて，放散が抑制，延期されるようになる．発達の途上で，ある段階の構造に組織化される固着 fixation（E）を残し，発達を遂げた後，欲求不満を契機にこの固着点 fixation point（E）の精神水準に退行するという．

リビドが表象，身体，対象などに結びつくことを備給 cathexis（E），Besetzung（D）［Freud S 1895］，investissement（F）といい，自己に向くと自己愛，対象に向くと対象愛になる．リビドは対象を獲得し目標を満たすと解消されるが，満たされないと内向 introversion（E）し，抑圧されると無意識化する．リビドの退行と抑圧による葛藤が神経症や性格形成に関わるとされる．性的満足でない知的研究や芸術創造などより高い目的にふり向けられるのは昇華 sublimation（E, F）（sublimo：高める），Sublimierung（D）といい，Freud S［1905］が Nietzsche FW の概念を借用したもの．逆備給，反対備給 counter-cathexis（E），Gegenbesetzung（D），contre-investissement（F）は，抑圧を維持し，欲動や表象を無意識内に留めるエネルギーのこと．自我備給 ego cathexis（E），Ich Besetzung（D）は，自我境界を維持するエネルギーを指す Federn P の概念．Jung CG のリビドは，あらゆる行動の基礎をなす非特異的な総量不変の心的エネルギーを指している．Bergson H の生の飛躍 élan vital（F），von Monakow C と Mourgue R のオルメ Hormé（F）も一種の生命エネルギーである．精神流 Psychokym（D）は精神過程を生理学的に考えた Bleuler E の概念で中枢神経系のエネルギーに似たもの．エンテレヒー entelechy（E），Entelechie（D），entéléchie（F）は，生体から発して自己を完成に導く生命エネルギー．Aristoteles の，世界は質料が形相を実現する過程とみる目的論 teleology（E）に由来し，心理学では Wundt W，生物学では Driesch H らがとりあげている．死の本能に属する心的エネルギーはモルティド mortido（E）［Federn P 1932］あるいはデストルド destrudo（E）［Weiss E 1930］という．

力動基本布置 dynamische Grundkonstellation（D）は，精神病の基底にあり症状全体を特徴づける一種のエネルギー，心的力動 Dinamik（D）の変化を示す Janzarik W［1959］[3]の概念．うつ病で力動縮小 dynamische Reduktion（D），躁

---

[3] Janzarik W：*Dynamische Grundkonstellationen in endogenen Psychosen*. Springer, Berlin, 1959.

病で力動拡大 dynamische Expansion（D），急性統合失調症で力動不定 dynamische Unstetigkeit（D），残遺統合失調症で力動空虚化 dynamische Entleerung（D）が生じるという．

欲求あるいは**要求** need（E），Bedürfnis（D），besoin（F）は，不足を満たそうとする傾向．生物的なものから社会的なものまで多くあり，達成の欲求 achievement need（E），権力の欲求 power need（E），存在の欲求 being need（E）などが知られている．アメリカの心理学者 Maslow AH（1908-70）は生理的欲求（食欲，性欲，睡眠，休息など），安全欲求（不快を避け安定を保つ），所属と愛情の欲求（集団の一員として愛し愛されたい），尊重の欲求（自己評価を求める），自己実現の欲求（自己の特性を発揮し真・善・美を求める価値的な欲求）の5つの階層を区別した．要求理論 need theory（E）は，欲求が対象の誘発性 Valenz（D）に対応して緊張をもたらすために，環境の力学的安定がくずれて行動を引き起こすという Lewin K[4]の心理学体系で，彼の準要求 Quasibedürfnis（D）には意図，決意なども含まれている．欲求不満あるいは欲求挫折 frustration（E, F）（frustro：欺く），Versagung（D）は，妨害されて欲求が阻止されることで，Freud S［1917］が不満に終わる性的興奮 frustrene Erregung（D）と呼んだのが初めである．ここから攻撃 aggression（E）や退行 regression（E）が生じるとされる．欲求不満の耐性 frustration tolerance（E）［Rosenzweig S 1938][5]は，欲求不満を何らかの方法で解消する人格傾向で P-F スタディを用いて測る．要求水準 level of aspiration（E）［Hoppe F 1930］は，困難度を見込んで課題の達成水準を設定すること．

欲望 desire, epithymia（E）（epi, $\epsilon\pi\iota$：～へ向かう，thymos, $\theta\nu\mu\delta\varsigma$：情，ギリシャ由来の欲望と結びついた愛），Begierde, Lust（D）は，不足を感じて自己充足しようとすること．**願望** wish（E），Wunsch（D）は，あこがれても達成する手段をもたないこと．フランス語はどちらにも désir（F）を当てる．Lacan J*ME*［1957］は，対象から満足を得る欲求 besoin（F），他人に言葉を介して訴える要求 demande（F），不足を幻想で満たし他人から認められることを求める願望 désir（F）を区別した．願望充足 wish-fulfillment（E），Wunscherfüllung（D），accomplissement de désir（F）は，願望を空想上で達成する心理作用を指し，夢

---

4) Lewin K：*Principles of topological psychology*. McGraw-Hill, New York, 1936.
5) Rosenzweig S：The picture-association method and its application in a study of reactions to frustration. *J Pers* 14：3, 1945.

や神経症症状の一部もその表現と見なされる。醒めていて願望充足の空想にふけると覚醒夢 Wachtraum (D) あるいは白日夢 day dream (E), Tagtraum (D), rêve diurne (F) といい，内容が象徴化されずそのままの形であらわれる。達成できないことをできるかのように予想するのは願望的思考 wishful thinking (E) である。誇大妄想や空想妄想の主題は願望充足とみられるものが少なくないが，願望パラノイア Wunschparanoia (D) [Kretschmer E 1918] は，原始性格者に自閉的な願望充足から生じる恋愛妄想や赦免妄想のこと。

 葛藤 conflict (E), Konflikt (D), conflit (F) は，対立する複数の傾向がぶつかりあうこと。欲動同士，欲求と外的状況，相反する感情など種々の葛藤があるが，精神分析では神経症の形成に心的葛藤 psychical conflict (E) あるいは精神内界の葛藤 intrapsychic conflict (E) を重視する。内的葛藤反応 innere Konfliktreaktion (D) は Schneider K のいう神経症。

 意志 will (E), Wille (D), volonté (F) は，欲動の上に立ってこれに方向を与え，一定の目標を設定し，手段を選択して全人格の関与した意識的な行動に導くものをいう。欲動が意志によって抑えられると**欲動制止** Triebhemmung (D), inhibition (F), 抑えがきかないと**抑制消失，脱抑制** Enthemmung (D), desinhibition (F) あるいは衝動性 impulsiveness (E) になる。欲動制止が強まると禁欲 ascetism (E), Askese (D), ascèse (F) といい，多くは人生観，宗教信条によるが人格異常，性倒錯，摂食障害，境界例，緊張病にもある。欲動が意志をもち，目標や計画の達成をめざすと努力 strive (E), Streben (D) になるが，Trieb とほぼ同義に用いる立場 [Schneider K] もある。

 負の意志作用 negativer Willensakt (D) [Messer AW 1914] は，ある行為をしてはならないと抑制すること。主意説 voluntarism (E) は，主知説 intellectualism (E) に対して，一般に情意的なものを理性的なものより上位におく哲学の立場。権力への意志 Wille zur Macht (D) は，Freud S の快原理に対して Adler A の提唱した優越感を得ようとする欲求。劣等感を防衛しようとこれを過度に働かせて疾病に逃避するか，補償を求めて権力闘争をするかのいずれかになる。意味への意志 Wille zum Sinn (D) は，自由と責任をもち人生を可能なかぎり意味で満たしたい Frankl VE[6]の欲求概念。彼はこれが阻止されると人間は実存的欲求不満に陥り，その内面的不充足（実存的空虚）を麻痺さ

---

[6] Frankl VE: *Theorie und Therapie der Neurosen*. Urban & Schwarzenberg, Wien, 1956.

せようと快楽や権力に走ると考えた。

　意志の自由 freedom of will（E），Willensfreiheit（D）は，自分の意志を自由に決定できることで道徳や行為の責任に関わる。これを肯定すると非決定論 indeterminism（E），否定すると決定論 determinism（E）になる。自由意志 liberum arbitrium（L）の論争は，救いは神の一方的な恩恵によるものか，それとも人間の主体性が関与するものなのかという宗教的論争で，16世紀宗教改革においてドイツの Ruther M（1483-1546）は前者，オランダの Erasmus D（1466-1536）は後者に立った。決定傾向 determinierende Tendenz（D）［Ach NK 1905］は，思考が目標に向かって進むことを可能にする過程である。精神がある心理法則で動かされていると考えることを精神法則性 Psychonomie（D）［Ziehen GT］という。心的決定論，了解関連などである。心的決定論 psychic determinism（E）は，人間のあらゆる行動を無意識の欲動から因果的に説明する Freud S の精神分析理論の基本的立場。一見，偶然にみえる言い間違い，書き違いなどの失錯行為 Fehlleistung（D）も，対立する意志の無意識的な葛藤から生じるとされる。英訳は parapraxis（E）だが，parapraxia（E）には失行に近い錯行（症）の意味もある。生活を支配する機械的秩序は生法則性 Bionomie（D）［Rotschuh KE］で，生法則性精神療法 bionome Psychotherapie（D）は，生法則の調和をとり戻して神経症を治療する Schultz JH［1951］の概念。

　自律性 autonomy（E）は，外部からの影響を受けず，自らの意志で決定し行動すること。中世スコラ哲学の神学者 Thomas Aquinas（1225頃-74）の用語とされる。自身の独立と自由をもち，自己統制のできる状態をいい，他律性 heteronomy（E）とは，外部の意志に左右されて行動するさせられ体験を指す。Kant I の Autonomie（D）は，意志が感性や因果律から解き放され，内なる道徳律に従って自己を規定すること。自生思考や「手足がひとりでに動く」というような，自律性は希薄だが外からの力も明瞭でない中間段階を無律性 anomy（E）［島崎敏樹 1976］と呼ぶこともある。内部から支配されて自由を失うのは制縛，強迫である。神律性 theonomy（E）は，近代的自律と中世的他律の対立を超克し，人間存在全体のありかたをさす Tillich P（1886-1965）の概念。自律を自己自身の内に深め自己を超越する地点で成立し，思想や行動を通して相対的に文化に反映されるとする。

　一般システム理論 general system theory（E）［von Bertalanffy L 1945］によると，有機体は流動平衡を保った開放システムをなしており，行動の本質は外

部刺激に対する反応や欲求の満足，緊張の緩和などではなく，システムそのものに備わっている能動性，自律性にあるという。機能的自律性 functional autonomy（E）は，要求を満たすための手段がそれ自体で独立して目的化することを指す Allport GW の概念。自律訓練 autogenes Training（D）[Schultz JH 1932][7)] は，注意集中と自己暗示により，筋と血管を弛緩させ全身の緊張をといて心身を調整する自己催眠的治療法。自律神経発作 autonomic seizure（E）は，自律神経症状を発作症状とする部分てんかんである。

自発性 initiative（E），Initiative（D）は，目的に向かって意志的に行為を起こすこと。Erikson EH の initiative は，青年期の identity に対する幼児期の自己表現。spontaneity（E）は，心理劇 psychodrama（E）のなかで主役が従来の方法では解決できない危機をのりこえ，創造性を生み出す力を指す Moreno J-L の用語で，やはり自発性と訳す。発動性 impulse, urge（E），Antrieb（D），impulsion（F）というと同義だが，より生物学的ニュアンスが強い。

志向 intention（E）は，知覚や思考があるものに向いていることで，**志向性** Intentionalität（D）は，体験のうち，意識する働きを指す現象学の用語。知覚，記憶，意志などを含み，表象することで外界とかかわる心的機能である。注意が刺激に対する反応的なニュアンスをもつのに対し，志向性にはより全人格的な関与があり，形式に外界から内界へ，内界から外界へ，無方向の3つの方向をもつ。志向性減弱 Intentionsschwäche（D）は Mundt C [1984] のいう統合失調症の基本障害で，病前性格から急性期を経て残遺状態までさまざまな水準に一貫して認められるとする。志向弓 intentionaler Bogen（D），arc intentionnel（F）[Merleau-Ponty M 1945] は，有機体の意識生活に張りわたされ，対象や状況を関係づけ，知性，感受，運動を統一し意味を与える身体の志向性。身体図式の障害されるさまざまな病気で弛緩するが，Beringer K [1924] は統合失調症の思考障害を志向弓の拡散低下から説明した。志向精神病 Intentionspsychose（D）は，広場恐怖など企図した行為ができない精神障害をいう。志向神経症 intentional neurosis（E）は，目的を達しようと病気になる目的反応 Zweckreaktion（D）のこと。予見 anticipation（F）[Sutter JM 1956][8)] は，有機体が現実の諸条件を考慮し感情面の要素も加えつつ，自らの将来の生き方

---

7) Schultz JH：*Das Autogene Training*. Thieme, Stuttgart, 1932.
8) Sutter JM, et al：*L'anticipation et ses applications cliniques*. Presses Universitaire de France, Paris, 1991.

や行動を築く一種の志向性。

依存 dependence（E），Abhangigkeit（D）は，人や事物に感情的に頼り，自らの考えや行動が制限されること。形容詞は dependent（E），anaclitic（E）（anaklitos, ἀνάκλιτος：後ろにのびた）である。依存(性)パーソナリティ障害 dependent personality disorder（E）[DSM-Ⅳ]は，一人では無力で生活全般を他人に依存し，相手に見捨てられまいと服従する行動パターンを特徴とする人格異常。依存抑うつ anaclitic depression（E）[Spitz RA]は，母親から離された乳児の反応減少。依存分析 Abhängigkeitsanalyse（D）は，精神疾患の成因を分析して解釈する Kraepelin E の方法論で機能分析 Funktionsanalyse（D）ともいう。Birnbaum K の構造分析や，Kretschmer E の多元診断に近い。共依存 co-dependency（E）は，アルコール症の家族にみられる感情表出困難や完全主義を指す。

暗示 suggestion（E，F）（sub：下に，gerere：運ぶ），Suggestion（D）は，精神活動に気づかれないように影響を及ぼすこと。自分と他人との間に生じる他者暗示 heterosuggestion（E）と，意識された自己と無意識の自己との間に生じる自己暗示 autosuggestion（E）とがある。暗示者は Suggestor（D），被暗示者は Suggerierte（D）といい，後者が多数になると集団暗示 Massensuggestion（D）と呼ぶ。自律訓練，**プラセボ** placebo（E，L）（原義：自分は喜ばせるだろう）も一種の暗示現象である。覚醒状態で与える暗示は覚醒暗示 Wachsuggestion（D），麻酔分析での暗示は麻酔暗示 narcosuggestion（E）といい，催眠時に覚醒してからとる行動の暗示を与えることを催眠後暗示 post-hypnotic suggestion（E）と呼ぶ。治療は多少とも暗示を含むものであるが，体系化して神経症の治療に用いると暗示療法 suggestion therapy（E）になる。

1．意志・欲動の量的な障害

意欲増進 hyperbulia（E）（hyper, ὑπέρ：上に，boulomai, βούλομαι：欲望），Hyperbulie（D），hyperboulie（F）は，欲動が高まり発動性が増す（発動増強 Antriebsvermehrung）ことで，行動過多 hyperactivity（E）としてあらわれ，気分高揚や刺激性を伴いやすい。19世紀後半に Emminghaus H が欲動の際限のない亢進，増強に用いた。心迫 Drang（D）は，目標の定まらない欲動の亢進をいい，行動のまとまりに応じて運動心迫 Bewegungsdrang（D），行為心迫 Tatendrang（D），作業心迫 Beschäftigungsdrang（D）が区別される。心的促進

tachypsychia (E) は精神活動の加速をさす20世紀の用語。エクノイア Eknoia, eknoische Zustände (D) [Ziehen GT] は，思春期に理由なく生じる刺激性の強い興奮状態で関係妄想を伴う。

精神運動性 Psychomotorik (D) は，Wernicke K が失語症理論から導いた心的反射弓の運動要素で，緊張病をこの部位の機能障害から説明した。今日では精神活動が表情，行動など運動面に反映されることを指す。情動や異常体験にもとづいて生じる興奮を**精神運動興奮** psychomotorische Erregung (D)，行動に移せない制止（抑制）を**精神運動制止** psychomotorische Hemmung (D) という。Psychokinese (D) は念力で物を動かす超能力。精神運動発作 psychomotor seizure (E) は，精神発作と複雑部分発作を一括した便宜的な呼称で側頭葉てんかんに多い。言語性精神運動幻覚 hallucination verbale psychomotrice, hallucination psychomotrice verbale (F) は，運動要素の強い Séglas LJE の仮性幻覚。

意欲減退 hypobulia (E) (hypo, $\acute{v}\pi o$：下に，boulomai, $\beta o\acute{v}\lambda o\mu\alpha\iota$：欲望)，Hypobulie (D), hypoboulie (F) は，欲動が減少し，発動性が低下することで，迷いが多く決断がつきにくくなり，行動減少 underactivity (E) や制止の形をとる。「やる気が出ない」「根が続かない」「やろうとしても体がついてこない」などと訴えられるが，極端になると**昏迷** Stupor (D) に至る。昏愚 stupidité (F) [Georget EJ 1820] も知的活動の鈍い抑制された状態をさす旧概念で，昏迷やもうろう状態を含んでいたらしい。Kretschmer E の下層意志機制 hypobulischer Mechanismus (D) は，拒絶症，被暗示性など原始的な下層意志のことで，病気になり上層が脱落するとあらわれる。

一般にうつ病では精神運動制止あるいは単に制止 inhibition (E), Hemmung (D) というが，統合失調症には**自発性欠乏** Spontaneitätsmangel (D) ないし**自発性消失** aspontaneity (E), Initiativelosigkeit (D) を用い，前頭葉損傷など脳器質疾患には**発動性欠乏** Antriebsmangel (D) [Kleist K] の語を当てることが多い。実用消失 apragmatisme (F) (a, α：脱, pragma, $\pi\rho\tilde{\alpha}\gamma\mu\alpha$：活動)[9] は，欲動が失われて活動を生じないこと。フランス語には20世紀に登場し統合失調症にもうつ病にも用いる。

精神緩慢 bradyphrenia (E) (bradys, $\beta\rho\alpha\delta\acute{v}\varsigma$：遅い), Bradyphrenie (D),

---

[9] 古代ギリシャ語 apragia, $\dot{\alpha}\pi\rho\alpha\gamma\acute{\iota}\alpha$ は，無動，不活動を指した。

bradyphrénie (F) は，精神活動が全般に遅くなり，反応が鈍いこと。パーキンソン病，ウィルソン病などの皮質下認知症，前頭葉損傷，粘液水腫など発動性欠乏を示す器質・身体疾患に用いる。Naville F [1922] が，流行性脳炎の後遺症として生じる精神症候群（注意散漫，自発性低下，易疲労，記憶障害など）に慢性嗜眠の同義語として当てたもの。彼はこれを進行した統合失調症状に近いとみて phrenia という語尾をつけた。心的緩慢 bradypsychia (E)，Bradypsychie (D)，bradypsychie (F) もほぼ同義だが，てんかんの知的衰退を研究していた Ducosté M [1913] が，てんかん性認知症の特徴として記載した。精神低下 hypophrenia (E)，思考緩慢 hyponoia (E) ともいう。精神遅滞に生じる場合は遅鈍性 torpid (E)（torpidus：不動）の語を当てる。

欲動行為 Triebhandlung (D) は，欲動が意志の統制を受けないでただちに行為に移されることで，**衝動行為** impulse act (E)，impulsive Handlung (D)，acte impulsif (F) ともいう。欲動人 Triebmensch (D) [Kraepelin E] は，無性に何かやりたくなる精神病質者で，気分変動を伴うことが多く，放浪，飲酒，盗癖，性的逸脱などの形であらわれる。病気とみれば衝動精神病 impulsives Irresein (D) [Kraepelin E] という。衝動障害 Impulsstörung (D) [Gruhle HW 1929] は，統合失調症で突然に動機のない衝動が生じること。渇酒癖 dipsomania (E) や過食（症）bulimia (E) でも欲動の抑えがきかず，衝動的な飲酒ないし食行動がみられる。Sperling M [1978] の衝動障害 impulsive disorder (E) は，欲動コントロールがきかない摂食障害のこと。欲動行為は統合失調症，境界性パーソナリティ障害，いわゆる思春期妄想症などにも生じるが，クラインフェルター症候群やXYY男性など性染色体異常の一部には欲動のコントロールが弱く犯罪を繰り返すものがある。破壊衝動を抑えきれないのは破壊癖 clastomanie (F)（clastos, κλαστός：壊れた，折れた）[Capgras J-M］と Reboul-Lachaux J 1923][10]といい，多衝動性パーソナリティ障害 multi-impulsive personality disorder (E) [Lacey JH ら 1986] は，過食，自傷，薬物依存，アルコール症，賭博癖，破壊癖，盗癖，放火など衝動行為が複合する人格異常。

意志制止 Willenshemmung (D) は，意志決定や決断がつかないことで，うつ

---

10) 古代ギリシャ語 clao, κλάω は，粉々にする，切り刻む，壊す。19世紀初頭フランス語に導入され，精神医学では破壊行動 geste clastique, 破壊発作 crise clastique など主に形容詞で用いられる。Iconoclaste はイコンの破壊者のこと。蜂群崩壊障害 colony collapse disorder は受粉用の飼育ミツバチが帰巣しない現象で，2008年アメリカで大規模な発生があった。

病によくみられる。意志薄弱 Willensschwache（D）は，持続的な意志低下で，周囲の影響を受けやすい状態。意志欠如 Willenlosigkeit（D）もほぼ同義である。意志欠如型（精神病質者）Willenlose（Psychopathen）（D）［Schneider K］は，相手のいうなりに感化を受けやすい精神病質で，軽犯罪に結びつきやすく，Kraepelin E の軽佻者 Haltlose（D）におおむね相当する。統合失調症，非定型精神病，無力妄想では「何をしていいかわからない」「時間の空くのがこわい」などと落ち着かず，「ホームの端に立つと電車に飛び込んでしまうのではないか」などと自分自身をコントロールできない不安を訴えることがある。

2．意志・欲動の質的な障害

被暗示性 suggestibility（E）は，暗示にかかりやすいことで，外からの刺激を無批判に受け入れ追従するために，精神・身体面に種々の反応を生じる現象。小児，精神遅滞，ヒステリー，催眠などにみられる。催眠時にみられる被暗示性の高まった特有な意識状態をトランス trance（E）という。作話の訂正不能を被暗示性から説明することがある。被影響性 Beeinflußbarkeit（D）は，自分の思考，意志などが他の力で左右されると感じる自我意識の障害で，させられ現象，被影響体験のことである。

命令自動 Befehlsautomatie（D）は，外からの指図を自動的に受け入れる態度をいい，相手の動作や表情を反射的に模倣する反響症状 echo symptom（E）として表現される。逆に，外からの働きかけをすべて反射的に拒否するのは拒絶症 negativism（E）で，これらの要素が緊張病症候群を形成する。

強迫欲動 Zwangstrieb（D）は，ある行動を起こしそうな欲動が意志に反して繰り返し起こること。内容は性的，破壊的，反道徳的になりやすく，患者は不合理性に悩まされて不安になるが，自分にも一理あると思っている。この場合の欲動と意志の内的抗争 lutte intérieure（F）は，同時に同一の心層に生じるので両価傾向に近く，一種の二重自我とみることもできる。強迫性障害の症状のひとつであるが，統合失調症にもみられる。実際の行動に移すと強迫行為になるが，欲動に流されて行なう場合と，これを防ごうと別の行為になる場合がある。計算強迫 Zählzwang（D），計算癖 arithmomania（E）（arithmos, $\alpha\rho\iota\theta\mu\delta\varsigma$：数），Zählsucht（D），arithmomanie（F）は，目に入る物（電柱，車），自分の動作（歩数，まばたき），秒，分，時，日，月，年，世紀などを数えずにいられない強迫欲動。すべてを数字に還元せずにいられない衝動ともいう

る。Trélat U［1861］が最初に報告し，Cullerre A［1890］がてんかんで研究した。

意欲不全 dysbulia（E）［Apert 1909］，Dysbulie（D），dysboulie（F）は，精神病患者にみられる意志の病的状態のことでチック，強迫，恐怖などを含む。
意欲錯誤 parabulia（E），Parabulie（D），paraboulie（F）［Laurent A］は，ある欲動のすぐあとに，別のしばしば反対の欲動が生じる病的現象。**両価傾向** ambitendency（E），Ambitendenz（D）［Bleuler E 1910］，ambitendance（F）は意欲錯誤の一種で，ふたつの相反する欲動が同時に生じるため，行動を起こせない，あるいは中断する，意志領域における両価性 ambivalence（E）である。意志途絶 Willenssperrung（D）は，意志やこれにもとづく行為が突然に中断する現象。ともに統合失調症にみられる。活動錯誤 Parergasie（D）（ergon, ἔργον：行為，仕事）［Kraepelin E］は，ある意志とは異なる意志が働いて別の行為を起こすことで，舌を出せと言われて目を閉じるなど統合失調症のわざとらしさになる。Meyer A［1908］は，急性外因反応型に相当する病像を dysergasia（E）と呼び，統合失調症には parergasia（E）を当てた。

無為 abulia（E）（a, ἀ：脱，boulomai, βούλομαι：欲望）[11]，Abulie（D），aboulie（F）は，行為を実践する次元における意欲の病的な欠如で，自らすすんで何も行為を起こさないこと。一般には感情鈍麻を伴う進行した統合失調症で，周囲に関心を示さず，ものぐさな生活を送る状態をこう表現する。軽い場合は，とりかかるまでに時間がかかり，1時間で終わることをはじめるのに1週間もかかる。Guislain J［1833］は，「aboulie の患者は心のなかでは意欲があるのに実際は何もしない」と記載し，Ribot T*A*［1883］は意欲衰退に aboulie を当てた。Janet P*MF*［1893］は，精神統合の低下を aboulie と呼び，フランスではあれこれ迷って決断がつかず行為に至らない無能力感，決断不能の広い意味でうつ病や精神衰弱にも用いる。形容詞は abulic（E），abulisch（D），aboulique（F）である。無為無動症候群 abulic-akinetic syndrome（E）［Flügel F ら 1956］は，抗精神病薬投与時に意欲や関心が低下し，ぼんやりして表情に乏しく動作が緩慢になること。

エネルギー ポテンシャル減衰 Reduktion des energetischen Potentials（D）［Conrad K 1958］は，心的エネルギーの全般性低下により，意欲，興味，志向

11）古代ギリシャ語 aboulia, ἀβουλία は無分別，不決断，軽率を指した。

などが失われる統合失調症の残遺状態で，Janzarik W［1959］の力動空虚化 dynamische Entleerung（D）や Huber G［1966］の純粋欠陥 reiner Defekt（D）もこれに近い。統合失調症では緩徐に，あるいは急性症状の消褪後に，自発性減退，易疲労感，集中困難などの訴えであらわれるが，他方では思考の柔軟性を欠いて細部にこだわりやすく，将来の少ない可能性を懸念しては強迫的に反省し，複数の課題を同時に進行させることが困難で，つい安易な方向へ流されやすい。妄想性障害にもみられるが，年齢が高いと深刻さが減り，特異性が目立ちにくくなるので認知症と誤りやすい。

F　思考の障害

思考 thinking（E），Denken（D），pensée（F）は，感性から与えられた材料を統合し，対象の本質や諸側面の関連を把握し，概念を形成して判断や推理を行なう人間の心的機能。言語との関わりが強く，情意に対する精神活動の知的側面を代表するが，実際はこれに加えて意識，記憶などの影響を受ける。古代ギリシャ語で「言う」という意味にほぼ近い動詞は lego, $\lambda\acute{\epsilon}\gamma\omega$（ラテン語の dicere）で，この動詞から派生して言葉をあらわすふたつの名詞レキシス lexis, $\lambda\acute{\epsilon}\xi\iota\varsigma$ とロゴス logos, $\lambda\acute{o}\gamma o\varsigma$ ができた[1]。思考の独立性を強調すると理性論（合理主義）rationalism（E），強調しないと経験論（経験主義）empiricism（E）になる。思考の形式や法則を研究する学が論理学 logic（E）で，思考内容を含む認識論的論理学とこれを含まない形式論理学がある。思考や言語に関連する神経病学，精神医学用語が登場するのは19世紀後半である。

観念 idea（E），Idee（D），idée（F）ないし**考想** thought（E），Gedanke（D），pensée（F）は考えられた内容のこと。表象 representation（E）というと，内容が感覚的・具体的になる。観念構成 ideation（E）は観念を作り上げること。観念論 idealism（E）は，物質や自然に対する観念の根源性を主張して唯物論 materialism（E）に対立する学説。idealism には理想主義という意味もある。単考論 monoïdéisme（F）［Féré CS と Binet A 1886］は思考活動だけが突出すること。

概念 concept（E, F）(con, cum：共に，capio：つかまえる)，Begriff（D）は，いくつかに共通する標識をひとつにまとめて言葉であらわし意味をもたせること。含まれる特徴を内包 intension（E），Inhalt（D），適用の範囲を外延 extension（E），Umfang（D）という。概念形成 concept formation（E）には，ものごとの本質 essence（E），Wesen（D）を抽象化 abstraction（E）する思考，判断が求

---

[1] Logos にはいくつもの意味がある。1. 語，話し言葉，演説（ラテン語の oratio, verba），2. 提案，主張，断言，決議，3. 議論，会話，人が注目する言葉（ラテン語の fama），4. 語り，物語，5. 悟性（理解）力，比率，思考，理性（ラテン語の ratio）など。ヨハネ福音書の冒頭「初めにロゴスがあった」のラテン語訳には verba が当てられた。

められるが，範疇（カテゴリー）化 categorizing（E）とほぼ同義に用いることもある。抽象的態度（行動）abstraktes Verhalten（D）[Goldstein K] は，具体的なものから離れて対象を一般的な範疇としてとらえること。精神遅滞では概念形成が少なく，統合失調症患者は意味を変えて通用しない概念を用いる。概念中枢 Begriffszentrum（D）は，失語症理論の運動と感覚の上位に想定した思考中枢。超皮質性感覚失語を概念聾 Begriffstaubheit（D）と呼ぶことがある。概念実在論 Begriffsrealismus（D）は普遍概念を実体とするスコラ哲学。ものごとを直感的でなく概念としてとらえ，精神的に受けとめるという意味に begreifen, begrifflich（D）を用いるが，非現実的というニュアンスを含む。

象徴 symbol（E），Symbol（D），symbole（F）(symbolon, σύμβολον：互いに符合させる割り印)は，あるものの意味を別の，主に視覚的な形であらわすこと。一般に象徴と象徴される対象との関係は不連続で，解読しないとわからない。記号と同義に用いられることもあるが，Peirce CS らの記号論 semiotics（E）では対象との関係が文化的な類似によるものに限っている。象徴的人間 homo symbolicus（L）は，動物と異なり人間だけがシグナルでないシンボルとしての記号を操作するとしたマールブルク学派の哲学者 Cassierer E の概念。あるものが象徴を含んでいると象徴性 symbolism（E），象徴を行なう心的機制を象徴化 symbolization（E）という。Freud S [1900] は無意識の象徴化として夢（象徴夢 Symboltraum）を重視し，置き換え，圧縮などを含む一種の防衛機制とみて広範な象徴論を展開した。象徴思考 Symboldenken（D）は，象徴を用いて考えることで，神経症や統合失調症にみられるが，後者では難解になりやすい。象徴行為 Symbolhandlung（D）は，一見何気ない行為が象徴性をもつこと。象徴形成 symbol-formation（E）は，破滅不安を解消しようと幼児が働かせる自我活動を Klein M はこう呼んだ。象徴実現 réalisation symbolique（F）は，統合失調症患者の欲求を象徴的に満足させようとする Sechehaye MA [1947][2]の行なった精神療法。象徴恐怖 symbolophobia（E）は，自分の言動に象徴が含まれてはいまいかと恐れること。象徴的なもの（象徴界）le symbolique（F）は，個人の誕生以前から存在する無意識的な秩序をあらわす Lacan JME の概念で，人間は象徴的なもの，想像的なもの（想像界）l'imaginaire（F），現実的なもの（現実界）le réel（F）から成り，神経症は抑圧，精神病は排除に

---

2) Sechehaye MA：*La réalisation symbolique*. Huber, Bern, 1947.

より三者の均衡がくずれるという。失象徴症候群 Syndrom der Asymbolie（D）[Scheller H 1965] は，言語や事象の象徴的意味がわからず，かのように振る舞うことができない認知症の類型。

解釈 interpretation（E），Deutung, Auslegung（D），interprétation（F）は，なかに含まれている意味を明らかにすること。Freud S の夢解釈（夢判断）Traumdeutung（D）は，検閲により歪曲された顕在夢を解釈して無意識の潜在的な夢思考に至ること。精神分析療法では治療者が象徴を解読し，症状を解釈して患者の洞察を促す。Dilthey W は精神科学の方法論として了解による解釈を提唱した。解釈学 Hermeneutik（D）は，人間の諸行為を理解する方法，理論を扱う学問で，古代ギリシャの文献学として成立し，ルネサンスでは聖書の解釈学として発展した。精神分析をはじめ，現存在分析，Husserl E の現象学，Heidegger M の存在論なども一種の解釈学である。解釈妄想病 délire d'interprétation（F）は，Sérieux P と Capgras J-M J の妄想解釈を特徴とする慢性妄想。解釈錯覚 interpre(ta)tive illusion（E）は，側頭葉てんかんの知覚変容。解釈皮質 interpre(ta)tive cortex（E）は側頭葉のことで，現在の体験を過去に照らして解釈する機能をもつとされる。いずれも Penfield W による。

着想 sudden idea（E），Einfall（D），idée subite（F）は，考えを思いつくこと。思いつき。通常の思考では急な思いつきにみえることも潜在的な準備段階があり，内容が真かどうかの反省を伴う。**連合** association（E）（socius：仲間，同僚），Assoziation（D）は，精神内容のつながりのことで，一般に観念や表象の同士のつながり（連想あるいは観念連合 Ideenassoziation）をさすが，広く感情や行動（条件反射など）まで含めることもある。連想の法則 laws of association（E）は，類似，近接，対比により記憶がつくられるとする Aristoteles の法則。**連想喚起** associative activation（E）は，ある語を想起するとそれに関連する語も想起されやすくなることで，一種のプライミング priming（E）である。近接連合 Berührungsassoziation（D）は，自分の経験のなかで同時に生じた出来事を内容にかかわらず結びつけることで子どもや精神遅滞にみられる。自由連想 free association（E）は，心に浮かぶすべての思考を語る精神分析の技法。意図的でない着想 freier Einfall（D）[Freud S] のことで連想ではない。Jung CG の自由連想は，刺激語を与えて自由に連想させコンプレクスを探る一種の連想テスト Assoziationsversuch（D）である。

連合心理学あるいは連想心理学 association psychology（E）は，18～19世紀

のイギリスにおいて経験論にもとづいて築かれた心理学で，精神現象を連想から説明する。こうした要素間の結合を発展させて，行動主義は刺激と反応を，言語心理学は言語構造を重視する。連合野 field of association (E) [Flechsig P 1898] は，大脳皮質において局在論による運動・感覚中枢を結び，その機能を統合して高次の精神・神経機能を営む領域。運動や情動に関わる前連合野（前頭連合野）と，各種の感覚を統合する後連合野（頭頂・側頭・後頭連合野）が区別される。ヒトで発育が著しいにもかかわらず，損傷しても明らかな局在症状を示さないので無言領 silent areas (E) と呼ばれた部位にほぼ相当する。連合運動 associated movement (E) は，ある部位の随意運動に他の部位の不随意運動が伴う現象。

無心象思考 unanschauliches Denken (D) は，感覚的要素を伴わない思考を指すヴュルツブルク学派の概念。再生思考 reproductive thinking (E) は，記憶にもとづく思考活動。問題解決にあたり，与えられた情報から問題点をしぼり筋道をたてて追求する思考の型を集中思考 convergent thinking (E)，角度を変えて多方面から追求する型を拡散思考 divergent thinking (E) という。いずれも Guilford JP によるもので，前者は論理的，後者は創造的とされる。前提にもとづいて合理的に判断する推理 reasoning (E) には集中思考が用いられ，ここでは事実に合うか否かより論旨の一貫性が重要になる。拡散思考は de Bono E のいう水平思考に近い。合理的了解 rationales Verstehen (D) は，精神現象を論理的思考によって了解すること。合理的情動療法 rational emotive therapy (E) は，不適応を起こす不合理な思考を論破し論理的思考に置き換えることで回復をうながす Ellis A ら [1975] の精神療法。

　想像 imagination (E, F)，Einbildung (D) は，現実にないことを考えること。古くは表象をつくる心の働き，あるいは表象そのものを指した。想像する能力を想像力 Einbildungskraft (D) といい，Kant I はこれを多様な直感を統合し，感性と悟性を結ぶ根本能力の意味に用いた。

　空想 fantasy, phantasy (E)，Phantasie (D)，fantasme (F) (phantasma, $\phi\acute{\alpha}\nu\tau\alpha\sigma\mu\alpha$：幻影) は，未だ到来してないことを現前に示すこと。精神医学では追想を改変したり新たに付け加えたりして，現実にない場面的な視覚表象をつくり出すこと。患者自身が登場し，日常の出来事を取り込んで将来の懸念（自分や家族の事故，死）ないし願望充足的な内容（驚異的な活躍，成功と周囲の賞賛など）になりやすい。せん妄や白日夢のとりとめのないものが多いが，体系的

な仮性幻覚になることもある。Freud Sの空想は，無意識に抑圧された欲動が妥協形成をうけ，白日夢や虚構の物語の形であらわれることで，原空想 Urphantasie (D) [Freud S 1915] は，両親の性交渉，去勢など個人の体験を越えて普遍的にみられる空想。空想虚言 pseudologia phantastica (L) は，架空の出来事を本当らしく語り，他人ばかりか自分をも欺く症候群。規模の大きい空想的内容の妄想性障害には，空想妄想病 délire d'imagination (F) [Dupré *FP-LE*]，空想パラフレニー paraphrenia phantastica (L) [Kraepelin E]，ファンタジオフレニー Phantasiophrenie (D) [Kleist K] などの名称がある。想像病者 malade imaginaire (F) は，Molièreの戯曲『気で病む男』[1673] に登場する心気症のこと。ボヴァリスム bovarysme (F) [de Gaultier J]³⁾は，虚栄心と自己暗示の強い人が，不幸な境遇から憧れの空想に逃避し，現実と空想の入り混じった行動をとることで，若い女性の理想恋愛に関連してよく語られる。phantasticum (E) は空想に耽らせる薬，幻覚物質のこと。

瞑想 meditation (E) (meditor：よく考える)，Versenkung (D) は深く思いに沈み込むこと。反芻 rumination (E) の意味もある。serenity (E)，Besonnenheit (D) も静かに考えをめぐらし澄んだ心になること。禅の修行や自律訓練で行ない，悟りの境地 sophrosyne (E) を目指すが，統合失調症や非定型精神病で似た体験をすることがある。besonnen は分別もうろう状態や意識がはっきりしている意味にも用いる。

思考障害 thought disturbance (E) は，その形式である思考の流れ，進み方 (思路 flow of thought, Gedankengang)，まとまりの障害，思考のありかた，体験の障害と，思考内容の障害に分けられる。

1．思考の流れ，まとまりの障害

思考を進めるには目標 object (E)，Denkziel (D) ないし上位表象 Obervorstellung (D) [Liepmann HC 1905] を設定し，各連合がこれに向かってまとまる決定傾向 determinierende Tendenz (D) [Ach NK 1905] が必要である。

思考制止 inhibition of thought (E)，Denkhemmung (D)，inhibition de la pensée (F) は，思考の進みが遅く停滞し sluggish (E)，schwerfällig (D)，lent (F)，着

---

3) de Gaultier J：*Le Bovarysme*. Mercure de France, Paris, 1902. Flaubert G (1821-80) の小説『ボヴァリ夫人 Madame Bovary』[1857] に由来。

想も乏しくなる（観念貧困 Ideenarmut，考想貧困 Gedankenarmut，着想貧困 Einfallsarmut）現象。「ぼんやりして集中できない」「以前に比べて考える努力がいる」などと訴えられる。うつ状態で典型的にみられるが，疲労時やてんかん，脳器質疾患にもある。軽い意識障害で考えがよくまとまらないのは熟考困難 Schwerbesinnlichkeit（D）という。

観念奔逸 flight of ideas（E），Ideenflucht（D），fuite des idées（F）では，思考の進みが速く，思いつきは多いが観念のつながりは表面的 oberflächlich（D）で，外からの刺激で脇道にそれやすく目標に達しない。躁状態のほか，第三脳室底の腫瘍，薬物やアルコールの酩酊，抑制消失時などに生じる。寄り道は多いがなんとかもとに戻る軽症の場合を，秩序ある観念奔逸 ordered flight of ideas（E）あるいは冗長 verbose, discursive（E），weitschweifig（D），prolixité（F）と呼ぶことがある。迂遠 circumstantial（E），umständlich（D），circonstancié（F）というと枝葉末節が詳しすぎて話がくどいことで，てんかんや脳器質疾患に用いる[4]。思考がいつまでも同じテーマにとどまって新しい事柄に移れないのは粘着 viscosity（E），Haften（D），言葉や動作に反復としてあらわれると保続 perseveration（E）になる。思考促進 hypernoia（E），思考緩慢 hyponoia（E）は思考のスピードに用いる場合と，精神活動全般に用いる場合がある。

思考がまとまらず，観念同士の意味のある結びつきを欠く状態を**支離滅裂** incoherence（E）（cum：共に，haereo：くっつく），desultoriness（E），incohérence（F）といい，目標そのものが認められない。ドイツ語圏では意識混濁のある場合を**思考散乱** Inkohärenz（D），意識清明時の特に統合失調症にみられるものを**思考滅裂** Zerfahrenheit（D）[Ziehen GT][5]と呼んで区別する。

軽い場合は思路が疎 locker（D）である，あるいは**連合弛緩** loosing of association（E），Assoziationslockerung（D）といい，話が飛躍（思考飛躍 Gedankensprung）したり途中で省略されたりする。響きの似た語句が無意味に結びつく音連合 Klangassoziation（D）や，表面的で他愛ない音合わせ Lautspielerei（D）のみられることもある。

高度になると本来の意味が勝手に変えられ（概念崩壊 Begriffszerfall），無意味な語や文の羅列（言葉のサラダ word salad, Wortsalat [Forel A]）になる。支

4）杓子定規で形式にうるさいのは pedantry（E）（pedante：教師）といい，この場合は衒学の意味はない。
5）Ziehen GT：*Psychiatrie*. Wreden, Berlin, 1894.

離滅裂認知症 démence incohérent（F）[Leuret F][6]は，統合失調症の認知症化のこと．入眠時や醒めぎわの浮動的な思考を半眠思考 Halbschlafdenken（D），入眠（時）思考 Einschlafdenken（D）[Schneider C 1925]と呼ぶ．意識の変わり目に融合 Verschmelzung（D），脱線 Entgleisen（D），とぎれ Abreißen（D）などの思考の混淆 Kontamination（D）がみられ，夢や統合失調症の思考異常の記述に用いることがある．意識の緊張低下 Hypotonie des Bewußtseins（D）もこれに近い意識の活動減退で，Berze J[1919]は統合失調症の基本障害とみている．

錯論理 paralogia, paralogy（E），Paralogie（D），paralogie（F）は正しい前提から誤った推論を導くこと．統合失調症や認知症患者の思考にみられるが，前者においてある語を別の語に置き換える言語新作に近い症状にも，思考と言語表現の乖離にも用いる．古代ギリシャの形容詞 paralogos, $παράλογος$ は意外な，異常な，ばかげたの意味．Régis J B/E[1906]は妄想患者が周囲のありふれた出来事に特定の意味づけをすることを錯論理傾向 tendance paralogique（F）と呼んだ．誤謬推理 Paralogismus（D）は無意識の過ちから犯す誤った推論で，故意に他人を欺くと詭弁になる．Aristoteles に始まり，Kant I が『純粋理性批判』で論じた．**無論理** alogia（E），Alogie（D），alogie（F）は思考の欠落．古代ギリシャ語 alogia, $αλογία$は，発語の喪失，沈黙，理性の欠如を意味した[7]．医学用語としては Broca P[1868]が，思考内容が貧困な失語症に用いたのが最初である．今日のアメリカ精神医学では統合失調症の言語会話障害（貧困，途絶など）を指す．

Cameron N[1938]は，統合失調症における思考解体に，機能的関連の欠如する asyndesis（E），語が適切に用いられない metonymy（E），現実と想像の混在する interpenetration（E）を区別し，本質的障害は概念境界を保つことができないために，課題に重要でない刺激を抑制できず不適切な考えが組み込まれ，混乱して抽象化が不良となる過剰包括 overinclusion（E）にあるとした．具体的態度（行動）konkretes Verhalten（D）[Goldstein K]もこれに近い．統合失調症性思考では概念の内包が失われ，外延が増す傾向があるなどとも

6）Leuret F：*Fragments psychologiques sur la folie*. Crochard, Paris, 1834.
7）動詞 logizomai, $λογίζομαι$ は計算する，測定する，ここから拡張して考える，反省するなど．フランス語では16世紀中頃から à la logique を deraisonnable（筋道のとおらない）と同義に用いた．形容詞 alogique は言語障害には結びつかない．

いう。

　統合失調症とくに緊張病患者が経過中に「思考が急に早く回転する」と訴えることがある。内容を伴う場合は視覚表象が多く，ビデオの早送りないし巻き戻しのように生活場面や過去の情景が，数十秒間に脈絡なく次々に浮かんで消える。記号，計算，考えだけがぐるぐる回ることも，内容を伴わず加速する回転感のみのこともある。感覚性も言語性もない運動感のみの仮性幻覚（純粋精神運動幻覚 hallucination psychomotorice pure）［濱田秀伯 2002］とみることもできる。何かにせきたてられるような，あせりに似た感じを抱くことが多い。

　思考途絶 blocking of thought（E），Denksperrung（D）［Kraepelin E］，barrage de la pensée（F）は，思考の流れが突然に遮断される現象。患者は急に黙り，多くは短時間の後に流れが再開してまた話し始める。統合失調症に特有とされているわりに，実際に「頭のなかが空虚になった」「真っ白になって何も浮かんでこない」などと訴えられることはそう多くはない。むしろ「なぜ黙ったかわからない，忘れた」などと答えることや，「考えを抜き取られた」考想奪取 Gedankenentzug（D）の形をとることが多い。思考脱落 Anideism（D）は，Kahlbaum KL が緊張病の思考停止に記載した用語で，Gatian de Clérambault GHAELM は精神自動症のなかで，思考活動が抑制され会話がおうむ返しになる思考の空白を anidéique（F）と表現した。主題分裂 Schizothemie（D）は，昔の思い出が突然よみがえって会話の流れがとぎれること。Breuer J と Freud S［1895］がヒステリーで記載したが統合失調症にもある。

　Kleist K［1934］は，失語をもとに思考の局在を考え，脳の前方に活動思考 tätiges Denken（D），後方に受容思考 aufnehmendes Denken（D）を置いた。前頭葉が侵されると思考活動が抑制され，思路が停滞し，内容が貧困になる無論理思考障害 alogische Denkstörung（D）が生じ，一方，頭頂・後頭葉が侵されると概念や思路が混乱し，論理的なつながりを失い理解困難な錯論理思考障害 paralogische Denkstörung（D）になるとした。**分極化思考** dichotomous thinking（E）は，「白か黒か」「全か無か」のようにすべてを二極化して捉え中間評価のできない思考で，Pretzer J ら［1990］が境界性パーソナリティ障害において重視した。統合失調症の中庸をわきまえない反立的態度［Minkowski E］に通じる。

　非現実思考 dereistisches Denken（D）［Bleuler E 1921］，**自閉思考** autistisches

Denken（D）は，感情や欲求に支配され現実を無視して合理性を欠く思考だが，必ずしも統合失調症に用いるとは限らない。こうした感情に左右される思考を Stransky E は感情的論理 Logik des Fühlens（D）と呼んだ。Ciompi L の感情論理 Affektlogik（D）は，感情と思考，情動と論理が相互に協調し合い全体として働くとするシステム理論。太古思考 archaisches Denken（D）は，小児や未開民族にみられる論理にもとづかない思考で，抽象化ができず，物事を非現実的に関連づけたり，空想と現実が混同されたりする。夢や妄想でもこれに近い思考が生じる。魔術思考 magical thinking（E）ともいい，DSM-IVでは統合失調型パーソナリティ障害の診断基準に含まれている。防衛機制の一種とするみかたもある。古論理思考 paleologic thinking（E）は，述語が同じ場合に主語まで同一にみなす（フォン ドマールスの原理）思考形態を統合失調症や未開人に特有とした Arieti S の概念。思考が退行し古いものがあらわれるとみることもできる。

2．思考体験の障害

 支配観念，優格観念 overvalued idea（E），dominierende Vorstellung, überwertige Idee（D）[Wernicke K 1892]，idée prévalente（F）は，強い感情に結びついて，意識内に長期間とどまり，これを占有し続ける観念。固着観念，固定観念 fixed idea（E），idée fixe（F）ともいう。肉親を失い，そのことがいつまでも脳裏を去らない場合のようにおおむね正常とみなしうるものから，過信型（精神病質者），さらにはうつ状態の希死念慮や心気症など病的なものまで，内容は必ずしも不合理でないものを含むので，その異常の範囲をめぐっては議論がある。一般に強制感を伴わず自我異質性が少ない点で強迫観念と区別し，訂正可能な点で妄想と区別する。無意識内にとどまるならコンプレクスになる。意識下固定観念 idée fixe sous-consciente（F）[Janet P*MF*]は，人生における心的外傷や恐怖体験が意識下に潜り込んで変形したもの。強迫観念のように普段は意識されないが，ヒステリーで意識野の狭窄が生じると，しばしば象徴的な形で症状に再現されるという。公準 postulat（F）は，Gatian de Clérambault G*HAELM* のいう熱情精神病で妄想をもたらす支配観念。

 不合理な内容の考想，語句，文章などを意志に反して考えずにいられないことを **強迫思考** Zwangsdenken（D），その考えを **強迫観念** obsessive idea（E），Zwangsidee（D），idée obsédante（F）といい，しばしば正常な思考が妨げられ

る。DSM-Ⅳでは自我異質性を強調して，現実問題の苦悩ではなく不適切な inappropriate（E）考えの侵入としている。症状は思考，欲動など自我の統制可能な範囲に限られ，この意味ではさせられ体験の領域に重なる。英語圏では一般に obsession（obsidere：つきまとう）を思考面に，compulsion（compellere：強制する）を行動面に用いる傾向があるが，前者は不安を引き起こすもの，後者は不安を和らげるものとみて compulsive thought（E）を提唱する立場もある[8]。思考の能動意識が保たれている点で自生思考や精神自動症と異なり，内容の不合理さへの批判をもつことで妄想と区別され，さらに内容が人格と調和せず苦痛を伴う点から支配観念とも分けられているが，実際には区別のつきにくいことも少なくない。3歳前後からみられるというが，年齢が若いほど不合理さへの批判が目立たず，強迫行為を伴いやすく，家族を巻き込む傾向がある。DSM-Ⅳでは不合理さへの批判を欠く場合を病識が乏しいもの（with poor insight）とする。

　名称強迫 onomatomania（E）(onoma, ὄνομα：名, 語), onomatomanie（F）[Charcot J-M と Magnan J-JV 1885][9], Namenzwang（D）は，特定の名や語句（不吉や幸運の意味をもつ）を思い浮かべずにはいられないことで，それらを口に出さずにいられない言語衝動へ発展する。ある言葉を聞くのではないかと恐れる場合にも用いる。

　強迫反芻 obsessional rumination（E）は，内容が語句よりさらに複雑な場合で，せんさく癖，疑惑癖などが含まれる。せんさく癖 Grübelsucht（D）は，自明で解決不能の問題やくだらない哲学命題などを繰り返し考えずにいられないこと。質問癖 Fragesucht（D）ともいう。心的反芻 rumination mentale（F）（rumino：食い戻す）[Janet P*MF*]も似た現象だが，どちらかというと侵入，強制感の薄い支配観念の繰り返しや瞑想に用いる。仮性幻覚も反復傾向があるので，感覚性を除くと反芻に近い。抑うつ患者が希望のない暗い内容をくどくど述べる時に用いることもある。反芻障害 rumination disorder（E）[DSM-Ⅲ]は嘔吐を繰り返す小児の摂食障害。疑惑癖 Zweifelsucht（D），強迫疑惑 Zwangsskrupel（D）あるいは疑惑狂気 folie du doute（F）[Falret J-P]は「行動に誤りはなかったか」「話が正しく受け取られたか」などといちいち疑ってし

---

8) obsession, compulsion, Zwang は，無意味な内部の精神活動に支配されること。
9) Charcot J-M, Magnan V：De l'onomatomanie. *Arch Neurologie* 10：157-168, 1885.

まうもの。告白懸念 scruple of confession（E）(scrupulus：尖り石，懸念，疑惑)，Beichteskrupel（D）は，告白が不十分ではなかったか，真に悔いてはいないのでないかという懸念につきまとわれる疑惑癖。こうした疑問が無意味であると思うそばから意味があるとの観念が強迫的に生じることを妥当強迫 Geltungszwang（D）と呼んでいる。

強迫表象 Zwangsvorstellung（D）は，歌のメロディが頭にこびりついて離れない，あるイメージや場面が繰り返し思い浮かぶなどをいう。視覚表象は不快な場面，災害のイメージ，性的な内容になりやすく，感覚性が強まると仮性幻覚の形をとり強迫幻覚 Zwangshalluzination（D），hallucination obsédante（F）[Séglas LJE] と呼ばれることもある。患者がこれを打ち消すために，別の考えや表象を思い浮かべて対抗することは対抗強迫 Gegenzwang（D）という。対抗強迫が固定して強迫行為や儀式に発展することが少なくなく，浮かべる決まり文句，呪文 Wortzauber（D）が考想化声となって頭のなかに響くこともある。強迫思考は強迫神経症のほか，統合失調症の初期，人格異常，脳器質疾患にもみられる。反復強迫 Wiederholungszwang（D）は，幼児期の体験が後に無意識に反復されるとする精神分析の述語で，Freud S [1914] が，患者の治療過程で過去の体験を想起するかわりに行為として再現する抵抗現象をこう呼んだのが初めである。運命強迫 Schicksalszwang（D）は，不幸を繰り返す運命神経症を指す同じく Freud S [1920] の用語。

　ある体験が心の中に残り，思考や表象の形で繰り返し再生され，ほかの思考，表象があらわれにくくなる傾向を**固執傾向** Perseverationstendenz, Beharrungsneigung（D）[Müller GE] という。記憶や学習に必要な正常心理機能だが，強まると強制感を伴う仮性幻覚や強迫現象への移行もあるとされる。神経心理学でも，ある概念や一度決めた心の構え mental set（E）を容易に転換できない前頭葉症状に対して固執傾向と呼ぶことがある。

強迫神経症 obsessive-compulsive neurosis（E），Zwangsneurose（D），névrose obsessionelle（F）は，強迫症状を主徴とする神経症の一類型。青年期に好発し，半数は20歳未満に生じる。病前から几帳面で完全癖が強く，倫理的，抑制的な一方で不全感，劣等感の強い自己不確実性を併せもつ強迫性格，あるいは精神分析でいう肛門（愛）性格 anal character（E）を示すことが多いとされる。1895年頃に Freud S が神経症として分離し，のちに肛門サディズム期への退行と固着，厳格な超自我との葛藤，分離，打ち消し，反動形成などの

防衛機制を記載した．DSM-Ⅲ，Ⅳでは**強迫性障害** obsessive-compulsive disorder（E）の名で不安障害の項［300.3］に入り，ICD-10では独立項［F42］になっている．患者は強迫人 Anankast, Zwangsmensch（D），anankastique, anancastique（F）（anankazo，$\dot{\alpha}\nu\alpha\gamma\kappa\dot{\alpha}\zeta\omega$：強制する，拘束する，押しつける）である[10]．統合失調症に移行するものが3～10％あり，内容が妄想的で長く続くものを強迫妄想症候群 obsessional paranoid syndrome（E）［Lewis AJ 1946］と呼ぶことがある．強迫病 Zwangskrankheit（D）は，重症の強迫患者の体験に，人間学的見地から同情関係の障害，生成の逆転などを見出し，その病的構造が神経症より内因精神病に近いとみる Straus E［1960］や von Gebsattel VE［1954］[11]の概念．制縛神経症 anancastic neurosis（E），névrose de contrainte（F）は強迫神経症と恐怖症との間に移行を認めて，両者を一括した名称．制縛うつ病 anancastic depression（E）［Lauter H 1962］は強迫的色彩の強い内因うつ病．自己不確実，秩序傾向，過度の良心性，強い生命力をもち経過が長引きやすい．強迫スペクトラム障害 obsessive-compulsive spectrum disorder（E）［Hollander E 1993］は，醜形恐怖，心気症，摂食障害，衝動制御障害など強迫関連の症状を共有する一群の病気．

思考促迫 forced thinking（E），Gedankendrängen（D）は，考えが次々にまとまりなく浮かんできて抑えられないこと．ひとりでに思いつく自由生起思考 freisteigendes Denken（D），疲労時や就寝時にとりとめのない考えや表象が速やかに移っていく**マンティスム** mentisme（F）［Chaslin P*EA*］もこれに近い．躁状態や統合失調症の初期にもあるが，まだ能動意識は保たれている．**映画フィルム思考** Bildstreifendenken（D）［Kretschmer E］は，心的体験が頭の中に絵巻物のように展開するもので，平生考えている内容が抽象・統合化できず感覚・形象化する視覚化された思考 visualisiertes Denken（D）を指し，夢や催眠，ヒステリーなどにみられ，層理論で説明する．映像凝集 Bildagglutination（D）は複数のイメージがひとつに溶け合うことで，夢や催眠，原始文化にみられるとする Kretschmer E の概念．認知療法でいう自動思考 automatic thought（E）は，ある状況でひとりでに浮かんでくる考えやイメージを指し，前意識に近い表層の認知とされる．

10）Freud S は衝動的な満足の得られない現実と直面せざるをえないことに形容詞 ananke を用いた．
11）von Gebsattel VE：*Prolegomena einer medizinischen Anthropologie*. Springer, Berlin, 1954.

自生思考 autochthones Denken（D）あるいは**自生観念** autochthone Idee（D）（autos, αὐτός：自身, chthon, χθών：土地, 地面）[Wernicke K] は，今考えている内容と何らつながりのない考えがひとりでに浮かんでくる現象。「一人になるととりとめなく考える」と訴えるが，実行意識は希薄になりつつあり，「いつの間にかやっている」「自分では止められない」などのとらわれ，束縛感を伴う。Wernicke K は連合路の刺激によるとし，Schneider K は基底の作用と考えたが，自我の統制が緩み，本来はその下にあった考想が離れて浮き上がる一種の自動症，軽微な自我障害ともいえる。能動意識がさらに希薄になり，自分の考えでない，外から押しつけられるという他律性 heteronomy（E）が強まると，考想吹入など一連の干渉現象へ発展する。移行するあたりでは「いつの間にか忍び込んでいて，知らず知らず耽っている」「しきりに何かを考えていたが，内容は覚えていない」と微妙な表現になる。**自生妄想** autochthonous delusion（E）は一次妄想のこと。

　妙案がひらめくのは**霊感** inspiration（E）(in：内へ，spiro：吹く)，Eingebung（D）で一種の着想だが，自分が考えたのではない天来のニュアンスがある。祈祷精神病や非定型精神病では天啓を得たと訴えることがある。自分と反対の考えが浮かぶのは**対比観念** Kontrastidee（D）といい，自生，強迫，干渉，吹入などいずれの形をとることもあり，思考領域の両価性とみることもできる。

　させられ思考 made thinking（E），gemachtes Denken, Gedankenmachen（D）あるいは**思考干渉** contorol of thinking（E），Gedankenbeeinflussung（D）は，思考の主体性が失われ，他から考えを押し付けられる，支配されると感じる思考面のさせられ体験。他人の考えが押し入ってくる（**考想吹入** thought insertion, Gedankeneingebung, transmission de la pensée），自分の考えを抜き取られる（**考想奪取** thought withdrawal, Gedankenentzug, vol de la pensée, pensée captée），考えを知られてしまう（**考想察知** mind reading, Gedankenverstandenwerden, lecture de la pensée, pensée devinée）などの強制感，運動感を伴って訴えられる。Gatian de Clérambault GHAELM の精神自動症では，初期の微細現象 phénomènes subtils（F）すなわち小精神自動症として明らかな内容を伴わない未分化で抽象的な思考干渉が生じ，しだいに言語性，主題性，客観性を帯びた幻覚へと進展するとされている。

　考想伝播 thought broadcasting（E），Gedankenausbreitung（D），pensée divulguée（F）は，考えるそばから内容が他人に伝わると確信する体験をさすが，

自分と他人が同時に同じことを考えている意味にとる見解もある。知られると困ること，卑猥な考えが伝わるので悩むことが多い。Gedankenübertragung（D）は，テレパシーや以心伝心など，考想伝播とは逆に他人の思考内容が媒介なしにわかることで，思考伝達［西丸四方］，考想転移［中安信夫］などの訳語がある。また自他の両方向の伝達を区別せずに，考想伝播と同義に用いることもある。つつぬけ体験は考想伝播・察知・奪取などを一括した長井真理［1981］の概念で，統合失調症では自己が不成立なため言語以前の意味志向が洩れるとする。広義の考想察知・伝播には，体験の根拠を幻聴や出来事の解釈におくものも含まれる。感情が高ぶっている時に，他人の気持や考えがわかる，共鳴できることを感情共鳴 affektive Resonanz（D）あるいは感情反響 echothymia（E）というが，後者には模倣現象の意味もある。

　考想漏洩 ideorrh(o)ea（E）（-rhoe, ροή：流出），Ideorhoe（D），idéorrhée（F）は，考想伝播に近い漏洩体験。ドイツで言葉もれ Logorrhoe（D）をもとに造られた語で，19世紀半ばに観念奔逸の意味でフランス精神医学に伝えられたが，Gatian de Clérambault G*HAELM* は精神自動症に特有な漏洩体験をこの語で表現した。

3．思考内容の障害

　恐怖（症） phobia（E）（phobos, φόβος：恐れ），Phobie（D），phobie（F）[12]は，恐れる理由がないとわかっていながら，特定の対象や予測できる状況を不釣り合いに強く恐れ，これを避けようとすること。日常生活を侵害しない程度のものは小恐怖 minor fears（E）という。

　精神医学に phobia の語が登場したのは1860年ころである。強迫と密接な関係があり，19世紀末まで phobia, obsession, compulsion の3つは，Pinel P のデリールを欠くマニー，Esquirol J*ED* のモノマニー，Trélat の明晰狂気 folie lucide（F），Morel B-A の情動デリール délire émotif（F）などにおいて区別なく用いられた。当時のフランスでは強迫，不安，恐怖をあらわす現象にふたつの語尾 -manie, -phobie をつけて対比させる傾向があり，前者は望んでいる対象ないし状況の行為面，後者は恐れている対象ないし状況の思考面

[12) ギリシャ神話のフォボス Phobos は闘いの神アレス Ares（Mars）の息子。Homeros の叙事詩に登場するフォボスは専ら逃走（ラテン語の fuga）を指したが，やがて逃走に駆りたてる力，すなわち強い恐れ，パニックなどの意味を帯びるようになった。

を指した．盗癖 kleptomanie（F）は盗みをやめられないこと，窃盗恐怖 kleptophobie（F）は盗まれるのではないか，盗みを犯すのではないかと恐れることである．Nicoulaou E［1892］[13)]は，死を極度に恐れる余り自殺するという矛盾した死恐怖 thanatophobie（F）（thanatos，$\theta\acute{\alpha}\nu\alpha\tau o\varsigma$：死）を，見かけ上は正反対のふたつの強迫傾向 manie と phobie が結びつく接点として記載した．

1877 年 Wernicke K が強迫に古典的な定義を与え，Freud S，Janet P*MF* らの仕事を経て，これらは分離して今日の意味になった．すなわち恐怖症は特定の対象に限定される点で不安と異なり，一方，強迫とは情動的色彩が強い，日常生活への浸透が少ない，回避行動 avoidance（E）が積極的な形をとらず儀式 ritual（E）を行なわないなどから区別されている．したがって，状況と反応との関連が薄れるほど不安に近くなり，意志に反してあらわれる観念の形態が強まるほど強迫に接近することになる．実際には恐怖症の回避行動が強迫傾向を帯びることは少なくない．

Pitres A*JMM* と Régis *JBJ*E［1902］[14)]は古典的症候学に立ち，恐怖症を広汎恐怖 panophobie（F）（pas，$\pi\tilde{\alpha}\varsigma$，pantos，$\pi\alpha\nu\tau\acute{o}\varsigma$：各々，すべて）と単恐怖 monophobie（F）（monos，$\mu\acute{o}\nu o\varsigma$：単一，唯一）の 2 群に分けた．前者は対象の定まらないびまん性恐怖であり，いわゆる不安神経症，今日のパニック障害，全般性不安障害のことである．後者はひとつの対象ないし状況に限定され体系化したもので，対象の恐怖（金属恐怖，不潔恐怖，血液恐怖，毒物恐怖など），場所，要素，病気の恐怖（広場恐怖，閉所恐怖，空気恐怖，水恐怖，醜形恐怖，睡眠恐怖，食事恐怖，赤面恐怖，発語恐怖，疾病恐怖など），生物の恐怖（動物恐怖，対人恐怖など）の 3 群に分かれる．Monophobia（E）には，一人になることを恐れる単独恐怖の意味もある．Régis *JBJ*E［1906］はさらに，不安を伴う広汎恐怖から体系化した単恐怖へ移行し，さらに知性化 intellectualisation（F）して強迫に至る一連の流れを考えている．

過小評価傾向 hypophobie（F）［Grasset J］は，情動性が減退して危険を過小評価するために向こう見ずな行動に走ること．これは phobie の語を恐怖ではなく初期の意味に用いた唯一の例である．対抗恐怖 counterphobia（E）は，恐怖状況を回避せずむしろ積極的に身を置くことにより解消を図る一種の嫌

---

13) Nicoulaou E：Thanatophobie et suicide. *Ann Méd-Psychol* 40, T1：189-205, 1892.
14) Pitres A, Régis E：*Les obsessions et les impulsions*. Dion, Paris, 1902.

悪療法。

　恐怖症の対象にはあらゆるものが含まれ，学術用語になっているだけでも200を超えるという。Marks IM [1987][15]は回避状況，対象の限定度，恐慌発作の有無，主観的体験の種類に応じて広場恐怖症候群，社交恐怖，特定恐怖，疾病恐怖の4群に整理している。

(1) **広場恐怖症候群** agoraphobic syndrome（E）

　公共の場所，買い物，旅行など一人きりで無力になる状況が対象となるもので，不安・抑うつを伴いやすい。**広場恐怖**あるいは**アゴラフォビア** agoraphobia（E）（agora, $\alpha\gamma o\rho\acute{a}$：広場），Agoraphobie（D），agraphobie（F）[16]の語は1865年に精神医学に登場する。1871年 Westphal KOF が，自宅から離れた広場やひと気のない大通りに出られない3例の男性を広場不安 Platzangst（D）と名づけた。フランスにも急速に浸透し Legrand du Saulle H [1876] の研究が知られており，形容詞 agoraphobe（F）は Ribot TA が19世紀末に用いた。恐怖の対象は広場や通りそのものではなく，慣れた場所を離れて孤立することにある。外出恐怖と呼ばれることや，遠出恐怖［新福尚武］の訳語もあり，閉所恐怖と重なって乗物恐怖 amaxophobia（E）（amaxa, $\H\alpha\mu\alpha\xi\alpha$：車），鉄道旅行恐怖 sidrodromophobie（F）（sideros, $\sigma\acute{\iota}\delta\eta\rho o\varsigma$：鉄，dromos, $\delta\rho\acute{o}\mu o\varsigma$：道）［Régis JBJE］の形をとることもある。街路恐怖 agyiophobia（E）（agyia, $\alpha\gamma\upsilon\iota\acute{a}$：街，道）も一種の広場恐怖である。自宅恐怖 oicophobie（F）（oikos, $o\~\iota\kappa o\varsigma$：家，すみか）［Salemi-Paee 1884］は，住居に再び戻るときに耐えがたい恐怖を感じるために，自宅から離れられないこと。成因として本能的欲求を外部の対象に置き換え，投射，象徴化する防衛機制や，母親からの分離不安を重視する説明などがあり，パニック障害との間に共通の生物学的基盤を推定するみかた［Klein DF ら 1981］もある。

　空間恐怖 space phobia（E）［Marks IM 1981］は，広い空間を横切るのに支えがないと倒れそうになると恐れるもので，一見広場恐怖に似るが発病が遅く（平均55歳），不安・抑うつを伴うことが少なく，神経疾患や心血管系障害をもつ患者に多く，行動療法が無効とされる。高所恐怖 acrophobia, hypsopho-

---

[15] Marks IM: *Fears, phobias and rituals*. Oxford University Press, London, 1987.
[16] アゴラはギリシャの都市の中心にあり人の集まる広場。市が立ち公共の集会も催された。集会，公共の場，市場，公売。ここから転じて開かれた空間。Westphal K: Die Agoraphobie. Eine neuropathische Erscheinung. *Arch Psychiatr Nervenkr* 3: 138-161, 1872.

bia（E），kénophobie（F）（kenon，κενόν：空間，真空）［Régis *JB*/E］は，広い場所，高い所で不安やめまいを感じること．19世紀末に登場し主に英語圏で用いられる．フランスでは phobie des hauteurs（F）の方をよく用いる．場おくれ stage-fright（E），Lampenfieber（D）（Lampen：フットライト）は，観客の前で演技する直前に感じる不安と期待の入り混じった緊張感，舞台まけ．一種の状況恐怖 Situationsphobie（D），予期不安 Erwartungsangst（D）だが，統合失調症の妄想気分やトレマに通じるところもある．閉所，高所などすべてを含む用語は場所恐怖 topophobie（F）（topos，τόπος：場所））［Régis *JB*/E］である．

　(2) **社交恐怖** social phobias（E）［Marks IM 1969］

　人ごみや特定の個人など，他人と関わることが対象となる恐怖症．代表的な類型が**対人恐怖** anthropophobia（E）（ἄνθρωπος：人間），Anthropophobie（D），anthropophobie（F）で Régis *JB*/E に早くから記載があり，他人の同席する場面で緊張が強まり，不快な感じを与えるのではないかと恐れ，対人交流を避ける．社交状況恐怖 phobies du situations socials（F）［Janet P*MF* 1903］，関係神経症 Beziehungsneurose（D）［Kretschmer E 1950］，人的接触恐怖 phobie du contact humaine（F）［Ey H 1960］などの類語がある．わが国に多く，日本人や青年期に特有な心性と関わりが深い［高良武久 1955，近藤章久 1967］とされる．同席恐怖 sunenophobia（E）（suneno，συνενῶ：共存），女性恐怖 gyn(a)ephobia（E）（gynecos，γυναικός：女性）［Régis *JB*/E］，男性恐怖 androphobia（E）（andros，ἀνδρός：男性）［Séglas L*JE* 1903］などの関連語がある．Kraepelin E［1913］は交際恐怖 Homilophobie（D）の名で強迫神経症に含めた．交際病 Homilopathie，Verkehrspsychose（D）になると対人関係から生じた心因反応で，感応精神病や難聴者の迫害妄想など．人嫌いは misanthropia（E）で，Molière の戯曲『人間嫌い le misanthrope』［1666］による．社交恐怖は一定の場面と行為を恐れるが，自己愛性，回避性パーソナリティと関連して社交全般を避け，引きこもりになりやすい類型（全般型 generalized type）が注目されるようになり，さらに児童精神医学との用語統一をはかる意図から DSM-IV に社交不安障害 social anxiety disorder（E）の名称が登場した．

　統合失調症，境界性パーソナリティ障害，無力妄想では対人関係の距離がうまくとれない．接近恐怖 fear of closeness（E）は統合失調症患者が親密な対人関係に入ることを恐れる Fromm-Reichmann F［1947］の概念．将来いつか相手から拒絶されたときに自分の感情がコントロールできないのではない

かとの危惧で，アンテ フェストゥム［木村 敏］の予期不安，見捨てられ不安（抑うつ）［Masterson JF］の要素を含む。社交客観化 objectivation sociale（F）は，主体の行動や思考の能動性が減退すると，対人行動を調整している社交感受 sentiment social（F）が混乱し，これらを他人に帰せしめる心理機制。Janet P*MF* はこれを被害妄想の起源とみた。

発語恐怖 logophobia（E）は言葉を発することへの恐れ。食事恐怖 cibophobia, sit(i)ophobia（E）(sition, σιτίον：麦粒，転じて小麦からできた食糧，パン，sitos, σῖτος：小麦粉，食べもの)[17]は食事を怖がることで，被毒妄想によるもの，抑うつから食事がとれないもの，他人と同席する食事場面を避けるものなどを含む。結婚癖 gaménomanie（F）(gamos, γάμος：交尾の儀式，結婚）は，最初に出会った女と結婚しなければならないという奇妙な妄想を抱く男を記載した Legrand du Saulle H［1857］の造語。結婚恐怖 gamophobie（E）は Régis *JB*J*E* にある。

赤面恐怖 ereut(h)ophobia（E）(ereutho, ἐρευφῶ：赤くなる)［Casper JL 1848］, éreut(h)ophobie（F）は，人前で顔を赤らめるのではないかと恐れること。Pitres A*JMM* と Régis *JB*J*E*［1896］は赤面を生理的情動とみて一種の生理恐怖 physiophobie（F）と考えた。赤い色そのものを恐れる赤色恐怖 erythrophobia（E）は 20 世紀はじめに登場した語で，ereut(h)ophobia を赤色恐怖に転用することがある。赤面質 éreutopathie（F）［Hartenberg］は，赤面を恐れるのではなく赤面症 ereuthose（F）になりやすい人をさす 20 世紀初めの語。赤面癖 erythromania（E）は赤面恐怖と同義の，より新しい用語である。

醜形恐怖 dysmorphophobia（E）(dysmorphos, δύσμορφος：醜い), Dismorfofobia（I）［Morselli E 1886］, dysmorphophobie（F）は，自分は醜い，どんどん醜くなる，あるいは身体の全部ないし一部が奇異な形をしているとの強迫的な恐れ[18]。フランス語には 1870 年から dysmorphie（F）として登場，Pitres A*JMM* と Régis *JB*J*E*［1902］, Janet P*MF*［1903][19] らが取り上げた。Kraepelin E の教科書には強迫神経症のなかに記載されている。醜形恐怖で

---

17) 19 世紀に登場した語で sitophobia と sitiophobia の 2 種の綴りがあり，前者の方が早い。
18) 古代ギリシャ語 dysmorphia, δυσμορφία は，醜さ，形態異常のこと。Morselli E：Sulla dismorfofobia et sulla tafefobia due forme non per anco descritte di pazzia co idée fisse. *Bollettino della R. Accademia Medica* 6：110-119, 1891.
19) Janet P：*Les obsession et la psychasthénie*. Alcan, Paris, 1903.

は錯覚に近いものから,「どこか昔と違ってしまった」漠然とした変容感,「唇がふくれている」「顔や手足が細くなった」と知覚変容ないし異常体感のような訴えまである。確認するために始終鏡を見るのは鏡症状 signe de miroir（F）[Abély X 1927] で統合失調症にもある。カジモド コンプレクス Quasimodo complex（E）[Masters 1902][20]，テルシテス コンプレクス Thersites complex（E）[Stutte H 1957][21] は醜形恐怖の別名。神経性食思不振症のこだわりも一種の醜形恐怖である。醜形恐怖を DSM-Ⅲ では非定型身体表現性障害 atypical somatoform disorder（E），DSM-Ⅲ-R，Ⅳ，Ⅳ-TR では身体醜形障害 body dysmorphic disorder（E）と呼び，気分障害，強迫，不安，薬物依存などの併存が多いという。

自己臭恐怖 fear of emitting body odor（E）は，身体から嫌な臭いが漏れ出る，自分が不快な臭いを出して周囲に迷惑をかけていると強迫的に恐れ悩むこと。ほぼ同義の自己悪臭恐怖 Autodysosmophobie（D）は，Kraepelin E の用語とされているが，彼の教科書には見つからず，強迫神経症に含まれる醜形恐怖に，不快な臭いを出すという記載がある。青年期に発病し，対人恐怖と体感異常を伴い，微小関係妄想を前景に単一症候性に経過するものが多いが，表情恐怖や統合失調症に移行するもの，消失するものもある。一種の自我漏洩症状ないし無力妄想である。疾患分類上は対人恐怖，思春期妄想症，パラノイアなど議論がある。ドイツで自己臭パラノイア Eigengeruchs-Paranoia（D），パラノイア性自己臭精神病 paranoische Eigengeruchs-Psychose（D），英語圏では嗅関連症候群 olfactory reference syndrome（E）[Pryse-Philips W 1971] などという。悪臭恐怖 dysosmophobia, osphresiophobia（E）の多くは自己臭恐怖であり，実際に臭いを感じれば幻嗅 Geruchshalluzination（D）で側頭葉腫瘍や鉤発作にもあるが，自己臭恐怖にも幻嗅を伴うものがある。悪臭症 cacosmia（E）（kakos, κακός：悪い, osme, ὀσμή：臭い）には，自己臭恐怖の意味と，実際に気道や上部消化管疾患による悪臭を出していて自分は気づかない場合を指すふたつの用法があり，さらに一部の精神障害患者が悪臭を偏愛する傾向に用いることもある。カコストミア cacostomia（E）（stoma, στόμα：口）は

---

20) カジモドは Hugo V（1802-85）の『ノートルダム ド パリ』[1831] に登場する風貌怪奇な鳴鐘係。
21) テルシテスは Homeros『イリアス』に登場する下品で皆から嫌われるギリシャ兵。転じて，口が悪く争いを起こしやすい人を指す。

口臭症のこと。

自己視線恐怖，**正視恐怖** fear of eye-to-eye confrontation（E）は，自分の視線が他人を不快にするのではないかと恐れること。目つきが悪い，視線が強すぎる，目が悪いせいでじっと見てしまうなどの訴えになる。中国では自分の視線が淫乱ではないかと悩む色目恐怖［李 暁白 1994］の形をとりやすいというが，わが国にも視線がつい相手の胸元や股間にいき失礼になると恥じて，性的な色彩を帯びる場合がある。注察恐怖 phobie du regard（F）は，他人から見られることを恐れる。

怠慢恐怖 paralipophobia（E）（leipo, $\lambda\varepsilon\acute{\iota}\pi\omega$：欠けている），Paralipophobie（D）［Ziehen GT］は，不注意で怠ったことから過失を犯すのではないかと恐れること。職業恐怖 phobie du metier（F）は，職をきちんとできないことへの恐れ。**加害恐怖** blaptophobia（E）（blapto, $\beta\lambda\acute{\alpha}\pi\tau\omega$：傷つける，妨げる），Blaptophobie, Schädigungsangst（D）は，自分が他人や器物に危害（殺傷，破壊）を与えるのではないかと恐れること。自らの攻撃衝動への恐れ，あるいは意志による歯止めに自信のない状態ともみられる。Tellenbach H［1966］はうつ病との関連を示唆したが統合失調症にも生じる。先端恐怖 aichmophobia（E）（aichme, $\alpha\check{\iota}\chi\mu\acute{\eta}$：切っ先，槍）の理由にも，子どもの目を突いてしまう，他人を刺してしまうのではという加害的要素が含まれることがある。窃盗恐怖 cleptophobia（E）は，何かを盗まれることを恐れる場合と，自分が盗んでしまうのではないかと恐れる場合の被害・加害両側面をもつ。

対人恐怖の一部に妄想的確信に達する例があり，思春期妄想症 adolescent paranoia（E）［植元行男ら 1967］，重症対人恐怖［笠原 嘉ら 1972］などと呼ばれる。妄想主題は本質的に微小・罪業妄想であり，内から外へ，自分から周囲へと拡散する漏洩性，他人に不快を与える加害性，自分のほうに欠点，落ち度があり羞恥や引け目を感じる自責性が共通する。一種の無力妄想である。

(3) **特定恐怖** specific phobias（E）［ICD-10，DSM-Ⅳ，Ⅳ-TR］

対象が限定された恐怖で，従来から**単純恐怖** simple phobias（E）［DSM-Ⅲ，Ⅲ-R］と呼ばれているものの多くを含む。動物恐怖 zoophobia（E）（zoon, $\zeta\tilde{\omega}o\nu$：生きもの，動物），犬恐怖 cynophobie（F）［Régis JB/E］，太陽恐怖 heliophobia（E）（helios, $\eta\lambda\iota o\varsigma$：太陽），いなずま恐怖 keraunophobia（E），雷恐怖 astraphobia, tonitrophobia（E），くらやみ（夜）恐怖 nyctophobia（E），閉所恐怖 claustrophobia（E），血液恐怖 hematophobie（F）（haima, $\alpha\check{\iota}\mu\alpha$：血）［Régis JB/E］，毒恐

怖 iophobia（E）（ios, ἰός：毒），埋葬恐怖 taphephobia（E）など。音恐怖 phonophobia（E）（phoni, φωνή：声）［Schulthess］には，大きな音や声を恐れること，かすかな音にも過敏なこと，吃りを気にして話せないことの3つの意味がある。phonomania（E）（phonos, φόνος：殺人）は殺人狂のこと。恐怖が起こることへの恐怖は phobophobie（F）である。

(4) **疾病恐怖** illness phobias（E）

病気にかかることを過剰に心配すること。nosophobia（E）（nosos, νόσος：病気），pathophobia（E）も同義で19世紀半ばの語。nosomania（E）は健康状態を強迫的に気にかける心気症のこと。細菌恐怖 bacillophobia, microbiophobia（E），皮膚病恐怖 dermatophobie（F）［Kérandel JF 1889-90］，がん恐怖 carcinophobia, cancerophobia（E），発狂恐怖 lyssophobia, psychotophobia, maniaphobia（E）などを指し強迫的色彩が強い。梅毒恐怖 syphilophobia, luophobia（E）は，梅毒に感染する，あるいは感染してしまったと恐れることで1870年代に登場した。梅毒癖 syphilomania（E）は梅毒患者でない人に起こる梅毒に関する強迫観念[22]。死恐怖 necrophobia（E）（necros, νεκρός：死）は18世紀末からある。空気恐怖 aerophobia（E）は悪い空気を心気的に恐れることだが，飛行機恐怖の意味もある。

不潔恐怖 mysophobia（E）（myssos, μύσος：嫌悪，汚れ），mysophobie（F）は，何かに触れると汚れる，病気がうつると恐れること。当初 Pitres A*JMM* と Régis *JB/E*［1902］は埃への恐怖を指す語として造り，不潔恐怖には rupophobie, rypophobie（F）（rupos, rypos, ῥῦπος：不潔，汚物）をあてたが，Kraepelin E が Mysophobie（D）を不潔全般に拡張して用いた。汚いものを触ったのではないかと案じる接触恐怖 aphephobia（E），Berührungsfurcht（D），délire du toucher（F）のことで洗浄強迫を伴う。初期の記載である folie du toucher（F）［Legrand du Saulle H］は，文字を書き違えた女性が筆記具に触れられなくなった接触恐怖を指したもので，不潔，不浄のニュアンスはなかったが，のちに Falret J*PJ* が不潔恐怖としてまとめた。紙幣や硬貨が汚くてさわれないのは金銭恐怖 chrematophobia（E）という。力動的には不潔なものをもてあそびたい無意識の願望への防衛とみなされる。自己不潔恐怖 automysophobia（E）は，自分が汚い，悪臭を出していると恐れること。自己臭恐怖と

---

22) Morvan A：*Syphilomanie et syphilophobie*. Thèse, Paris, 1909.

同じ構造だが，無力妄想で「自分の内面は汚れている」「生きる価値がない」などと，より抽象的な自己否定を訴えることがある。新しもの嫌い misoneisme (F) (miso, μισῶ：憎む, neos, νέος：新しい，若い) は新奇，斬新への反発や嫌悪。嫌児症 misopédie (F) は子どもを嫌って虐待ないし殺すこと。

心的外傷が強く長期に続いた後（事故，災害，戦闘，殺人の目撃，強制収容所，レイプ，痴漢など）に，事件の反復想起，類似状況の回避，健忘，無感情，刺激性，不眠などを伴う恐怖症状を呈することがあり，心的外傷恐怖 traumatic phobia (E) ないし心的外傷後ストレス障害 posttraumatic stress disorder (E) [DSM-Ⅲ-R：309.89, DSM-Ⅳ, Ⅳ-TR：309.81, ICD-10：F43.1] という。DSM-Ⅳ, Ⅳ-TR では持続の短いものを急性ストレス障害 acute stress disorder (E) [308.3] と呼んで区別する。事件の客観状況より主観的脅威の影響が大きく，離婚や別離経験者に多い傾向があり，病前の要因（神経症傾向，不安やうつ病の既往・遺伝負因）の関与や，アルコール・薬物依存の合併も指摘される。心的外傷神経症 traumatic neurosis (E), 災害神経症 Unfallneurose (D), 賠償神経症 Rentenneurose (D), 年金神経症 Pensionsneurose (D) などがこれに関わりをもつ。

心気症 hypochondriasis (E) (hypochondion, ὑποχόνδριον：季肋部), Hypochondrie (D), hypocondrie (F) とは，自己の健康や身体の些細な不調に過剰にこだわり恐れること。Hippocrates では形容詞 hypochondriaque は季肋部に関することがらを指した。Galenos に登場する心気病はまだ漠然とした病像で，身体的苦痛をもち脾臓に関連するメランコリーの一型になっている。フランス語になるのは 15 世紀，まとまった病的状態を指す用語として用いられるのは 17 世紀以降で，Boissier de Sauvages F (1706-67) は心気症をウェザニアに含めた[23]。器質病変を欠く身体的苦痛という今日に近いニュアンスを帯びるようになったのは 19 世紀であるが，Falret J-P [1822] が脳病とみているように，内臓由来のあいまいさは 20 世紀まで続いた[24]。

心気状態 hyopochondriacal state (E), 心気的な心構え hypochondrische Einstellung (D) などの表現もある。身体症状としては頭痛・頭重，持続性のめまい・動揺感，不眠（睡眠心気症 Schlafhypochondrie），感覚過敏，疼痛，肩こり，

---

23) Boissier (de la Croix) de Sauvages F：*Nosologia Methodica*. 1763.
24) Falret J-P：*De hypocondrie et suicide*. 1822.

眼精疲労，動悸・不整脈，発汗，振戦，食欲不振，便秘・下痢，頻尿，性欲減退など多岐にわたる。精神症状としては易疲労性，注意集中困難，不安・焦燥，記銘・判断力低下，無気力など多くは自覚的なものであるが，劣等感・不全感に悩んで抑うつ的になりやすい。病状を仔細に観察してメモに書きとめ持参し（Papier-träger），医学書を読んできて医師に食い下がるが，説明に納得せず病院を転々とする傾向がある。

　かつては体感異常や物理的被害妄想なども心気症に含まれており，心気症がひとつの疾患単位を構成するかどうかは長く問題にされてきた。Esquirol JED がリペマニーに含めた複雑心気症 hypocondrie compliquée（F）などの妄想型が分離されると，残りの軽症型は神経症になった。心気症を前景とする神経症を**心気神経症** hypochondriacal neurosis（E）という。DSM-Ⅲ, Ⅳ と ICD-10 では身体表現性障害 somatoform disorders（E）に含まれる。DSM-Ⅳ, Ⅳ-TR の心気症では妄想による場合を病識が乏しいもの（with poor insight）とする。ほかの神経症類型においても心気症をみることは少なくないが，Sheehan DV ら [1980] は，不安障害の自然経過がパニック発作，心気症，広場恐怖，二次性抑うつの各段階をたどって進展するという仮説を立てている。統合失調症の病初期や急性症状消失期，妄想性障害の寛解後，うつ病，器質・症状精神病の神経衰弱状態にも生じる。統合失調症の経過中に，通常は気に留めることなく自然に行なっている動作を，いちいち意識（息を吸ってから吐く，左足の次に右足を出して歩くなど）するために動作がぎこちなくなる，ある種の不自由感，束縛感を訴えることがある。心気破瓜病 hypochondrische Hebephrenie（D）は心気症状を前景とする破瓜型統合失調症を指す Mayer-Gross W [1932] の概念。Freud S は心気症を現実神経症に含める一方，パラノイアの前駆型とみた。**心気的加害者** persécuteur hypocondriaque（F）は，好訴性の強い心気妄想をさす Gatian de Clérambault G *HAELM* [1923][25]の概念で，不当な検査や治療の補償，病院機構の改革などを求めて闘争する熱情精神病の一類型，パラノイアの心気類型である。コタール症候群をパラノイアの心気類型とみることもできる。

　単一症候性心気精神病 monosymptomatic hypochondriacal psychosis（E）は，

---

25) Gatian de Clérambault G：Persécuteur hypocondriaque. *Bull Soc Clin Méd Ment* 11：262-276, 1923.

妄想的な心気症を単一症候性に訴える一群の患者を包括した Reilly TM [1977] の概念。体感異常を示すものと，身体像の障害を主徴とするものの2類型に大別され，前者には皮膚・腸内寄生虫妄想，自己臭恐怖，体感症が，後者には醜形恐怖，神経性無食欲症などが含まれている。疾患分類上は統合失調症，パラノイア，独立疾患の可能性が論じられる。

4. 妄　　想

　妄想 delusion（E）(deludere：人を駆りたてる，目を覆う)，Wahn（D）(wen：願い，期待)，délire（F）(de：～の外に，はずれて，lira：畝，溝) は，思考内容の障害で，主として自分に結びついた病的な誤った確信。すなわち自分自身に関連した（自己関係づけ Eigenbeziehung），事実無根の内容（内容の不合理 Unmöglichkeit des Inhaltes）にもかかわらず，主観的な確信 subjektive Gewißheit は揺るがず，どのような反証にも決して屈しない（訂正不能 Unkorrigierbarkeit）。妄想観念 delusional idea（E），Wahnidee（D），idée délirante（F）ともいい，フランスでは意識障害や精神障害一般もデリール délire と呼ぶので，妄想を区別する時はこちらを用いることが多い。Spitzer M [1989] は，内容は間主観的，形式は主観的な陳述とし，Bolzinger A [1986] は，自分自身に関するうぬぼれた信念とみている。認知症や知識・教育不足から生じた誤解，偏見，特定の文化・思想・宗教集団における迷信 superstition（E）や判断の誤りなどは妄想と呼ばない。

【a. 妄想形式の種類と進展】

　感情や他の体験から導かれず，ひとりでに生じた妄想を**真性妄想，真正妄想** echter Wahn（D）[Jaspers K] あるいは一次妄想 primarer Wahn（D）[Gruhle HW]，他の体験から了解的に発生するものを**妄想様観念** wahnhafte Idee（D），二次妄想 sekundärer Wahn（D），妄想類似の反応 wahnähnliche Reaktion（D）[Schneider K] などと呼んで区別するが，強い願望を含む内的緊張（妄想要求 Wahnbedürfnis）から導かれるとするみかたもある。特有な人格を基盤に，状況が加わり徐々に育成されるとみれば妄想発展 Wahnentwicklung（D）あるいは妄想的人格発展 paranoide Persönlichkeitsentwicklung（D）という。真性妄想は，それ以上は心理学的にさかのぼれず，何かしらの病的過程 Prozeß（D）から生じ，統合失調症に特有とされる妄想のことで，妄想気分，妄想知覚，妄

想着想に分けられる．英語圏では自生妄想 autochthonous delusion（E）とも呼ばれる．

妄想気分 Wahnstimmung（D）は，不明の何かが起こったという，漠然としているが不安ないし高揚した緊迫感（妄想緊張 Wahnspannung）を伴う変容感．「どこかいつもと違う」「周りが妙に騒がしい」「きな臭さが漂う」など，周囲の違和感 sentiment d'étrangeté（F），不気味感 Unheimlichkeitsgefühl（D），sentiment sinistre（F）として訴えられる．そのまま英訳すると delusional mood（E）だが，症状の中核を気分より異様な雰囲気において delusional atmosphere（E）を推す立場［Berner P］もある．軽い場合は，何か起こりそうな予期不安 Erwartungsangst（D）や場おくれ Lampenfieber（D）に似た漠然とした圧迫感になる．肌に触れる湿気，空気のよどみなどから圧倒され，焦りや息苦しさを感じて，めまい，頭痛，ふらつき，発汗などの身体愁訴を伴いやすい．そばに人（特に苦手な人）がいると「何となく気圧され」「気おくれ」して，その場をはずしたくなる．

トレマ Trema（D）（tremo, τρέμω：ふるえる）は，統合失調症の明らかな妄想に先行する特有な状態をゲシュタルト心理学から説明した Conrad K ［1958］の用語．妄想気分にほぼ相当するが，内因うつ病と区別のつかない抑うつ気分，自責，罪業感，意欲低下を示すことがある．背景と前景が同等になるために，偶然と中立が失われ，患者は生きる幅が狭まり，場のなかを自由に動くことができなくなるという．

こうした内容の未分化な初期の準備野 Vorbereitungsfeld（D）ないし妄想観念なき妄想 Wahn ohne Wahnidee（D），あるいは一次的妄想体験 primäres Wahnerlebnis（D）［Jaspers K］，初期妄想状態 état délirant primordial（F）［Moreau de Tours J］[26]などと呼ばれる段階から，次の妄想知覚あるいは妄想着想へ形式が進展するとみなされるが，妄想の内容は導かれないという．

外界の変容感が急激かつ劇的に生じると「この世の終りが来る」「革命が起こる」など，不安と宗教的高揚感を伴う**世界没落体験** Weltuntergangserlebnis（D）［Wetzel A 1922］[27]を呈することがある．体験の内容が具体的すぎるので，妄想気分に含めるか否かについては議論がある．

---

26) Moreau de Tours J：*Du hachisch et de l'aliénation mentale*. Masson, Paris, 1845.
27) Wetzel A：Das Weltuntergangserlebnis in der Schizophrenie. *Zentralbl Gesamte Neurol Psychiatr* 78：403, 1922.

実際には自分が変化したのに周囲が変わったと感じることを**症状転嫁** transitivism（E），Transitivismus（D）［Wernicke K］といい，精神病患者が自分は健全で取り巻く人たちの方がおかしい，などと考えるのはこれに含まれる。心気症患者が自分は心でなく体の病気だといい，醜形恐怖患者が体の一部さえなおれば何の問題もないと主張するのも，異様な雰囲気を感じる妄想気分も，とりかたによっては一種の症状転嫁である。

　妄想知覚 delusional perception（E），Wahnwahrnehmung（D）は，外界の実際の知覚に誤った意味づけをすること。「何軒かの家に足場が組んであるのをみて町中が取り壊されると信じる」「犬が前足を上げたのを天の啓示と確信する」など，ごく日常的な知覚が患者には，自分に関連する重大なことに体験される。

　あるものがある意味をもつという意識を意味意識 Bedeutungsbewußtsein（D）という。これが病的に変化すると，自分に結ぶ eigenbeziehen（D）方向の意味づけ Bedeutungssetzung（D）が生じる。**意味妄想** Bedeutungswahn（D）は，外界のすべてが普遍的な意味を失い，自分に関わる不明の新しい意味へ変化したと感じる妄想。感情などの先行する理由がみられないので，動機なき一次性の関係づけ primäre Beziehungssetzung ohne Anlaß（D）［Gruhle HW］という。異常意味意識 abnormes Bedeutungsbewußtsein（D）［Jaspers K］，気配体験 Anmutungserlebnis（D）［Janzarik W］，変貌妄想 délire métabolique（F）（metabole, μεταβολή：変化）［Séglas LJE 1903］もほぼ同義である。

　Schneider K［1938］によると，妄想知覚は知覚する者から対象へ向かう分節と，（正常に）知覚された対象から異常な意味づけに至る分節の二分節性 two memberedness（E），zweigliedrig（D）であり，一分節性 one memberedness（E），eingliedrig（D）の妄想着想より統合失調症診断上の意義が高いという。Matussek P［1952-53］[28]は，ゲシュタルト心理学の立場から，統合失調症患者では特有の知覚障害（知覚連関の弛緩・解離，知覚の硬直 Wahrnehmungsstarre）があり，対象の本質属性 Wesenseigenschaft（D）が優位に立っているので，それに意味づけすることは必ずしも了解不能ではないとした。

　Conrad K のいうアポフェニー（異常な意味顕現）Apophänie（D）（apo, ἀπο：

---

28) Matussek P：Untersuchungen über die Wahnwahrnehmung．Ⅰ．*Mitteil Arch Psychiatr Nervenkr* 189：279-319, 1952, Ⅱ．*Mitteil Schweiz Arch Neurol Psychiatr* 71：189-210, 1953.

離れて，phaino，φαίνω：あらわれさす，啓示）も妄想知覚に相当する部分で，知覚された対象が漠然と患者に関係する（reine Apophänie），対象は患者の注意を試すために設定され，仕組まれている（彼のいう「させられ」体験），対象が特定の性質を帯びる（本質属性の優位）の3段階が区別されている。アポフェニーでは自己が受動的な世界の中心にあるが，これに対して自己が世界に能動的に影響を与えることをアナストロフェ（逆回転）Anastrophé（D）(ana, ἀνα：戻り，strepho, στρέφω：向ける）と呼び，このような自己中心性への転回をプトレマイオス的転回 ptolemäische Wendung（D）とした[29]。フランスにも周囲の出来事をすべて自分に結びつける収斂妄想 délire convergent（F），自己中心妄想 délire égocentrique（F）などの用語がある。暗示を含んで意味が明らかになるアポカリプティク（黙示）Apokalyptik（D）(apo, ἀπο：離れて，kalypto, καλύπτω：覆う）は，Apophänie が最大強度に達した状態で，ここから再びアポフェニーを経て，プトレマイオス的転回の逆であるコペルニクス的転回 kopernikanische Wendung（D）[30]をなした後の回復途上を固定化 Konsolidierung（D）という。

妄想着想 sudden delusional idea（E），Wahneinfall（D）は，突然に何の媒介もなく「自分は王の子である」「あとをつけられている」などの誤った観念が浮かび，これを確信する体験。フランスでは妄想直感 intuition délirante（F）[Targowra R と Dublineau J 1931]がこれに近い概念で，解釈と仮性幻覚の中間に位置するとされる。ああそうか体験 Aha-Erlebnis（D）[Bühler K]は，問題の意味がいきなりわかる快感を伴う体験。正常心理学の用語だが病的な場合は妄想着想や妄想直感に近い。価値観が変わって突然に視界が開け，幸福感をもって新しい洞察に達するのは回心 metanoia（G），conversion（E）(con, cum：共に，verto：回す），Bekehrung（D）といい，宗教的な開眼，悟り enlightenment（E），Erleuchtung（D）に通じる。修行の結果でなく病的に生じて，世の真理がわかったというのは回心妄想 Bekehrungswahn（D）という。

妄想追想 delusional memory, retrospective delusion（E），Wahnerinnerung（D）

---

29) Ptolemaios K は2世紀にアレクサンドリアで活躍した天文学者，数学者。主著『アルマゲスト』に地球から見た太陽，月，惑星の位置を計算した。9世紀以降アラビア，中国にまで広がり，ヨーロッパには15世紀に伝えられた。

30) Copernicus N（1473-1543）はポーランドの天文学者，聖堂参事。1510年頃太陽中心説を構想し『天球回転論』[1543]にまとめた。コペルニクス的転回とは伝統的な認識論に対する画期的な発想転換のことで，Kant I が『純粋理性批判』2版[1787]の序文に記載した。

は，過去の出来事が新しい意味を帯びて思い出されること。「子どもの頃に使ったフォークに刻まれた冠は，自分が王侯の出であることを示すものだ」あるいは「子どもの頃から超能力をもっていた」などというもので，Schneider K は前者を二分節からなる記憶性妄想知覚 mnestische Wahnwahrnehmung (D)，後者を一分節の記憶性妄想着想 mnetischer Wahneinfall (D) としている。妄想表象 Wahnvorstellung (D) も，これに近い誤った追想表象や思いつきを指す。妄想意識性 Wahnbewußtheit (D) は，誤った意味が媒介なしにいきなりわかることで，Schneider K は妄想表象とともに妄想着想に一括した。

　説明妄想 explanatory delusion (E)，Erklärungswahn (D)［Wernicke K 1894］は，異常体験にたいする誤った意味づけで，幻聴から二次的に生じた被害妄想などを指す。Gatian de Clérambault *GHAELM* の精神自動症では，妄想はすべて病初期の仮性幻覚ないしさせられ体験を説明するために二次的に生じるという。感情誘因性妄想 katathymer Wahn (D) は，強い感情やコンプレクスから誘発された妄想様観念で，願望パラノイアなどを指す。全体感情妄想 synthymer (holothymer) Wahn (D) は，漠然とした基底気分に調和した妄想様観念で，うつ病の微小妄想などのこと。判断の誤りや邪推から，出来事を妄想的にうけとるのは妄想的解釈 wahnhafte Deutung (D) あるいは妄想的曲解 wahnhafte Auslegung (D) である。

　妄想着想，妄想知覚など個々の体験が，現実の知覚や正常な思考，個人の知識などを動員してひとつに整理統合され，患者の内部では論理的に矛盾のない体系を作りあげることを体系化 Systematisierung (D) ないし**妄想加工** Wahnarbeit(D)といい，出来上がった妄想を**体系妄想** systematized delusion(E)，systematischer Wahn (D)，**妄想体系** delusional system (E)，Wahnsystem (D) あるいは妄想構築 Wahngebäude (D) と呼ぶ。緩徐に進行し人格のくずれの少ない統合失調症，妄想性障害，パラノイアなどにみられる。

　被害的，誇大的な主題が混じり合い，うつろいやすく体系化しないものは**多形妄想** délire polymorphe (F) といい，情動変化，一種の意識障害や被影響症状を伴いやすい。非定型精神病，フランスでいう急性錯乱 bouffée délirante (F) などにみられる。ICD-10 の急性一過性精神病性障害［F23］には多形性 polymorphic の要素が含まれている。

　妄想の経過は一過性で短期間に消失すること（一過性妄想 transient delusion) も，寛解しては繰り返すこと（出没妄想 délire à éclipse）も，固定すること（固定妄想 fixed delusion）もあるが，長い年月のうちには体系化する，あるいはまとまりのない荒唐無稽なものに変化する。また慢性経過中に前者から後者へ移行することがあり，これを断片化 Fragmentation（D）[Janzarik W 1968] という。すなわち漠然とした未分化なものから，具体的なものへと進展し，体系をつくり，やがて人格水準の低下に従って再び解体へと向かうようにみえる。

妄想が活発な急性期（妄想最盛期 moments féconds）を過ぎると，あるいは治療の効果から，妄想を進んで語らなくなったり，批判力 Kritik（D）が出て，距離をおく distanzieren（D）ようになったり，内部に被殻化 abkapseln（D）[Binder H]，enkyster（F）すること encapsulated delusion（E）で，客観化 Objektivierung（D）して現実にも大過なく対応したりする。回復期の半信半疑な妄想を部分妄想 partial delusion（E）ということがある。共有妄想 shared delusion（E）は，感応精神病で発端者と感応者が共有する同一内容の妄想。パラノイド・スキゾイド態勢 paranoid-schizoid position（E）[Klein M] は，外界の対象が部分的にしか認識されていない口愛期前半における乳児精神のありかたで，空想的な破滅不安が強く，妄想の固着点になるという。

妄想反応 paranoid reaction（E）は，ある体験を契機に妄想様観念を生じた心因反応ないし異常体験反応をいい，妄想を抱きやすい病前の人格傾向，体験と妄想内容の一致，一過性の経過などを根拠に診断する。持続の比較的長いものは反応精神病 reactive psychosis（E），心因性妄想精神病 psychogenic paranoid psychosis（E）などと呼ばれ，特に北欧で用いられる傾向にある。フランスで妄想反応に相当する状態を急性（反応性）妄想精神病 psychose délirante aiguë（réactionnelle）（F），反応性急性錯乱 bouffée délirante réactionnelle（F）などと呼ぶ。ドイツでは反応性に統合失調症状が生じると統合失調症体験反応 schizophrene Erlebnisreaktion（D）という。統合失調症反応型 schizophrene Reaktionsform（D）は，外因反応型の一種をさす Bumke O [1924] の概念。かつてアメリカでは，統合失調症をストレスによる反応とみて統合失調症反応 schizophrenic reaction（E）と呼んでいた。DSM-Ⅲ-R までは短期反応精神病の項があったが，DSM-Ⅳでは reactive がとれて短期精神病障害 [298.8] となり，ICD-10 の急性一過性精神病 [F23] に近づいた。

パラノイド精神病 psychose paranoïde（F）は，妄想精神病をその構造から区

分した Claude HCJ [1925][31)]の概念で，人格が解体し，まとまりを欠く妄想をもち，社会生活も困難な統合失調症を中核とする一群の精神障害。**接触欠損パラノイド** Kontaktmangelparanoid（D）は，Janzarik W [1973][32)]が提唱した60歳以上の高齢者にみられる統合失調症様の精神病。活動的な女性に離婚，配偶者の死別など対人的孤立状況を契機に発病し，幻覚妄想を主徴とするが主題は侵入，盗難など住宅境界 Wohngrenzen（D）に関する被害的内容が多い。より若い患者では「寝ている間に体に触られる」など身体境界 Leibgrenzen（D）をめぐる訴えになりやすい［濱田秀伯 2002］。経過はさまざまで症状が固定するもの，統合失調症残遺状態へ移行するもの，生活状況の変化により回復するものなどがある。遅発パラフレニーと共通する部分が多い。

妄想型統合失調症 paranoid schizophrenia, schizophrenia paranoid type（E），paranoide Schizophrenie（D），schizophrénie paranoïde（F）あるいは**妄想痴呆** dementia paranoides（L）は，幻覚・妄想を前景とする統合失調症の一類型。Kraepelin E [1913] は，妄想形成にはじまり，やがて情意鈍麻を伴う荒廃に達する重症型 gravis と，幻覚ないし妄想が長期間続き人格のくずれの少ない軽症型 mitis を区別した。後者は仮性幻覚やさせられ現象を主徴とするフランスの被影響精神病に近い。形容詞 paranoid の用法は混乱している。Kraepelin E が妄想痴呆に用いてからドイツやフランスでは統合失調症の妄想に当てる。英語圏では敵意，迫害的，猜疑的といったニュアンスから paranoid delusion などの形でくずれの少ない反応性の妄想に用いる傾向が強い。妄想性障害を DSM-Ⅲ は paranoid disorder としたが DSM-Ⅳ, ICD-10 では delusional disorder に変更された。

【b．妄想の主題・内容】

妄想はその主題（妄想主題 thema of delusion），内容（妄想内容 Wahninhalt）からいくつかの群に区分される。ここでは被害妄想群，微小妄想群，誇大妄想群，被影響妄想群の4つに分ける。統合失調症の妄想主題は価値観や時代を反映して変遷があり，藤森英之 [1978][33)]によると，被害妄想はほぼ一定，誇

---

31) Claude H : Les psychoses paranoïds. *Encéphale* 20, T1 : 137-149, 1925.
32) Janzarik W : Über das Kontaktmangelparanoid des höheren Alters und Syndromcharakter schizophrenen Krankseins. *Nervenarzt* 44 : 515-526, 1973.
33) 藤森英之：精神分裂病と妄想．金剛出版，東京，1998.

大・憑依・宗教主題は減少，物理的被害妄想が増え，対象は現実的で内容の矮小傾向があるという。うつ病の妄想は時代変化に乏しく，このことからKranz H [1955] はうつ病のほうが統合失調症より世界との接触が少なくむしろ自閉的であるとした。

(1) 被害妄想群

被害妄想，迫害妄想 delusion of persecution（E），Verfolgungswahn（D），délire de persécution（F）は，他人から嫌がらせをされる，危害を加えられると思い込む妄想。verfolgen には追跡するという意味もあるが，追跡妄想に限らず広く被害的な主題を包括する。被害妄想には，毒を入れられる**被毒妄想** Vergiftungswahn（D），周囲から監視されている**注察妄想** delusion of observation（E），Beachtungswahn，Beobachtungswahn（D），相手が浮気をしているという**嫉妬妄想** delusion of jealousy（E），Eifersuchtswahn（D），délire de jalousie（F），物を盗まれる**盗害妄想**あるいは**もの盗られ妄想** delusion of robbery（E），Bestehlungswahn（D），délire de vol（F）などが含まれる。統合失調症に多いが，妄想性障害，うつ状態，器質・症状・中毒精神病にもみることがある。

嫉妬妄想は主として配偶者，性交渉の相手，パートナーが不貞をしていると確信する妄想（不実妄想 delusion of infidelity）。男女いずれにもあり，アルコール症，統合失調症，パラノイア，てんかん，人格異常などにみられ，実子否認を伴うことがある。アルコール症の記載は von Baren C [1846] の官能妄想 Sinnenwahn（D）に始まり，その機序を von Krafft-Ebing R*FJ* [1892] は飲酒が性欲亢進をもたらす一方で性機能を低下させる逆説的性障害 paradoxe Sexualstörung（D）から説明した。統合失調症ではほかの妄想主題（被害，被毒）に合併することが多く，対象も複数ないし不特定で変わりやすい。パラノイアの病的嫉妬 morbid jealousy（E），pathologische Eifersucht（D）は熱情精神病 psychoses passionnelles（F）[Gatian de Clérambault G*HAELM*] の一類型である。強力性のパラノイアの対極に，嫉妬の対象が単数で，状況に反応して一過性，無力性の嫉妬妄想を繰り返すものがある。自責と抑うつを伴い病識も動揺し，敏感関係妄想の嫉妬類型（「敏感嫉妬妄想」[西園 文ら 1988]）ともいいうる。Jaspers K [1910] が嫉妬妄想をもとに人格の発展と過程を分けたのはよく知られている。Freud S [1922] は嫉妬妄想の背景に同性愛衝動とその防衛をみた。Tellenbach H [1967] は，嫉妬を自己に所属する何かが失われることを恐れる保有希求 Halten-wollen（D）によるとする。Pauleikhoff B [1967]

のパラノイア性嫉妬妄想 paranoischer Eifersuchtswahn（D）は，30歳台に生じる状況依存性の強い嫉妬妄想で，ほかの幻覚妄想を伴い人格のくずれはないが病識もなく，彼のいう非定型精神病の一類型．**オセロ症候群** Othello syndrome（E）[Todd J と Dewhurst K 1955][34]は，Shakespeare W の戯曲『オセロ』[1604]に由来する自傷他害の行動化傾向を帯びた嫉妬妄想．

　周囲の出来事を自分に結びつけるのは**関係妄想** delusion of reference（E），Beziehungswahn（D），délire de relation（F）といい，何気ないことを「タイミングがぴったり合うので偶然とは思えない」と意味ありげにうけとる．妄想はすべて自分の外界への関わりかたが変容する関係妄想なので，自分から対象へ向かう志向性の変化ともいいうる．関係妄想は本来中立的で，病初期に理由が不明なことによる不安や困惑をもたらすが，「わざとしている」などと自分に不都合な内容に解釈すると被害妄想に，「自分に好意を抱いている」などと都合よく解釈すると誇大妄想に発展する．したがって妄想は形式が先で，内容は後から生じる．軽いものは邪推 distrust（E），Misstrauen（D），méfiance（F）である．進行性関係精神病 progressive Beziehungspsychose（D）[Kleist K]は，感情状態に内容が一致する関係妄想を主体とする妄想精神病で，ほかの統合失調症状はなく体系化しない．DSM-Ⅳの奇異 bizarre（E）な妄想は，内容の奇異，不可解ではなく一級症状，させられ体験のこと．

　侵害妄想 delusion of injury（E），Beeinträchtigungswahn（D），délire de préjudice（F）は，物が無くなる，家に誰かが忍び込んでくるなど，当然の権利が損なわれる，不当に扱われる内容（損，不利 Benachteiligung）の妄想で復権妄想の主題になりやすい．かつては被害妄想と訳されたが侵害妄想［西丸四方］のほうが通りやすく，損害妄想［影山任佐］という訳語もある．**初老期侵害妄想** präseniler Beeinträchtigungswahn（D）[Kraepelin E 1899]は，50～60歳の遺伝負因のある女性に生じる妄想性障害．心気症状で始まり，損失，嫉妬の妄想を抱くが，パラノイアのように体系化せず内容や対象が変化しやすい．分別をわきまえ，記憶も確かで認知症ではなく，感情に統合失調症の鈍麻はなく，むしろ過敏で不安と高揚が混じりあい，自分の誤りを素直に認めて入院を嫌がらず，妄想の対象とも打ち解けて復権行為に至らない．共同体被害妄

---

34) Todd J, Dewhurst K : The Othello syndrome : a study in the psychopathology of sexual jealousy. *J Nerv Ment Dis* 122 367-374, 1955.

想は，自分ではなく「自分の家族（身内）が被害をこうむる」と訴える妄想。原田憲一[1979][35]が老人にみられる妄想の特徴として，作話傾向とともに抽出した。

　被害妄想病 délire de persécution（F）[Lasègue EC 1852][36]は，35～50歳の多くは女性に被害妄想を主徴として生じる妄想精神病。メランコリー（部分精神病）の一類型として提唱されたが，進行麻痺をモデルに，妄想が初期の疑問期から確信期へと段階的に進展する経過の一貫性に注目した点が当時としては新しく，Pinel P や Esquirol JED の症候学的分類から Magnan J-JV，Kraepelin E らの経過を基礎におく疾患概念への橋渡しとなった。

(2) 微小妄想群

　微小妄想 delusion of belittlement, delusion of unworthiness（E），Kleinheitswahn（D），délire d'indignité（F）は，自己の価値や能力を低いと確信する妄想。財産を失ったという**貧困妄想** delusion of poverty（E），Verarmungswahn（D），délire de ruine（F），重大な過失を犯した罪責感 guilt feeling（E），Schuldgefühl（D），自責感 sentiment d'auto-accusation（F）を抱く**罪業妄想，罪責妄想** delusion of guilt（E），Sündenwahn, Versündigungswahn（D），délire de culpabilité（F），健康を害したという**心気妄想** hypochondriacal delusion（E），hypochodrischer Wahn（D），délire hypocondriaque（F），重い病気にかかったという**疾病妄想** nosomania（E），Krankheitswahn（D），自分の体や臓器，世界の存在，生死を否定する**否定妄想** delusion of negation（E），Verneinungswahn（D），délire de negation（F）ないし**虚無妄想** nihilistischer Wahn（D）[Weber A 1938][37]などが含まれる。うつ病をはじめ種々のうつ状態に多いが，うつ病による二次性ではなく，微小妄想を前景とする独立した妄想性障害がある。

　加害妄想 Schädigungswahn（D）は，自分がある事故や出来事を引き起こしたと確信する妄想。有名な重大事件の犯人となると誇大的なニュアンスが加わる。統合失調症性加害妄想[関 忠盛1980]は，良心的で責任感の強い女性の統合失調症患者に生じる加害妄想で，自分が将来犯す可能性のある罪を先取りする未来志向性，自己の存在を否定し世界へ害毒を流しているというコ

35）原田憲一：老人の妄想について――その2つの特徴；作話的傾向および「共同体被害妄想」．精神医学 21：117-126, 1979.
36）Lasègue C：*Du délire de persécutions.* Arch Gén Méd, T1, 1852.
37）Weber A：*Über nihilistischer Wahn und Depersonalisation.* Karger, Basel, 1938.

タール症候群類似の誇大性をもつ。他人を傷つけはしないか，大切な物を壊すのではないかと，強迫的に先の心配をするのは加害恐怖 blaptophobia（E）である。加害的被害者 persécuté-persécuteur（F）は，自分こそ被害者だと主張して加害的闘争を繰り返すパラノイア。

コタール症候群 syndrome de Cotard（F）は，Cotard J[1880][38)]が提唱した稀な症候群で，種々の臓器や全身が破壊された，あるいは存在しないという否定妄想を中心に，抑うつ，不安，劫罰・憑依妄想，自傷・自殺傾向，痛覚消失（体感異常），不死妄想を伴い，Régis JB/E[1893]の命名による。メランコリー（部分精神病）に生じる妄想のうち，自責 auto-accusation と拒絶 opposition 傾向が強い点で Lasègue EC の被害妄想（病）と対蹠的に記載［1882］されたが，疾患分類上の位置づけには議論があり，統合失調症［Bleuler E］，心気症を含むフランス語圏の離人症，体系妄想とみなされることも，妄想の規模が大きく（巨大妄想 délire d'énormité，誇大的虚無 expansive nihilism，偽メガロマニー pseudo-mégalomanie），空想性が強い点からフランスでいうパラフレニー（メランコリー性パラフレニー paraphrénie mélancolique［Nodet CH 1937］）に含める見解もある。

統合失調精神病 schizose（F）［Claude HCJ 1926］は，統合失調症のうち病的体質から反応性に生じるもので，器質因による早発痴呆と区別するために提唱された。Claude HCJ は傲慢で闘争的なパラノイア体質に対して，夢想的，現実逃避的な統合失調体質 schizoïdie, constitution schizoïde（F）を記載し，後者がコンプレクスや中毒・感染などにより進展した病的状態を**類統合失調症**あるいは**スキゾマニー** schizomanie（F）と呼んだ[39)]。類統合失調症患者は自閉的で現実への関心に乏しく，人格と活動との間に甚だしい解離 dissociation がみられ，困難な状況に遭遇するとこれを回避しようとして遁走，急性錯乱，衝動行為などを呈するが，通常は病識があるという。これがもう一段階進展し現実との接触が完全に失われた状態が Claude HCJ のいう統合失調症（狭義）schizophrénie（F）であり，空虚な認知症様の外観を示すが，自閉的な活動性はなお保たれている。統合失調精神病は統合失調症体質—類統合失調症—統合失調症（狭義）の系列で進展し，知的解離が前景に立つ反応性・心因性の

---

38) Cotard J : Du délire hypochondriaque dans une forme grave de la mélancolie anxieuse. *Ann Méd-Psychol* 38 : 168-174, 1880.
39) Claude H : Deménce précoce, schizomanie, schizophrénie. *Encéphale* 19, T1 : 145-151, 1924.

精神障害をさし，一方，早発痴呆は精神機能が全般的に障害され，急速に認知症に陥る器質性のものに限定されている。このような統合失調症の整理は今日の中核群・非定型群の区別やいわゆる境界例概念にも通じるものであるが，Claude HCJはそれぞれを同一疾患の極型と考え，器質性，心因性要素の強さに応じて両者の間に移行型を認めており，その立場はKretschmer Eに近い［萩生田晃代ら1991］ともいわれる。

スキゾノイア schizonoïa（F）［Codet HとLaforgue R 1925］は，失敗に反応して閉じこもりがちになる小児神経症で，一部は統合失調症に進展する。スキゾコイノニア schizocoinonia（E）（coinonia, κοινωνία：共同）は間接的な自己保存本能の欠如から妄想が成立するとみた今村新吉［1917］の概念で統合失調社会性と訳す。統合失調神経症 schizonévrose（F）は，1950年代に神経症要素をもつ統合失調症の軽症型を強調したEy Hの用語。統合失調精神病［Claude HCJ］，（統合失調症）偽神経症型 pseudoneurotic form（E）［Hoch PとPolatin P 1949］，統合失調型障害 schizotypal disorder（E）［ICD-10］，統合失調型パーソナリティ障害 schizotypal personality disorder（E）［DSM-Ⅲ, Ⅲ-R, Ⅳ, Ⅳ-TR］などに重なる。

忌避妄想 delusion of being avoided（E）は，自分のせいで他人から蔑まれ忌避されると確信する妄想。自己臭恐怖をはじめとする一連の自我漏洩症状や，いわゆる思春期妄想症にみられるが，一過性に他罰傾向を示すこともある。性的軽蔑妄想 Sexualverachtungswahn（D）［Kehrer F 1922］は，性的欲求不満から道徳的逸脱をした女性が，罪悪感に悩むうちに周囲から娼婦だと蔑まれる内容の妄想を生じる。敏感関係妄想に似た反応性妄想形成。

敏感関係妄想 sensitive delusion of reference（E），sensitiver Beziehungswahn（D）［Kretschmer E 1918］，délire de relation des sensitifs（F）は，無力性の不全感と強力性の自尊心とを併せもつ敏感性格者が，それを刺激し内的緊張を高めるような体験を契機として生じる関係妄想[40]。強い感情を帯びて意識内部に保持 Verhaltung（D）された体験内容は，しばしば些細な環境要因によって，病的表象へと転化 Inversion（D）されるという。病像の中核は体験をめぐる関係妄想で，疲労，不安，集中困難など神経衰弱症状を伴い，体系パラノイア，急性敏感妄想，関係神経症，強迫神経症型の突発性妄想形成の4病型が

---

40) Kretschmer E：*Der sensitive Beziehungswahn*. Springer, Berlin, 1918.

区別されるが，実際上はこれらの混合が多い．重症例にも人格が保たれ，予後は一般に良好で，環境調整や精神療法が有効とされる．Kretschmer E によれば病的体質（性格）を基盤にしたすべての反応性妄想形成は，a）敏感性格を基礎におく敏感関係妄想，b）発揚性格を基礎におく好訴妄想あるいは闘争精神病，c）原始性格を基礎におく変質者の空想妄想，を各頂点とする三角形内に含まれるという．敏感パラノイア Sensitivparanoia（D）は，体験刺激に反応する形でなく，偏った性格から徐々に発展を遂げる妄想形成を指し，ほかに好訴的な闘争パラノイア Kampfparanoia（D），恋愛妄想や赦免妄想の形をとる願望パラノイア Wunschparanoia（D）があり，互いに移行があるとされる．

無力妄想 asthenic delusion（E），asthenischer Wahn（D），délire asthénique（F）は，強力性のパラノイアの対極に位置する軽い非体系妄想を包括した著者［濱田秀伯 1994］の造語．確信に満ちた他罰・闘争的な体系妄想ではなく，自分に何かしら負い目，落ち度があると信じ，他人の目を気にして不安と疑惑のなかを揺れ動きながら，立ち向かうよりは争いを避け，自己を卑下して引きこもりがちになる無力性の微小妄想のこと．多くは 10 歳台後半に，何かが失われて自分が低格化したという無力性の自責感と，未来が閉ざされて生きていきにくい束縛感ではじまる．何をしても失敗しそうな将来への予期不安，周囲からの見捨てられ不安，めげやすい気分変動，空虚感，アンヘドニア，対人恐怖から周囲に迷惑をかけることを案じると加害恐怖，思いこむと加害妄想，自分を恥じると微小・罪業妄想になるが，一過性の被害妄想を抱くこともある．前景に立つ症状しだいで，神経症にも，パーソナリティ障害にも，軽い精神病にも，単なる引きこもりにもみえる．

　無力妄想の患者は一見するとうつ状態であるが，内因うつ病のように取り返しのつかない過去にこだわるのではなく，さしあたり可能性の少ない将来の事態を予想して「その時に耐えられないのではないか」「自分の対応が及ばなかったらどうしよう」と繰り返し懸念する．軽い妄想気分あるいは予期妄想 Erwartungswahn（D）であるが，未来への志向はむしろ統合失調症のアンテ フェストゥム構造［木村 敏］，微分回路的認知の優位［中井久夫］に近い．敏感関係妄想［Kretschmer E］，類統合失調症［Claude HCJ］，精神衰弱［Janet P*MF*］，境界性パーソナリティ障害，わが国の思春期妄想症などの本質は無力妄想であり，Kraepelin E のメランコリー（退行期メランコリー）を無力妄想の

遅発型とみることもできる．

(3) 誇大妄想群

誇大妄想 grandiose delusion, megalomania（E）(megalos, μεγάλος：大きい)，expansiver Wahn, Größenwahn（D）, délire de grandeur（F）は，自分の能力や価値を過大評価 self-conceit（E），Selbstüberschätzung（D）する妄想で，高貴な家柄の生まれであるという**血統妄想** descent delusion, Mignon delusion（E）(Mignon は von Goethe JW の Wilhelm Meisters Lehrjahre［1795］の登場人物)，Abstammungswahn（D），délire de filiation（F），特定の（有名な，身分の高い）人から愛されていると信じる**恋愛妄想**，**被愛妄想** erotomania（E），Liebeswahn（D），érotomanie（F），世界的な発見・発明をしたという**発明妄想** delusion of invention（E），Erfindungswahn（D），天啓を授かった（啓示妄想 delusion of revelation, Offenbarungswahn），預言者である（預言者妄想 Prophetenwahn），選ばれた者である（選民妄想 delusion of elitism, Auserwähltheitswahn）という**宗教妄想** religious delusion（E），religiöser Wahn（D）などから成る．躁病，進行麻痺，統合失調症，妄想性障害（パラノイア，パラフレニー）などにみられるが，不当に評価されている，成功を妬まれた，恋路を邪魔されているなど被害的内容が混じることが少なくない．

神秘妄想 théomanie（F）(theos, θεός：神) は宗教主題をもつ誇大妄想を指す19世紀前半の用語で，Calmeil LF がジャンヌ ダルクに畏敬を込めてこう診断した．巨大妄想 délire d'énormité（F）［Cotard J 1888］は，コタール症候群に記載されたスケールの大きい微小妄想．「自分は世界で一番劣っている」「自分が食事をすると宇宙が滅びる」などの訴えを指す．偽メガロマニー pseudo-mégalomanie（F）ともいう．

空想妄想病 délire d'imagination（F）［Dupré *FP-LE* と Logre J 1910］[41]）は，主題が血統，発明など誇大的で空想・想像性の強い慢性妄想．嘘をつきやすい病的体質（虚言症 mythomanie, mythos, μῦθος：寓話，神話，つくりごと）の上に，外界の解釈ではなく内界の空想によって妄想が形成されるという．暗示や誘導で活発化し，体系化に乏しく，新しい材料を取り入れて際限なく発展する傾向をもつ．フランスでいうパラフレニーに相当し，空想虚言の妄想性の類型［水野雅文ら 1987］とみることもできる．器質疾患や躁状態による症

---

41) Dupré E：*Pathologie de l'imagination et de l'émotivité*. Payot, Paris, 1925.

候性のものもあるとされる。

赦免妄想 delusion of amnesty（E），Begnadigungswahn（D），délire de grâce，délire des condamnés（F）は，長期受刑者が抱く釈放されたという内容の妄想。恩赦妄想ともいう。拘禁状況による願望充足的な反応が重視されるが，高齢者に多く（初老期赦免妄想 präseniler Begnadigungswahn [Rüdin E 1909]）[42]，老化による影響も指摘されている。自分が無罪であるとの妄想は無罪妄想 innocence delusion（E），Unschuldswahn（D），délire d'innocence（F）で，復権行動を起こしやすい。

Magnan J–IV の慢性妄想病 délire chronique（F）では，被害妄想から誇大妄想へと規則的に進展するとされるが，統合失調症でも経過の長いものほどこの傾向［保崎秀夫 1959］がみられる。被害妄想以前の段階，あるいはこれが消失した後には，被害的色彩のない関係妄想，無力妄想が生じやすい。すなわち主題の進展は，主体が苦しむ微小妄想に始まり，責任を外に転嫁する被害妄想を経て，低い水準で主体の安定を得る誇大妄想に至る。傍目に目立ちやすい被害妄想は，むしろ長い経過のうちに主題が微小から誇大へと姿を変える過渡的な時期ともいえる。

(4) 被影響妄想群

被影響妄想 delusion of being influenced，delusion of control（E），Beeinflussungswahn（D），délire d'influence（F）は，外から干渉され支配される内容の妄想で，自我意識の障害によるさせられ現象に含まれる。催眠術をかけられて操作される感じは催眠感 Hypnosegefühl（D）で，催眠妄想 Hypnosewahn（D）ともいう。「体に電気をかけられる」と訴えると物理的侵害妄想 physikalischer Beeinträchtigungswahn（D）に近くなり，内容が性的になると性的被影響体験 sexuelles Beeinflussungserlenbis（D）である。何かが乗り移って自分の一部や全部を占領されると**憑依妄想，つきもの妄想** delusion of possession（E），Besessenheitswahn（D），délire de possession（F）といい，社会・文化を反映してさまざまな名称がある。

悪魔つき demonomania（E），démonomanie（F）は，16世紀に悪魔を熱狂的に探し求める語として登場し，後に悪魔が乗り移る，悪魔にとり憑かれたとい

---

42) Rüdin E：*Über die klinischen Formen der Seelenstörungen bei zu lebenslanglicher Zuchthaustrage Verurteilten.* Wolf, München, 1909.

う意味になった。悪魔礼賛 démonolâtrie（F）（latreia, λατρεία：礼拝，信仰）と悪魔症 démonopathie（F）はより新しく 19 世紀の語である[43]。動物への変身は**獣化妄想** zoanthropy（E）（zoon, ζῶον：生きもの，動物），Tierverwandlungswahn（D）, zoanthropie（F）という。狼つき lycanthropy（E）（lycos, λύκος：狼, anthropos, ἄνθρωπος：人），lycanthropie（F）の語は 16 世紀末頃すでにみられ，しだいに狼に変身する妄想を指すようになった。犬（神）つき cynanthropia（E）（kynes, κύνες：犬），cynanthropie（F）もある。沖縄には動物つきが少ないといわれる。憑依と変身は 18 世紀まで医学の主要主題であったが，Pinel P の時代になるとあまり取り上げられなくなった。わが国には狐つき，狐憑病 alopecanthropia（E）［門脇真枝 1902][44]があるが，ヨーロッパの狐はほとんど人に憑かない。がつがつ食べる過食の隠喩として，狼食い lycorexie（F），犬食い cynorexie（F）などの語がある。自分がほかの何かに変わる場合は**変身妄想** metamorphotischer Wahn（D），別人になる場合は化身妄想 delirium metabolicum（E）, Verwandlungsdelir（D）である。動物とくに鳥とコミュニケーションがとれるのはドリトル現象 Dolittle phenomenon（E）［Denning TR と West A 1990］といい，重い病的状態の反映で衝動行為を伴いやすいとされる。

　被影響精神病 psychose d'influence（F）［Lévy-Darras, 1914][45]は，運動要素の強い仮性幻覚，二重自我，被影響・憑依妄想を主徴とする妄想精神病。自動症や体感異常を伴い，慢性に経過するとされる。憑依的被害者 persecutés-possédés（F）［Séglas LJE 1894］, 被影響症候群 syndrome d'influence（F）［Ceillier A 1924][46]もこれに近く，感覚性幻覚を前景とする Magnan J-JV の慢性妄想病の対極におかれる。

　祈祷精神病 Invokationspsychose（D）［森田正馬 1915][47]は，迷信をもつ人が祈祷や信仰儀礼を契機に発病する心因要素の強い急性の精神障害。錯乱，昏迷，人格変換を来たし，憑依体験がみられる。神がかり，霊媒精神病 mediumische Psychose（D）［Henneberg R］, 心霊精神病 spiritische Psychose（D）

---

43) 古代ギリシャ時代の demon は神，神性，庇護者を指した。ソクラテスの demon はこの意味である。新約聖書以降サタン，悪魔に近い意味を帯びるようになった。
44) 門脇真枝：狐憑病新論. 博文館, 東京, 1902.
45) Lévy-Darras：*La psychose d'influence*. Plon, Paris, 1914.
46) Ceillier A：Les influences. *Encéphale* 19：152-162, 225-234, 294-301, 370-381, 1924.
47) 森田正馬：迷信と妄想. 実業之日本社, 東京, 1928.

[Kehrer F 1922] もほぼ同義。一種の文化結合症候群である。

【c．パラノイアとパラフレニー】

パラノイア paranoia（E）（para, παρά：近く，傍ら，noos, νοῦς, νόος：精神，悟性）は，Heinroth J-CFA [1818] の命名による慢性の妄想性障害。古代ギリシャ語の paranoia, παράνοια は Hippocrates において，精神全般の消失した様相に用いられていた。その後は長い間，広く狂気，精神錯乱を包括する非特異的な用語に過ぎなかった。

パラノイアをフランスに導入したのは Vogel [1772] といわれている。Littré E [1832] がデリール délire と仏訳し，以後フランスではこの語が妄想ないし精神病全般を指すようになった。Esquirol JED は高揚性の部分精神病であるモノマニーに，知性，感情，本能の 3 群を区別した。知性モノマニーはドイツで知性（思考）面の機能精神障害である**偏執狂** Verrücktheit（D）に当たり，急性あるいは慢性，治癒するものから認知症になるものまで雑多な疾患が含まれていた。生来性偏執狂 originäre Verrücktheit（D）[Sander W 1868][48]は，小児期から性格・情動障害があり思春期に妄想を生じる原発性偏執狂で，認知症になるものと寛解を繰り返すものがある。急性偏執狂 akute Verrücktheit（D）は，Westphal KOF [1876] が提唱した幻覚妄想で意識障害を伴いアメンチアに近い。Thomsen J [1909][49]の急性パラノイア akute Paranoia（D）は，錯乱や感情障害を伴って急性に発病する治癒性の妄想。

ワーンジンあるいは**妄覚錯乱** Wahnsinn（D）（wan, vans, vanus, vastus：空虚，原義：空虚な感覚，我を忘れる，理性の欠落）は，19 世紀ドイツで幻覚妄想精神病をあらわした旧概念[50]。Kant I の命名によるといわれる。Westphal KOF の急性偏執狂などを含む一過性で予後の良いものを指したらしい。Kraepelin E がこれらを整理し，教科書 3 版 [1889] のワーンジンは幻覚，抑うつ，誇大，緊張の 4 類型が区別されているが，最後の型がまもなく緊張病に移されるのをはじめ，どれも慢性中毒や初老期疾患のなかへ吸収されて 4 版までで分類から消えてしまう。

---

48) Sander W：Ueber eine specielle Form der primären Verrücktheit. *Arch Psychiatr* 1：387-419, 1868.
49) Thomsen J：Die akute Paranoia. *Arch Psychiatr* 45：803-934, 1909.
50) Ideler KW：*Der Wahnsinn*. Scholdmann, Breme, 1848.

パラノイアの意味が特定されてくるのは19世紀後半である。Kahlbaum KL［1863］は知的衰退のない妄想にパラノイアを用いた。von Krafft-Ebing RFJ［1879］は Esquirol JED の知性モノマニー，Morel B-A の体系デリールをパラノイアと呼んだ。Kraepelin E は教科書5版［1896］で偏執狂を「分別が完全に保たれながら，持続的で揺るぎない妄想体系が，きわめてゆっくり形成されてゆくもの」と定義し，解釈性の結合型と幻覚性の空想型が区別されている。後者は Magnan J-JV の慢性妄想病に相当するもので，Mendel E ［1881-83］はこれをパラノイアから分離したので，Kraepelin E は6版［1899］で，空想型を早発痴呆に移し，パラノイアは好訴妄想を含む非幻覚性の類型のみに狭めた。さらに8版［1915］では，好訴妄想が心因性疾患に入り，ごく少数のみが残されたのでその範囲をめぐる議論が絶えない。今日ではむしろ彼がパラノイアからはずしたドイツの好訴妄想ないしフランスでいう復権妄想をパラノイアの中核とみる見解が少なくない[51]。

フランスではパラノイアに相当する体系デリールは，解釈妄想病と復権妄想病の2型がある[52]。**解釈妄想病** délire d'interprétation（F）は，Sérieux P と Capgras J-MJ［1909］が提唱したフランスの慢性体系妄想。別名は理性狂気 folie raisonnante（F）。特徴は，多様な妄想解釈を形成し，幻覚を欠くか，あっても重要でなく，明晰性と精神活動性が保たれ，解釈が進行拡散性に発展し，不治ではあるが認知症には至らないとされる。生来的に妄想を生じやすいパラノイア体質の上に，出来事の誤った解釈が加わって生じるという。Kraepelin E の教科書8版に記載された好訴妄想を除外したパラノイアにほぼ相当する。

復権妄想病 délire de revendication（F）［Sérieux P と Capgras J-MJ 1909］は，自分が不当な扱いを受けているとの確信から一方的に補償を求めて闘争する慢性妄想。生来性のパラノイア体質（尊大，不信，生硬，判断の誤りなど）の上に，仮想あるいは現実の些細な出来事（隣人との不和，解雇，損害など）を契機として生じるとされる。幻覚を欠き妄想も表面化しないが，生涯にわたって興奮が続き訴訟，脅迫，投書など高揚した活動に終始する点に特徴をもち，寛解する時期もあるという。フランスでは理性型の被害妄想 délire à forme

---

51) 形容詞は paranoiac, paranoisch, paranoiaque, 患者は Paranoiker である。Régis JBJE は paranoien という形容詞も用いており，パラノイア体質 constitution paranoien と記している。
52) Sérieux P, Capgras J: *Les folies raisonnantes et le délire d'interprétation*. Alcan, Paris, 1909.

raisonnante（F）[Falret JPJ 1878]，加害的被害者 persécuté-persécuteur（F）[Magnan J-JV]，非幻覚性被害妄想 persécuté sans hallucination（F）[Séglas LJE 1894]，ドイツでは好訴妄想 Querulantenwahn（D），闘争パラノイア Kampfparanoia（D）[Kretschmer E]にほぼ相当する．von Kleist H の小説『ミヒャエル コールハース』[1810]のモデルとなったザクセンの馬商人 Kohlhase H の復権要求と闘争に終始した悲劇的な生涯が知られている．恋愛加害者（女性）persécutrice amoureuse（F），心気的加害者（男性）persécuteur hypochondriaque（F）は Gatian de Clérambault GHAELM の熱情精神病患者．よく訴訟を起こすのは訴訟癖 dikemanie（F）（dike, δίκη：法，裁き），裁判訴訟を病的に恐れるのは訴訟恐怖 dikephobie（F）である[53]．

熱情精神病 psychoses passionnelles（F）は，Gatian de Clérambault GHAELM [1921][54]が提唱した一連の非幻覚性妄想．妄想は病的な熱情（愛情，怒り）の上に，唯ひとつの公準 postulat（F）ないし根本観念 idée mère（F）（優格観念，支配観念）から発して扇形 en secteur（F）に進展する．中核は恋愛妄想（エロトマニー érotomanie）で，妄想の対象が固定してほかに拡散せず，愛しているはずの患者に向けて矛盾した不可解な態度（わざと無視する，苦難を強いるなど）をとる点に特徴がある．ほかに嫉妬妄想，復権妄想，心気妄想（心気的加害者）が含まれ，いずれも強固な信念に支えられ，闘争的で興奮しやすく，真のパラノイアに相当するという．クレランボー症候群 Clérambault syndrome（E）というと精神自動症を指す場合と恋愛妄想を指す場合があり混乱しているが，一般には前者[武正建一 1987]である．クレランボー・カンジンスキー複合（症候群）Clérambault-Kandinsky-Komplex（D）は，被影響現象，させられ体験のこと．

エロスのついた医学用語は少ないが，恋愛メランコリー mélancolie érotique（F）[Ferrand J 1623]，恋愛モノマニー monomanie érotique（F）[Esquirol JED 1838]などが知られている[55]．これをプラトニックな純愛に限る立場

53）好訴性は querulence（E），Querulanz（D），好訴者は querulent（E），Querulant, Rechthaber（D）という．

54）Gatian de Clérambault G：Les délires passionnels. Erotomanie, revendication, jalousie. *Bull Soc Clin Méd Ment* 9：61-71, 1921．

55）古代ギリシャ語の eromanes, ἐρωμανής, erotomanes, ἐρωτομανής は愛の狂気を指した．エロマニー eromania, ἐρωμανία の語は常軌を逸脱した愛の意味で Platon に，エロトマニー erotomania, ἐρωτομανία は熱情狂気を指して Ploutarchos（46-120 頃）に登場する．

[Esquirol *JED*] と，性本能の亢進とみる立場 [Dagonet H 1862, Legrand du Saulle H 1864] とがある。Séglas *LJE* [1903] は後者に立つが，性本能の亢進ばかりでなく低下して性欲減退，男性恐怖を伴うものもエロトマニーに含めた。Gatian de Clérambault *GHAELM* がエロトマニーを熱情精神病の代表類型に記載して以来，今日エロトマニーの語は色情癖のほか，妄想主題としての恋愛妄想にも，熱情的な妄想性障害にも用いられる。

治癒性のパラノイア軽症例として，Friedmann P [1905][56]の記載した軽症妄想型 milde Wahnformen（D）は，中年女性に外的状況から誘発される被害・注察妄想で数年後に薄らぐが完全には訂正されない。Gaupp R [1910][57]の頓挫パラノイア abortive Paranoia（D）は，非闘争的な無力体質の上に形成される被害・関係妄想をいい，自責・抑うつ性の病像に特徴があり，Kretschmer E の敏感関係妄想を導いた。自罰パラノイア paranoia d'autopunition（F）[Lacan *JME* 1932][58]も自責傾向をもつ治癒可能な妄想で，人格の発達が超自我の発生段階に停止したことから生じるという。

パラフレニー paraphrenia（E），Paraphrenie（D），paraphrénie（F）は国によって用法が異なる [濱田秀伯 1985]。ドイツのパラフレニーは Kraepelin E が教科書 8 版に記載した幻覚のある妄想性障害である。Kraepelin E はこれを空想型偏執狂と呼び，6 版で一度は早発痴呆に含めたものの，考え直して 8 版ではパラフレニーと名づけ，内因性認知症化のなかに早発痴呆と並置した。その特徴は思考（知性）面に比べて情意障害が軽く，人格のくずれが目立たない点にあり，系統，誇大，作話，空想の 4 類型が区別されている。しかし Mayer W [1921][59]が予後調査でその独立性を批判して以来，ドイツでは妄想型統合失調症とみなされパラフレニーの概念は消滅した。統合失調症を細分化する Leonhard K [1966] があえてこの名称を用いるにすぎない。

フランスのパラフレニーは空想妄想のことである。すなわち妄想の規模が大きく，空想的な内容をもつ妄想性障害を指している。Kraepelin E の空想

---

56) Friedmann M：Beitrage zur Lehre von der Paranoia. *Monatschr Psychiatr Neurol* 17：467-484, 532-560, 1905.
57) Gaupp R：Paranoische Veranlagung und abortive Paranoia. *Centrablt Nervenheilkunde Psychiatrie NF* 21：65-68, 1910.
58) Lacan J：*De la psychose paranoïaque dans ses rapports avec la personnalité*. Le François, Paris, 1932.
59) Mayer W：Über paraphrene Psychose. *Z Gesamte Neurol Psychiatr* 71：187-206, 1921.

型パラフレニー，空想妄想病 délire d'imagination（F）［Dupré FP-LE と Logre J 1910］，空想精神病 psychose fantastique（F）［Ey H 1960］などに一致する。

　ICD-9 のパラフレニーは，比較的高年齢に発病する，幻覚が優勢でくずれの少ない妄想性障害で，Kraepelin E の系統型パラフレニー，フランスの慢性幻覚精神病［Ballet GLS］にほぼ相当する。遅発パラフレニー late paraphrenia（E）は，60 歳以降の主として女性に生じる非器質性の体系妄想をさす Roth M［1955］の概念。身体パラフレニー somatoparaphrenia（E）は，片麻痺患者が麻痺肢の非所属感や異物感を「別の人」「他人の手」などと奇異な表現で訴える Gerstmann J［1942］の用語である。

G　記憶の障害

記憶 memory（E），Gedächtnis（D），mémoire（F）[1]は，過去の情報を保持し，必要に応じてその利用を可能にする精神機能。対象を心に刻みつけ（**記銘** memorization, Merk, fixation, 登録 registration），これを維持し（**保持**ないし**把持** retention, Besitz, réserve, 記憶貯蔵 memory storage），意識の上へ呼び出す（**追想** remember, Erinnerung, souvenir, 検索 retrieval）という3段階が区別される。検索過程には，自分から能動的に思い出す（随意）再生（free）recall（E）と，提示された体験を，かつて行なったことがあると確認する再認 recognition（E）があり，一般に後者は前者より容易とされる。こうした登録，検索など事物を対象とする記憶に対して，それをより上位から制御するための自分自身の記憶に関する知識を**メタ記憶** metamemory（E）［Flavell JH 1971］と呼ぶことがある。retention（re：戻る，teneo：保つ）を貯留と訳すと体験が心の中に長くとどまることで，それによってヒステリーが生じるとみれば貯留ヒステリーという。

　記憶は記銘から追想まで，すなわち保持期間の長さで短期と長期に大別（二貯蔵庫モデル two storehouse model［Loftus GRら 1976］）される。**短期記憶** short-term memory（E）は，保持期間が数秒～数十秒の短い記憶を指し，聴覚・言語的にコード化 encoding（E）され，処理の容量（記憶容量）memory span（E）が小さく，繰り返し思い浮かべたり，口に出したり反復練習（リハーサル）rehearsal（E）しないと速やかに減衰する。**即時記憶** immediate memory（E）もほぼ同義だが，数系列の順唱で検査される数秒の記憶を指すことが多い。処理可能な数（マジカルナンバー magical number）を Miller GA［1956］は7±2としたが，4±1とするみかたもある。**感覚記憶** sensory memory（E）は，実験心理学でいう1秒以内の瞬間的な記憶で，視覚的な図形記憶 iconic memory（E）と，聴覚的な反響記憶 echonic memory（E）がある。Jaspers K［1913］の感覚

1）Augstinus のメモリア memoria は，自我の深淵にある無意識に近い概念で，ここで魂が再建されるとする。

記憶 Sinnesgedächtnis（D）は，かつて体験した内容が，疲労時などに実物さながらに見えたり聞こえたりすること．

作動記憶あるいは**作業記憶** working memory（E）［Baddeley AD ら 1974］[2]）は，感覚情報を処理し長期記憶に送り込むとともに，必要な情報を常に呼び戻しながら，読書や談話など進行中の課題の文脈を維持し，その理解に関わる記憶作用を指す．もとはコンピューター用語で単一の短期記憶に代わる複数の一時貯蔵システムの概念として提唱されたが，これと同一にみなすもの，中期記憶 intermediate term memory（E）［Bower GH 1975］の名で独立に扱う立場などがあり一定しない．海馬にもとづく一時的な記憶を working memory と呼ぶこと［Olton DS ら 1979］もある．短期記憶は海馬に一時的に貯蔵され，この間に固定化 consolidation（E）されて次第に大脳皮質に移行する［Zola-Morgan S ら 1990］と考えられている．

長期記憶 long-term memory（E）は，短期記憶装置から送られた情報を意味的にコード化して保存するもので，容量が大きく，緩徐に減衰（Ebbinghaus H の忘却曲線 forgetting curve）[3]）する．**記憶痕跡**あるいは**エングラム** engram（E），Engramm（D），engramme（F）は，刺激により脳内に持続変化が生じ，痕跡の形で定着するとした動物学者 Semon R［1904］の用語で，追想はこれが活性化 ecphory（E）されて生じると考える．こうした生物全般にみられる記憶機能をムネーメ mnémé（F）[4]）という．今日ではコード化により変化をうけた一種の機能的状態と考えられており，背後にシナプス，細胞膜の特性変化や蛋白合成が推定されている．Hebb DO［1972］は電気信号による反響回路が物質変化を起こして固定化するとみている．追想像 Erinnerungsbild（D）は，言葉や運動が大脳皮質に蓄えられていると考えた Wernicke K［1874］の用語で，この連絡遮断や喪失から失語症を説明する．追想けいれん Erinnerungskrämpfe（D）［Friedreich JB］は，トゥレット症候群の別名で，経験的に得られた目的行動が自動化するとのみかたによる．

近時記憶 recent memory（E）は，ひとたび意識から消えた後に再生される

---

2) Baddeley AD: *Working memory*. Clarendon Press, Oxford, 1986.
3) Ebbinghaus H: *Über das Gedächtnis*. Duncker und Humblot, Leipzig, 1885.
4) 古代ギリシャ語の mneme，μνήμη は思い出，回想，モニュメントを指し，心的機能としての記憶は mnemosyne，μνημοσύνη で表現した．ギリシャ神話のムネモシュネは原始の時代から存在する記憶の女神で，ゼウスとの間に叙事詩，抒情詩，悲劇，喜劇，恋愛詩，讃歌，合唱，歴史，天文の 9 人姉妹ムーサ（ミューズ）Musa を産んだ．

本来の記憶で，長さは数分〜数時間だが明確な規定はなく，より長いものまで含める見解もある．臨床的には3つくらいの刺激を与え，一度復唱させ即時記憶に障害のないことを確かめたうえで，別のものに注意を転導させ，数分後に再生させる．近時記憶は新しい物事を覚え込む，学習するなどという過程に相当し，能力とみれば**記銘力** impressibility（E），Merkfähigkeit（D）［Wernicke K 1900］になる．

　遠隔記憶 remote memory（E）は，数週から年余に及ぶ長期記憶で，過去に学習された物事の再生力に相当する．意識にのぼらないが，身についたら忘れない動作や技能の記憶（熟練，習慣）を**手続き記憶** procedural memory（E），過去の出来事を意識的に想起して，言葉，イメージなど何らかの形で表現可能な記憶を**命題記憶** propositional memory（E）［Tulving E 1972］ないし**陳述記憶** declarative memory（E）［Cohen NJら 1985］と呼んで区別する．前者は系統発生的に古く，小脳や大脳基底核が関与しているらしく個体発生的にも早期から可能だが，後者は系統発生的に新しく，個体としてもある程度経過してからあらわれる知識や経験の記憶で，1回の機会でも得られるとされる．Squire LR［1987］[5]は，手続き記憶（非陳述記憶）に知覚・運動・技能学習，プライミング，古典的条件づけなどを含めている．

　こうした記憶を知識とみれば各々を**手続き知識** procedural knowledge（E），**陳述知識** declarative knowledge（E）と呼ぶ．手続き知識も段階を踏んでまず陳述知識として獲得され（陳述段階 declarative stage），次いで手続き知識に変換されて（手続き化 proceduralization），自動的な操作が可能になるという［Anderson JR 1983］．

　Tulving E［1972］[6]は，命題記憶をさらに意味記憶とエピソード記憶に分けている．**意味記憶**あるいは**知的記憶** semantic memory（E）は，記号，概念など反復学習により得られる客観的，体系的な記憶で集団に普遍的にみられ，側頭葉が関連するとされる．**エピソード記憶**あるいは**生活記憶** episodic memory（E）は，個人の具体的，体験的な記憶で海馬や前頭連合野との関わりが深く，意図的なものと自動的なものがあるとされ，時空間に定位された年代配列をとり，一回の体験でも得られ感情に支配されやすいという．塩入円祐

5）Squire LR：*Memory and brain*. Oxford University Press, Oxford, 1987.
6）Tulving E：*Elements of episodic memory*. Oxford University Press, Oxford, 1983.

[1969] の知識と想い出の区分もこれに近い．エピソード記憶のうち自分自身にかかわる生活史の記憶を**自伝記憶** autobiographic memory（E）[Baddeley AD 1992] と呼んで区別することがある．また，将来行なうことがら（自分は明日これをするだろう）についての記憶を予想記憶ないし展望記憶 prospective memory（E）あるいは意図記憶 intentional memory（E）という．これらの記憶が独自の記憶サブシステムをもつか否かの議論がある．

潜在記憶 cryptomnesia（E）(kryptos, κρυπτός：隠蔽，秘密), Kryptomnesie（D）, cryptomnésie（F）は，追想された内容が，かつて体験したことのない新しいものと感じられること．Lombroso C *EM* [1908] が，特定の状況（高所酔いなど）において昔の記憶がよみがえる現象に用いたが，さらに他人から聞いた内容が追想の性状を失い，新しく自分のものとしてあらわれることを指すようになった．文学や思想の盗作などで問題になることがある．

隠蔽記憶あるいは**遮蔽想起** screen memory（E），Deckerinnerung（D）[Freud S 1899], souvenir-écran（F）は，抑圧された幼児期体験の代理をなしている断片的な記憶．重要な体験は抑圧によって忘れられ（小児健忘 infantile Amnesie），鮮明で一見無意味だが本質部分を含む記憶によって覆い隠されているが，精神分析技法を用いてこの記憶の連想からもとの体験に迫ることができるという．早期幼児期追想 frühe Kindheitserinnerungen（D）は，幼児期体験の追想をさす Adler A [1907] の概念で，記憶は個人の行動様式に合わせてなされるのでライフスタイルを表現するという．原光景 Urszene（D）[Freud S 1897] は，目撃した幼児に心的外傷を与える両親の性交などの場面．

内示記憶あるいは**暗黙記憶** implicit memory（E）[Graf P ら 1985] は，意識的な処理を受けない記憶で，一度通った道をかなり後にまた通ると何となくわかって目的にたどり着けるなど，以前の体験が想起意識を伴わずに影響を及ぼすこと．記憶システムではなく貯蔵情報の表現類型とみられており，コルサコフ症候群や薬物（ベンゾジアゼピン，抗コリン作動薬など）の健忘でも保たれるとされる．一種の連想喚起，**プライミング** priming（E）とみることもでき，Tulving E ら [1990] は知覚表象 perceptual representation（E）としている．プライミングとは，先行する刺激が後続する刺激に意識的な想起を伴わず促進的に働くことで，ふたつの刺激が同一の直接（反復）プライミング direct priming（E）と，異なる間接プライミング indirect priming（E）の区別がある．これに対して想起の意図をもつ従来の記憶を**外示記憶**あるいは**顕在記憶** explicit memory（E）という。Schacter DL［1987］は意味記憶を内示記憶に含める。外示記憶の障害された患者に暗黙記憶が保たれていることから，記憶の意図的側面と自動的側面の解離をバイアルジェ・ジャクソンの原理［Baillarger J*GF*, Jackson *J*H］を用いて説明することもある。

Delay J*LP*［1942］[7])は，進化と解体の考えにもとづく層理論から，階層の異なる感覚・運動，自閉，社会の3つの記憶を区別した。感覚・運動記憶 mémoire sensori-motrice（F）は，人と動物に共通する生物学的記憶で，時間的定位はなく，神経学的解体で障害される。**社会記憶** mémoire sociale（F）は，社会生活を営む人間に固有の論理的，理性的な記憶で，時間的定位をもち全般的な精神医学的解体で障害される。この中間を占める自閉記憶 mémoire autistique（F）は，夢や妄想など非社会的な個人の記憶をさし，無意識の力動に従い，感覚運動記憶の自動性と社会記憶の解体した断片を含むという。Janet P*MF* は，人間は社会記憶をもとに自らの人生を語りの行為 conduite du récit（F）で再構成する存在であるが，精神障害をもつと損なわれると考えた。純粋記憶 souvenir pur（F）は，空間性をもたない無意識内の記憶のあり方をさす Bergson H の概念。

臨床的な**記憶障害** Gedächtnisstörung（D）を記銘と追想の障害に大別し，後者に量的，質的を区別する。

1．記銘の障害

記銘力低下 disturbance of memorization（E），Merkschwäche, Merkfähigkeitsstörung（D）［Wernicke K］，amnésie de fixation（F）は近時記憶の障害で，意識障害や認知症には当然みられるが，狭義にはこれらが目立たないのに記銘が単独で減退する状態を指す。

瞬間人あるいは**分時記憶** one-minute-memory（E），Minutengedächtnis（D）は，記銘力が高度に障害された稀な状態。「記憶は1分ともたない」ので，テープレコーダーを携帯して記録しないと今しがた何をしたのか忘れてしまうが，過去のことは覚えている。CO中毒や脳炎などによる側頭葉損傷でみられ，Grünthal E と Störring G［1930］，Conrad K［1953］などの報告が知られているが，存在を疑問視する見解もあり，特に最初の例は詐病傾向やヒステ

---

7) Delay J : *Les dissolutions de la mémoire*. 2éd, Press Univ France, Paris, 1950.

リー的加工があるとして問題となった。

一過性全健忘 transient global amnesia（E）［Fisher CM と Adams RD 1958］は，中高年齢者に突然に生じる発作性の記銘力低下で，患者は自分の状態がわからなくなり，当惑して同じ質問を繰り返し落ち着かなくなる。水泳，運動，ストレスなど誘因があり，神経病症状を認めず数時間から1日以内に回復するが，発作中のことは覚えておらず，多少とも逆向健忘を伴う。発作は単発が多いが繰り返すものもあり，椎骨動脈領域（両側海馬）の一過性の循環障害が推定され，片頭痛と関連する例もある。

健忘症候群 amnes(t)ic syndrome（E）は，狭義には記銘力低下と逆向健忘を主徴とし，作話や失見当などほかの精神症状を伴わないものを指す。典型例では新しい事柄は覚えられないが，即時記憶，手続き記憶，概念の形成は良好で人格も保たれ，逆向健忘の期間は比較的短い。病巣は両側の海馬，側頭葉内側面とされ，両側側頭健忘 bitemporal amnesia（E）あるいは海馬健忘 hippocampal amnesia（E）［Angelergues R 1969］の名もある。ベンゾジアゼピンなどの薬物使用，難治てんかんの外科手術，ヘルペス脳炎などにみられる。健忘症候群はコルサコフ症候群とほぼ同義に用いられることもあり，さらに広義にはこれらを含む脳器質(性)精神症候群 organisches Psychosyndrom（D）［Bleuler E］を指すこともある。

コルサコフ症候群 Korsakoff syndrome（E）は，ロシアの Korsakov SS（Korsakoff, Korsakow とも記す）が記載した特有の記憶障害を主徴とする症候群。記銘力低下，長い逆向健忘，失見当，作話などから成り，意識障害や認知症はなく言動も一見整っているが，自己の異常に気づかず関心や気力に乏しい。即時記憶や手続き記憶は保たれるが作動記憶は障害されるとする報告もあり，記憶に関する通過症候群［Wieck HH］とみる立場もある。病巣は両側乳頭体［Gamper E 1928］を中心に，脳弓終末，視床背内側核，視床枕などとされている。1887年に多発神経炎性精神病，1889年にアルコール症，産褥熱，腸チフス，腸と閉塞などを原因とし多発神経炎を合併する中毒性精神脳症 cerebropathia psychica toxaemica（L）として報告された。Soukhaoff と Boutenko［1903］がコルサコフ病，Chaslin P*EA*［1895］，Jolly［1897］らが特有な健忘をコルサコフ症候群と呼んだ。ほかに前交通動脈瘤，第三脳室腫瘍，栄養障害性の消耗疾患などによるものも知られている。

ウェルニッケ脳症 Wernicke encephalopathy（E）は，意識障害，眼筋麻痺，

失調歩行を主徴とし10〜14日で死亡する急性脳症。Wernicke K［1881］が持続嘔吐1例，アルコール症2例を，剖検で第三・四脳室，中脳水道周囲の灰白質に生じる急性出血性上灰白脳炎 polioencephalitis haemorrhagica superior acuta（E）として報告した。病理所見について Spatz H［1929］は仮性脳炎としている。ビタミンの欠乏と治療効果が確立するのは1940年代である。

ウェルニッケ・コルサコフ症候群 Wernicke-Korsakoff syndrome（E）[8]は，アルコール症によるウェルニッケ脳症とコルサコフ症候群を同一疾患の経過表現とみて，これを一括した Victor M ら［1971］の概念。小阪憲司と池田研二［1984］は，症候群ではなく疾患単位との立場からウェルニッケ・コルサコフ脳症とした。

高齢者にみられる年齢相応，生理的な記銘の障害を**良性老人性もの忘れ** benign senescent forgetfulness（E）といい，認知症などによる病的なものと区別する。通常の老化以上のもの忘れはあるがほかの認知機能や日常生活は保たれている状態を Reisberg B［1991］，Peterson RL［1999］らは軽度認知障害 mild cognitive impairment（E）と呼んでいる。軽い認知機能障害の総称であるが，2年後におよそ30％がアルツハイマー型認知症になる。記憶心気症 mnestic hypochondria（E）［Berrios GE と Hodges JR 2000］は，検査所見に異常はないのに記憶が悪いと訴える一群の患者で，40歳台の完全主義傾向をもつ高学歴男性に多い。

2．追想の量的な障害

記憶増進 hypermnesia（E），Hypermnesie（D），hypermnésie（F）［Ribot T*A*］は，過去の記憶が活発によみがえる現象で，頭部外傷その他の脳器質疾患，発熱時，夢，催眠状態，てんかん，覚醒剤使用時，統合失調症，妄想性障害などにみられる。精神遅滞でも年月日，住所録，電話番号などを正確に記憶して周囲を驚かせるものがあり，イディオ サヴァン idiot savant（F），白痴の天才などといわれる。

以前の体験や生活場面が走馬燈のように次々に浮んでくる現象を**パノラマ視** panoramic vision（E），Lebensbilderschau（D）あるいは**パノラマ幻覚** halluci-

---

8）Victor M, et al : *The Wernicke-Korsakoff syndrome : a clinical and pathological study of 245 patients, 82 with postmorttam examinations.* Davis, Philadelphia, 1971.

nation panoramique（F）［Féré CS 1898］という．てんかんの夢様状態，縊死に失敗した時，山から転落する時のような現実の生命危機の瞬間に，持続は数分以内であるが目のなかに高速映画のようによぎったと訴えられる．緊張病の患者で，頭の中にビデオが高速で早送りないし巻き戻されるように，1日の場面や過去の出来事が次々に展開し「早く，もっと早く」とせかされるように感じると訴えることがあるが，必ずしも再発とは限らない．記憶反響 echomnesia（E）［Walther-Büel H 1949］は，ひとつの体験が何回となく繰り返しよみがえることで，ディベナミン中毒などにみられる．

　躁状態や酩酊時の気分爽快では，一見，記憶力の増進を思わせる．Gatian de Clérambault GHAELM は精神自動症の比較的稀な初期症状のひとつに，記憶の無言のたぐりよせ dévidage muet des souvenirs（F）を挙げているが，統合失調症の初期や再燃時，妄想性障害，境界性パーソナリティ障害などに，過去の場面や聞き慣れた音楽が脈絡なく不随意によみがえることがある．また統合失調症では異常に生々しい記憶をもち忘却できないこともある．

　追想の全般的に低下した状態を忘却あるいは**記憶減退** hypomnesia（E），Gedächtnisschwäche, Hypomnesie（D），hypomnésie（F）といい，19世紀末頃用語として登場した．古いことより新しいこと，複雑なことほど忘れやすいというリボの法則（逆行律）［Ribot TA 1881］[9] あるいは時間勾配 temporal gradient（E）がある．

　一定の期間ないしある事柄が追想できないことを**健忘** amnesia（E），Amnesie（D），amnésie（F）［de Valensi］と呼ぶ[10]．健忘は意識障害のあとにみられることが多く，症状精神病，各種の中毒，てんかん，頭部外傷（脳振盪健忘 concussion amnesia），ヒステリーなどに伴う．正常人にも3～4歳頃までの小児健忘 infantile Amnesie（D）があり，力動精神医学ではこの期間の体験を重視する．フランス語には18世紀後半，ラテン語の amnesia を介して登場するが，形容詞 amnésique は19世紀頃に医学用語となった．英語の形容詞は amnesic, amnestic のいずれも用いるが ICD-10 は前者，DSM-Ⅳ では後者に統一している．

　記憶不全 dysmnesia（E），Dysmnesie（D），dysmnésie（F）は，記憶障害全般

9）Ribot T：*Les maladies de la mémoire*. Bailliere, Paris, 1881.
10）古代ギリシャ語には，amnesia, ἀμνησία と amnemosyne, ἀμνημοσύνη のふたつの語がみられる．前者は旧約聖書の七十人訳に登場する健忘で，後者は忘恩の意味から忘却に転じた．

を包括する用語。Louyer-Villermay [1817][11)]が忘却の意味に用い，記憶イメージの破壊から生じた健忘とは脳病理所見が異なるとした。19世紀を通してあまり用いられず用法も一定しなかったが，20世紀に今日の用法になった。

　追想欠損がある期間全体に及んでいると全健忘 total amnesia（E），部分的な場合は部分健忘 partial amnesia（E）であり，後者の追想可能な部分を追想の島 Erinnerungsinsel（D）という。意識障害の期間と後の追想欠損の期間とが一致すると同時健忘 congrade amnesia（E）というが，障害以前の事柄までさかのぼって忘れる場合を**逆向健忘** retrograde amnesia（E），retrograde Amnesie（D），amnésie rétrograde（F）と呼ぶ。

　前向健忘 amnésie anterograde（F）[Charcot J-M] は，障害から回復後の出来事を覚えていない状態を指し，記銘力低下や軽い意識障害によることが多い。回復期にはよく覚えていたはずが，後になってまったく忘れてしまうのは後発健忘 Spätamnesie（D）である。障害の前後を忘れる場合は retro-anterograde amnesia（E）といい，antero-retrograde amnesia（E）というと，新しいことが覚えられず，しだいにより昔の出来事へと追想障害が及んでいく老人の物忘れを指す場合がある。

　逆狂健忘 retropsychische Amnesie（D）[Bodamer J] は，精神病の寛解期に以前の異常体験を覚えていないことで，訳語は新海安彦による。非定型精神病や錯乱を伴う統合失調症では，記憶が断片的で何かしら意識障害の存在を疑わせるが，患者の方で「あのころはとても辛かった気持しか憶えていない」と自閉の要素をもち，「嫌なことだから忘れた」「思い出すとまたおかしくなる」などとあえて触れたがらない場合も少なくない。躁病の場合は「覚えてはいるがたいしたことはしなかった」などと述べて周囲が拍子抜けする。うつ病では，特に老人でもの忘れを主訴にすると認知症の初期と誤りやすく，精神病後抑うつでも集中力や記銘力の低下をしきりに訴える患者がいる。

　器質因による健忘を器質健忘 organic amnesia（E），心因から生じるものは心因健忘 psychogenic amnesia（E）という。**選択健忘** selective amnesia（E），amnésie élective（F）は，ある特定の人物，場所，状況に関する追想のみが欠如

---

11) Louyer-Villermay：*Essai sur les maladies de la mémoire*. Mémoire de la Société de Médecine de Paris, 1817.

することを指し，抑圧の機制から説明される心因性のものや詐病などがある。感情誘因性健忘 katathyme Amnesie（D）［Bleuler E］は，心因性の選択健忘のこと。特定の外国語を忘れるような場合は系統的要素健忘 systematic elementary amnesia（E）という。

　解離性健忘 dissociative amnesia（E）［DSM-Ⅳ］は，ストレスや心的外傷に関する急性の逆向健忘。すなわち，脳損傷や身体疾患，精神作用物質などによらず突然に発病し，自分に関連した特定の情報が想起できず，以後の記銘力低下を伴わない。DSM-Ⅲ，Ⅲ-R では心因健忘と呼んでいたもので，限局，体系，全般，選択，連続の 5 つの類型が区別されている。限局健忘 localized amnesia（E）はある時間帯の，体系健忘 systematized amnesia（E）はある出来事の，全般健忘 generalized amnesia（E）は人生の記憶（エピソード記憶）を失うものに相当する。連続健忘 continuous amnesia（E）とは，過去から現在まで連続して想起できない状態を指し，ある出来事を境とする逆向健忘に記銘力低下の加わる健忘症候群のことである[12]。連続健忘にさらに失見当と作話が加わるとコルサコフ症候群になるが，連続健忘が心因性に生じることは稀である。

　全生活史健忘 allgemeine Amnesie（D）は，自宅や職場から唐突に遠方まで出奔し，過去の生活史や自身に関するすべてを想起できず，自分が誰でどのような生い立ちであるかもわからない選択健忘の一類型。Abeles M ら［1935］の例が最初とされており，わが国では 1950〜60 年代にしばしば報告［塩入円祐ら 1954］された。エピソード記憶ないし自伝記憶の特殊な障害とみなされ，一般知識は保たれ日常生活にはあまり支障がない。比較的若年層に突然生じ，大半に家庭内問題，性的なトラブル，犯罪など直接の心因を認めるが，稀に頭部外傷，てんかんなどの器質因を契機とすることもある。DSM-Ⅳに当てはめると全般健忘に解離性遁走が加わった病態になる。催眠や麻酔面接により数日から 1〜2 か月で回復するが，ゆれ戻りがあり，病前性格や事件以前の生活史上に何らかの問題をもつ例が少なくないといわれる。

　Barbizet J［1968］は，器質健忘を脳の障害部位から皮質健忘と軸性健忘に

---

[12] Janet P *MF* は連続健忘の例として，Charcot J-M の講義に出ているヒステリー健忘の D 夫人を挙げている。D 夫人は 30 歳時に夫の死という偽の情報を告げられた直後に痙攣発作を起こし，48 時間に及ぶ錯乱状態の後，その出来事とさかのぼって 3 か月の逆向健忘を生じ，さらにそれ以後の記銘力低下が 4 年間続いた。

分けている。皮質健忘 cortical amnesia（E）は，意味記憶あるいは感覚・運動記憶［Delay JLP］の障害で，大脳皮質の局所病変では失語・失行・失認の局在症状を，全体病変では認知症を示す。軸性健忘 axial amnesia（E）は，エピソード記憶ないし社会記憶の障害で，病変はいわゆる記憶系（海馬—脳弓—乳頭体—視床前核—帯回—海馬）にあり，高度の記憶障害に比して認知機能は保たれる。軸性健忘はさらに病変が前方の間脳健忘 diencephalic amenesia（E）と，後方にある両側側頭健忘 bitemporal amnesia（E）に分けられ，コルサコフ症候群と狭義の健忘症候群がそれぞれに対応することになる。

　側頭葉では内側部，とくに海馬と扁桃体の損傷で健忘が強く，間脳では乳頭体と視床背内側核ないしその投射路の役割が重視される。視床健忘 thalamic amnesia（E）では一般に記銘障害が主で逆向健忘は軽く，左右の病巣で症状に違い（左側で言語記憶，右側で視覚記憶の障害）をみることがある。記憶障害に判断低下，精神活動全般の減退を伴うと視床認知症 thalamic dementia（E）というが，視床のみでなく広範な脳機能の低下によるとするみかたもある。

　アルツハイマー型認知症では，エピソード記憶の忘却に始まり，進行すると意味記憶に及ぶ。一方，知能やエピソード記憶は保たれているのに，意味記憶の選択的な障害例も報告［Warrington EK 1975］されており，学校で学んだ知識や物品の意味がわからない。紙幣の意味がわからず不思議そうに眺め，「海の向こうは水が下に落ちている」などと述べるので詐病と間違えられる。側頭葉ピック病，ヘルペス脳炎など両側側頭葉病変に多く，側頭連合野が注目されているが，左右差を示す場合は症状にも違いがあらわれるという。**意味健忘** semantic amnesia（E）［de Renzi E ら 1987］と呼ばれるが，認知症へ進展するものに意味認知症 semantic dementia（E）という名もある。

　前頭葉の損傷では，単純な記銘・想起に支障はないが，記憶項目に固有性をもたらす高次の記憶活動が障害される。記憶のストラテジー（動機の形成，記憶痕跡の転換など）の障害［Luria AR 1971］，記憶項目の構造化の障害［Barbizet J 1971］，複数からなる記憶項目の組織化の障害［半田貴士，鹿島晴雄 1989］などと表現される。

　出典健忘 source amnesia（E）は，情報の内容は憶えているのに，それをどのように獲得したのかが思い出せないこと。Claperède E［1891］がアルコールのコルサコフ症候群で記載し，Evans FJ と Thorn WAF［1966］がこの名称を用いた。個々の項目 item ではなく，いつ，どのように生じ，他の事柄との

前後関係（新近性 recency）を問題にする全体的な文脈情報 contextual information（E）の障害とみなされる。

健忘失語は，喚語困難を主徴とする失語症の一類型。伝導失語の復唱困難を言語短期記憶 verbal short-term memory（E）の障害とするみかたもある。Delay JLP は，失認や失行をも感覚・運動記憶の障害による神経病学的健忘とみている。

3．追想の質的な障害

誤記憶あるいは**記憶変容** allomnesia（E）は，過去の事実が改変されて追想されることで，追想錯覚 Erinnerungsillusion（D）ともいう。正常でも追想の内容は，誇張されたり美化されたり多少とも修正を受けること retrospective falcification（E）が避けられないが，その歪曲が著しい場合が病的とされる。

仮性記憶あるいは**偽記憶** pseudomnesia（E）は，過去にまったく体験していないのに実際にあったかのように追想することで，記憶幻覚 Gedächtnishalluzination（D）あるいは追想幻覚 Erinnerungshalluzination（D）ともいう。これを語ると作話 confabulation（E）になり，空想的に際限なく発展すると空想妄想になる。もの忘れのある老人の妄想は多少とも作話傾向を帯びる可能性があり，一方，空想妄想患者にも健忘をみることがある。妄想追想 Wahnerinnerung（D）は，過去の出来事に新しい意味づけをして追想する記憶の一次妄想。誤記憶と仮性記憶を合わせて**記憶錯誤** paramnesia（E）［Lordat 1843］，paramnésie（F）[13]あるいは**追想錯誤** Erinnerungsfälschung, Erinnerungstäuschung（D）と呼んでいる。

既視感 déjà vu（F），既体験感 déjà vécu（F）も一種の仮性記憶であり，みかたによっては瓜ふたつの錯覚，替え玉錯覚などの人物誤認を記憶錯誤に含めることも可能である。反復知 Palingnostik（D）（palin, πάλιν：反復行為，gnosis, γνῶσις：知識）［Mendel E］，palingnostique（F）は，記憶の誤りから妄想を生じること。認知症のもの盗られ妄想，遅発パラフレニーの患者が自分でしまい忘れたものを，留守に誰かが侵入してこっそり動かしたなどと訴える場合である。

重複記憶錯誤 reduplicative paramnesia（E），reduplizierende Paramnesie（D）

13）paramnésie は 19 世紀半ばの語で，当初は paraphasie に関連して用いられた。

[Pick A 1901][14)]は，ひとつの体験がふたつ以上のこととして追想される稀な現象。「前にここことそっくり同じ病院に入院したことがあり，その病院は別の街にあって同じ名の教授がいた」などというもので，脳器質疾患による場合が多い。一種の二重化体験とみることもでき，場所，人物，出来事，身体部位などを対象とするが，自分自身に生じると二重身になる。

新規健忘あるいは**エクムネジー** ecmnesia（E）（ec-, $\acute{\varepsilon}\kappa$- : 内から外への運動を示す接頭語），Ekmnesie（D），ecmnésie（F）は，過去の体験が現在のことのようにありありと追想される現象。Pitres A*JMM* [1882] がヒステリー患者にこの語を用いて報告し[15)]，彼のもとにいた Blanc-Vontenille H [1887] が詳しく記載したとされる。患者は過去と現在を混同し，あたかも過去のある時期を生きているかのような話し方や行動をとる。虚言者，てんかん，催眠状態，統合失調症，自閉症，老年認知症（プレスビオフレニー）などにもみられる。ある時期以後の体験は思い出せないので，前向健忘の意味に用いることもある。Guiraud P*LE* [1956] は，単純な記憶の妄想ではなく，Dupré *FP-LE* の心的幼稚症 puérilisme mental（F）に近い生きた過去全体の蘇りとみてエクビオース ecbiose（F）と呼んだ。Delay J*LP* は，新規健忘や記憶錯誤を自閉記憶の障害とみて，前者を過去が現在としてうけとられる過去性の幻覚，後者は現在が過去としてうけとられる現在性の幻覚と考えた。

プレスビオフレニー presbyophrenia（E）（presbys, $\pi\rho\acute{\varepsilon}\sigma\beta\upsilon\varsigma$: 老人），Presbyophrenie（D）［Wernicke K 1906］, presbyophrénie（F）は，記銘力低下，多幸，冗舌を主徴とする老年精神病。女性に多く，記憶錯誤を交えた空想的で荒唐無稽な作話を活発に多弁に物語るが，内容はその時々で変わりやすい。老年認知症に比べて知的衰退は目立たず，感情表出も豊かで外見は整っている。Wernicke K は，思考の秩序と注意が保たれ老年認知症への移行も治癒もある症候群として記載したが，のちに老年認知症の一類型とされた［原田憲一 1995］。特有な局在病変はないとされているが，コルサコフ症候群との異同に議論がある。Kahlbaum K*L* の Presbyophrenie（D）は，老年期に健忘，失見当，誤認，作話を示し急速に認知症におちいる精神障害で，青年期の Hebephrenie（D）に対立させた概念。

---

14) Pick A : Über eine neuartige Form von Paramnesie. *Jahrbuch Psychiatr* 20：1-35, 1901.
15) Pitres A : *Leçons cliniques sur l'hystérie et l'hypnotisme*. 1891.

H　知能の障害

知能 intelligence（E, F），Intelligenz（D）は，創造的な思考により新しい課題を解決する能力のことで，課題を分析して因果関係を推測し，具体的なことを抽象化して本質を把握し，環境に適応すべく判断して統合する能力などが含まれる。知能の多くは遺伝によって規定されるが，経験や学習から構造化される部分もあるとされる。スイスの心理学者 Piaget J[1)]は，知能が生物学的適応の完成形として個体と環境の相互作用から構成されると考え，個人同士の協同操作や知能の社会的側面を重視した。マキャヴェリ的知能 Machiavellian intelligence（E）は，他者の心的状態を推測しながら，時に協力し時に欺く，複雑なかけひきをして社会に適応する能力。イギリスの動物心理学者 Byrne R と Whiten A［1988］がサルの行動からとりあげ，心の理論の進化と結びつけた。

知能検査 intelligence test（E），Intelligenzprüfung（D）は，知能の量的水準を測定する検査法で，ビネ式［Binet A 1908][2)]とウェクスラー式［Wechsler D 1939］が代表的なものであり，前者は知能を一般能力，後者は独立した能力の総和とみている。ウェクスラー成人用知能検査 Wechsler Adult Intelligence Scale（WAIS）と小児用知能検査 Wechsler Intelligence Scale for Children（WISC）は，それぞれ改訂されて WAIS-R［1981］，WAIS-Ⅲ［1997，日本版 2006］，WISC-R［1974］，WISC-Ⅲ［1991，日本版 1998］となり適用年齢も変わった。

知能指数 intelligence quotient（IQ）（E）［Stern W］は，精神年齢 mental age（E）（知能年齢 Intelligenzalter）を生活年齢 chronological age（E）で割って 100 をかけたもので，同一集団内における平均値からの隔たりを示すには知能偏差値 intelligence standard score（E）を用いる。発達指数 developmental quotient（DQ）（E）は，発達年齢 developmental age（E）を生活年齢で割り 100 をかけたもの。

1）Piaget J：*La psychologie de l'intelligence*. Colin, Paris, 1947.
2）Binet A, et al：Définition des principaux états mentaux de l'aliénation. *Année Psychol* 16：61-71, 1910.

認識 cognition（E），Erkenntnis（D），connaissance（F）は，物事の性質や他との関係を正しく判断することで，知識 knowledge（E），Wissen（D）もほぼ同義だが，得られた成果に用いることが多い。認識論 epistemology（E），Erkenntnistheorie（D）は，認識の起源や構造を研究する哲学の一部門。

cognition を**認知**と訳すと，有機体が外部の情報を選択的に取り入れて内部に蓄積し，適切な行動を行なうために用いる能動的な情報処理活動を指す。認知心理学 cognitive psychology（E）は，行動主義や学習の刺激反応説など末梢機構に重点を置く心理学を批判し，ゲシュタルト理論の影響を受け行動の認知的側面を重視して，注意，記憶，意識など主観的な知的機能を対象とする心理学。メタ認知 metacognition（E）は，自身の認知を自覚して，情報処理活動を監視・制御すること。認知スタイル cognitive style（E）は，情報処理に関して個人が一貫して示すパターン。認知障害 cognitive disorders（E）は，器質精神症候群にかえて DSM-Ⅳ に採用された用語でせん妄，認知症，健忘などを含む。統合失調症や躁うつ病の症状や行動異常の基礎に，一種の認知障害を推定する見解もある。社会認知 social cognition（E）は，他人の気持ちを理解し人間関係や社会行動を円滑に導く能力。認知療法 cognitive therapy（E）は，こうした行動異常や精神症状をもたらしている患者の自己，世界，未来に対する認知の歪みや思考の誤りを是正して回復に導く Beck AT［1976］の治療技法。

知性 intellect（E, F），Intellekt（D）は，感性 sensibility（E），Sinnlichkeit（D），sensibilité（F）に対立する概念で，与えられた材料を加工する能力。知性化 intellectualization（E），Intellektualisierung（D），intellectualisation（F）は，感情や欲動を直接に意識化せず，知的認識や論理的思考に訴えて統制しようとする自我の働きで，Freud A［1937］は青年期の防衛機制とみなした。合理化 rationalization（E）は，動機が不明の行動や態度をあとから理由づけること。知性化より現実検討が悪く，思考が論理性を欠く点で異なるとされるが，両者はしばしば連動する。

理性 reason（E），Vernunft（D），raison（F）は，一般に衝動や感性的な要求に左右されず，真偽や善悪を識別し，思慮にもとづいて行動する能力を指すが，学派により多義である。**悟性** understanding（E），Verstand（D），entendement（F）は，理性と同義に用いることもあるが，これと区別して対象の概念を構成する知力，あるいはより広義に思考全般の能力とみる立場もある。中世ス

コラ哲学では intellectus（L）が理性，ratio（L）が悟性に相当するが，その後はしばしば混同される．Kant I は，感性に与えられた印象を認識する悟性と，アプリオリな対象を扱うより高い思考能力の理性を区別した．Verstand の語義には固定する zum Stehen bringen という意味が含まれ，近代の分析思考，科学知の特徴になった．Pinel P のマニーは悟性の全般的障害を，メランコリーはその部分的障害を指している．理性狂気 folies raisonnantes（F）［Sérieux P と Capgras J-M］1909］は，幻覚を欠き認知症化の経過をとらない一群の原発性の体系妄想で，彼らのいう解釈妄想病がその中核を成している．理性型被害妄想病 délire de persécution à forme raisonnante（F）あるいは理性被害者 persécuté raisonnante（F）は，復権妄想病や好訴妄想に相当する Falret JPJ［1878］3)の概念．Pinel P の理性狂気 folie raisonnante（F）（デリールを欠くマニー manie sans délire）は，のちにモノマニーやモラル狂気の概念に発展する一種の人格異常である．

1．知能の量的な障害

精神（発達）遅滞 mental retardation（E），geistige Behinderung（D），arriération mentale（F）は，発達期間中に顕在化した知能障害で，知的機能の低下（WISCで IQ70 以下，スタンフォード・ビネで IQ68 以下）と，年齢に応じた適応行動の不全を併せもつ．一般に程度は IQ を用いて軽度 mild，中度 moderate，重度 severe，最重度 profond に区分されるが，適応技能を重視して IQ による区分を用いない立場［アメリカ精神遅滞学会 1992］もある．従来は精神薄弱 mental deficiency（E），Schwachsinn（D）と呼ばれた．寡心症 oligophrenia（E）（oligos, ὀλίγος：少量，少数），Oligophrenie（D），oligophrénie（F）は精神遅滞をさす 20 世紀の用語．わが国の行政用語では 1999 年から**知的障害** intellectual disability（E）という．

原因の多くは不明だが，一部の病因が知られており（病理型精神遅滞），胎生期や周産期の外因（X 線，薬物，低酸素，ビリルビン，先天性水俣病など）や感染症（風疹，梅毒，トキソプラスマなど），染色体異常 chromosome aberration（E）（常染色体異常のダウン症候群 Down syndrom（E），D-トリソミー D-trisomy

---

3）Falret J：Du délire de persécution chez les aliénés raisonnants. *Ann Méd-Psychol* 36, T2：396-406, 1878.

(E), 猫鳴き症候群 cat's cry syndrome (E), 22q 11.2 欠損症候群, 性染色体異常のターナー症候群 Turner syndrome (E), クラインフェルター症候群 Klinefelter syndrome (E) など), 先天性代謝異常 (アミノ酸代謝異常としてフェニルケトン尿症 phenylketonuria (E), ホモシスチン尿症 homocystinuria (E), ハートナップ病 Hartnup disease (E), プリン代謝異常としてレッシュ・ナイハン症候群 Lesch-Nyhan syndrome (E), 糖代謝異常としてムコ多糖類症 mucopolysaccharidosis (E), 脂質代謝異常として脂質症 lipidosis (E), ほかにレット症候群 Rett syndrome (E) など), ミトコンドリア脳筋症, 母斑症 phacomatosis (E) (結節性硬化症 tuberous sclerosis (E), フォン レックリングハウゼン病 von Recklinghausen disease (E) など) が含まれる。クラインフェルター症候群や XYY 男性の一部には, 感情が変わりやすく欲動コントロールが弱く重大犯罪を繰り返すものがある。

白痴 idiocy, idiotism (E), Idiotie (D), idiotie, idiotisme (F) は精神遅滞の旧名[4]。12 世紀の終わりころ無知の意味でフランス語になり, 17 世紀以降に愚かもの, ばか, 薄弱, 白痴などを示す医学用語になった。Pinel P [1807] は idiotisme (F) を悟性の障害と著しい心的衰退を示すウェザニアの一種と考え, 痴呆 (デマンス) démence (F) より程度が重い, 精神活動のほぼ完全な停止状態に当て, 先天性と後天性を区別した。Esquirol JED はこれに代えて, 単一の病気ではなく知的機能が先天性に損傷した状態像を idiotie (F) の語で表現した。ここで精神遅滞は先天性, 複数の原因をもつ状態像という意味をもつことになり, 現在の概念に近づいた。舌痴症 idioglossie (F) は, 精神障害者ないし小児にみられる言語の障害を指す 20 世紀初頭の語。

ウェスト症候群 West syndrome (E) [West WJ 1841] は, 精神遅滞と点頭てんかん (乳幼児けいれん) infantile spasms (E) を示し, 脳波に特有な不規則高電位棘徐波 hypsarhythmia (E) を認める乳幼児の症候群。形態異常, 感染, 代謝異常によるほか原因不明も多い。発作の形から電撃・点頭・礼拝けいれん Blitz-Nick-Salaam Krampf (D) の名もある。レンノックス・ガストー症候群 Lennox-Gastaut syndrome (E) [Lennox WG と Gastaut H] は, 強直発作や脱力, 欠神に精神遅滞を伴う小児てんかんで, 脳波に対称性の遅棘徐波をみる。

---

4) 古代ギリシャ語の idios, ἴδιος は, ある人の固有, 個別, 個人的, 私有, idiotis, ἰδιώτης は, 公共生活に参加しない単純市民, 個人, 単純兵士, 俗人 (聖職者に対して) を指し, ここから拡張して単純, 無知, 未熟の意味をもつようになった。

ミトコンドリア脳筋症 mitochondrial encephalomyopathy（E）[Shapira Y ら 1977] は，ミトコンドリア機能異常による広範な中枢神経・筋疾患の総称。80％以上が20歳未満に生じ，やや男性に多く，家族発症もある。外眼筋麻痺・眼瞼下垂，網膜色素変性，心房室ブロックを主徴とし，難聴，運動失調，発育不全，知能低下を伴う。血清CPK上昇，髄液蛋白増加，脳波異常，内分泌異常を認め，筋生検でミトコンドリアの形態異常を証明すると診断が確定する。高乳酸・ピルビン酸血症，けいれん，脳卒中症状を伴う類型 mitochondrial encephalomyopathy with lactic acidemia and stroke-like episodes（MELAS）（E）[Pavlakis SG ら 1984] も知られている。一過性に外因反応型や摂食障害などの精神症状を示すことがある。主病変を中枢神経におくものと筋におくものが区別され，前者にはアルパース病 Alpers disease（E），メンキーズ病（縮れ毛病）Menkes disease（E），ツェルウェーガー症候群（脳肝腎症候群）Zellweger syndrome（E），カナヴァン病 Canavan disease（E），リー脳症 Leigh encephalopathy（E）などが，後者にはカーンズ・セイヤー症候群 Kearns-Sayre syndrome（E），ルフト病 Luft disease（E），福原病などが含まれる。生化学的に酵素欠損の確認されたものもある。

22q 11.2欠損症候群 22q 11.2 delection syndrome（E）は，22番染色体長腕11領域の微小欠損による先天性障害。4000人に1人で性差はなく，心血管形態異常，特異顔貌，胸腺低形成，口蓋裂，低カルシウム血症などがあり，成人になると10〜30％に妄想などの統合失調症様症状を示す。統合失調症の2％に染色体同部位の損傷が報告されており，互いの関連が注目されている。口蓋・心・顔症候群 velo-cardio-facial syndrome（E）ともいう。

特異的発達障害 specific developmental disorder（E）は，読み書き，会話，推論，算数の技能などが獲得できないこと。教育領域で**学習不能** learning disabilities（E）と呼ばれた状態の医学用語で，中枢神経系の機能障害が推定される。ICD-10では言語[F80]と学力[F81]を分けている。

接枝統合失調症 graft schizophrenia（E），Pfropfschizophrenie（D），schizophrénie greffée（F）は，精神遅滞の上に発病した統合失調症。Kraepelin E が教科書7版[1904]で精神遅滞の緊張病像に接枝破瓜病 Pfropfhebephrenie（D）の名で記載したのが初めだが，より以前に Guislain J が記載したともいわれる。精神遅滞にほかの精神病が合併するという考えは Pick A [1885] による。接枝躁うつ病という概念はないが，接枝循環病 Pfropfcyclothymie（D）[Stutte

H 1967］は，身体に基礎をおく精神病のうち挿話性でまとまりのない病像をとるものを指している。

　認知症あるいは**痴呆** dementia（E），Demenz（D），démence（F）（de：～からはずれた，mens：心）は，一度獲得された知能が，脳の器質病変により持続的に欠損した状態。記憶，思考，判断などの障害が主であるが，さらに言語，感情，知覚，意欲，行動など精神生活全般に異常の及ぶことが多い。病前性格が尖鋭化 accentuation（E），Zuspitzung（D），あるいは人柄の変化 Wesensanderung（D）を来たすこともある。一般に認知症は大脳の広範な病変を基盤に生じるが，初期ないし経過中に失語，失行，失認などの局在症状をみることは少なくない。また特定部位の損傷で認知症に近い状態を呈することも知られている。年齢（老年認知症），部位（皮質認知症，辺縁認知症），内容（意味認知症），原因（外傷認知症，アルコール認知症，てんかん認知症，脳血管認知症）による呼称がある。DSM-Ⅳではせん妄，認知症，健忘および他の認知障害の項に入る。

　Pinel P［1801］の痴呆（デマンス）démence（F）は，今日の考えとは異なり器質・非器質性を問わず種々の原因から生じる，思考や認知能力の廃絶した状態像を指した。Esquirol JED［1838］の痴呆（デマンス）は，状態像の記載が神経症状を加えて詳しくなり，急性，慢性，老年性，複合性の類型が区別されている。そのうち急性デマンス démence aiguë（F）は，Pinel P の後天白痴に相当するもので，ドイツの Verwirrtheit（D）に近い錯乱性の病像をもつ。これがのちに Georget EJ の昏愚 stupidité（F）を経て，Chaslin PEA［1892］の原発性精神錯乱 confusion mentale primitive（F）へと発展する。また Georget EJ［1820］は，精神障害を器質性と非器質性に分けたが，認知症は加齢を含めてあらゆる精神疾患の終末状態とみており，ここで認知症の不可逆性が固まったといわれる。失生命症 abiotrophy（E）［Gowers WR 1902］は生命耐性の欠損により神経系の生命力が徐々に失われる現象。

　皮質認知症 cortical dementia（E）は，大脳皮質の神経細胞が損傷することから生じる認知症で，記銘力低下を主徴とし周囲に無頓着だが，動作や運動機能は保たれる。アルツハイマー病，ピック病，老年認知症を代表とする。皮質化 corticalization（E），Kortikalisierung（D）は，系統進化の過程で高等な機能中枢が皮質下から皮質へ移ること。皮質人 Kortikalperson（D）［Kraus F 1919］は，深層人 Triefenperson（D）に対して意識的な自我をもって行動する人。

アルツハイマー病 Alzheimer disease（E）は，記銘力低下，失見当，失語・失行・失認などの神経心理学症状を示す**初老期認知症** presenile dementia（E），präsenile Demenz（D）[Binswanger O 1898]の代表的類型。Alzheimer A[1907][5]が記載し，Kraepelin E［1910］の命名による。筋緊張亢進などの神経病症状が加わり進行するが，病初期には感情表出が保たれ，困惑し抑うつになることがある。病理所見が老年認知症と基本的に差がないために，近年は**アルツハイマー型認知症** dementia of Alzheimer type（DAT）（E），アルツハイマー型老年認知症 senile dementia of Alzheimer type（SDAT）（E）とも呼ばれる。病態の手がかりとして脳内コリン作動性ニューロン，βアミロイド蛋白（アミロイド・ベータ），リン酸化タウ蛋白，ダウン症候群との関連などが注目されており，家族発症の報告もある。海馬認知症 hippocampal dementia（E）は，Ball MJ ら［1985］が提唱したアルツハイマー病の別名で，この認知症の責任病変が皮質でなく海馬にあるとのみかたによる。

アルツハイマー型認知症の臨床経過は，およそ3期に分けられる。1期は記銘力低下，記憶減退，2期は失語（換語困難，超皮質性失語）・失行（着衣失行，構成失行）・失認（視空間失認），徘徊，鏡現象（自分の鏡像に話しかける），人格形骸化，もっともらしさ［松下正明1979］，3期は筋緊張異常，言語間代，言語崩壊，常同症，原始反射などを特徴とし，失外套症候群へ移行する。こうした精神機能の解体過程を Ajuriaguerra J ら［1964］はアルツハイマー病化 alzheimerisation（F）と呼び，幼児の発達過程のおおむね逆をたどるとみている。

老年認知症 senile dementia（E）は，老年期（一般に65歳以降）に発病し，記銘力低下，全般性の知能障害，人格変化，行動異常などを示し，進行性に経過して植物状態ないし失外套症候群に至る変性疾患。前景に立つ病像から単純，興奮，無欲，妄想，滅裂などの類型に分けることがある。原田憲一［1981］は臨床的に，記憶障害を前景とする健忘型，思考が滅裂で超皮質性運動失語に近い言語障害や錯語の混じる滅裂型，人格の内面は空疎なのに外面の礼節が保たれ過剰に丁重な形骸型の3類型を分けた。滅裂型は Scheller H［1965］の失象徴症候群 Syndrom der Asymbolie（D）に，形骸型は同じく価値世界解体

---

5) Alzheimer A：Über eine eigenartige Erkrankung der Hirnrinde. *Allg Z Psychiatr* 64：146-148, 1907.

症候群 Syndrom des Abbaues der Wertwelt（D）に近い。

　脳の微細構造変化とそれに伴う異常蓄積物質から構造変異病，タウ異常症などの概念がある。構造変異病 conformational disease（E）[Carrell RW と Lonnas DA 1997] は，遺伝子のアミノ酸変異から蛋白の3次元構造が変化凝集し（折りたたみ異常蛋白 misfold protein）神経細胞を侵害する疾患の総称。ポリグルタミンによるハンチントン病，βアミロイド蛋白によるアルツハイマー型認知症，プリオンによるクロイツフェルト・ヤコブ病など。タウ異常症 tauopathy（E）は，微小管結合蛋白タウが異常なリン酸化をきたして凝集し神経細胞を損傷する疾患の総称。17染色体遺伝子の変異があり，アルツハイマー型認知症，ピック病，ダウン症候群，プリオン病，進行性核上麻痺などを含む。

　全般認知症を伴わない緩徐進行性失語（症） slowly progressive aphasia without generalized dementia（E）は，病初期に健忘や人格変化が目立たず局在症状が緩徐に進行する皮質認知症。Mesulam MM [1982][6]が右利き6例を報告した。近年は**原発進行性失語（症）** primary progressive aphasia（E）とも呼ばれるが，失行（発語失行）・失認を示す例もある。初老期に発病し，古典例から非定型例までさまざまな類型があるが健忘失語が多くウェルニッケ失語は少ない。責任病変は左シルヴィウス裂周辺とされ，病因としてアルツハイマー型認知症，ピック病，クロイツフェルト・ヤコブ病などが知られているが，皮質の限局萎縮を示す独立疾患とするみかたもある。認知症なき認知症 dementia sine dementia（E）[濱中淑彦 1990] も似た概念で，病初期に著しい左右差を認める皮質認知症を指し，病変が左半球優位なら緩徐進行性失語となり，右半球の場合は相貌失認，人物記憶障害，地誌障害，視覚構成障害などの認知障害が前景に立つという。

　ピック病 Pick disease, Pick's lobar brain atrophy（E）は Pick A [1892] が記載した前頭葉，側頭葉の限局性萎縮とそれに対応する人格変化を特徴とする初老期認知症[7]。前頭葉型ピック病では主に円蓋（穹隆）面の萎縮で発動性・自発語の減退，無関心，思考の貧困，思考怠惰（考え無精）などが生じ，眼窩面

---

6) Mesulam MM：Slowly progressive aphasia without generalized dementia. *Ann Neurol* 11：592-598, 1982.
7) Pick A：Über die Beziehungen der senilen Hirnatrophie zur Aphasie. *Prag Med Wschr* 17：165-167, 1892.

に及ぶと多弁，多幸で抑制がとれて不穏になることもある。側頭葉型ピック病では刺激性，衝動性の人格変化や行動異常，滞続談話，反響言語，超皮質性に近い感覚失語などがみられる。実際には両者の混合例が多く，稀に頭頂葉型もある。

前頭葉認知症 dementia of frontal lobe type（E）[Neary D ら 1988] は，一般に頭頂葉から後頭葉に変性の強いアルツハイマー型認知症に対して，病変の主座を前頭葉におく認知症。人格変化，抑制消失，社会的逸脱行為が徐々に進行し，経過とともに情意鈍麻，無関心，常同症があらわれ，発語は減少し末期は緘黙状態に至る。原始反射はみられるが身体徴候に乏しく，記憶や視空間機能は比較的保たれる。彼らのいわゆるマンチェスター・グループはここから 1990 年代に**前頭側頭認知症** frontotemporal dementia（E），意味認知症や緩徐進行性失語なども包括する前頭側頭葉変性症 frontotemporal lobar degeneration（E）の概念を展開した。非アルツハイマー型前頭葉変性 frontal lobe degeneration of non-Alzheimer type（E）[Brun A と Gustafson L 1987] もこれに近い。遺伝性が高く，ピック病との異同や独立性に議論があり，パーキンソン症状や運動ニューロン疾患を伴う場合がある。

石灰沈着を伴うびまん性神経原線維変化 diffuse neurofibrillary tangles with calcification（E）[小阪憲司 1992] は，アルツハイマー病，ピック病，ファール病の特徴を併せもつ初老期認知症。女性に多く，ゆっくり記銘力低下ではじまり，早期から幻覚，妄想，せん妄があらわれ，画像に前頭側頭葉の限局萎縮と淡蒼球，歯状核の石灰沈着を認める。

意味認知症 semantic dementia（E）[Snowden JS ら 1989] は，意味記憶の選択的障害と超皮質性感覚失語を示し，病初期に全般的な人格，知能，知覚，エピソード記憶は保たれるが，しだいに認知症へと進行する症候群。両側側頭葉に病変を認めるが，一部はピック病であり，左右差とそれに対応した症状の違いも指摘されている。

辺縁認知症 limbic dementia（E）[Gascon GG ら 1973] は，辺縁系の損傷で生じる健忘症候群，人格変化（退行，抑制消失，無関心）を特徴とする認知症に近い状態。言語障害（滞続言語，言間間代，反響言語，反復，保続），クリューヴァー・ビューシー症候群を示すこともあるが，要素的な知的機能は保たれる。代表疾患に単純ヘルペス脳炎が挙げられるが，悪性腫瘍に随伴する形で生じた報告もある。軸性認知症 axial dementia（E）[Joint RJ ら 1979] は，病変

が大脳中軸にあることから皮質認知症（あるいは皮質・皮質下認知症）に対比させた用語で，健忘を主徴とし，辺縁認知症とほぼ同義である．

辺縁系神経原線維変化認知症 limbic neurofibrillary tangle dementia（E）［小阪憲司 1997］は，海馬，海馬傍回の限局した脳萎縮があり，老人斑より神経原線維変化が目立つ非アルツハイマー型認知症．神経病理所見の特徴から提唱された概念で，神経原線維変化に限定した老年認知症［Ulrich J ら 1992］，神経原線維変化を伴う老年認知症［Jellinger KA ら 1998］，NFT 型老年認知症［山田正仁 1996］などに重なる．

単純ヘルペス脳炎 herpes simplex encephalitis（E）は単純ヘルペスウイルスの直接侵襲による急性の出血性壊死性脳炎．発熱，髄膜刺激症状，けいれんで始まるが，意識障害の軽い時期に幻覚・妄想，行動異常，多弁，抑制消失，クリューヴァー・ビューシー症候群などの精神症状を示す．主病変は両側側頭葉，前頭葉眼窩面にあり，髄液は細胞増多，蛋白上昇が多いが不定，脳波は初期から広範な徐波化，限局性棘波あるいは周期性同期性放電，CT では低吸収と限局性浮腫，MRI の T_2 強調画像で高信号域，SPECT でトレーサー集積をみる．抗ウイルス薬により死亡率が低下し社会復帰例が増えているが，記憶障害，人格障害や認知症を残すものがある．

多発梗塞(性)認知症 multi-infarct dementia（E）［Hachinski VC ら 1974］は，大小さまざまな梗塞巣が多発して脳実質を損傷するために生じる認知症．**(脳)血管(性)認知症**（cerebro-）vascular dementia（E）［亀山正邦 1973］ともいう．従来は脳動脈硬化性認知症と呼ばれたが，認知症と動脈硬化の程度は必ずしも並行せず，直接の因果関係がみられないため今日ではこの名称を用いない．老年認知症と比べて障害の範囲は均等でなく凹凸があり（**まだら認知症** lacunar dementia），比較的長く人格が保たれ，感情失禁や刺激性を伴いやすく，症状が動揺し階段状に増悪するとされる．Fisher CM［1968］の lacunar dementia（E）は lacune（脳実質の古い梗塞巣による蜂窩状囊胞形成）を基盤とする(脳)血管(性)認知症の一類型．

皮質下認知症 subcortical dementia（E）は，主病変を基底核，上部脳幹に置く認知症様の状態．von Stockert FG［1932］がエコノモ脳炎後遺症で記載し，Albert ML ら［1974］は進行性核上性麻痺にこの名称を用い，網様賦活系の遮断による知的過程の緩徐化とみてタイミングと賦活の障害を想定したが，それ以来，皮質認知症と対比する形で取り上げられている．精神活動全般の緩

慢を特徴とし，思考制止，想起困難とくに時間をかければ思い出せる失念 forgetfulness（E），自発性や意欲低下などに，動作の緩慢，構音障害，四肢の不随意運動，姿勢異常，歩行困難などの運動機能障害が加わるが，皮質局在症状や健忘作話は示さない。von Stockert FG はこれを精神硬直 psychische Starre（D）とまとめた。口数が少なく，感情表出に乏しい外観からは意外なほど，周囲の状況をわかっていることがある。基底核，脳幹を中心とする変性疾患（パーキンソン病 Parkinson disease，ハンチントン舞踏病 Huntington chorea，ウィルソン病 Wilson disease，歯状核赤核淡蒼球ルイ体萎縮症 dentato-rubro-pallido-luysian atrophy，多系統萎縮症 multiple system atrophy など），ボクサー症，血管障害，腫瘍などにみられるが，疾患や病変の拡がりに応じてほかの精神神経症状が合併する。神経症状の目立たない病初期にはうつ状態と混同されやすい。「皮質下」は基底核ととるみかた［Cummings JL 1984］が一般的だが，深部白質を重視する立場［Kertesz A ら 1990］もあり，後者は白質認知症の概念に関わってくる。間脳認知症 Zwischenhirndemenz（D）［Bunz］という語もあるがあまり用いられない。皮質下発作 subcortical seizure（E）は，中心脳てんかん，視床てんかんなど皮質下灰白質に焦点をもつてんかんの総称だが，焦点が確定されず今日では用いられない。

　びまん性レビー小体病 diffuse Lewy body disease（DLBD）（E）は，わが国の小阪憲司，吉村正博らが 1970 年代に発見した変性疾患。大脳皮質，基底核，脳幹などに，αシヌクレインによるレビー小体が数多くあらわれ，進行性の認知症とパーキンソン症状に幻覚とくに有形幻視，妄想，うつ，自律神経症状（便秘，尿失禁，起立性低血圧など），ミオクローヌスなどが加わる。全身のアセチルコリン障害を生じ，レビー小体の分布からパーキンソン病，レビー小体型認知症，純粋自律神経不全などの病型をとり互いに移行がある。これを基盤とする**レビー小体型認知症** dementia with Lewy bodies（DLB）（E）［Mckith IG ら 1996］は，皮質・皮質下認知症の一類型で，変性によるものとしてはアルツハイマー型に次いで頻度が高い。

　視床認知症 thalamic dementia（E）［Grünthal E 1942］[8]）は，多くは両側ときに片側の前核，内側核を中心とする視床損傷により生じる皮質下認知症で，記銘力と発動性の低下を前景に，軽い意識混濁，夢幻症，嗜眠，情動障害など

8）Grünthal E：Über thalamische Demenz. *Monatschr Psychiatr Neurol* 106：114-128, 1942.

を伴う。病変が後方にあると網様賦活系が断たれて無動無言症へ移行し，前方にあると前頭葉円蓋症候群に移行し認知症に似る。視床変性症 thalamic degeneration（E）[Stern K 1936][9]）による記載が多いが，血管障害や腫瘍による場合もあり，より広範な脳機能低下を推定するみかたもある。

　失知性症候群 anöetisches Syndrom（D）[Duensing F 1949] は，健忘，失見当を前景とする皮質下認知症の一種。睡眠覚醒リズムの障害があり，覚醒時は意識，感情は保たれ周囲の状況もわかり，変形過多があり検査に疲れない。髄膜炎，腫瘍，中毒などで脳幹から皮質への賦活遮断によるとされる。健忘症候群と失外套症候群の中間に位置づけるみかた［吉田哲雄 1967］もある。

　皮質基底核変性症 corticobasal degeneration（E）[Gibb WRG ら 1989] は，左右差の著明な運動症状（筋固縮，ジストニア，ミオクローヌス），皮質症状（失語，失行，感覚異常），眼球運動障害，精神症状（認知症，うつ，刺激性，幻視，人柄の変化）がゆっくり進行する脳変性疾患。Robeiz JJ ら［1968］が皮質歯状核黒質変性 corticodentonigral degeneration with neuronal achromasia（E）の名で報告した。

　ビンスワンガー病や白質ジストロフィー，多発性硬化症 multiple sclerosis（E），那須・ハコラ病 Nasu-Hakola disease（E），AIDS，正常圧水頭症 normal pressure hydrocephalus（E）[Adams RD ら 1965]，トルエン中毒など大脳白質に主病変を置くものを髄質認知症 medullary dementia（E）[松下正明 1987] ないし白質認知症 white matter dementia（E）[Filley CM ら 1989] の名でまとめるみかたもある。

　白質ジストロフィー leukodystrophy（E）は，髄鞘の形成障害により大脳白質に広範な変性を来たす遺伝性の代謝異常。進行性の四肢麻痺，視力・聴力障害，認知症，けいれんなどを示す。蓄積物質の染色から正染性と異染性に分けられていたが，病理所見や欠損酵素からクラッベ病 Krabbe disease, Krabbe's globoid cell leukodystrophy（E），アレキサンダー病 Alexander disease（E），ペリツェウス・メルツバッハー病 Pelizaeus-Merzbacher disease（E），副腎白質ジストロフィー adrenoleukodystrophy（E）（シルダー病あるいはびまん性硬化症）などの類型が再整理されている。

---

9) Stern K : Severe dementia associated with bilateral symmetrical degeneration of thalamus. *Brain* 62 : 157-171, 1936.

ビンスワンガー病 Binswanger disease（E）［Binswanger O 1894］[10]）は，白質に主病変を置く脳血管認知症。多くは 50 歳以降の高血圧患者に，進行性の認知症（人格変化，思考・記憶障害，失見当）と錐体路・錐体外路症状を生じる。構音障害や仮性（偽性）球麻痺を示すが一般に失語はない。病理学的には大脳白質の広範な脱髄と多発性梗塞，動脈硬化を特徴とし，皮質は保たれる。画像上は脳室周囲白質の X 線低吸収域 periventricular lucency（E）あるいは白質希薄化 leuko-araiosis（E）（leuko：白，araios：希薄になる）［Hachinski VC ら 1986］をみる。原因には循環障害，エネルギー代謝異常，浮腫，神経伝達物質や遺伝子の関与など諸説がある。ビンスワンガー型進行性血管性白質脳症 progressive subcortical vascular encephalopathy of Binswanger type（PSVE）（E）ともいう。

伝達可能な認知症 transmissible dementia（E）は，伝達可能な病原体による認知症で，中心的な病理所見は大脳皮質の広範な海綿状態 status spongiosus（L）からなる亜急性海綿状脳症 subacute spongiform encephalopathy（E）［Nevin S ら 1960］である。不安，集中困難，視力障害などを訴える神経衰弱様の前駆期から，錯乱，錐体路・錐体外路症状，ミオクローヌスを生じ，さらに植物状態へと急速に進展する。クロイツフェルト・ヤコブ病，クールー Kuru（E），ゲルストマン・ストロイスラー・シャインカー病 Gerstmann-Straussler-Scheinker disease（E），スクレイピー scrapie（E），ウシ海綿状脳症（狂牛病） bovine spongiform encephalopathy（BSE）（E）などを含む。潜伏期が長く，蛋白質性感染粒子 proteinaceous infectious particle（プリオン prion）（E）［Prusiner SB 1982][11]）と呼ばれる糖蛋白と，その遺伝子異常が注目されている。

クロイツフェルト・ヤコブ病 Creutzfeldt-Jakob disease（E）［Creutzfeldt HG 1920, Jakob A 1921][12)13)]は，性格変化，行動異常で始まり，錐体路・錐体外路症状，運動失調，ミオクローヌス，認知症が加わって急速に進行し失外套症

---

10) Otto Binswanger はイエナ大学教授で Ludwig Binswanger の叔父。Binswanger O, Siemerling E：*Lehrbuch der Psychiatrie*. Fischer, Iena, 1904.
11) Prusiner SB：Novel proteinaceous infectious particles cause scrapie. *Science* 216：136-144, 1982.
12) Creutzfeldt HG：Über eine eigenartige herdförmige Erkrankung des Zentralnervensystems. *Z Gesamte Neurol Psychiatr* 57：1-48, 1920.
13) Jakob A：Über eigenartige Erkrankungen des Zentralnervensystems mit bemerkenswerten anatomischen Befunde（spastische Pseudosklerose-Encephalomyelopathie mit disseminierten Degenerationsherden）. *Z Gesamte Neurol Psychiatr* 64：147-228, 1921.

候群に至る．初期には変形視症などの皮質性視覚異常や失立失歩を示し，症状が刻々と変わるのでヒステリーと誤る．画像では進行する脳萎縮，脳波に周期性同期性放電をみる．Kirschbaum WR[1968]は，①前頭・錐体路型（Jakob型），②後頭・側頭型（Heidenhain型），③大脳広範・基底核型，④視床型に分けている．孤発例，家族例，医原例（手術器具，深部電極，硬膜移植，角膜移植，成長ホルモンなど），変異型が知られている．1995年以降に報告されウシ海綿状脳症による感染が疑われている変異型は，若年齢者に不安，抑うつ，感覚異常，疼痛，小脳失調などで発症し，MRIで視床枕に高信号域を認めるが脳波に周期性同期性放電を示さない．

病原体がウイルスとわかっているものに亜急性硬化性全脳炎，進行性多巣性白質脳症，エイズ認知症複合などの認知症があり，ウイルス（性）認知症 viral dementia（E）と呼ぶことがある．

亜急性硬化性全脳炎 subacute sclerosing panencephalitis（SSPE）（E）[Greenfield JG 1963]は，麻疹のスローウイルス感染によるとされる主に小児の亜急性脳炎．行動異常，知能低下，健忘，嗜眠，退行などで徐々に発病し，けいれん，不随意運動，ミオクローヌスなどが加わり，無動無言症，除脳硬直へと進展し，数か月から3年で死亡する．血清・髄液の麻疹抗体価上昇，髄液のIgG上昇を認め，脳波では周期性同期性高振幅徐波群，CTでは進行とともに白質低吸収域や脳萎縮所見をみる．長期経過例の病理では脳が全般性に硬化・萎縮するのでこの名がある．

進行性多巣性白質脳症 progressive multifocal leukoencephalopathy（PML）（E）は，リンパ腫，ホジキン病，エイズ，癌，白血病，サルコイドーシスなどの免疫機能の低下をもたらす消耗疾患や臓器移植，免疫抑制薬投与時に生じる亜急性進行性脳症．大脳半球，小脳，脳幹，脊髄などに多数の脱髄巣を認め，それに対応して運動麻痺，運動失調，視力・視野障害，構音障害，嚥下障害，錯乱，認知症など多彩な症状を示す．片側から次第に両側に進展し，剖検でパポヴァウイルスに似た核内封入体をみる．**エイズ認知症複合** AIDS dementia complex（E）[Navia BAら 1986][14]）はヒト免疫不全ウイルス human immunodeficiency virus（HIV）の直接侵襲による亜急性脳脊髄炎．精神活動や動作の緩慢，無関心，引きこもり，失念など皮質下認知症の症状を主とし，ミオク

---

14) Navia BA, et al：AIDS dementia complex. *Ann neurol* 19：517-524, 525-535, 1986.

ローヌス，けいれん，運動失調，脊髄障害（対麻痺，失禁），末梢神経障害（多発性単神経炎），自律神経症状（起立性低血圧など）が加わる．急速に認知症が進行する時期があり，さらに橋中心髄鞘崩壊，PML，日和見感染などが加わり複雑になる．HIVによる器質精神障害 HIV-induced organic mental disorder（E）［Perry SW 1990］ともいう．

進行麻痺 general paresis, general paralysis（E），progressive Paralyse（D），paralysie générale（F）は第4期梅毒の慢性髄膜脳炎．麻痺痴呆 dementia paralytica（L）ともいい，頭部外傷による誘発が知られている．神経症状（瞳孔異常，顔面神経麻痺，つまずき言葉，振戦など）と認知症を中心とする精神症状，栄養障害を示す．認知症，誇大，抑うつ，激越，妄想の類型を分け，局在症状があるとリサウアー型［Lissauer H］，先天梅毒によるものは若年麻痺 juvenile paresis（E）［Clouston 1877］と呼ぶ．麻痺発作 paralytic attack（E）は，経過中にてんかんや脳血管障害の発作を起こすこと．変形梅毒 Metalues（D）は，症状が病原体そのものでなく毒素によると考えられた時代の旧名．症状がなく髄液所見のみあると髄液梅毒 Liquorlues（D），髄液進行麻痺 Liquorparalyse（D）という．

2．知能の質的な障害

仮性認知症あるいは**偽認知症** pseudodementia（E），Pseudodemenz（D）は，非器質性の病因から生じた認知症に似た状態で多くは回復する．ガンザーのもうろう状態は，的はずれ応答，変化に富む意識障害，幼稚症などから成る症候群で，認知症というより退行した状態に近く，拘禁ヒステリーとして記載されたが，統合失調症や妄想性障害にもみられる．器質性類ヒステリー organisches Hysteriod（D）［Mayer-Gross W 1930］は，器質認知症に仮性認知症が重なった状態，あるいはより広く器質疾患に生じるヒステリー様の反応のこと．老年うつ病では，注意集中困難や認知，思考，記憶，判断などの低下を訴え，仮性認知症の病像（depressive pseudodementia）を示すことがある．老人では加齢と抑うつ症状の区別がつけにくく完全に回復しないことがあり，また認知症の経過中にうつを合併する，あるいはうつから認知症へ移行する例があるので，両者に共通の生物学的基盤を推定する立場もある．

可逆認知症 reversible dementia（E）［Bergeron M と Hanus M 1964］ないし**治療可能な認知症** treatable dementia（E）［Benson DF 1982］は，認知症に似た病

像が治療により多少とも回復する一群の患者で，一般に器質性のものを指すが，仮性認知症を含めて広義に用いることもある．慢性硬膜下血腫，ペニシリンによる進行麻痺，腰椎穿刺による正常圧水頭症などが代表的であり，もとの病像は軽い意識混濁，通過症候群，皮質下認知症に近いものが多い．

サロンのばか Salonblödsinn（D）[Hoche AE] は，調子がよくいろいろ知っているようにみえて，実生活の能力が伴わない人．**利口ぶりばか** Verhältnis-blödsinn（D）[Bleuler E 1914] もこれに近く，要求水準に比べて知能が低い人で，不釣り合いに高い目標や地位を求めて失敗しやすい．高等ばか höherer Blödsinn（D）[von Gudden *JBA*] は，軽い精神遅滞で抽象的な思考はできないが記憶や適応のよいもの．Narr（D）は愚かなことをして物笑いになること．うつけのことだが，道化の意味もある．Narrenhaus（D）は精神科病院のこと．愚者の橋 Narrenbrücke（D）は，患者を橋の上から水に落とす中世の治療法．

（統合失調症性）認知症化（schizophrene）Verblödung（D）は，情意鈍麻を主徴とする統合失調症の終末状態で，認知症に似るが潜在的，道具的な知的機能は保たれるとされる．Kraepelin E [1915] は，早発痴呆とパラフレニーを内因性認知症化 endogene Verblödungen（D）の名で一括し，前者の終末像として前景を占める症状から，幻覚性 halluzinatorisch（D），滅裂性 faselig（D），鈍麻性 stumpf（D），児戯性 läppisch（D），衒奇性 maniertiert（D），拒絶(症)性 negativistisch（D）などの認知症化類型を記載した．器質認知症 organic dementia（E）（進行麻痺を代表にとることが多い）に対比させて統合失調症性認知症 schizophrenic dementia（E），ウェザニア認知症 démence vesanique（F）[Baillarger J*GF*]，支離滅裂認知症 démence incohérent（F）[Leuret F]，感情面を強調して感情認知症化 affective Verblödung（D）[Bleuler E]，知識はあるのに生かせないことから実用認知症 démence pragmatique（F）[Minkowski E] などとも呼ばれる．Nayrac P [1923][15)] は Verblödung を paradémence（F）と仏訳したが，今日ではあまり用いられない．荒廃 Verödung（D）（原義：荒れ果てる），埋没 Versandung（D）（原義：砂に埋もれる）もほぼ同義．かつて Verblödung は Schwachsinn, Blödsinn などとともに広く痴呆ないし認知症一般を指し，単純統合失調症を一次認知症 primäre Demenz（D）と呼び，急性症状

---

15) Nayrac P：*Essai sur la démence paranoïde*. Leblanc & Durand, Lille, 1923.

消失後の欠陥状態を二次認知症 Sekundardemenz（D）といった。認知症化も知能の定義や範囲によっては，そこに何かしらの知的障害を認める立場があり，進行すると認知症と実際上の区別が難しくなるので，認知症に至る経過とみることもできる。前向認知症 anterograde dementia（E），démence antérograde（F）は，過去ではなく未来方向への視界が開けない無力妄想の質的知能障害をさす著者［濱田秀伯 2005］の造語。

破瓜病 hebephrenia（E）（hebe, *ήβη*：青春, phren, *φρήν*：心）[16]，Hebephrenie（D），hebephrenie（F）は，Kahlbaum K*L*［1863］の paraphrenia hebetica（L）を，Hecker E［1871］[17]が独立させて詳しく記載した疾患形態。思春期に発病し，メランコリー，マニー，錯乱を順にあるいは交代に経過し，速やかに精神衰退におちいる。不安定な気分，変わりやすい妄想，作話，衝動行為などを示し，病初期から特有な愚かさ Albernheit（D）がみられ，予後は不良だが終末の痴呆 Blödsinn（D）は高度でないという。Kraepelin E は教科書 4 版で取り上げ，6 版では破瓜型の名で早発痴呆の下位群とし，8 版では児戯性認知症化の類型に相当するとした。Hebephreno-Katatonie の連結語も 4 版に登場する。Schneider K は年齢のニュアンスを含む破瓜病の名称を好まず，これを単純型に含めている。Guiraud P*LE*［1922］は統合失調症全体を器質因による破瓜病の名でまとめ，類型としての破瓜型は単純破瓜病 hébéphrenie simple（F）と呼んでいる。DSM-Ⅲ，Ⅳでは，滅裂思考と感情鈍麻を主徴とする統合失調症性の解体型 disorganized type（E）［295.10］がこれに当たる。

類破瓜病 heboidophrenia（E），Heboidophrenie（D）［Kahlbaum K*L* 1890］，heboïdophrenie（F）[18]は，欲動の異常を主徴とする青年期精神病。何かしら精神障害の遺伝負因を認めることが多く，幻覚・妄想など明らかな精神症状はないが，気分変化，社会や家庭における反抗，考えの偏りなど生活態度全般の障害を前景とし一部は犯罪に結びつく。病気であるとの自覚はあり荒廃に達しない。初め［1884］は誤った教育によるモラル精神病 moralisches Irresein（D）の一類型として提唱されたが，のちに青年期に発病する精神障害の

---

16) 古代ギリシャ語の hebe は若年，青春期とくに外性器の成熟期（ラテン語では pubertas）を指す。ギリシャ神話のヘベはゼウスとヘラの娘で天上の神々に酌をする以外に特別な職能はない春の女神。hebelogie は青年期学のこと。破瓜は女性 16 歳を指すが男性 64 歳の意味もある。

17) Hecker E：Die Hebephrenie. Ein Beitrag zur klinischen Psychiatrie. *Virchows Arch Patholog Anat Physiol* 52：394-429, 1871.

18) Kahlbaum K：Über Heboidophrenie. *Zeitschr Psychiatr* 46：461-474, 1890.

なかで破瓜病に近縁の別種とされた。統合失調症性の単純型，人格異常，境界性パーソナリティ障害などと関連をもつ。

心内失調 intrapsychische Ataxie（D）は，知性精神 Noopsyche（D）(noos, νόος：知性）と情性精神 Thymopsyche（D）(thymos, θυμός：情性）とが，それぞれ独立に働いて相互の均衡のとれない状態を指す Stransky E［1904］[19)]の概念で，彼はこれを統合失調症の基本障害としている。知性精神とは系統発生的に新しい脳（前額脳 Stirnhirn）に局在する精神生活の知的側面をあらわし，情性精神は古い脳（脳幹 Hirnstamm）にある感情的側面をさしている。Chaslin P*EA*［1912）[20)]のいう**不統一** discordance（F）もこれに近いが，各症状が独立にあらわれて（症状のサラダ salade des symptômes）調和を欠いていることで，心内失調より臨床的な概念である。Bleuler E の分裂 Spaltung（D）が理論から導いた概念であるのに対し，これに含まれる心的諸機能の解離を症状面に反映した表現とみることもできる。さらに意味を拡張して，会話は滅裂だが文書はきちんとしている，などの例に用いる場合［Minkowski E］もある。不統一を主徴とする症候群が不統一精神病 folies discordantes（F）で，統合失調症にほぼ相当するが，体系妄想やパラフレニーを除く狭い範囲に限っている。不協和 dissonance（E）(dissonus：まとまりのない）は，内部の矛盾や葛藤に気づいた時に生じる自己嫌悪を指す社会心理学用語。

病的合理主義 rationalisme morbide（F）は，Minkowski E と Rogues de Fursac *MHJPE*［1923］が Bergson H の思想を借りて，統合失調症患者に特有な融通のきかない杓子定規な生活態度を説明した概念。患者は物事の判断や処遇に必要な非合理的要素である生との調和感 sentiment d'harmonie avec la vie（F）を欠くために，生活全般を極端に理念のみから導き，限度や中庸の感覚が失われるという。物事の価値をただ数学的，計量的な基準から評価しようとする空間的観念の過度の一般化という意味で**病的幾何学主義** géométrisme morbide（F）とも呼ばれる。社会規範からの些細な逸脱（シルバーシートに座る若者，残業時間の水増しなど）に激しく憤り，「あくまで筋を通す」ために周囲と摩擦を起こしやすい。統合失調症患者に無機質なもの，整然としたもの，硬質なもの（物理法則，数式，法文，鉱物標本など）への偏愛をみるこ

---

19) Stransky E：Zur Lehre von der Dementia praecox. *Z Nervenheit Psychiatr* 27：1-19, 1904.
20) Chaslin P：*Éléments de sémiologie et de clinique mentale*. Asselin et Houzeau, Paris, 1912.

とがある。乗り越え Überstieg（D）［Conrad K 1958］は，関連系 Bezugssystem（D）を任意に変え，視点を移して異なる立場から物事をみることで，統合失調症の患者ではこれができなくなるために，すべてが自分中心にまわり，あらゆるものに意味があると感じる体験が生じるという。

単純痴呆 dementia simplex（L）あるいは**単純（型）統合失調症** simple schizophrenia, schizophrenia simple type（E），einfache Schizophrenie（D），schizophrénie simple（F）は，明瞭な統合失調症状が前景に立たず緩慢に経過する類型。Diem O［1903］[21]はその特徴を，思春期から徐々に刺激性，他人との協調性のなさなどの性格変化をきたし，作業能力が低下してまとまった仕事ができず，思考が一面的で判断が悪く，自制や辛抱を欠き，しかも自らの非を認めようとしないために職が長続きしないが，幻覚・妄想，躁うつの感情症状，緊張病症状，道徳的不品行はみられず，急性増悪もないまま数年後に痴呆 Schwachsinn（D）を来たして安定するとした。Bleuler E［1911］は，彼のいう基本症状が全経過を通じて病像を支配し，副症状を欠く統合失調症類型とした。

潜伏統合失調症 latent schizophrenia（E），latente Schizophrenie（D），schizophrénie latente（F）は，症状が顕在化せず一見正常な社会生活を送っているが，詳細な観察で初めて診断がつく軽症の統合失調症。Wyrsch J［1940］[22]は，単純統合失調症の特徴を経過の周期性，病像の産出性，自己能動性喪失の体験，疾病に対する態度のいずれもが欠如すると整理し，患者は自己の姿勢 Haltung（D）をかたくなにもち続け，自己形成が現存在に与える確かさと支え Halt（D）を失っているとした。Binswanger L［1944］は，明らかな破瓜病，緊張病，妄想症状を欠く多形 polymorphe 型の単純統合失調症に人格の進行性の空虚化を見出した。Claude HCJ［1926］の統合失調精神病 schizose（F）は，単純統合失調症の現実逃避と空想的な内的生活を体質・反応性精神障害とみて，認知症に至る破瓜・緊張型に対立させた概念。統合失調症スペクトラム障害 schizophrenia spectrum disorders（E）は，統合失調症に遺伝的な関連をもつ多様な表現型からなる症候群。Kety SS ら［1988］の養子研究から見出され，明瞭な統合失調症から不全型，人格異常を含む。

21）Diem O：Die einfache demente Forme der Dementia Praecox. *Arch Psychiatr* 37：111-187, 1903.
22）Wyrsch J：Über die Psychopathologie einfacher Schizophrenien. *Monatschr Psychiatr* 102：75-106, 1940.

病識 insight into disease（E），Krankheitseinsicht（D），autocritique（F）は，患者が自ら病気であるとわかっていること。Pick A［1882］[23]が病気への認識を疾病意識あるいは病覚 Krankheitsbewußtsein（D）の名で記載し，脳の局在病変を推定した。Jaspers K［1913］は，疾患をその種類と重さにおいて正しく判断する患者の態度とした。David AS［1990］は，「自分が何かしらの病気に罹患しており，それが精神障害である」との認識と「自分のある心的変化の体験はどこか病的である」と認識する能力の2種類があり，相互関連は低く，どちらも有り，無しで二分することはできないとした。Markva IS と Berrios GE［1992］は，精神障害の知識や罹患した事実だけでなく，内外の情報から自己全体に影響を与える自己知識 self-knowledge（E）の一部とみている。器質・非器質性を問わず精神障害全般に用いるが，統合失調症で最も問題にされ，一般に観察者の判断する病識の欠如 lack of insight（E），乏しい病識 poor insight（E）は統合失調症の診断根拠に，その出現は寛解の指標とされる。

認知症の病識欠如は判断の障害に属し，統合失調症の場合は自我障害の表現なので質的に異なるとのみかたがある。神経病学的な病識と精神医学的な病識の差といってもよい。患者自らの病気に対する態度のとりかたを構え Stellungsnahme（D）といい，急性精神病の病後に問題にされる。Mayer-Gross W［1920］は，絶望，新しい生，排除，回心，融合を分けた。insight には洞察という意味もあり，この場合は精神療法過程で患者が自らの心的内容の意味や力動を理解することを指す。ああそうか体験 Aha-Erlebnis（D）［Bühler K］は，課題に直面して考えている時に見通しがつくと「なんだ，わかっていたのだ」と感じるゲシュタルト心理学の直感的な洞察体験。Merleau-Ponty M［1959］は，一定の志向に応じて最初の知覚が無意識にある領野を開き，それを地にして図としての対象が知覚される知覚野の再構造化により生じると解釈した。

病感 Krankheitsgefühl（D）は，患者が抱く「自分はどこかおかしい」という漠然とした印象。Schulte W［1959］[24]は，病感を一般感受，病識を自覚 Besinnung（D）に属する異なる体験として位置づけた。統合失調症では病感は

---

23) Pick A：Über Krankheitsbewußtsein in Psychischen Krankheiten. Eine historische-klinische Studie. *Arch Psychiatr Nervenkr* 13：518, 1882.
24) Schulte W：Zum Problem der Krankheitsuneinsichtigkeit bei Psychosen. *Nervenarzt* 29：501, 1959.

あっても真の病識は得られにくいとされる。病感が強いと心気症になる。病態失認 anosognosia（E）[Babinski JFF 1914] は，脳器質疾患による身体損傷を無視，否認することで，狭義には右半球病変による左片麻痺の否認を指すが，広義には皮質盲，皮質聾やウェルニッケ失語，半盲，切断肢，脳手術，失禁の失認なども含まれる。自己の片麻痺を否認はしないが苦にする様子のないのは疾病無関心 anosodiaphoria（E）[Babinski JFF 1914][25]である。

---

25) Babinski J：Contribution a l'étude des troubles mentaux dans l'hémiplégie organique cérébrale (anosognosie). *Rev Neurol* 27：845-848, 1914.

Pour Yuko, Noï, Akira, Shiika et Chanson

Résumé

Cet ouvrage réunit la terminologie nécessaire aux différents examens psychiatriques et constitue un dictionnaire commenté de sémiologie. Les termes n'y sont pas classés par ordre alphabétique mais divisés en catégories correspondant à l'exercice psychiatrique. Leur origine y est également mentionnée, ainsi que enonciateur. On trouvera en outre leur traduction anglaise, allemande, française et japonaise ; leurs synonymes, de même que divers concepts, des exemples d'utilisations contextuelles, etc... La structure de l'ouvrage est la suivante :

Introduction :
1. La psychiatrie en France au 19ème siècle (Pinel P, Esquirol E, Georget E, Bayle A-L, Falret J-P, Lasègue C, Morel B-A, Magnan V, Guislain J)
2. La psychiatrie en Allemagne au 19ème siècle (Kant I, Heinroth J-C, Ideler K, von Zeller EA, Neumann H, Griesinger W, Kahlbaum K, Hecker E, Kraepelin E, Bonhoeffer K, Hoche AE)
3. Naissance et développement de la psychanalyse (Freud S, Jung CG, Bleuler E, Meyer A, Kretschmer E, Claude H, Lacan J)
4. Théorie du mécanisme constitutif (Sérieux P, Capgras J, Dupré E, Ballet G, Gatian de Clérambault G)
5. Théorie de localisation cérébrale (Broca P, Meynert T, Wernicke K, Kleist K)
6. Psychopathologie (Jaspers K, Schneider K, Mayer-Gross W)
7. Néo-Freudiens (Sullivan HS, Fromm E, Horney K)
8. Psychologie du moi (Federn P, Haltmann H, Erikson EH, Kohut H)
9. Théorie des relations à l'objet (Klein M, Fairbairn RD, Winnicott DW, Balint M)
10. Psychiatrie phénoménologique (Binswanger L, Boss M, Tellenbach H, Frankl VE)
11. Anti-psychiatrie (Laing RD, Cooper D, Szasz T, Mannoni M, Basaglia F)
12. Démédicalisation et remédicalisation (psychopharmacologie, DSM-III, IV)

13. Conclusion et approche vers une synthèse

Première partie : Sémiologie de l'apparence et de la conduite
1. Age et sexe
2. Cycle de la vie
3. Evolution
4. Constitution
5. Biotype
6. Caractère
7. Personnalité
8. Tenue vestimentaire et coiffure
9. Cicatrice
10. Posture
11. Comportement
12. Mimique
13. Langage
14. Conduite
15. Corps
16. Société

Deuxième partie : Sémiologie de l'expérience subjective
1. Conscience
2. Conscience du soi
3. Perception
4. Sentiment
5. Pulsion et volonté
6. Pensée
7. Mémoire
8. Intelligence

L'auteur propose un néo-Eyisme ou psychodynamisme spirituel développé à partir du néo-Jacksonisme selon Henri Ey. La sémiologie des psychoses, en particulier de la schizophrénie, concerne des phénomènes pathologiques où la restriction de la liberté humaine se manifeste dans toutes sortes de champs psychiques. Le sujet qui a perdu la spiritualité de l'âme lui permettant de saisir l'éternité ne peut plus transcender son propre temps et son propre espace, et devenu incapable de juger correctement l'ordre de valeurs de la vie, sombre dans un délire asthénique. En proie à une grande anxiété, le patient déploie alors des efforts excessifs de défense afin de se rassurer à un niveau inférieur et effectue de façon erronée des ≪ copings ≫ psychologiques. Il s'agit du point de vue de la sémiologie psychiatrique de valeurs terrestres excessives, hallucinations acoustico-verbales sans objet ou délire de persécution formé par le ressentiment.

Novembre 2009

Docteur Hidemichi HAMADA
Professeur de la Faculté de Médecine
L'Université Keio
L'Hôpital Gumma

初版あとがき

夢の世にかつまどろみて夢をまた語るも夢もそれがまにまに
(良寛)

　本書は，精神現象のとらえかたの基本を述べたものである。すなわち，実際の患者を前にして，何を考えながら，どのように症状をとりあげ，どの用語を選んで病像を組み立てるかについて記したもので，教科書でも利便を求めたマニュアルでもなく，いわば通読する事典あるいは考える用語集である。
　症候学の用語にとどまらず，心理学や神経病学，神経心理学など関連領域の知見も対比できるよう邪魔にならない程度に入れてある。項目の周辺には同義語，類義語，似て非なる語などを多分に連想的，即興的に配した。一通りの臨床経験を積んだ卒業後4～5年目の精神科医を対象としているが，他科の医師やクリニカル サイコロジスト，ソーシャル ワーカー，学生の知識の整理や研修にも役立つと思う。
　参考書は，Porot, A.：*Manuel alphabétique de Psychiatrie*. 5éd. Presses Universitaire de France, Paris, 1975., Garnier, M. & Delamare, V.：*Dictionnaire des Termes techniques de Médecine*. 20éd. Maloine, Paris, 1980., Peters, UH.：*Wörterbuch der Psychiatrie und medizinischen Psychologie*. 4Aufl. Urban & Schwarzenburg, München, 1990., Hamilton, M.：*Fish's clinical Psychopathology*. 2ed. Wright, Bristol, 1985., Walton, H.：*Dictionary of Psychiatry*. Blackwell, Oxford, 1985., Laplanche, J. & Pontalis, J-B.：*Vocabulaire de Psychanalyse*. 5éd. Presses Universitaire de France, Paris, 1976. (村上 仁 監訳：精神分析用語辞典．みすず書房，東京，1977)，西丸四方：臨床精神医学辞典　第2版．南山堂，東京，1985., 加藤正明ほか編：新版精神医学事典．弘文堂，東京，1993．などである。
　本は一人で書くのがよいと思っている。精神医学に限らず，学問の領域が拡大し高度に専門化している今日，分担執筆の長所は充分に承知しているが，それでも書物には全体の構想，内容の一貫性，関心の偏りや力の足りない部分も含めて，一人がすべての責任を負う潔さが必要だと思うからである。精神症候学は，臨床に携わる精神科医なら自身の勉強のために一度はまとめて

みたい領域である．本書は精神科治療学（星和書店）に 1986 年 7 月から 89 年 12 月まで 24 回にわたり連載した精神症候学をもとに，これを大幅に加筆改稿したものである．発表当時から一冊に編むようにとのお勧めを頂いていたが，全体を網羅してしかも自分なりの筋を通すことが容易でなく，推敲を重ねて思いのほか時間を費やした．また精神医学書が氾濫している中で，このように目新しさを追わず，昔から学び継がれた事柄をオーソドックスに述べた書物に，果たしてどれほどの支持が得られるのかという危惧も少なからずあった．しかしながらこうした仕事は，ピアニストに譬えれば，ベートーヴェンの遺したソナタ全 32 曲の連続演奏会を催すようなもので，人の一生のうちでも技術と気力のバランスが整う短い時期にしかできないと考え直して，世の叱正を仰ぐことにした．

　本書の出版は多くの方の励ましによるものである．尊敬する保崎秀夫名誉教授には，懇切な序文を頂戴した．学生時代から今日までのご指導に改めてお礼申し上げる．いつも温かく見守って下さる浅井昌弘教授，八木剛平助教授はじめ慶大医学部精神神経科学教室の諸先生と精神病理研究グループの同僚，ピショー前パリ大学教授，武正建一杏林大学教授，土屋雅春日仏医学会長，連載時に多くのご教示を頂いた中井久夫神戸大学教授，人生の師と仰いできた故小林忠義病理学名誉教授，本多慶夫横浜市立市民病院長，斉藤公一前慶応義塾普通部長の三人の先生がた，出版の労をとられた弘文堂浦辻雄次郎さん，鈴木麻由美さん，着想と力を与えてくれた多くの患者さんたち友人たち，苦楽を共にした家族に心から感謝したい．

　精神医学の臨床に早道はないが，本書が読者にとってその奥深さに触れる伴侶となれば，著者としてこれに過ぎる喜びはない．

1994 年 11 月

濱 田 秀 伯

和文索引

・イタリック体の数字は，当該ページの注部分から採った索引語であることを意味する。

ア

ああそうか体験　353, 403
愛　292
挨拶の仕方　109
ICU症候群　182
愛書癖　212
愛人自殺　174
あいだ　241
愛他主義　241
愛他的従属　241
愛の秩序　292
アウラ　187
アカシジア　107, 122
アガペー　293
明るい空間　265
亜急性　57
亜急性海綿状脳症　396
亜急性硬化性全脳炎　397
悪臭恐怖　345
悪臭症　345
悪性緊張病　118
悪性高熱症　188
悪性症候群　3, 188
悪魔症　365
悪魔つき　364
悪魔礼賛　132, 365
悪夢　172
アゴラフォビア　342
亜昏迷　151
アシャー症候群　99
阿闍世コンプレクス　237
アスペルガー症候群　46, 211
亜せん妄　228
新しもの嫌い　348
アダルトチルドレン　207
アチモルミー　35, 313
圧縮　173
圧迫幻視　268
アテトーシス　104
アテトーゼ　104
アドヒアランス　122
アナストロフェ　223, 241, 253
アニマ　1, 233, 236
アニムス　236
アノミー　206
アパシー　312
アパシーシンドローム　313
アプサンス　226

アフロディジア　164
阿片　197
阿片常用　197
阿片中毒　197
阿片療法　198
アポカリプティク　353
アポフェニー　352
アポロ型　79
アミタール面接　169
アメリカ精神医学会　31
アメンチア　14, 227
アモク　214
誤った生活態度　121
歩き方　109
アルコール依存症候群　197
アルコール関連障害　197
アルコール幻覚症　197
アルコール嫉妬　197
アルコール症　42, 196
アルコール使用による精神および
行動の障害　197
アルコール精神病　197
アルコール性胎児症　207
アルコール中毒　196
アルコールてんかん　197
アルコール認知症　197
アルコール寝ぼけ　196
アルコールパラノイア　197
アルコール犯罪　197
アルコール不耐性　197
アルコール離脱症候群　195
ある体験に対する反応　58
アルツハイマー型認知症　42, 390
アルツハイマー型老年認知症　390
アルツハイマー病　390
アルツハイマー病化　390
アルパース病　388
アルファ昏睡　225
アレキサンダー病　395
アレキシチミア　312
アロアクーシス　285
アロエステジー　222, 256, 283, 285
アロヒリー　256
暗黒化　237
暗示　321
暗示者　321
暗示療法　321
安定化療法　309

アンテ フェストゥム構造　265, 362
アントン症候群　191, 282
アンビヴァレンス　310
アンヘドニア　311
暗黙記憶　374

イ

イオニズム　166
域外幻覚　276
息止め発作　309
生きられる時間　264
医原神経症　99, 179
医原性疾患　99
医原病　179
移行対象　27, 51
意志　318
意識　218
意識閾　236
意識下固着観念　235, 335
意識狭窄　227
意識減損　187
意識減損発作　226
意識混濁　223
意識障害　220
意識消失　224
意識性　218
意識性幻覚　280
意識清明期　59
意識喪失　224
意識態　219
意識点　218
意識内容　218
意識の緊張低下　35, 230, 333
意識の充進　227
意識の流れ　218
意識の発揚　226
意識不鮮明　229
意識分裂　239
意識変容　227
意識野　218
意志欠如　324
意志欠如型（精神病質者）　93, 324
意志制止　323
異質症状　217
意志途絶　325
意志の自由　319
意志薄弱　324

和文索引

異常意味意識　352
異常感覚　256
異常人格　89
異常体感　271
異常体験　217
異常体験反応　25,86
(異常)不随意運動　103
異食(症)　162
射すくみ　294
異性装症　166
位相　59
異層神経症　83
依存　42,194,321
依存(性)パーソナリティ障害　321
依存分析　321
依存抑うつ　304,321
痛みを伴う勃起　172
一次間主観性　241
一次共感　287
一次失認　285
一次症状　20
一次性疾病利得　98
一次性読書遅滞　146
一次的妄想体験　351
一次動因　314
一次認知症　399
一時・部分的退行　55
一次変異　77
一次妄想　350
一次利得　110
胃腸神経症　180
異痛症　257
一過性　58
一過性失読(症)　145
一過性全健忘　58,376
一過性妄想　354
一級症状　3,25
一酸化炭素中毒　193
一側運動失行　156
一側模倣不全　157
逸脱行動　205
逸脱者　206
一般医学状態による気分障害　302
一般感受　255
一般システム理論　33,319
イディオ サヴァン　377
遺伝型　68
遺伝狂気　89
遺伝子・環境相関　201
遺伝子・環境相互作用　201
遺伝素地　68
遺伝変質統合失調症　70
遺伝予後　64
意図記憶　374
糸屑集め　150
意図出血　100

易怒性躁病　309
意図的の自虐症候群　175
意図的でない着想　329
意図動作時運動過多　104
いなずま恐怖　346
遺尿(症)　163
犬(神)つき　365
犬恐怖　346
犬食い　159,365
遺糞　163
イマーゴ　253
イマージュ　253
意味意識　352
意味記憶　373
意味規則性　25
意味健忘　381
意味認知症　381,392
意味への意志　27,318
意味妄想　352
意味連続性　25
イム　214
意欲減退　322
意欲錯誤　325
意欲衰退　325
意欲増進　321
意欲不全　325
易罹病性　64
イレナウ学派　8
色目恐怖　346
因果関連　24
飲酒者の急性幻覚症　279
飲酒病　196
飲酒病質　196
飲酒癖　196
飲酒麻痺　196
インスリン ショック療法　30
陰性幻覚　278
陰性自己像幻視　278
陰性症状　31,34
陰性症状評価尺度　311
陰性治療反応　152
イントラ フェストゥム構造　265
インフォームド コンセント　122
隠蔽記憶　374
淫乱癖　165
韻律　134
韻律不全　134

ウ

VIP症候群　99
ウィーティゴ　215
ウイルス感染後疲弊症候群　184
ウイルス(性)認知症　397

ウェクスラー式　384
ウェクスラー成人用知能検査　384
ウェコルディア　12
ウェザニア　4,12
ウェザニア認知症　399
ウェスト症候群　387
ウェストファル・ジェリノー症候群　170
ウェルニッケ・コルサコフ症候群　377
ウェルニッケ・コルサコフ脳症　377
ウェルニッケ失語(症)　141
ウェルニッケ脳症　376
迂遠　142,332
ウシ海綿状脳症　396
うつ　296
うつけ　399
うつ病　5,28
うつ病スペクトラム疾患　297
ヴードー　215
うぬぼれ　240
瓜ふたつ症候群　263
瓜ふたつの錯覚　263
ウルトラ ラピッド サイクラー　60
運動維持困難　154
運動依存　195
運動開始困難　156
運動過多　103,149
運動感覚幻覚　270
運動緩慢　151
運動減少　150
運動視　283
運動失象徴　281
運動失調性歩行　154
運動嗜癖　195
運動時ミオクローヌス　106
運動常同　117
運動心迫　150,321
運動性　148
運動(性)失語(症)　139
運動精神病　22,61,148
運動暴発　150
運動保続　154
運動麻痺　118
運動盲　283
運命強迫　98,337
運命神経症　98
運命精神病　98
運命分析　236

エ

映画フィルム思考　338
エイズ認知症複合　397

映像凝集　338
エヴィデンス医学　31
エクスタシー　294
エクノイア　322
エクビオース　383
エクムネジー　383
エコグラフィー　145
エゴパチー　21, 241
エシャー症候群　99
エス　20, 238
エソロジー　147
HIVによる器質精神障害　398
エディプス期　79
エディプス　コンプレクス　51, 236
エネルギー　ポテンシャル減衰　35, 66, 325
エピソード記憶　373
MRI確認(脳)血管性(抑)うつ　303
LSD　63
エルペノル症候群　169
エレクトラ　コンプレクス　51, 236
エロス　292, 314
エロストラチズム　212
エロチシズム　292
エロチズム　292
エロトマニー　164, 292, 368
エロマニー　368
円運動足　155
円蓋症候群　189
遠隔愛　87
遠隔記憶　373
沿岸航海　210
演技性　92
演技性パーソナリティ障害　92
エングラム　372
演劇症　93
円弧　102
エンテレヒー　179, 316
エンドン　82, 179
鉛脳症　194

オ

おうむ返し言葉　131
おうむ症　131
狼食い　365
狼つき　365
置き換え　173
汚言　107, 136, 163
押しつけ狂気　208
オセロ症候群　358
音恐怖　347
おどけ(症)　308
オネイロイド　230

汚物食症　162
汚癖　163
思い上がり　116
親虐待症候群　207
折りたたみ異常蛋白　391
オルゴール時計症状　133
オルメ　316
オルモチミー　313
音合わせ　136, 332
音楽幻聴　274
音楽療法　17
恩赦妄想　364
音声パラフレニー　280
音素性錯語　140
オンディーヌの呪い　171
温度覚過敏　256
温度覚消失　256
温度覚鈍麻　256
音連合　332

カ

外因好発型　178
外因性　178
外因精神病　178
外因精神病質　90
外因反応(諸)型　16, 178
外延　327
外界意識(外界精神)　244
外界意識離人症　244
外界精神病　22
開眼　353
外観　39
開眼昏睡　225
開眼失行　156
諧謔　125
概月リズム　171
快原理　238, 311, 316
外向型　79
下意識　236
外示記憶　374
概日リズム睡眠障害　171
解釈　19, 20, 329
解釈学　329
解釈錯覚　262, 329
解釈皮質　329
解釈妄想病　23, 329, 367
外出恐怖　342
外傷痕　97
外傷精神病　97
外傷てんかん　97
外傷認知症　97
外傷ヒステリー　101
解除反応　237
回心　181, 353
回心妄想　353
解体　34

害虫妄想　271
外的体験反応　86
概念　327
概念形成　327
概念中枢　328
概念崩壊　332
概年リズム　171
概念聾　328
外胚葉型　77
海馬健忘　376
海馬認知症　390
回避統合失調症　75
回避反応　156
快不快原則　238
快不快原理　238
開腹術癖　99
回復性　58
外部作用症候群　250
解放反応　237
外来現象　250
外来思考　250
快楽過剰　311
快楽原則　238, 311, 315
快楽殺人　212
快楽主義　311
快楽消失　311
解離　232
解離性健忘　233, 380
解離障害　41, 112, 233
解離精神病　233, 239
解離性同一性障害　89, 233, 247
解離性遁走　111, 233
解離ヒステリー　112
街路恐怖　342
カイロス　264
替え玉錯覚　263
加害恐怖　346, 360
加害の被害者　9, 360, 368
加害妄想　359
過覚醒　227
(可)覚醒昏睡　135, 225
過活動　149
鏡症状　345
過換気症候群　180
鍵体験　87
可逆性　58
加虐性愛　167
可逆認知症　58, 398
顎関節症　258
拡散思考　330
学習された無力　93
学習不能　388
覚性　223
覚醒　223
覚醒アミン　198
覚醒アミン中毒　198
覚醒暗示　321
覚醒意識　218

覚性過剰　227
覚醒期幻覚　277
覚醒剤精神病　63, 198
覚醒刺激薬　30
覚醒(時)てんかん　169
覚醒障害　172
覚醒性　223
覚醒反応　223
覚醒不全症候群　171
覚醒発作　168
覚醒夢　318
学生無気力症　312
確認儀式　153
確認強迫　153
撹乱(性)行動障害　149, 206
隔離　237
過形成性　77
家系調査　64
カコストミア　345
過昏睡　225
下肢静止不能症候群　108
カジモド コンプレクス　345
臥床愛　210
過剰刺激　314
過剰刺激症候群　153
寡症状性統合失調症　243
過剰ストレス症候群　202
過剰適応　202
過小評価傾向　341
臥床癖　210
過剰包ս　333
臥床療法　16, 210
過食(症)　159, 323
過信型　92
寡心症　386
仮性感覚　254
仮性記憶　382
仮性嗅症　270
仮性幻覚　25, 261, 272
仮性好訴者　90
仮性精神病質　90
仮性統合失調症　115
仮性認知症　232, 398
下層意志機制　87, 322
下層意志的自動症　246
仮想一元論　176
画像失認　282
下層知性機制　87
家族空想　208
家族自殺　174
家族神経症　206
家族精神医学　200
家族的無意識　208, 236
家族内殺人　207
家族否認症候群　208, 264
家族暴力　207
加速歩行　155
家族力動　51, 206

家族療法　207
過代償　181
形　252
カタファジー　138
語りの行為　375
カタルシス　237
カタレプシー　117
カタレプシー様態度　117
価値基準　89
価値世界解体症候群　390
学校恐怖　47, 211
学校精神保健　200
学校脱落　47, 211
渇酒癖　160, 323
渇食癖　159
渇水癖　161
葛藤　19, 318
活動亢進　149
活動錯誤　21, 325
活動思考　334
活動障害　153
葛藤人格　91
活動低下　151
活動療法　17
渇望　194
活力の喪失　67
過疎　24, 58
過程後精神病　58
過程精神病　58
過程てんかん　58
過程統合失調症　58
家庭暴力　207
寡動　150
過度覚醒　226
カナヴァン病　388
金縛り　168
悲しみのデリール　43
カナー症候群　46
かのごとき了解　24
かのような体験　81
かのようなパーソナリティ　81
過胚葉型　77
寡表情　124
過敏情動性衰弱状態　184
過敏性腸症候群　180
カファール　203
カプグラ症候群　3, 263
下部構造　80
構え　121, 403
噛み合わせ不全症候群　279
雷恐怖　346
神の様態　176
過眠(症)　168
仮面うつ病　181, 288
仮面デプレッション　181
空の巣症候群　43
カルジアゾル ショック療法　30

かわいたユーモア　127
寛解　59
寛解性　58
考え無精　121
感覚　251
感覚・運動記憶　375
感覚解離　256
感覚過敏　255
感覚感受　286
感覚緩慢　256
感覚記憶　371
感覚錯誤　261
感覚失象徴　281
感覚遮断　253
感覚主義　251
感覚消去　254
感覚性失音楽　285
感覚(性)失語(症)　139
感覚喪失メランコリー　299
感覚鈍麻　255
感覚能　251
感覚・辺縁結合過多症候群　191
感覚無視　222
感覚妄像　261
感覚抑制　254
眼窩脳症候群　189
環境依存症候群　250
環境症　201
環境反応　86
がん恐怖　347
関係・既知精神病　245
関係神経症　343
関係妄想　358
感激　287
間欠期　59
間欠狂気　9
間欠性　58
間欠精神病　58
間欠性短期うつ病　60
間欠性談話神経症　132
眼瞼攣縮　105
緩語症　129
ガンザー症候群　232
ガンザーのもうろう状態　232, 398
かんしゃく発作　309
感受　286
間主観性　241
感受性　251
間主体性　241
感情　286
感情移入　287
感情移入的了解　287
感情移入不能　287
感情応答性　289
感情感染　287
感情観念　289

和文索引 | 415

感情（気分）障害　40
感情共鳴　287,340
感情荒廃　313
感情障害　290
感傷性　291
感情性　288
感情精神病　290
感情喪失感　311
感情調整薬　288
感情的論理　335
感情てんかん　290
感情鈍麻　312
感情により強調された複合体　236
感情認知症化　399
感情の疎隔感　311
感情反響　116,287,340
感情反応　290
感情病　290
感情病質　288
感情表出　204,289
感情病性　288
感情病性代理症　288
感情負荷パラフレニー　290
感情誘因性　288
感情誘因性健忘　380
感情誘因性妄想　81,354
感情両価性　310
感情論理　289,335
緩徐性　57
緩徐精神病　55
関心　222
カーンズ・セイヤー症候群　388
感性　251,385
間接自殺　174
間接プライミング　374
完全寛解　59
完全言語性運動幻覚　275
完全両価性　310
間代性保続　132
感得作用　286
観念　327
観念運動　156
観念運動(性)失行(症)　156
観念企図　156
観念(性)失行(症)　156
観念貧困　332
観念奔逸　332
観念奔逸うつ病　299
観念奔逸性錯乱　228
観念連合　329
間脳健忘　381
間脳症　170,192
間脳症候群　192
感応精神病　208
感応性妄想障害　208
間脳認知症　394

官能妄想　357
顔貌　123
願望　317
願望充足　317
願望的思考　318
願望パラノイア　318,362
甘味癖　162
顔面ジストニー　105
顔面失行　156
顔面攣縮　126
緘黙（症）　116,135
関与しながらの観察　115

キ

奇異　95
記憶　371
記憶幻覚　382
記憶減退　378
記憶痕跡　372
記憶錯誤　382
記憶障害　375
記憶心気症　377
記憶性妄想知覚　354
記憶性妄想着想　354
記憶増進　377
記憶貯蔵　371
記憶の無言のたぐりよせ　378
記憶反響　116,378
記憶不全　378
記憶変容　382
記憶様幻覚　277
機会犯罪者　291
機械論　32,33
器官幻覚　270
器官言語　181
器官神経症　180,287
器官選択　180
器官劣等性　181
偽記憶　382
奇矯者　90
既経験感　262
危険因子　63,70
偽幻覚　272
記号学　2
既視感　262,382
儀似　153
擬似自殺　175
気質　68,79
器質健忘　379
器質昏迷　151
器質性幻覚症　281
器質性精神障害　178
器質(性)精神症候群　178,185
器質(性)精神病　185
器質性類ヒステリー　398
器質説　185
器質脳病的過程　24,58

器質欲動症　150
器質力動説　34,36
器質臨床懸隔　34
希死念慮　173
擬死反射　152,289
記述現象学　23,25
記述二元論　177
奇食(症)　162
奇人　206
擬人化　85,255
機制　235
寄生虫妄想　271
帰責能力　205
帰責無能力　205
季節性感情障害　300
既想感　262
偽相互性　26,206
既体験感　262,382
既談感　262
既知感　262
既聴感　262
吃音症　134
気づき亢進　262
拮抗(性)失行　156
狐つき　365
基底　290
基底気分　290
基底欠損　27
基底不安　304
基底抑うつ　290
祈祷精神病　365
企図時振戦　104
企図障害　222
企図性保続　132
偽認知症　398
記念日反応　296
機能幻覚　276
機能性　179
機能精神病　11,16,179
機能の自律性　320
機能分析　321
機能変遷　186
気晴らし食い　159
忌避妄想　361
気分　290
気分安定薬　297
気分易変性　309
気分(感情)障害　290
気分空間　265
気分高揚　293
気分高揚型　91
気分循環症　74,293
気分循環(性)障害　70,74,300
気分循環体質　71,73
気分障害　290
気分障害の非定型病像　41
気分素質(性)比率　68,74
気分沈滞　295

和文索引

気分倒錯　310
気分変調　307
気分変調性統合失調症　40,307
気分変動　309
気分変動型(精神病質者)　93,309
擬娩　42
既望感　262
基本気分　290
基本障害　3,34,36
基本症状　3,20
基本状態　299
基本的信頼　50
欺瞞者　90,92
義務的運動　195
記銘　371
記銘力　373
記銘力低下　375
偽メガロマニー　360,363
逆回転　223,241
逆説睡眠　168
逆説の性障害　357
虐待　194
逆耐性現象　63
逆転移　111
逆備給　316
客観意識　231
客観化　355
客観的不安　303
逆狂健忘　379
逆向健忘　379
ギャングエイジ　51
嗅覚消失　256
嗅覚不全　270
嗅関連症候群　345
急性　57
急性アルコール中毒　196
急性一過性精神病性障害　354
急性錯乱　9,40,62,69,226,228,354
急性錯乱状態　228
急性出血性上灰白脳炎　377
急性ストレス障害　202,348
急性ストレス反応　289
急性躁病　294
急性痴呆　229
急性デマンス　389
急性デリール　9,188,229,294
急性統合失調症　20
急性パラノイア　366
急性(反応性)妄想精神病　355
急性偏執狂　366
急速な眼球運動　168
狂医　2
教育サディズム　208
共意識　235
共依存　321
境界型統合失調症　213

境界性パーソナリティ障害　51,53,213,362
境界パーソナリティ構造　213
境界例　212
境界例児童　213
狂学　2
驚愕神経症　289
驚愕てんかん　290
驚愕反応　86,289
共感　287
共感覚　254
共感幻覚　266
共感性音覚　254
共感性光覚　254
共感的理解　287
共感不全　288
狂気　4,7,12
狂牛病　396
狂言自殺　174
狂犬病恐怖　161
強硬症　117
胸骨痛　113
共視　254
共時性　86
郷愁犯罪　86
郷愁反応　86
恐縮症　215
強靭性　70
共生期　50
強制収容所症候群　203
強制泣き　125
共生不安　305
共生幼児精神病　47
強制ランニング　153
強制笑い　125
狂躁　10
鏡像幻覚　277
鏡像書字　144
鏡像段階　27,50
鏡像発語　144
共存幻覚　266
共存(症)　67
橋本脳脊髄鞘崩壊症　161
共通感覚　252
共通気分症　255
共通心性　10
共同感情　288
共同主観性　241
共同体被害妄想　358
共同注意　221
強迫飲水　161
強迫観念　335
強迫観念症　83
強迫緩慢　153
強迫疑惑　336
強迫食い　159
強迫幻覚　337
強迫行為　153

強迫思考　335
強迫人　338
強迫神経症　82,337
強迫スペクトラム障害　338
強迫性格　50
強迫性障害　41,338
強迫的運動　195
強迫反芻　336
強迫病　338
強迫表象　337
強迫妄想症候群　338
強迫欲動　324
恐怖(症)　41,340
恐怖性不安・離人症候群　244
興味　222
興味喪失　110,295
共鳴欠如　287
共有精神病障害　208
共有妄想　355
強力性　184
強力性無表情　124
虚偽(性)障害　92,100,111
虚偽低血糖　100
虚偽貧血　100
局在症状　188
局所自殺　175
棘・徐波昏迷　151
虚言者　92
虚言症　363
虚言体質　71
虚言癖　211
拒食　116,158
去勢コンプレクス　236
去勢不安　51,304
拒絶症　116,324
巨大妄想　360,363
虚無妄想　359
起立歩行失行　156
疑惑狂気　336
疑惑癖　9,336
筋感幻覚　270
キングズリーホール　29
禁止　195
近時記憶　372
近親相姦　166
近接連合　329
金銭恐怖　347
金属食症　162
金属療法　17
禁断症状　195
緊張型　40
緊張病　13,118
緊張病症候群　324
緊張病性興奮　150
緊張病性昏迷　151
緊張病性障害　119
緊張病性特徴　119
キンドリング　63

禁欲　318

ク

クヴァード症候群　42
空間恐怖　342
空間失書(症)　144
空間失認　283
空間性注視障害　284
空間体験　265
空間無視　222
空気嚥下症　180
空気恐怖　347
空気食症　162
空虚　244
空虚感　243
空笑　125
空想　330
空想型パラフレニー　369
空想虚言　92, 100, 137, 331
空想作話　137
空想精神病　370
空想パラフレニー　331
空想妄想　382
空想妄想病　23, 331, 363, 370
偶発症状　3
偶発精神病　9
偶発発語　141
躯幹下肢失行　155
草刈り歩行　155
愚者の橋　399
具象化傾向　120
クゼノパチー　250
具体的態度(行動)　120, 333
屈折　58
苦悩の重圧　111, 315
苦悶精神病　61
クライネ・レヴィン症候群　170
クラインフェルター症候群　387
Glasgowの昏睡スケール　225
クラッシュ　198
クラッベ病　395
くらやみ恐怖　346
クリーゼ　62
クリニカルパス　205
グリーフ セラピー　296
クリュヴァー・ビューシー症候群　190
クールー　396
クレペリン病　119
クレランボー・カンジンスキー複合(症候群)　368
クレランボー症候群　368
クロイツフェルト・ヤコブ病　396
クロノス　264

クロルプロマジン　30
群衆感応　208
軍隊精神医学　200
群発自殺　174

ケ

軽うつ(病)　296
経過　58
軽愚　9
経験幻覚　276
経験の遺伝予後　64
経験二元論　177
傾向神経症　101
警告抑うつ　302
計算強迫　324
計算不全　146
計算癖　324
啓示　294
形質　68
継時的二重人格　88, 247
啓示妄想　363
傾斜恐怖　210
傾斜視　283
芸術家型　79
軽症感情病性気分変調　307
軽症妄想型　369
形成不全型　76
痙性歩行　154
軽躁(病)　294
形態失認　285
軽佻　90, 93, 324
系統型パラフレニー　370
系統的脱感作　147
系統的要素健忘　380
軽度認知障害　377
刑罰精神医学　200
軽微自傷症候群　97
傾病性　64
系譜学　64
鶏歩　154
傾眠　224
計量自殺　174
けいれん療法　17
激越うつ病　306
激越不安精神病　290
激越メランコリー　299
毛恐怖　346
毛屑集め　150
ゲシュタルト　252
ゲシュタルトクライス　201, 253
ゲシュタルト心理学　24, 252
ゲシュタルト性状　252
ゲシュタルト分析　252
ゲシュタルト変遷　252
ゲシュタルト崩壊　252

ゲシュタルト療法　252
化身妄想　365
血液恐怖　346
欠陥　65
欠陥状態　65
欠陥精神病　66
欠陥治癒　65
欠陥統合失調症　65
血管認知症　42, 393
月経精神病　42
月経前緊張症候群　42
月経前不快気分障害　42
結婚恐怖　344
結婚精神病　42
結婚癖　344
欠神　226
結節性硬化症　387
決定傾向　319, 331
決定論　319
血統妄想　363
結髪　95
気配体験　352
ゲームの運動過多　103
ゲルストマン症候群　284
ゲルストマン・ストロイスラー・シャインカー病　396
幻影肢　278
検閲　235
幻音　266
限界状況　303
幻覚　261, 265
幻覚剤持続性知覚障害　63
幻覚症　280
幻覚症性エイドリー　280
幻覚性再現記憶　277
幻覚性視覚保続　279
幻覚性半視　279
幻覚躁病　294
衒奇姿勢　102
衒奇症　95
幻嗅　270, 345
限局健忘　380
原空想　331
元型　20, 236
幻噛　279
原光景　374
言語会話障害　333
言語間代　132
言語緩慢　129
言語幻覚症　279
言語幻聴　266
言語錯乱　138
言語自動症　245
言語衝動　280
言語常同　117, 133, 141
言語神経症　132
言語新作　138
言語性運動感覚幻覚　271, 275

言語性精神運動幻覚　23,138,
　　275,322
言語性短期記憶　142
言語発達遅滞　143
言語反復　131
言語表象　253
言語表情過多　129
言語表情減少　129
言語表情錯誤　126,130
言語表情喪失　126,130
言語不全　132
言語不全精神病　132
言語不当配列　140
言語発作　134
言語麻痺　130,139
言語礼賛　132
顕在記憶　374
検索　371
幻肢　278
幻視　268
顕示型(精神病質)　92,113
原始感覚　254
嫌児症　208,348
現実意識　223
幻肢痛　259,278
現実界　328
現実感消失　223,244
現実機能　115,185,223,315
現実機能喪失　209
現実原則(現実原理)　238,316
現実検討　223
現実神経症　18,83
現実的なもの(現実界)　328
現実との生きた接触　115
現実との生きた接触の喪失
　　27,35,210
現実判断　223
現実不安　303
原始的理想化　237
原始反応　87
現象学　24
現象型　68
現象下領域　236
現象背後適合系　179
顕示欲　93
幻触　270
減衰　372
幻声　266
幻像肢　278
幻像視　279
現存在意識　242
現存在体験　242
現存在秩序　205
現存在分析　28
減退反響言語　131
幻聴　266
限定帰責能力　205
限定責任能力　205

見当強迫　222
見当識　222
見当識障害　222
見当識のあるもうろう状態
　　222
原発人格　80
原発進行性失語(症)　391
原発性精神錯乱　229,389
原発偏執病　11
原不安　55,303
健忘　378
健忘症候群　376
健忘(性)失語(症)　142,382
幻味　270
権力の欲求　317
権力への意志　152,318

コ

語唖　139
コイノニア　292
恋わずらい　87
口愛期　49,79
口愛性格　49
行為　39,147
行為心迫　150,321
行為と情緒の混合性障害　211
行為能力　148
抗うつ薬　30
構音失行　139
構音障害　128
口蓋・心・顔症候群　388
鉤回発作　191
交感失行　156
高危険児法　64
高機能自閉症　46
恒久的防衛　237
後弓反張　102,113
拘禁昏迷　151
拘禁精神病　112
拘禁反応　86
口腔内灼熱症候群　258
後景　252
攻撃　152,317
攻撃者との同一化　152
恍惚　124,294
交際恐怖　343
交際病　343
後催眠暗示　19
交叉(性)失語(症)　143
黄視　259
光視症　259
絞首精神病　97
公準　335,368
恒常性　201
高所恐怖　342
抗生剤因性躁病　301
構成失行(症)　157

構成失書(症)　144
向精神薬　30,187
構成発生的考察　264
口舌ジスキネジー　104
考想　327
考想意識性　278
考想可視　269
考想化書　269
考想化声　25,132,266
考想察知　35,339
考想吹入　339
考想奪取　334,339
考想聴取　266
考想転移　340
考想伝播　35,339
考想反響　117,266
考想貧困　332
構造分析　21
構造変異病　391
考想漏洩　133,340
好訴妄想　9,368
交代意識　88,247
交代狂気　61,247
後退視症　259
交代人格　88,247
交代精神病　61,247
硬直性退行期うつ病　45
後天(性)失語群　143
後天てんかん性失語(症)　143
行動　147
行動化　148
行動科学　147
行動過多　149,321
行動感作　63
行動減少　151,322
後頭失読(症)　146
行動主義(心理学)　147
高等math　399
後頭葉症候群　191
行動療法　147
更年期うつ病　45
更年期メランコリー　45
荒廃　65,399
後発健忘　379
好発年齢　40
広汎恐怖　305,341
広汎性拒絶症候群　116
広汎性発達障害　46
抗病性　70
口部顔面失行　156
口部傾向　190
興奮　149
興奮うつ病　299
興奮者　90
興奮・抑制錯乱精神病　230
肛門(愛)期　50,79
肛門(愛)性格　50,337
合理化　385

合理的情動療法　330
合理的了解　330
コカイン依存　198
コカイン（依存）症　198
コカイン虫　270
五感　251
誤記憶　382
小刻み歩行　155
語義失語　142
黒死病　*298*
告白懸念　337
語健忘　141
心構え　120
心の理論　204, 288
固執傾向　337
語唱　133
個性　85
悟性　385
個性化　239
語性錯語　140, 143
個体化　50
誇大的虚無　360
誇大的作話症　241
誇大妄想　363
コタール症候群　360
固着　316
固着観念（固定観念）　335
固着点　316
誇張　112
骨相学　123
固定化　353
固定幻覚　276
固定姿勢保持困難　104
固定妄想　355
言葉のサラダ　332
言葉もれ　133, 340
誤認　263
こびと幻覚　268
誤謬推理　333
狐憑病　365
コペルニクス的転回　353
コミュニケーション障害　128
こむらがえり　172
語盲　146
コ・モビディティ　67
固有談話　138
コルサコフ症候群　376, 380
コロ　214
語呂合わせ　136
古論理思考　335
昏愚　229, 322, 389
混合欠陥　66
混合状態　299
混合精神病　40
コンコーダンス　122
コンサルテーション・リエゾン精神医学　183
昏睡　224

混濁意識　224
コンタクト ハイ　209
コンプライアンス　122
コンプレックス　236
根本観念　368
昏眠　224
昏迷　151, 224, 322
昏迷不安うつ病　290
昏蒙　224
困惑　120, 227
困惑を伴う昏迷　229

サ

再医学化　30
災害神経症　100, 203, 348
災害精神病　87
再帰発語　141
細菌恐怖　347
再現　62
罪業妄想　359
サイコオンコロジー　183
サイコカルジオロジー　183
サイコデルマトロジー　183
サイコネフロロジー　183
サイコパス　90
差異心理学　79
再生　371
再生思考　330
罪責うつ病　296
罪責感　295
罪責妄想　359
再接近期　51
最早発痴呆　45
再認　371
再認妄想　263
再燃　62
再発　62
サイバネティクス　33
催眠　18, 233
催眠学　234
催眠過程　234
催眠感　234, 364
催眠恐怖　234
催眠劇　204
催眠後暗示　234, 321
催眠行動　234
催眠士　234
催眠術　234
催眠浄化　237
催眠性発作性ジストニア　105
催眠デリール　234
催眠分析　234
催眠妄想　234, 364
催眠療法　234
作業記憶　372
作業強迫　153

作業神経症　183
作業心迫　150, 321
作業せん妄　228
作業療法　17
作為感　250, 286
作為現象　249
作為体験　249
錯感覚　256
錯語　140
錯行（症）　155, 156, 319
錯視　260
錯書　140
錯声　134
錯綜精神状態　231
錯談話　140
錯聴　260
錯読　140
錯文法　141
錯眠　172
錯乱　11, 118, 228
錯乱型　228
錯乱状態　229
錯乱性覚醒　172, 229
錯乱精神病　61, 229
錯乱躁病　228, 294
錯論理　333
錯論理傾向　333
錯論理思考障害　334
作話　137, 382
作話パラフレニー　137
させられ現象　249
させられ行為　152
させられ思考　249, 339
させられ体験　103, 249
雑音意味聾　285
雑音聾　285
錯覚　260
サディズム　167, 257
作動記憶　372
悟り　353
悟り学　235
悟り体験　294
悟りの境地　331
詐病　101, 111
詐病精神病　112
さまよえるユダヤ人症候群　99
左右障害　284
作用中心　85
サルクス　177
サルペトリエール学派　22
サロンのばか　399
残遺状態　66, 67
残遺てんかん　67
残遺統合失調症　66
残遺妄想　67
酸化ストレス　202
産業精神保健　200
三元論　177

残語　140
産後抑うつ　302
3-3-9度方式　225
産褥精神病　14, 43
三人称幻覚　267
三人精神病　208

シ

地　252
自慰者の妄想　165
ジェリノー症候群　170
自我　20, 238
自我意識　242
自我異質性　239
自我異和性　83, 239
自我化　248
自我・外界関門　248
自我境界　248
自我境界喪失症候群　248
視覚イメージの選択　173
視覚座標異常　283
視覚失行　157
視覚消去現象　283
視覚性時間緩慢現象　283
視覚性時間迅速現象　283
視覚性失調　284
視覚(性)失認　282
視覚性定位障害　284
視覚低情動　289
視覚転位　283
視覚保続　133, 279
視覚発作　191
自我時間　264
自我収縮　248
自我障害　36, 242
自我自律性　26, 239
自我心象　78
自我心理学　26, 239
自我神話化　248
自我親和性　83, 239
自我精神病　241
自我体験　242
自我退行　55
自我同一性　52, 204, 248
自我ないし自我意識の障害　36
自我の輪郭喪失　248
自我備給　248, 316
自我分裂　238
しかめ顔　105, 126
自我欲動　240, 314
自我理想　52, 238
自我漏洩(性)症状　249
屍姦　166
時間意識　264
時間緩慢現象　260
時間見当識　222

時間勾配　378
弛緩症　118
時間迅速現象　260
弛緩性　151
弛緩性昏迷　151
時間生物学　59
弛緩性メランコリー　118, 152
弛緩性ワーンジン　152
時間帯域変更症候群　171
時間体験　260
弛緩メランコリー　13, 299
識覚　252
色彩呼称不能　282
色彩失語　283
色彩失認　282
色情癇　164
児戯性気分　308
児戯性認知変化　110
色聴　254
識別感覚　254
自虐行動スペクトラム　175
死恐怖　341, 347
視空間失認　283
視空間知覚障害　283
軸性健忘　381
軸性認知症　392
シクロチミア　73
刺激性　309
刺激性衰弱　309
自己　239
自己愛　209, 240
自己愛神経症　240
自己愛(性)パーソナリティ障害　240
自己愛的同一視　247
自己愛パーソナリティ障害論　26
自己悪臭恐怖　345
自己暗示　321
自己意識　242
志向　320
思考　327
試行　314
思考干渉　249, 339
思考緩慢　323, 332
志向弓　320
志向弓の拡散低下　35
志向作用　260
思考散乱　227, 332
思考障害　331
志向神経症　320
志向性　320
志向性減退　312, 320
思考制止　331
志向精神病　320
思考促進　332
思考促迫　338
思考怠惰　121

思考脱落　334
思考伝達　340
思考途絶　334
思考飛躍　332
思考貧困躁病　299
思考滅裂　332
自己化　209
自己観察　239
自己帰罪癖　112
事故傾性　64
事故傾性人格　98
自己視　277
自己システム　240
自己視線恐怖　346
自己実現　239
自己臭恐怖　270, 345
自己臭パラノイア　345
自己所属感　244
自己所属性　243
自己所属剥奪感　249
自己身体の見当識　222
自己身体部位失認　284
自己心理学　240
自己精神　244
自己精神見当識　222
自己精神病　22
自己像幻覚　278
自己像幻視　246, 263, 268, 277
自己知識　403
自己中心性　240
自己中心的断定　241
自己中心妄想　353
自己重複体験　263
自己沈潜　209
自己内省型　243
自己の個別化原理の危機　35
自己の存在論的不安定　35
自己反省　239
自己評価　52, 242
事故頻発人格　98
自己不潔恐怖　347
自己保存欲　240
自己誘発性低血糖　100
思索家型　79
時差症候群　171
自殺　97, 173
自殺企図　173
自殺恐喝　175
自殺傾向　174
自殺念慮　173
自殺の後続する殺人　174
脂質症　387
磁石失行　156
思春期　52
思春期危機　53
思春期抗議　53
思春期周期性精神病　59
思春期早発症　52

思春期妄想症 82, 346, 362	疾患の負荷 111, 315	実用認知症 399
思春期やせ症 43, 158	疾患分類学 4, 31	失立 113
自傷 97, 175	疾患への意志 112	失立発作 151, 187
視床健忘 381	疾患への逃避 110	質料形相論 176
視床失語(症) 143	失計算 284	私的感覚 252
視床症候群 192	実験精神病 199	私的心性 10
視床痛 259	失見当(識) 222	シデナム舞踏病 104
視床認知症 381, 394	実行意識 243	自伝記憶 374
刺傷癖 98	実行機能 148	児童虐待 100, 194, 207
視床変性症 395	失行(症) 155	自動思考 246, 338
屍食(症) 162	失行性失書(症) 144	自動症 19, 245, 274
自信欠乏型 91	失語(症) 139	自動書記 144, 245
ジスキネジー 104	失語性色彩呼称不能 283	児童精神医学 49
ジスキネジア 104, 122	失語性失書(症) 143	児童統合失調症 45
ジストニー 105	失語性失読(症) 146	自動反響言語 130
ジストニア 105, 122	失語発作 134	自動不安 306
姿勢 102	実在意識 223	死の不安 54
自生観念 339	実在機能 115, 185, 223, 315	死の本能 152
姿勢衒奇 102	実在判断 223	死の欲動 314
字性錯語 140	失錯行為 319	支配感 246
自生思考 36, 339	失書 284	支配観念 335
姿勢時振戦 103	失象徴 281	自罰 175
姿勢常同 102, 117	失象徴症候群 329, 390	自発失語 135
自生的に不安定な特異体質 69	失書(症) 143	自発性 320
自生変質精神病 70	失神 225	自発性欠乏 322
自生妄想 339, 351	失声 129, 134	自発性消失 322
自責 295	失生命症 389	自罰パラノイア 175, 369
肢節運動失行 155	実存うつ病 301	自発無言(症) 135
施設症 203	実存的欲求不満 27	事物表象 253
自然型 7, 61, 72	実存分析 27	自閉記憶 210, 375
自然再現 63	実体(的)意識性 219, 253, 276, 278	自閉思考 334
自然な経験の一貫性 28		自閉(症) 209
自然な経験の一貫性の解体 35	失談話 129, 139	自閉症スペクトラム障害 210
自然な自明性 28, 242	失知症症候群 395	自閉障害 46
自然な自明性の喪失 35, 241	失読失書(症) 146	自閉性精神病質 46
自然歴 59	失読(症) 145	嗜癖 194
思想の矛盾 84	嫉妬妄想 357	嗜癖医学 194
持続アウラ 187	失認(症) 281	嗜癖行動 194
持続睡眠 169	失認性失書(症) 144	嗜癖精神医学 194
持続性植物状態 136	失念 394	死別躁病 301
持続性身体表現性疼痛障害 258	失発語 129, 139	司法精神医学 200
	失表情 116	嗜眠 224
シゾパチー 75	失文法 139, 140	耳鳴 260
姿態 102	疾病意識 403	社会 200
自体(性)愛 240, 292	疾病恐怖 347	社会因性 200
死体性愛 166	疾病否認 110	社会援助 204
舌語り 138	疾病分類学 4	社会葛藤 204
自宅恐怖 342	疾病無関心 110, 222, 404	社会寛解 59
親しみ 114	疾病妄想 359	社会記憶 204, 375
肢端紅痛症 258	疾病模倣 99	社会共感 204, 288
失外套症候群 136	疾病利得 110	社会劇 204
失活力 313	失変形(症) 221	社会行動 204
疾患隠蔽 112	失歩 113, 154	社会自己 240
疾患感受性 64	失名辞 139, 140	社会順応性 201
失感情 295	質問癖 336	社会性 201
失感情(言語化)症 312	実用消失 322	社会性格 80
疾患単位 13, 14, 16, 21	『実用的見地における人間学』 10	社会精神医学 200
疾患抵抗性 70		社会測定法 204

社会治癒　59
社会適応　201
社会(的)寛解　214
社会的好ましさ　204
社会的体感　255
社会(的)治癒　214
社会的引きこもり　195
社会的不利　213
社会的無意識　236
社会認知　204,385
社会脳　205
社会病質人格　206
社会病理学　200
社会復帰　30,214
社会不適応　202
社会療法　207
灼熱痛　258
若年周期精神病　59
若年麻痺　398
借用表情　126
弱力性解釈妄想　184
社交感受　286,344
社交客観化　344
社交恐怖　343
社交状況恐怖　343
社交不安障害　343
邪推　358
遮蔽想起　374
赦免妄想　364
ジャルゴン失語(症)　141
シャルル ボネ症候群　269
主意説　318
自由　35
自由意志　319
周囲の違和感　351
集会自動症　245
集会病　187
獣化妄想　365
獣姦　166
習慣(性)　194
周期　59
周期緊張病　58,119
周期傾眠　170
周期嗜眠症　170
周期性　58
周期性気分変調　93,307
周期(性)幻覚症　280
周期(性)精神病　61,73
周期統合失調症　59
宗教的一体感　294
宗教妄想　363
醜形恐怖　344
終ゲシュタルト　252
銃剣指　105
集合的遺伝予後　64
集合表象　253
収集症　212
収集癖　212

重症いびき症　171
重症対人恐怖　346
自由生起思考　338
自由精神病　204
住宅境界　356
集団暗示　321
集団自殺　174
集団精神病　208
集団ヒステリー　209
執着性格　81
集中思考　330
重度ストレスへの反応　100
自由の制限　35,36,37
周辺意識　218
終末状態　66
終末睡眠　228
終末段階　67
週末病院　214
就眠儀式　153,168
就眠時不眠　168
収用感　246
自由連想　329
収斂妄想　353
主観意識　231
熟眠障害　168
縮陽　215
熟練動作　155
守護妄想　268
主軸症状　3
手指失行　155
手指失認　284
手術痕　99
主症状　3
入水癖　161
主題分裂　334
主知説　318
熟考困難　332
術後せん妄　182
出典健忘　381
出没狂気　226
出没妄想　355
出眠(時)幻覚　277
受動感　250
受動・攻撃性パーソナリティ障害　152
授乳期精神病　43
『種の起源』　8
種の不快　308
シューブ　62
呪文　337
受容思考　334
主要精神病　70
受容体　30
馴化　201
循環気質　73,74,299
循環気質性パーソナリティ　74
循環狂気　7,61,73,298
瞬間人　375

循環性　58
循環精神病　58,61
循環性定型ウェザニア　73
循環素質　73
循環病　73,299
循環病質　74
純粋記憶　375
純粋欠陥　66,326
純粋語唖　140
純粋語聾　141,285
純粋失構音　140
純粋失書(症)　144
純粋失読(症)　146
純粋精神運動幻覚　275,334
純粋夢幻症　230
純粋立体覚消失　285
純粋恋愛妄想　92
順応　200
準備野　351
準病跡学　145
準要素　317
情意鈍麻　313
上位表象　331
昇華　316
障害矯正　47
消化加工　86
浄化行動　160
消化静穏　306
上機嫌　307
消去　222
状況意味失認　35
状況因　28,300
状況恐怖　343
状況見当識　222
小恐怖　340
症候　2
症候学　2,3,31,37
症候群　3
症候群移動　182
症候群抑制　182
症候性精神病　182
小視症　259
小字症　144
使用失認　157
症状　2
症状神経症　83
症状精神病　182
症状転嫁　352
症状動揺性　182
症状のサラダ　401
症状不安定性　309
情性　291
情性欠如型(精神病質者)　93,291
情性荒廃　291
小精神病エピソード　212
冗談傾向　167
象徴　328

冗長	332	消耗うつ病	301	思路が疎	332
象徴化	328	消耗神経症	183	心因うつ病	300
象徴界	50, 328	小離脱	195	心因加重	179
象徴恐怖	328	小立体覚症	285	心因健忘	379
象徴形成	328	初回精神病エピソード	57	心因死	54
象徴行為	328	初期せん妄	228	心因症	179
象徴思考	328	初期統合失調症	57	心因性	179
象徴実現	328	初期妄想状態	351	心因性嘔吐	160
象徴性	328	職業恐怖	346	(心因性)詐病精神病	112
象徴的なもの(象徴界)	50, 328	食事緩慢	157	心因性疾患	15
		食事恐怖	344	心因性多飲	161
象徴夢	328	食餌混乱症候群	160	心因性疼痛障害	257
情緒不安定性パーソナリティ障害		食事心迫	157	心因性妄想精神病	355
	213	植物状態	54, 225	心因性(抑)うつ	300
焦点ジストニー	105	植物神経うつ病	181	心因反応	86
焦点症状	188	植物神経症	180, 287	新エー学説	35
情動	287	植物神経性統合失調症	272	侵害妄想	358
常同幻覚	118, 276	植物性スティグマ	69	人格	79, 80, 85
情動言語	140	食糞	163	人格化	85
衝動行為	103, 152, 323	食欲過多	157	人格解体	88
情動行為	289	食欲減退	157	人格主義	85
情動昏愚	290	食欲不全	157	人格障害	89
情動昏迷	151, 289	書痙	106, 144	人格水準低下	65, 88
情動錯覚	261, 289	初ゲシュタルト	252	人格性	85
情動失禁	125, 309	書字過多(症)	144	人格の解体	*232*
常同症	117	書字恐怖(症)	106, 145	人格の中核喪失	88
衝動障害	160, 323	書字けいれん	145	人格発展の屈折	87
情動ショック	289	書字性緘黙	144	人格反応	86, 87
衝動性	318	書字性言語不全	132, 144	人格変化	88
情動性	287	書字反復	131	人格崩壊	88
衝動制御障害	212	書字不全	144	進化論	8
情動性(筋)緊張消失	290	女性恐怖	343	新規健忘	383
衝動精神病	323	女性色情症	164	心気症	241, 348
情動体質	71	書籍愛	212	心気状態	348
情動調律	289	書相学	123, 145	心気神経症	349
情動鎮静	190	触覚過敏	256	心気多幸症	308
衝動的な独語	275	触覚失象徴	285	心気的加害者	349, 368
情動的な引きこもり	195	触覚消失	256	心気的な心構え	348
情動デリール	340	触覚性失語	285	心気破瓜病	349
情動等価症	188, 287	触覚(性)失認	285	心気妄想	158, 359
情動犯罪	289	触覚保続	133	親近感	231, 262
情動不安定	309	除脳姿勢	102	神経原性膀胱	180
小動物幻視	268	除皮質姿勢	102	神経弛緩薬	30
情動麻痺	289	書癖	144	神経質	83
消毒薬中毒	194	書漏	144	神経質症	84
小児期崩壊性障害	45	初老期うつ病	45	神経支配失行	155
小児健忘	374, 378	初老期赦免妄想	364	神経循環性無力症	181
小児失語(症)	143	初老期侵害妄想	47, 358	神経症	4, 12, 17, 19, 41
小児自閉症	46	初老期認知症	390	神経症傾向	82
小児症	56	識られざる神	236	神経症性性格発展	79
小児性愛	166	自律訓練	320, 321	神経症性デリール	9
小児の境界症候群	213	自律神経うつ病	181	神経症性不安	304
小児用知能検査	384	自律神経過剰刺激症候群	310	神経症性(抑)うつ	300
情念	291	自律神経発作	320	神経症選択	180
上部構造	80	自律性	319	神経症的発展	87
消防士ファン	212	支離滅裂	332	神経衰弱	18, 70, 183
小発作	226	支離滅裂認知症	332, 399	神経衰弱性兜	258
小発作(波)異型	226	シルダー病	395	神経衰弱性スティグマ	69

和文索引

神経衰弱性統合失調症　184
神経性嘔吐　160
神経性過食(症)　160
神経性消耗　158
神経性大食(症)　160
神経性無食欲症　43, 158
神経痛　257
神経痛性ディスフレニー　11
神経伝達物質　30
神経の眠り　234
神経病質　68, 90
神経病質素因　68
進行性　58
進行性関係精神病　358
進行性幻覚症　280
進行性作話病　137
進行性身体精神病　245
進行性多巣性白質脳症　397
進行・体系的経過をとる慢性妄想病　58
人工皮膚炎　100
進行麻痺　6, 12, 398
深昏睡　225
新ジャクソン学説　34
心中　174
侵襲学　152, 201
侵襲後振動反応　153
心象　253
心情　291
心象形成　253
心情に感じられる神　291
心情病　291
尋常酩酊　196
心身医学　181
心身一元論　6
心神狂　4, 5, 12
心身結合の問題　176
心神耗弱　205
心身症　181
心神喪失　205
心身二元論　6, 176
真性　179
真性(真正)幻覚　273
真性てんかん　179
真性統合失調症　115
神聖病　187
真性妄想(真正妄想)　350
振戦　103
振戦せん妄　228
深層人　389
心臓神経症　180
深層心理学　235
身体　176, 177
身体意識　180, 244
身体意識幻覚　271
身体意識離人症　244
身体因性　177
身体化　180

身体改造　175
身体拡大感　260
身体化障害　180
身体感覚　180, 254, 286
身体感受　180
身体管理精神医学　183
身体境界　356
身体緊張型　77
身体言語　181
身体自我　250
身体刺激夢　173
身体失認　283
身体醜形障害　345
身体縮小感　260
身体心象　78
身体図式　78
身体精神　244
身体精神病　22
身体像　78, 159
身体に基礎をおく精神病　178
身体についての意識　78
身体認識　180
身体パラフレニー　370
身体表現性障害　112, 180, 349
身体表現性疼痛障害　258
身体病質　68, 90
身体部位失認　283
身体無視　222
診断　3
心の医学　2
心のエネルギー　315
心の外傷　100
心の外傷恐怖　348
心の外傷後ストレス障害　202, 203, 289, 348
心の外傷神経症　100, 348
心の解体　232
心の葛藤　318
心の感覚過敏　255
心の感受　286
心の緩慢　323
心の局所論　235
心の決定論　319
心の行為　153
心の構造論　235
心の錯覚　261
心の衰退　5
人の接触恐怖　343
心の促進　321
心の低下　185
心の場所喪失　215
心の反芻　336
心の複ление　243, 262
心の無感覚　256
心の無食欲症　158
心の幼稚症　383
心的力動　316
心内失調　34, 401

シンナー乱用　199
人肉食　212
真の自己　239
心迫　150, 321
心迫行為　150
神秘　295
神秘主義　295
神秘体験　294
神秘妄想　363
深部感覚の幻覚　270
人物誤認　263
新フロイト学派　26
心理緊張　185, 315
心理劇　204, 320
心理自動症　185, 245, 315
心理社会的ストレス因子　49
心理生理学的障害　257
神律性　319
心理伝記　145
心理テリアック　199
心理トロピスム　30
心理療法　19
心理力　185, 315
心理類型学　73
心霊精神病　365

ス

(随意)再生　371
髄液進行麻痺　398
髄液梅毒　398
水銀過敏症　194
水銀性神経衰弱　194
水銀中毒　194
遂行機能　148, 189
髄質認知症　395
水晶幻影　235
随伴現象説　176
随伴声　267
随伴精神病　178
水平倒錯視　259
睡眠　167
睡眠医学　168
睡眠意識　220
睡眠覚醒移行障害　172
睡眠覚醒スケジュール障害　171
睡眠関連陰茎勃起障害　172
睡眠関連摂食障害　160
睡眠逆転　168
睡眠催眠　234
睡眠時驚愕症　172
睡眠時随伴症　172
睡眠(時)てんかん　168
睡眠時パニック　172
睡眠時無呼吸症候群　171
睡眠時遊行(症)　172

和文索引 425

睡眠障害　168
睡眠障害国際分類　170
睡眠心気　168
睡眠相後退症候群　171
睡眠相前進症候群　172
睡眠段階　168
睡眠不全　168
睡眠不足症候群　171
睡眠分析　234
睡眠発作　168
睡眠麻痺　168
睡眠酩酊　172,197,229
睡眠酩酊を伴う過眠症　172
睡眠薬　199
睡眠薬乱用　199
睡眠療法　169
推理　330
スキゾイド　74
スキゾイドパーソナリティ　75
スキゾイドメカニズム　75
スキゾコイノニア　210,361
スキゾサイミア　73,74
スキゾノイア　361
スキゾマニー　360
スキンシップ　206
すくみ足歩行　155
スクレイピー　396
図形記憶　371
スチューデント アパシー　312
スティグマ　8,69
捨鉢諧謔　127,308
ストーミー パーソナリティ　80
ストレス　202
ストレス因子　202
ストレス学説　202
ストレス障害　100
ストレス状況　202
ストレス マネジメント　202
ストレッサー　202
頭脳緊張型　77
スピリチュアリティ　219
スピリトゥス　177
スプリティング　75,213,237,239,247
すりかわり体験　263
すりきれ症候群　202

セ

精液漏洩恐怖　133
性および性同一性障害　167
静穏　306
静穏特性　306
性格　79,80
性格学　79
性格形成的　147

性格構造論　80
性格神経症　83
性格スペクトラム障害　82
性格抵抗　80
性格の鎧　80
性格の露呈　84
性格病質　93
性格分析　80
性格変化　83
性格防衛　80,237
生活記憶　373
生活形式　49
生活史医学　49
生活年齢　384
生活プラン　49
生活療法　214
正感情性　288
性器期　52,79
性交恐怖　165
性交困難症　258
性交視症　167
性交痛　258
性交不能　165,258
性交満足　258
性差　40
省察力　88
静坐不能　107
制止　151,322
静止期　67
正視恐怖　346
性嗜好障害　167
静止時振戦　103
制止躁病　299
性嗜癖　195
脆弱性　70
正常　39
正常圧水頭症　395
生食症　159
生殖神経症　164
生殖精神病　42
生殖不能　165
精神　37
精神医学　1
精神運動興奮　322
精神運動性　148,322
精神運動制止　151,322
精神運動発作　322
精神衛生　200
精神化　220
精神乖離症　20
精神攪乱薬　30
精神科病院　2,399
精神感覚幻覚　273
精神感受　286
精神感受性比率　74
精神緩慢　322
精神経症　165
精神幻覚　36,273

精神交互作用　84
精神硬直　394
精神錯乱　229
精神作用物質　193
精神作用物質関連障害　193
精神作用物質使用による精神および行動の障害　193
精神作用物質常用障害　193
精神作用物質誘発性気分障害　302
精神弛緩　187,226
精神弛緩薬　30,187
精神刺激薬　198
『精神疾患の症候マニュアル』　123
精神失認　196
精神自動症　25,36,55,246,274
精神腫瘍学　183
精神症候学　2,33,34,36
精神食　226
精神神経症　12,18,83
精神神経性寡食症　159
精神心臓病学　183
精神腎臓病学　183
精神衰弱　19,184,315,362
精神性注視麻痺　284
精神生物学　21
精神性欲　165
精神痛　11,257
精神低下　323
精神的過程　24,58
精神的感染　208
精神的無意識　236
精神的疫病　208
精神内界の葛藤　318
精神内容　218
精神年齢　384
精神薄弱　386
精神(発達)遅滞　386
精神反射弓　22
精神反射作用　11
精神皮膚病学　183
精神病　12
精神病傾向　82
精神病後(抑)うつ　66,184,303
精神病質　68,90
精神病質状態　14,90
精神病質人格　15,90,91
精神病質素質　68
精神病質低格　90
精神病性うつ病　296
精神病性自殺　174
精神病性不安　304
精神的転移　111
精神病的防衛機制　237
精神病理学　23
『精神病理学総論』　24

精神賦活薬　30	清明性　223	前意識　235
精神不均衡　70	生命発展　25	前意識的自動性　246
精神分析　19	生命悲哀　295	尖鋭化　88
(精神分析的)自我心理学　239	生命抑うつ　295	前エディプス期　26
精神分析療法　80	性目標の倒錯　166	遷延うつ病　64, 301
精神分裂症　20	性欲過剰　164	遷延昏睡　225
精神分裂病　20	性欲減退　165	前額倒錯視　259
精神法則性　319	性欲奪取　304	前駆症　57
精神枕　102	性欲動　314	前駆症性偽笑　125
精神麻痺　186	生来性疾患状態　90	前景　252
精神免疫学　184	生来性犯罪者　56, 90	前傾緊張　102
精神盲　190, 282	生来性病的状態　15	前ゲシュタルト　254
精神薬理学　30	生来性偏執狂　366	全健忘　379
精神流　316	生理恐怖　344	前向健忘　379
精神療法　19	生類型学　73	前向認知症　400
精神療法学　19	世界没落体験　351	潜在期　51
精神聾　284	赤視　259	潜在記憶　374
生成時間　264	赤色恐怖　344	せんさく癖　336
生成抑制　264	責任　205	全失語(症)　139
生態学　200	責任能力　205	洗浄儀式　153
性対象の倒錯　166	責任無能力　205	洗浄強迫　41, 153
性的逸脱　164	赤面恐怖　344	前哨症候群　57
性的感覚過敏　164	赤面質　344	染色体異常　386
聖的空虚　244	赤面症　344	前振戦せん妄　228
性的軽蔑妄想　165, 361	赤面癖　344	全生活史健忘　380
性的神経衰弱　165	世俗化　215	前性器期　52
性的早熟　52	石灰沈着を伴うびまん性神経原線	前精神病期　57
性的被影響体験　364	維変化　392	前青年期　52
(性的)不能症　165	積極的な患者治療　17	戦争神経症　101, 203
性的暴行　194	接近恐怖　343	先祖がえり　56, 87
静的了解　24	接近視症　259	全体感情性妄想　289
性転換(願望)症　166, 167	接枝循環病　388	全体感情妄想　354
性同一性　165	接枝感情妄想　388	全体論　33
性同一性障害　165	窃視(症)　167	選択健忘　379
青銅緊張病　119	接枝統合失調症　388	選択(性)緘黙　135
性倒錯　166, 256	接枝破瓜病　388	選択的注意　221
生動磁気　233	接触　115	選択的不注意　221
生動磁気説　19	接触可能　115	先端恐怖　346
青年期　52	接触恐怖　347	先端再発　62
青年期後期　52	接触欠損パラノイド　356	前兆　187
青年(期)精神医学　49	接触減弱　115	先天(性)失語(症)　143
青年期精神病　53	摂食障害　160	先天性代謝異常　387
青年期前期　52	接触痛　257	前頭側頭型認知症　392
青年期中期　52	接触能力　115	前頭側頭葉変性症　42, 392
生の飛躍　316	節性ジストニー　105	戦闘反応　202
生の躍動　313	舌痴症　387	前頭葉症候群　3, 189
生の欲動　314	接着剤　199	前頭葉認知症　392
制縛うつ病　338	接着剤吸引　199	全能感　223, 238
制縛神経症　338	舌痛　258	全能体験　223
性不感症　165	舌癖　138	全般健忘　380
生物学的精神医学　33	絶望　82	全般性神経症　14
生への注意　115	説明　24	全般(性)認知症を伴わない緩徐進
生法則性　319	説明と承諾　122	行性失語(症)　142, 391
生法則性精神療法　319	説明妄想　354	全般性不安　305
生命感受　180, 286	セネストパチー　271	全般性不安障害　41
生命基礎　80	施療院　2	全般発作　187
清明狂気(明晰狂気)　161	セロトニン症候群　188	潜伏期　51
生命身体感覚　180	線維筋痛症　258	潜伏性　57

和文索引

潜伏統合失調症　20, 402
潜伏両価性　310
前方突進(現象)　155
選民妄想　363
全無言(症)　135
全滅収容所症候群　203
前メランコリー状況　82
せん妄　227
せん妄・アメンチア症候群　227
せん妄躁病　294
前両価性期　310

ソ

素因　68
素因者　70
増悪性　58
躁うつ病　14, 15, 28, 44, 61, 73, 288, 290, 299
挿間性もうろう状態　232
早期介入　57
臓器幻覚　270
早期小児外因性精神症候群　150
早期精神病　57
早期幼児期追想　374
早期幼児自閉症　45, 210
双極I型　297
双極うつ病　40, 297
双極感情障害　297
双極スペクトラム　297
双極性障害　74
双極II型障害　41, 297
層構造　34
相互作用説　176
相互主観性　241
造語(症)　138
相互変身の錯覚　263
操作　*32*
操作的な診断基準　32
葬式躁病　301
層次神経症　83
喪失うつ病　301
巣症状　188
痩身癖　159
想像　330
想像界　50, 328
想像上の同伴者　268
創造的退行　55
想像的なもの(想像界)　50, 328
想像妊娠　42
想像病者　331
想像力　330
躁談話　130
早朝覚醒　168
躁的防衛　237, 294

早発痴呆　13, 14, 15, 20, 21, 22
『早発痴呆あるいは統合失調症候群』　20
『早発痴呆の心理』　20
躁病　293
躁病性興奮　150
躁(病)性昏迷　299
増幅　255
増幅効果　63
躁暴　11
相貌化過剰　255
相貌学　123
相貌失認　282
贈与癖　211
層理論　34, 55, 80, 87
挿話　59
挿話緊張病　60, 119
挿話昏迷　59, 60, 119
挿話症候群　9
挿話性　59
挿話性思春期夢幻様状態　60
挿話精神病　60
挿話(挿間)性もうろう状態　60, 232
疎隔　261
疎隔うつ病　245
疎隔感　244, 311
疎隔精神病　245
賊鷲(症)　172
即時記憶　371
側頭精神症候群　191
側頭葉症候群　190
側頭葉てんかん　190
続発偏執狂　13
側方見当識　223
素行障害　149, 206, 211
素材失認　285
素地　68
ソジー症候群　263
素質　9, 68
訴訟恐怖　368
訴訟癖　368
疎通性　114
卒中　*170*
卒中後(抑)うつ　302
損害妄想　358
存在意識　242
存在の欲求　317

タ

体因性　177
大うつ病　296
体液病理説　69
体感　180, 254
体感異常型統合失調症　272
体感幻覚　271
体感症　271

大感情障害　290
退却神経症　313
耐久力　70
体型　72
体系化　354
体系健忘　380
体系・進行的経過をとる慢性妄想病　9, 62
体系統合失調症　22
体系妄想　354
体験加工　86
体験刺激　87
体験を前提とする人格変遷　88
退行　34, 55, 317
退行期うつ病　14, 44
退行期精神病　44
退行期の精神病　14, 44
退行期パラノイア　47
退行期パラフレニー　47
退行期メランコリー　44, 48, 174, 362
対抗強迫　337
対抗恐怖　341
対抗転移　111
対抗発語　130
太古思考　335
体痕　97
大催眠理論　18
第三幻像肢　279
大視症　259
大字症　144
体質　68
体質性精神気質状態　91
体重恐怖　159
対処　148
対象意識　242
対象関係論　26
胎児様姿勢　102
対象喪失　295
対象退行　55
対象なき知覚　265
代償不全神経症　181
対処技法　148
大食(症)　159
対処行動　148
対人恐怖　41, 82, 343
対人接触本能　115
体性感覚　256
滞続談話　133
態度　109
大同語反復　130
態度の誤り　121
第二局所論　235
第二像視　277
第二の屈折　66, 87
大脳化　189
大脳機能局在論　123
大脳局在論　22

大脳食　226	多表情　124	知覚性仮性幻覚　273
大脳側性化　189	魂　177	知覚体験に由来した妄想　261
大脳半球優位　189	多名辞　133	知覚対側転位　256
対比観念　339	他律性　319,339	知覚転位　222,256
大ヒステリー　114	他律体験　249	知覚の硬直　352
大発作　187	たれ流し　163	知覚表象　374
大麻依存　198	単一症候性心気精神病　349	知覚不全　256
大麻(依存)症　198	単一性　246	知覚変容　261
怠慢恐怖　346	単一精神病　10	痴愚　9,55
怠薬　122	単一精神病論　34	蓄音機症　133
退却　195	短期記憶　371	知識　385
太陽恐怖　346	短期精神病反応　355	地誌記憶障害　284
大離脱　195	単恐怖　305,341	致死緊張病　58,118,188
大立体覚症　285	単極うつ病　40,297	地誌見当識障害　284
代理ミュンヒハウゼン症候群　100	単考論　327	致死性　58
対話語り　138	男根期　51	知性　385
タウ異常症　391	単子　176	知性化　341,385
ダウン症候群　386	単純運動性チック　107	知性・感情の幻覚　280
多感覚　254	単純音声チック　107	知性モノマニー　366
妥協形成　235	単純(型)統合失調症　402	父の名の排除　35
多形性　354	単純恐怖　346	縮れ毛病　388
多形妄想　40,354	単純精神病　9	チック　107,122
多元診断　21	単純痴呆　402	秩序ある観念奔逸　332
多幸(症)　307	単純同語反復　130	秩序志向　81
ダコスタ症候群　180	単純破瓜病　400	知的アウラ　187,191
タシキネジア　107,150	単純ヘルペス脳炎　393	知的記憶　373
多軸システム　31	単純酩酊　196	知的言語　140
多視(症)　133,259,283	短身　72	知的障害　386
他者暗示　321	男性恐怖　343	知的小発作　190
他者価値感受　286	男性色情症　164	遅鈍性　323
多重人格　88,247	耽溺の態度　212	知能　384
多重人格障害　41,89,247	断綴性発語　129	知能検査　384
多衝動過食症　160	単独意識　246	知能指数　384
多衝動性パーソナリティ障害　323	単独恐怖　341	知能年齢　384
	蛋白質性感染粒子　396	知能偏差値　384
多食　158	断片化　355	遅発アカシジア　104
多食欲　158	断眠　168	遅発改善　59
多数精神病　208	短絡自殺　174	遅発寛解　59
立ち居振舞い　109	短絡反応　87,152	遅発緊張病　47,48,119
立ち去り行動　121	談話緩慢　129	遅発ジスキネジー　104
立場(の)喪失　28,205	談話錯誤　130	遅発ジストニア　104
脱医学化　29	談話心迫　129	遅発症候群　104
脱施設化　204	談話不全　129,132	遅発痴呆　47
達成の欲求　317	談話不能　130	遅発統合失調症　47
脱毛癖　96	談話麻痺　130	遅発パラフレニー　48,370
脱抑制　318		痴呆　5,10,118,387,389
脱力発作　151,170,187	**チ**	着衣儀式　153
多動　149		着衣失行　157
妥当強迫　337	地域医療　30	着想　329
多動障害　149	地域精神医学　200	着想貧困　332
多動症候群　149	遅延反響言語　131	注意　220
多動性障害　211	知覚　251	注意過多(症)　221
ターナー症候群　387	知覚界の疎隔　243	注意欠如および撹乱行動障害　211
タナトス　314	知覚混乱発作　262	注意欠如障害　149
多発梗塞(性)認知症　393	知覚抗争　254	注意欠如・多動障害　149,221
多発性硬化症　395	知覚循環　251	注意欠如多動障害　149
旅恐怖　211	知覚すべき対象なき知覚　265	注意減退(症)　220

注意集中不能(症)　220
中核群　21
中核神経症　83
昼間遺尿(症)　163
中間形態　77
中間施設　214
中間表情　123
中期記憶　372
昼驚(症)　172
注察恐怖　346
注察妄想　269,357
中止　195
中止症候群　315
注射痕　99
抽象幻覚　272
抽象的態度（行動）　120,328
中枢失語(症)　142
中枢痛　259
中毒　193
中毒性精神脳症　376
中毒(性)精神病　193
中脳幻覚症　280
中胚葉型　77
中立一元論　176
チュービンゲン学派　40
聴音失認　284
聴覚過敏　255
聴覚消去現象　285
聴覚(性)失認　284
聴覚性無関心　285
聴覚性無視　285
聴覚転位　285
聴覚保続　133
聴覚発作　191
長期記憶　372
聴空間知覚障害　285
調絃病　20
徴候　2
徴候学　2
超高齢化社会　54
超自我　20,51,238
長身　72
腸内寄生虫妄想　271
超皮質性運動失語(症)　141
超皮質性感覚失語(症)　141
重複記憶錯誤　382
重複自殺　174
重複診断　67
直感情性　288
直接プライミング　374
チョコレート癖　162
直感から生じた妄像　261
直感像　253
直感像素質　253
直感の心象形成　253
貯留　371
貯留ヒステリー　114,371
治療　16

治療可能な認知症　398
治療抵抗性うつ病　65
治療への動機づけ　111,315
陳述記憶　373
陳述知識　373
鎮静症　198

ツ

追想　371
追想けいれん　372
追想幻覚　382
追想錯誤　382
追想錯覚　382
追想像　372
追想の島　379
追体験　24,287
痛覚過敏　256
痛覚失象徴　257,281
痛覚失認　281
痛覚消失　256
痛覚鈍麻　256
痛覚無関知　282
通過症候群　178
通電療法　30,169
ツェルウェーガー症候群　388
つきもの妄想　364
つつぬけ体験　340
つぶやき　135
つぶやきせん妄　135
つま先歩行　105
つまずき言葉　129
爪かみ　96

テ

出会い不能　115
ディアシージス　192
ディアストレフィア　13
ディオニュソス型　79
低下意識　223
デイケア　214
低形成性　77
抵抗　152
抵抗症　116,189
ディスチミア　13,73
ディスノイア　230
ディスフレニー　11
ディスフレニア　12
D-トリソミー　386
低胚葉型　77
ディポルディスム　207
低力性　184
適応　26,200
適応機制　202
適応障害　202
テクノ依存症　203

テクノストレス　202
テクノ不安症　203
手首自傷者症候群　97
手首自傷症候群　97
デストルド　316
テタニー　106
テタニア　106
『哲学的論稿』　5
鉄条網病　203
手続き記憶　373
手続き知識　373
鉄道旅行恐怖　342
でまかせ応答　136
デマンス　5,387,389
テリアック　199
デリール　5,261,350,366
デリールを欠くマニー　89, 340,386
テルシテス コンプレクス　345
転移　19,111
転移神経症　111
転移精神病　111
転移分析　111
てんかん　186
転換　181,237
てんかん性めまい　226
転換ヒステリー　112
てんかん病質　75
てんかん発作　186
てんかん発作重積状態　187
転帰　59
電気ショック療法　30,169
電気睡眠　169
典型昏睡　225
典型統合失調症性欠陥精神病　66
電撃・点頭・礼拝けいれん　387
伝達可能な認知症　396
伝達狂気　208
転倒視　283
転導性　109,221
伝導(性)失語(症)　142
点頭てんかん　387
転倒発作　151,187
澱粉食症　162
展望記憶　374

ト

当意即答　136
同一化　247
同一視　247
同一性　246
同一性拡散症候群　53
同一性危機　53,248
同一性理論　26
同一説　176

動因　314
動因喪失症候群　198,199,315
投影　237
投影による同一視　247
同音節反復　134
同化　200
盗害妄想　357
統覚　251
統覚心理学　251
統覚性自動表象　274
等価症　188
動機　315
動機づけ　315
動機づけ強化療法　315
動機なき一次性の関係づけ　352
盗恐怖　212
道具の強迫的使用　153
道化　399
同形妄想　209
道化症候群　308
道化精神病　309
統合型　79
登校拒否　47,211
登校困難　47,211
統合失調遺伝子型　213
統合失調型障害　213,361
統合失調型パーソナリティ障害　75,213,361
統合失調感情障害　41
統合失調感情精神病　41
統合失調気質　73,74
統合失調言語(症)　138
統合失調質　74
統合失調質機制　75
統合失調質人格　75
統合失調質パーソナリティ障害　75
統合失調社会性　210,361
統合失調症　3,20,23,31,34,36,40,46,53,288,360
(統合失調症)偽神経症型　213,361
統合失調症後抑うつ　303
統合失調症スペクトラム障害　402
統合失調症性加害妄想　359
統合失調症性認知症　399
(統合失調症性)認知症化　399
統合失調症体験反応　355
統合失調症的態度　115
『統合失調症のはじまり』　36
統合失調症の始まり　57
統合失調症反応　21,355
統合失調症反応型　355
統合失調症様精神病　21
統合失調症をつくる母　207
統合神経症　361

統合失調性欠陥　65
統合失調精神病　21,71,360,361,402
統合失調体質　360
統合風化症　65
同語反復　130
倒錯視　259
倒錯体質　71
動作時振戦　103
動作時ミオクローヌス　104
洞察　403
闘士型　75
同時狂気　208
同時健忘　379
同時失認　282
同時性二重人格　246
同質症状　217
同時的二重人格　88
投射　237
同情　288
同情関係の障害　288
盗食　158
盗書癖　212
同性愛　166,167
同性服装倒錯　166
同席恐怖　343
透析認知症　183
透析脳症　182
闘争パラノイア　362,368
同調気質型　81
同調気質性妄想　81
同調行動　205
頭頂失読(症)　146
同頂性　81
頭頂葉症候群　190
疼痛恐怖　257
疼痛行動　164
疼痛嗜好　257
疼痛性愛　163,257
疼痛癖　257
疼痛無動　257
洞停止　172
道徳意識　219
道徳劇　204
道徳欠陥　66
頭内苦悶　306
同伴者の幻覚　268
逃避型抑うつ　313
逃避自殺　174
逃避症　111
逃避反応　202
動物恐怖　346
動物幻視　268
動物磁気　233
動物磁気説　19
動物性愛　166
動物の死　54
盗癖　211,341

同胞抗争　51
同名辞反復　130
動揺歩行　154
東洋無宿　215
トゥレット症候群　107
登録　371
当惑作話　137
遠出恐怖　342
とがり口　126
特異的会話構音障害　128
特異的発達障害　128,388
徳義狂　90
徳行狂　90
毒恐怖　346
独語　137
独語妄想　137
読字緩慢　145
読字障害　145
読字不全　145
読書衰弱　146
読書反響　117,267
特定恐怖　346
特定不能のうつ病性障害　41
特定不能の双極性障害　41
独白　138
匿病　112
特別患者　99
閉じ込め　82
閉じ込め症候群　136,192
土壌　68
土食症　162
途絶　152
突発性　57
突発妄想　9,62,69
ドッペルゲンガー　246,263
ドノヴォ精神病　190
塗糞　163
乏しい病識　403
吃（どもり）　134
トランス　234,324
トリップ　198
ドリトル現象　365
努力　318
努力症候群　180
トレマ　306,351
トロイメライ　173
頓挫性　58
頓挫せん妄　228
頓挫パラノイア　58,369
遁走　211

ナ

内因うつ病　28,296
内因性　179
内因性再燃　62
内因性若年・無力不全症候群

272
内因精神病　34, 40
内因性認知症化　15, 399
内因反応性気分変調　307
内界意識　244
内界意識離人症　244
内観　239
内観療法　239
内言語　128, 275
内言語過剰　138
内向　316
内向型　79
内示記憶　374
内視鏡幻覚　278
内省　239
内蔵感覚　255
内臓緊張型　77
内態精神病　77
内的葛藤反応　86, 318
内的感覚能　251
内的抗争　324
内胚葉型　77
内部型体験反応　86
内部環境　200
内部自己視　278
内分泌性精神症候群　183
内包　327
泣き　125
那須・ハコラ病　395
鉛中毒　194
ナラティヴ医学　31
ナラトロジー　31
ナルコマニー　169
ナルコレプシー　170
ナルチシズム　240
軟口蓋ミオクローヌス　106
難治うつ病　65, 301
男色　292
難聴者の妄想反応ないし迫害妄想　254

ニ

荷下ろしうつ病　28, 301
二次加工　173
二次間主観性　241
二次失認　285
二次症状　20
二次性疾病利得　98
二次(性)躁病　302
二次(性)抑うつ　302
二次的ないし取り入れによる同一視　247
二次動因　314
二次認知症　400
二次変異　77
二次妄想　350

二重意識　88, 223, 247
二重化体験　246
二重見当識　222
二重拘束　206, 310
二重拘束説　26
二重視　277
二重自我　246
二重思考　266
二重身　246, 263, 277, 383
二重人格　88, 247
二重声　267
二重精神病　209
二重知覚　262
22q 11.2 欠損症候群　387, 388
二重抑うつ　65
二次利得　110
二相狂気　61, 298
二相精神病　61
日内変動　296
二貯蔵庫モデル　371
ニート　313
二人称幻覚　267
日本昏睡スケール　225
にもかかわらず　126
入院ショック　203
乳房痛　113
入眠(時)幻覚　169, 277
入眠(時)思考　169, 333
入眠障害　168
入眠体験　169
乳幼児けいれん　387
乳幼児精神医学　49
ニューカッスル学派　28
ニュロパチー　69
尿失禁　163
尿性愛　163
二硫化炭素中毒　193
任意症状　3
人間化　56
人間学　24, 27
人間誌　145
人間性消失　55
人間の死　54
人類類型学　72
認識　385
認識論　385
妊娠精神病　42
妊娠妄想　42
認知　385
認知症　389
認知障害　185, 385
認知症化過程　14
認知症なき認知症　391
認知症の行動心理症状　150
認知心理学　385
認知スタイル　385
認知療法　385

ヌ

ヌミノーゼ　295

ネ

ネオ ヒポクラティズム　33
ネオフレニア　12
根こぎうつ病　28, 301
寝言　172
寝言妄想　137
猫鳴き症候群　387
熱情　291
熱情精神病　25, 291, 357, 368
熱情的態度　291
熱情的理想主義者　92, 291
熱情犯罪者　291
熱帯精神病　215
熱中型　92
ネヘシュ　1
寝ぼけ　172
年金神経症　101, 348
粘着　332
粘着質　76
粘着性　75
粘着(性)気質　75
粘着体質　76
年齢誤認　222
年齢失見当　222
年齢の法則　55
年齢妄想　222

ノ

脳　37
脳幹幻聴症　281
脳幹症候群　191
脳肝腎症候群　388
脳器質(性)精神症候群　376
脳器質性能力減退　185
脳橋幻覚症　281
脳局所性精神症候群　189
(脳)血管性躁病　303
(脳)血管(性)認知症　42, 393
(脳)血管性(抑)うつ　303
脳挫傷　186
脳挫傷精神病　97
脳死　54, 225
脳振盪　185
脳振盪健忘　378
脳振盪後症候群　185
脳振盪精神病　97, 186
脳衰弱　184
能動意識　243

能動感消失　244
脳動脈硬化性認知症　393
脳浮腫　186
脳由来神経栄養因子　70
脳梁失行　156
脳梁症候群　192
ののしりモノマニー　136
乗り越え　121, 402
乗物恐怖　342
ノンレム睡眠　168

ハ

把握反応　156
バイアルジェ・ジャクソンの原理　141, 375
媒介体験　246, 294
俳徊癖　211
配偶者間暴力　207
背景反応　290
背社会性パーソナリティ障害　91, 93, 206
賠償好訴者　101
賠償神経症　101, 348
ハイデルベルク学派　25
背徳狂（悖徳狂）　90
梅毒恐怖　347
梅毒癖　347
場おくれ　306, 343, 351
破壊行動　*323*
破壊癖　211, 323
破壊発作　*323*
破瓜型　40
破瓜緊張病　118
破瓜病　13, 14, 400
歯ぎしり（症）　107
破局反応　186
パーキンソン症候群　103
パーキンソン歩行　154
迫害妄想　357
博言家の失語（症）　142
麦行症　158
白質ジストロフィー　395
白質認知症　395
白日夢　318
白痴　5, 9, 55, 387
白痴の天才　377
爆発型（精神病質者）　93, 309
爆発性　76
爆発反応　87
跛行　155
はさみ脚歩行　154
バザール　177
把持　371
場所恐怖　215, 343
場所見当識　222
蓮食い　163

パーソナリティ　85
パーソナリティ障害　42, 89
パーソナリティ漸成理論　49
パターンの逆転　35
8か月不安　50, 304
発狂恐怖　347
発語恐怖　344
発語錯誤　129, 130
発語自動症　134
発語促進　129
発語遅延　129
発語停止発作　134
発語反復　130
発語不全　132, 139
発語変調　129
発生的了解　24
発声不全　134
抜爪癖　96, 97
発達言語障害　143
発達指数　384
発達失語（症）　143
発達性言語障害　128
発達性読字不全　146
発達精神病　86
発達年齢　384
発展　86
発動性　320
発動性欠乏　322
発熱緊張病　118
発熱療法　17
発病状況論　28, 300
発明妄想　387
抜毛共生　96
抜毛癖　96, 97
発揚　294
発揚型　91
ハートナップ病　387
話し方　109
パニック障害　41, 305
パニック発作　305
パノラマ記憶　276
パノラマ幻覚　377
パノラマ視　377
羽ばたき振戦　104
ババンスキー反射　113
ハーフウェイハウス　214
はみだし者　206
破滅不安　304
場面幻覚　268
場面無言　135
ハモンド病　105
早口言語症　129
パラタクシックなゆがみ　111
パラノイア　5, 11, 13, 14, 15, 366
パラノイア性自己臭精神病　345
パラノイア性嫉妬妄想　358

パラノイア体質　71, *367*
パラノイド・スキゾイド態勢　50, 355
パラノイド精神病　355
パラフィリア　167
パラフレニー　15, 58, 369
パラフレニア　12
バリズム　106
パリ・フロイト学派　27
バーリント症候群　284
バルビツール酸系薬物　199
パレイドリア　261
パロスミア　270
反アルコール運動　197
反響運動　131
反響記憶　371
反響言語　116, 131
反響効果　62
反響症状　116, 324
反響動作　116, 127, 131
反響病　131
反響表情　116, 127, 131
汎恐怖　305
反抗運動　51, 104
反抗期　51
反抗挑戦性障害　149, 206
半昏睡　224
犯罪誌　145
犯罪症　212
反社会性パーソナリティ障害　91, 93, 206
反射幻覚　276
反射衰弱　310
反射てんかん　188, 290
反射ヒステリー性　76
汎神経症　212
反芻　331
反芻症　158
反芻障害　158, 336
反省意識　239
反精神医学　29
反省的二重性　243
半側空間無視　283
半側視空間失認　283
反対備給　316
範疇の態度（行動）　120, 142
ハンチントン舞踏病　104
ハンディキャップ　213
汎適応症候群　153, 202
反動形成　237
反応うつ病　300
反応性急性錯乱　355
反応性錯乱　86
反応精神病　355
反応性性格発展　79
反応性（抑）うつ　300
反応悲哀　295
反発失行　156

和文索引 | 433

反復　118
反復強迫　130,337
反復言語　116
反復視(症)　133,283
反復(症)　130
反復性過眠症　170
反復性作業不穏　130
反復性自傷症候群　175
反復性短期うつ病　60
反復性短期うつ病障害　60
反復知　382
反復聴症　133,274,285
反復プライミング　374
半眠　169
半眠思考　333
半無言　135
半盲幻覚　279
反立的態度　121,334

ヒ

悲哀感　295
悲哀の仕事　295
悲哀不能　311
被愛妄想　363
非アガペー神経症　293
非アルツハイマー型前頭葉変性症　392
被暗示者　321
被暗示性　324
PEMA症候群　116
被影響感　250
被影響現象　249
被影響症候群　275,365
被影響症状　250
被影響性　324
被影響精神病　365
被影響体験　36,249
被影響妄想　364
被害妄想　357
被害妄想病　8,359
被殻化　355
比較精神医学　200
比較文化精神医学　200
光療法　17
引きこもり　195
ひきずり足歩行　155
引きぬき禿　96
被虐性愛　167
被虐待児症候群　43,207
備給　316
火恐怖　212
ピクノレプシー　73
非系統統合失調症　119
非決定論　319
非幻覚性被害妄想　368
非言語性学習能力低下　145

非現実思考　334
非現実性　110
飛行機恐怖　347
微細現象　339
微細脳機能障害　149
微細脳損傷　150
ピサ症候群　106
皮質化　389
皮質下性運動失語(症)　140
皮質下性感覚失語(症)　141
皮質下認知症　393
皮質下発作　394
皮質基底核変性症　395
皮質健忘　381
非失語性呼称異常　143
皮質歯状核黒質変性症　395
皮質人　389
皮質性感覚失語(症)　141
皮質認知症　389
皮質盲　282
皮質聾　284
非社会性パーソナリティ障害　91,93,206
微弱な陽性症状　31
微笑　125
微小妄想　359
微笑抑うつ　126
ヒステリー　17,18,19,112
ヒステリー加重　114
ヒステリー弓　102
ヒステリー球　113
ヒステリー出血　100
ヒステリー性格　92,113
ヒステリー性昏迷　151
ヒステリー性精神病　114
ヒステリー性スティグマ　69
ヒステリー性無食欲症　158
ヒステリーてんかん　113
ヒステリー偏執狂　114
ヒステリー誘発帯　113
ヒステリー類似外見　114
非脆弱性　70
非精神病性自殺　174
被造物の不安　303
砒素中毒　194
ひそめ眉　126
非体系統合失調症　22,62
悲嘆うつ病　296
悲嘆療法　296
ピチアティスム　113
非陳述記憶　373
筆記癖　144
ピックウィック型　171
ピックウィック症候群　170
ピックウィック精神症候群　171
ピックの幻影　259
ピック病　42,391

引越しうつ病　300
必須症状　3
筆跡学　123,145
必発症状　3
PTSD　70
非定型うつ病　41,301
非定型感情障害　41
非定型群　21
非定型欠神　226
非定型身体表現性障害　345
非定型精神病　22,40,61,74
非定型病像　302
否定妄想　359
非統合型　79
人柄の変化　88
人嫌い　343
被毒妄想　357
人みしり　50
ヒト免疫不全ウイルス　397
非24時間睡眠覚醒症候群　172
否認　237
ひねくれ　95,116
ビネ式　384
皮膚寄生虫妄想　271
皮膚病恐怖　347
ピブロクト　214
微分回路的認知　262
微分回路的認知の優位　362
ヒペルパチー　257
ヒペルフレニー　10,11
ヒポコンドリー(性)基調　83
肥満型　72
肥満形態　77
びまん性恐怖　305
びまん性硬化症　395
びまん性軸索損傷　186
びまん性レビー小体病　394
憑依的被害者　365
憑依妄想　364
病院嗜癖症候群　99
病院人工産物　203
病因的中間節　178
病院はしご症候群　99
病院放浪者　99
病覚　403
病感　403
病型　12
表現型　68
病識　403
病識の欠如　403
表出　123
表象　253,327
表情　123
表情過多　124
表情恐怖　124
表情減少　124
表情錯誤　126
表情失認　282

表象性仮性幻覚　273
表情不全　126
氷食症　162
病勢推進　62
病勢増悪　62
病跡学　145
病前性格　80,82
病相　58,59
病像形成的　21
病像成因的　21
病相超々頻発感情病　61
病相超頻発患者　60
病相頻発型感情障害　60
病相頻発患者　60
病態失認　110,404
病的愛他主義　241
病的意識　219
病的悔恨　116
病的過程　24,58
病的飢餓　170
病的幾何学主義　401
病的虚言(者)　90,211
病的合理主義　401
病的嫉妬　357
標的症状　3
病の体質　71
病的賭博　211
病的な旅　215
病的な不安　304
病的反復運動　131
病の悲嘆　295
病の不機嫌　116
病的夢想　115,173
病的酩酊　196
病理型精神遅滞　386
病理法　24,37
ヒョレア　104
拡がりの法則　55
広場恐怖　41,342
広場恐怖症候群　342
広場不安　342
敏感関係妄想　71,81,82,92,
　　361,362
『敏感関係妄想』　21
敏感嫉妬妄想　357
敏感者　92
敏感パラノイア　362
貧困妄想　359
ビンスワンガー型進行性血管性白
　　質脳症　396
ビンスワンガー病　396
頻繁手術症　98,99

フ

ファゴマニー　160
ファゾフレニー　60

不安　303
不安感　306
不安・恍惚精神病　62
不安神経症　306
不安信号　306
不安性気分変調　14
不安精神病　61
不安躁病　299
ファンタジオフレニー　331
不安定化療法　309
不安心　306
不安ヒステリー　306
不安メランコリー　299
フィリア　292
負因　64
風景空間　265
フェティシズム　166
フェニルケトン尿症　387
フェラグートの皺　124
フォヴィル症候群　281
不穏　149
フォン　ドマールスの原理　335
フォン　レックリングハウゼン病
　　387
不快気分　308
不快気分性障害　308
負荷症候群　203
賦活　314
賦活症候群　314
賦活睡眠　315
不活性　184
不完全寛解　59
不完全知覚盲　244
不完全両価性　310
不吉症　203
不気味感　351
不気味なもの　310
不協和　401
不均衡者　9,70
不均等視症　259
複合欠陥体質　76
複合幻覚　266
複合性局所疼痛症候群　259
複雑運動性チック　107
複雑音声チック　107
複雑心気症　349
複雑酩酊　196
複式簿記　222
復唱　131
副症状　3
副腎白質ジストロフィー　395
複数行為　154
複数自殺　174
服装　95
服装倒錯　166
服毒愛　193
服毒学　193
服毒恐怖(症)　193

服毒病質　193
服毒癖　193
福原病　388
不潔恐怖　9,41,347
ふざけ症　308
プシカルジー　11
不思議の国のアリス症候群
　　260
プシコーム　178
不実妄想　357
プシュケ　1,233
浮腫精神病　97,186
不食　158
不全感　296
舞台まけ　306,343
双子狂気　208
二人組精神病　208
不注意　254
不注意錯覚　261
普通神経質　83
復権妄想病　367
物質還元論　32
物体失認　282
物理的侵害妄想　364
不定(時)てんかん　169
不適応　202
不適応反応　86
不適当情動　310
不統一　401
不統一精神病　401
不統一表情　126
舞踏運動　104,122
不登校　47,211
舞踏病有棘赤血球症　104
浮動不安　305
ふとり型　72
プトレマイオス的転回　353
プネウマ　177
負の意志作用　318
負の順応　201
部分健忘　379
部分自殺　175
部分ジストニー　105
部分精神病　294
部分対象関係　213
部分発作　187
部分無言(症)　135
部分妄想　355
部分欲動　314
不変固着　118
普遍的無意識　20,236
不満に終わる性的興奮　317
不眠昏睡　225
不眠(症)　168
不明談話　129
プライミング　329,374
プラセボ　321
フラッシュバック　63,199,277

和文索引　435

プリオン　396
ブリケ症候群　113,180
フリーラジカル　202
ブルガダ症候群　173
プレグナンツの法則　252
フレグマジー　6
プレコクス感　24,115
フレゴリの錯覚　263
プレシオジテ　132
プレスビオフレニー　383
フレッシュ　177
フレナステニー　11
フレナルジー　10
フレニアトリー　11
フレニティス　7,150
フレノパチー　10
ブロカ失語(症)　139
ブロック病　154
分画性能動催眠　234
文化結合症候群　214
文化精神医学　200
文化変容　215
文化摩擦　215
分凝　252
分極化思考　334
分時記憶　375
分身体験　263
糞性愛　163
分析心理学　20
憤怒性躁病　309
分別もうろう状態　231
分離　22,50,237
分離覚醒　169
分離・個体化　47
分離脳　192
分離不安　304
分裂　233,238,401
分裂機制　75,213,237,239,247

ヘ

閉眼失行　156
平均基準　89
平行論　176
閉所愛　209
閉所恐怖　209,346
平静期　59
併存(症)　67
兵隊心　180
平板化　88
ペイン マネジメント　164
ベータ昏睡　225
別化意識　224
ベッツル症候群　283
ペニス羨望　51
ペラグラ精神病　182
ヘラー症候群　45

ヘラー病　45
ペリツェウス・メルツバッハー病　395
ペルソナ　201
ペルソナリズム　85
ベルのマニー　294
辺縁系神経原線維変化認知症　393
辺縁症状　3
辺縁神経症　83
辺縁精神病　70
辺縁認知症　190,392
変化への願望　111
変形　10
変形過多(症)　190,221
変形視症　259
変形性筋ジストニー　105
変形梅毒　398
変質　8,69
変質者　8,69
変質者の体系妄想　9
変質者の多形妄想　62,69
変質状態　9
変質精神病　69
変質徴候　8,69
変質理論　8
偏執狂　10,11,14,15,366
偏執狂顔貌　124
変身妄想　365
変性夢幻症　230
変像(症)　261
片側顔面攣縮　106
片側幻覚　276
片側バリズム　106
ベンゾジアゼピン　199
変貌妄想　352
片麻痺性歩行　154

ホ

ボヴァリスム　331
包囲せん妄　228
防衛機制　26,237
防衛神経精神病　237
防衛ヒステリー　114,237
忘我　234
崩壊意識　223
妨害要素　40
放火癖　211
忘却曲線　372
防御因子　63,70
暴行　194
方向性注意　221
傍腫瘍性辺縁脳炎(脳症)　191
放心状態　220
紡錘波昏睡　225
砲弾ショック　203

放浪　211
放浪自動症　211,245
放浪癖　211
放浪癖患者　99
補完現象　131
ボクサー認知症　186
ボクサー病　186
歩行恐怖　155
歩行失行　155
歩行障害　154
歩行不能(症)　154
保護作業場　214
保持　371
母子心中　174
ポスト フェストゥム構造　265
ホスピタリズム　203
母性遮断ないし剝奪　304
保続　132,332
細長型　72
細長形態　77
ボーダーライン　212
ぽっくり病　173
発作　59
発作後もうろう状態　231
発作失語　134
発作神経質　83
発作親和素質　68,76
発作親和体質　76
発作性昏迷　151
発作性情動　290
発作性知覚変容体験　262
発作性統合失調症候群　261
発端者　64
母斑症　387
ホモシスチン尿症　387
保有希求　357
ポリサージェリ　98,99
ポリフレニー　11
本質属性　255
本能　314

マ

埋葬恐怖　347
埋没　399
マキャヴェリ的知能　384
マクロ的症候学　39
曲げ木現象　103
まげ切り　96
摩擦症　167
魔術思考　335
麻酔暗示　321
麻酔分析　169
貧しい自閉　210
マゾヒズム　167,257
マタニティ ブルーズ　43,302
まだら認知症　393

和文索引

的はずし応答　136, 232
的はずし行動　137
マニー　5, 7, 9, 89, 293
マニー型　294
マニー親和型　82, 294
Magnan の慢性妄想病　9, 14, 62
麻痺痴呆　14, 15, 398
麻痺病　169
麻痺発作　398
幻の同居人　269
麻薬　197
麻薬くずれ　198
麻薬中毒　197
マラリア療法　30
マルキアファーヴァ・ビニャミ病　192
マンガン中毒　194
慢性　57
慢性アルコール中毒　196
慢性一次大うつ病　64
慢性うつ病　64
慢性下等うつ病　65
慢性虚偽症　99
慢性幻覚精神病　23, 25, 55, 267, 370
慢性幻触症　271
慢性自殺　175
慢性小うつ病　65
慢性躁病　294
慢性デリール　7
慢性疼痛　257
慢性二次うつ病　65
慢性疲労症候群　184
慢性妄想　261
慢性妄想病　23, 267, 364
マンティズム　338
満腹感消失　160

ミ

ミオクロニー　106
ミオクローヌス　106
味覚消失　256
右・左失見当　222
ミクソスコピー　167
未視感　262
水恐怖　161
水中毒　161
見捨てられ抑うつ　304
水療法　17, 161
みせかけ活動　130
身だしなみ　95
満ち足りた無関心　110
未治療期間　57
ミッチェル病　258
ミトコンドリア脳筋症　387, 388
水俣病　194
身ぶり　109, 123
身ぶり自動症　245
ミュンヒハウゼン症候群　3, 92, 99
ミラーニューロン　205
民族精神医学　200, 215
民族薬理学　215

ム

無為　313, 325
無意識　18, 19, 235
無意識の神　236
無為無動症候群　325
無汗　257
無感覚　255
無感情　312
無感情性甲状腺機能亢進症　312
無感情性破瓜病　312
無関心　110, 222
無機転　110
無月経　42
夢幻症　230
夢幻精神病　231
夢幻妄想　230
夢幻様状態　230, 269
夢幻様体験型　230
ムコ多糖類症　387
無言（症）　116, 135
無言領　330
無罪妄想　364
無差別微笑　50
無視　254
虫恐怖　271
無視症候群　222
無条件の肯定的関心　287
無食欲　157
無心象思考　218, 330
むずむず脚症候群　108
娘無食欲症　159
夢想　173
むちゃ食い　159
むちゃ食い障害　160
夢中二重化体験　246
夢痛　230
無動　151
無動機症候群　198, 199, 315
無動(性)無言症　135, 139, 151, 225
無動発作　151
ムネーメ　372
無能力感　244
無表情　124
夢遊（症）　172

メ

メアリー エレン事件　207
名辞過多　133
明識困難状態　224
明識不能状態　224
名辞不全　139
名称強迫　336
迷信　350
明晰狂気（清明狂気）　340
瞑想　331
命題記憶　373
命令拒絶　116
命令幻覚　267
命令自動　116, 246, 324
メカニズム　235
メージュ症候群　105
メスメリズム　233
メタ記憶　371
メタ心理学　235
メタ認知　385
滅裂性錯乱　228
メディア コンプレクス　237
メテステジー　133
メランコリー　5, 9, 14, 15, 44, 298, 362
メランコリー球　109
メランコリー親和型　28, 81, 299
メランコリー性パラフレニー　360
メランコリーの激越発作　299
メランコリー病像　299
メロディ療法　17
メンキーズ病　388

モ

妄覚　261
妄覚錯乱　366
盲視　282
毛食症　162
妄想　350
妄想意識性　278, 354
妄想加工　354

和文索引

妄想型　40
妄想型統合失調症　356
妄想観念　350
妄想観念なき妄想　351
妄想気分　351
妄想緊張　351
妄想構築　354
妄想最盛期　355
妄想主題　356
妄想状態　9
妄想性幻覚　280
妄想性障害　13
妄想性人物過小同定　264
妄想性人物過大同定　264
妄想性人物同定誤認症候群　264
妄想性パーソナリティ障害　75
妄想体系　354
妄想知覚　352
妄想痴呆　14,356
妄想着想　353
妄想直感　219,278,353
妄想追想　353,382
妄想的解釈　354
妄想的曲解　354
妄想的人格発展　87,350
妄想内容　356
妄想発展　350
妄想反応　86,355
妄想表象　354
妄想不安　304
妄想様観念　350
妄想要求　350
妄想類似の反応　350
もうろう状態　231
燃えつき　66,203,300
木彊　151
目的幻覚　267
目的反応　86,320
目的表象　253
目的論　267,316
目的をもった偶発事故　98
モーズリー人格テスト　82
モダリティ　251
モデル精神病　199
モナド　176
喪の作業　295
もの盗られ妄想　357
モノマニー　5,7,13,89,294,340,366
模倣運動　116
模倣現象　116
模倣自動　116
貰い子妄想　264
モラリスト　219
モラル　89
モラル感覚　73
モラル狂気　13,66,89,90
モラル欠如症　90

モラル精神病　89,400
モラル トリートメント　16
モラル白痴　90
モラル療法　16,17,89
モリア　308
森田神経質　84,93
森田療法　84
モルティド　316
モルヒネ中毒　198

ヤ

夜間遺尿(症)　163
夜間摂食　158
夜間せん妄　228
夜間突然死　173
夜間尿　163
夜間発作性ジストニア　105
夜間ミオクローヌス　106
夜驚(症)　172
薬原性欠陥症候群　66
薬物　193
薬物依存(症)　194
薬物プシコーム　178
薬物癖　162
薬物乱用　194
役割葛藤　204
役割理論　201
野生児　215
やせ型　72
やせ願望　159
夜尿(症)　163
山あらしジレンマ　249

ユ

誘因　315
憂鬱症　297
優格観念　335
優雅の喪失　95
有機溶剤　199
有形幻覚　265
優秀変質者　70
有痛性チック　107
有痛性痛覚消失　257
誘発うつ病　28,300
誘発性　317
誘発性精神病障害　208
豊かな自閉　210
弓なり緊張　102,113
夢意識　220
夢解釈(夢判断)　173,329
『夢解釈(夢判断)』　19
夢工作　173
夢の再生　173
夢の作業　173
ユーモア　125

ヨ

要求　317
要求水準　317
要求理論　317
幼児自閉症　46
陽性症状　31,34
要素幻覚　265
要素幻視　268
要素幻聴　266
要素精神病　9
幼稚症　56,232
幼年痴呆　45
予期不安　304,343,351
予期妄想　362
抑圧　19,237
抑鬱症　296
抑うつ　296
抑うつ型　91
抑うつ気分　295
抑うつ状態　40,296
抑うつ神経症　28,300
抑うつ性昏迷　151
抑うつ性自閉　210
抑うつ態勢　50,304
抑うつ等価(症)　44,188
抑うつ反応　86
抑制消失　84,318
欲動　150,314
欲動行為　152,323
欲動人　90,93,323
欲動制止　318
欲動退行　55
欲動理論　314
欲望　317
抑留精神病　203
予見　320
預言者妄想　363
予言夢　173
予後　63
予後因子　63
余剰幻像肢　279
予想記憶　374
欲求　317
欲求挫折　317
欲求不満　152,317
欲求不満の耐性　317
夜伽　168
読みかた障害　145
夜恐怖　346

ラ

ライフ イヴェント　49
ライフ サイクル　49

ラ

ライフ スタイル　49
ライフ ステージ　49
来歴否認妄想　264
ラター　214
ラピッド サイクラー　60
ラビット症候群　104
ラポール　115
乱雑言語症　129
卵巣痛　113
ランドー・クレフナー症候群　143
濫買癖　211

リ

理解　24
リカヴァリー　214
力動拡大　317
力動基本布置　316
力動空虚化　66, 317, 326
力動失行　156
力動縮小　316
力動精神医学　19
力動不定　317
利口ぶりばか　399
利己主義　240
リサウアー型　398
離人症　36, 41, 85, 243
離人症性障害　244
離人神経症　244
リストカット症候群　97
リズム療法　17
理性　385
理性型の被害妄想　367
理性型被害妄想病　386
理性狂気　367, 386
理性被害者　386
理性マニー　9
理想自我　238
離脱　195
離脱症候群　315
離脱精神病　195
離脱せん妄　195
離脱療法　195
離断症候群　3, 23, 192
律動性運動異常　172
利得神経症　101
リー脳症　388
リハビリテーション　214
リビド　315
リープマン現象　268
リペマニー　5
リボの法則（逆行律）　378
了解　24
了解関連　24
了解心理学　24
了解人間学　28
両価傾向　325
両価性　310, 325
利用行動　153
良心　219
両性傾向　166
良性退行　55
良性老人性もの忘れ　377
両側側頭健忘　376, 381
療法　16
両面感情　310
緑視　259
旅行精神病　215
履歴現象　63
臨界期　57
臨死患者　55
臨床精神医学　23
『臨床精神病理学』　25

ル

ルーアッハ　177
類型　72
類催眠　235
類催眠ヒステリー　114, 235
類循環精神病　61, 74, 119, 230
類統合失調症　210, 360, 362
類破瓜病　90, 400
ルサンチマン　310
留守模様　278
ルフト病　388

レ

霊　177
霊化　220
例外人　120
霊感　339
冷感症　165
霊性　37, 177, 219
霊的精神力動論　35
霊媒精神病　365
レイリー現象　310
レコード言語　133
レジリアンス　33, 70
レセルピン　30
レッシュ・ナイハン症候群　387
劣等感　295
レット症候群　46, 387
裂毛癖　96
レビー小体型認知症　394
レム睡眠　168
レム睡眠関連症候群　170
レム睡眠関連睡眠時随伴症　172
レム睡眠行動障害　173
恋愛加害者　368
恋愛メランコリー　368
恋愛妄想　363
恋愛モノマニー　368
連合　329
連合運動　330
連合弛緩　332
連合障害　20, 34
連合心理学　329
連合野　330
攣縮症　106
攣縮性斜頸　105
連想　329
連想喚起　329
連想心理学　329
連想の法則　329
連続健忘　380
レンノックス・ガストー症候群　387

ロ

聾唖者の失語（症）　143
老化　54
蝋屈症　117
老侍女狂気　48
老人性愛　166
労働精神医学　200
弄尿　163
老年精神医学　49
老年躁病　45
老年認知症　390
浪費　149
浪費癖　211
弄糞　163
ロゴパチー　132
露出症　167
ロマン派精神医学　10, 16
ロールシャハ テスト　76
ロンドン学派　28

ワ

ワイン症　161
ワイン癖　161
わが道を行く行動　121
わざとらしさ　95, 116
笑い　125
笑い卒中　125
笑い発作　125
藁屑集め　150
ワーンジン　366

欧文索引

・イタリック体の数字は，当該ページの注部分から採った索引語であることを意味する．

A

abandonment depression 304
abasement of personality level 65
abasia 113, 154
abasie 154
Abhangigkeit 321
Abhängigkeitsanalyse 321
abherence 122
abiorexie 159
abiotrophy 389
abkapseln 355
Ablenkbarkeit 109, 221
ablutomania 153
(abnormal) involuntary movement 103
abnorme Erlebnisreaktion 86
abnorme Körpersensation 271
abnorme Persönlichkeit 89
abnormes Bedeutungsbewußtsein 352
abnormes Erlebnis 217
Abortivdelir 228
abortive 58
abortive Paranoia 369
aboulie 220, 325
abreaction 237
absence 226
absent-mindedness 220
Abstammungswahn 363
abstinence 195
Abstinenzsymptom 195
abstract attitude 120
abstrakte Halluzinationen 272
abstraktes Verhalten 120, 328
abulia 325
abulic-akinetic syndrome 325
Abulie 313, 325
abuse 194
Abwehrhysterie 237
Abwehrmechanismus 237
Abwehr-Neuropsychose 237
acalculia 284
acarophobie 271
acataphasia 140
acataphasie 140
acathésie 107
acathisia 107, 122

acathisie 107
accessibility 114
accident proneness 64
accident-prone personality 98
accomodation 201
accomplissement de désir 317
acculturation 215
achievement need 317
Achsensymptom 3
ACOA 207
ACOD 207
acoria 160
acousma 266
acoustic-amnestic aphasia 142
acquired aphasia 143
acquired epileptic aphasia 143
acrophobia 342
act 39, 147
acte 147
acte impulsif 323
acting out 148
action myoclonus 106
action tremor 103
activated sleep 315
activation 314
activation syndrome 314
activity disorder 153
actoin myoclonus 104
acute 57
acute alcoholism 196
acute confusional state 228
acute mania 294
acute stress disorder 348
acute stress reaction 289
adaptation 200
ADD 149
addiction 194
addiction medicine 194
addiction psychiatry 194
addictive behavior 194
ADHD 149
AD/HD 149
adipsia 161
adjustment 200
adjustment disorders 202
adjustment mechanism 202
adolescence 52
adolescence proper 52
adolescent paranoia 346
adolescent psychiatry 49

adrenoleukodystrophy 395
adult children of alcoholics 207
adult children of dysfunctional families 207
advanced sleep phase syndrome 172
adynamie 184
aerophagia 162
aerophasia 180
aerophobia 347
affaiblissement mental 5
affect 287
affect attunement 289
affect equivalents 188, 287
affect-idea 289
affective disorders 290
affective illness 290
affective psychoses 290
affective psychosis 290
affective reactions 290
affective Verblödung 399
Affekt 287
Affektdelikt 289
Affektepilepsie 290
Affekthandlung 289
Affektillusion 261, 289
Affektinkontinenz 309
affektive Ambivalenz 310
affektive Resonanz 287, 340
Affektivität 287
Affektlabilität 309
Affektlogik 289, 335
Affektpsychose 290
Affektstupor 151
Affekttonusverlust 290
affektvolle Paraphrenie 290
afferent motor aphasia 140
age disorientation 222
aged society 54
Aggravation 112
aggravation 112
aggression 152, 317
Agieren 148
aging 54
agitierte Angstpsychose 290
agitierte Depression 306
agnosia 281
agnosia for pain 282
agnosia for the left half of the space 283

Agnosie 281
agnosie d'utilisation 157
agnosie primaire 285
agnosie secondaire 285
agnostic agraphia 144
agoraphobia 342
agoraphobic syndrome 342
Agoraphobie 342
agrammatism 139
Agrammatismus 140
agraphia 143,284
Agraphie 143
agraphie 143
agraphobie 342
agressologie 152,201
agrypnie 168
aguesia 256
agyiophobia 342
Aha-Erlebnis 353,403
Ahasver 99
Ahasvérus 99
Ahasverus syndrome 99
ahylognosie 285
aichmophobia 346
AIDS dementia complex 397
akataphasia 140
Akataphasie 140
akataphasie 140
akathisia 107
Akathisie 107
akinesia algera 257
akinesia(-sis) 151
akinetic epilepsy 151
akinetic mutism 135,139,
 151,225
akinetic seizure 151
Akoasma 266
aktivere Krankenbehandlung
 17
Aktivitätsbewußtsein 243
Aktualneurose 18,83
Aktzentrum 85
akute Halluzinose der Trinker
 279
akute Paranoia 366
akute Verrücktheit 366
akute Verwirrtheit 14,227
alalia 129
alalie 139
alcohol dependence syndrome
 197
alcoholic delict 197
alcoholic dementia 197
alcoholic embryopathy 207
alcoholic epilepsy 197
alcoholic hallucinosis 197
alcoholic intolerance 197
alcoholic jealousy 197

alcoholic paranoia 197
alcoholic psychoses 197
alcoholism 196
alcoholismus chronicus 196
alcohol-related disabilities
 197
alcohol-related disorders 197
alcohol withdrawal syndrome
 195
alcoolepsie 196
alcoolisme 196
alcoolite 196
alcoolomanie 196
alcoolopathie 196
Alexander disease 395
alexia 145
alexia with agraphia 146
alexia without agraphia 146
Alexie 145
alexie 145
alexie transitoire 145
alexithymia 312
algodiaphoria 282
algolagnia 163,257
algomania 257
algopareunia 258
algopareunie 258
algophilia 257
algophobia 257
Alice-in-wonderland syndrome
 260
aliénation mentale 4,5,12
aliénations accidentelles 9
aliénisme 2
aliéniste 2
Alkoholismus 196
Alkoholschlaftrunkenheit 196
allgemeine Amnesie 380
allgemeine Neurosen 14
Allgemeingefühl 255
Allmachtsgefühl 223,238
alloacousis 285
alloch(e)iria 256
allodynia 257
all(o)esthesia 222,256
allomnesia 382
Allopsyche 244
allopsychische Depersonalisation
 244
Allopsychose 22
allotriophagia 162
alogia 333
Alogie 333
alogie 333
alogische Denkstörung 334
alopecanthropia 365
alopecie par grattage 96
Alpers disease 388

alpha coma 225
als-ob-Verstehen 24
alteration of consciousness
 227
alternating personality 88
alternative Psychose 247
alternierende Persönlichkeit
 88,247
alternierendes Bewußtsein
 88,247
Altersblödsinn 44
Altersmanie 45
altruism 241
altruisme morbide 241
altruistic surrender 241
Alzheimer disease 390
alzheimerisation 390
amaxophobia 342
ambitendance 325
ambitendency 325
Ambitendenz 325
ambivalence 310,325
ambivalence complète 310
ambivalence incomplète 310
ambivalence latente 310
Ambivalenz 310
ambulatory automatism 245
amenorrhea 42
Amentia 227
amentia 227
american nervousness 183
American Psychiatric Association
 31
Ametamorphose 221
amimia 124
Amimie 124
amimie 116,124
amimie asthénique 124
amimie hypersthénique 124
amina 233
amnesia 378
amnésie 378
Amnesie 378
amnésie anterograde 379
amnésie de fixation 375
amnésie élective 379
amnésie rétrograde 379
amnes(t)ic aphasia 142
amnes(t)ic syndrome 376
Amok 214
amok 214
amoralisme 90
amorphognosie 285
amotivational syndrome 315
amour 292
amphetamine psychosis 198
amuck 214
amylophagia 162

欧文索引 | 441

amytal interview　169
anaclitic depression　304,321
anaesthesia sexualis　165
anal character　50,337
analgesia　256
analgesia dolorosa　257
anal phase　50
analytical psychology　20
anancastic depression　338
anancastic neurosis　338
anancastique　338
Anankast　338
anankastique　338
anaphrodisie　165
anarthria literalis　134
anarthrie pure　140
Anästhesie　74
Anastrophé　223,241,353
anatopisme mental　215
Änderungswunsch　111
androphobia　343
anesthesia　255
anesthésie psychique　256
Anfall　59
angoisse　303
Angst　303
Angst der Kreatur　303
Angst-Glückspsychose　62
Angsthysterie　306
ängstliche Manie　299
ängstliche Verstimmung　14
Angstpsychose　61
Angstsignal　306
anhedonia　311
anhédonie　311
Anhedonie　311
anhidrosis　257
anidéique　334
Anideism　334
Anima　236
anima　1
animalischer Magnetismus　233
Animus　236
Ankleidezeremoniell　153
Anlage　68
Anmutungserlebnis　352
annihilation anxiety　304
anniversary reaction　296
anöetisches Syndrom　395
Anom-Erlebnis　249
anomia　142
anomie　206
anomy　319
anorexia　157
anorexia hysterica　158
anorexia nervosa　43,158
anorexie hystérique　158

anorexie mentale　158
anosmia　256
anosodiaphoria　110,222,404
anosognosia　110,404
Anpassung　200
Anpassungsstörung　202
Anschauungsbild　253
Anschauungstrug　261
Anstaltsartefakt　203
ante festum　265
antepulsion　155
anterograde dementia　400
antero-retrograde amnesia　379
Anthropographie　145
Anthropologie　27
anthropophobia　343
Anthropophobie　343
anthropophobie　343
antialcohol movement　197
antibiomania　301
anticipation　320
antipsychiatry　29
antisocial personality disorder　206
Anton syndrome　191,282
Antrieb　320
Antriebsmangel　322
anxiété　303
anxiety　303
anxiety neurosis　306
APA　31
apallisches Syndrom　136
apareunia　258
apathetic hyperthyroidism　312
Apathie　312
apathie　312
apathische Hebephrenie　312
apathy　312
apathy syndrome　313
apepsia hysterica　158
aphanisis　304
aphasia　139
aphasia of deaf-mute　143
aphasia voluntaria　135
aphasic agraphia　143
aphasic alexia　146
aphasic color anomia　283
aphasic fit　134
Aphasie　139
aphasie　139
aphasie amnésique　142
aphasie chez les polyglottes　142
aphasie de réalisation phonématique　140
Aphasie der Taubstummen

143
aphemia　129,140
aphémie　139,140
aphephobia　347
aphonia　129,134
Aphonie　134
aphonie　134
aphrasie　139,140
aphrodisia　164
aphrodisiacum　165
aphrodisie　164
aphrodisiomanie　165
Apokalyptik　353
apollinisch　79
Apophänie　352
apoplexis　170
apperception　251
apperception psychology　251
appersonification　248
Apperzeption　251
approximate answer　136
apractic dysarthria　139
apragmatisme　322
apraxia　155
apraxia for dressing　157
apraxia of gait　155
apraxia of lid closure　156
apraxia of lid opening　156
apraxic agraphia　144
Apraxie　155
apraxie　155
aprosexia　220
apsychognosie　196
Äquivalent　188
Arbeitsbehandlung　17
arc de cercle　102
archaisches Denken　335
Archetypus　20,236
arc intentionnel　320
arithmomania　324
arithmomanie　324
arousal　223
arousal disorder　172
arousal reaction　223
arriération mentale　386
arsenic poisoning　194
Artikulationsstörung　128
ascèse　318
ascetism　318
asémie　126,130
Asher syndrome　99
as if experience　81
as if personality　81
asiles　2
Askese　318
asomatognosie　283
Asperger syndrome　46,211
aspontaneity　322

assimilation　86, 200
associated movement　330
association　329
association psychology　329
associative activation　329
Assoziation　329
Assoziationslockerung　332
astasia　113, 154
astasie　154
astasie-abasie　154
astatic seizure　151, 187
astereognosia　285
astéréognosie pure　285
asterixis　104
asthenia　184
asthenic delusion　362
asthénie　184
Asthenische　93
asthenischer Wahn　362
astraphobia　346
asylum　2
asymbolia　281
asymbolia for pain　257
asymbolie tactile　285
asyndesis　333
ataraxia　306
ataraxic property　306
Ataraxie　306
ataraxie　306
ataraxie digestive　306
atavism　56
ataxic gait　154
athétose　105
Athetose　104
athetosis　104
athletic　75
athletisch　75
athumia　295
athymhormie　313
athymia　295
Athymie　295
athymie　295
ätiologisches Zwischenglied　178
atonic seizure　151, 187
atopognosia　283
attention　220
attention à la vie　115
attention-deficit and disruptive behavior disorders　211
attention deficit disorder　149
attention-deficit hyperactivity disorder　149
attention-deficit/hyperactivity disorder　149, 221
attenuated positive symptoms　31
attitude　109

attitude antithétique　121
attitude cataleptiforme　117
attitude passionnelle　291
attitudes schizophréniques　115
attonischer Wahnsinn　152
Attonität　118, 152
atypical absence　226
atypical affective disorders　41
atypical depression　41, 301
atypical features　41, 302
atypical psychosis　41
atypical somatoform disorder　345
atypische Psychose　22, 40
audible thoughts　266
auditio colorata　254
audition of thought　266
auditory agnosia　284
auditory all(o)esthesia　285
auditory extinction　285
auditory hallucination　266, 274
auditory inattention　285
auditory neglect　285
auditory perseveration　133
auditory seizure　191
auditory sound agnosia　284
Aufmerksamkeit　220
aufnehmendes Denken　334
Aufwach-epilepsie　169
aura　187
aura continua　187
aura intellectuel　187, 191
Ausdruck　123
ausere Erlebnisreaktion　86
Auserwähltheitswahn　363
Ausgang　59
Ausgrenzung　206
Auslegung　329
Ausnahmen　120
Ausnahmezustand　232
autism　209
autisme　209
autisme infantile précoce　45
autisme pauvre　210
autisme riche　210
autism spectrum disorder　210
Autismus　209
autistic disorder　46
autistische Psychopathen　46
autistisches Denken　334
automatisme mental　274
Autopsyche　244
autobiographic memory　374
autochthone Degenerationspsychose　70
autochthone Idee　339

autochthones Denken　339
autochthonlabile Konstitution　70
autochthonous delusion　339, 351
autocritique　403
Autodysosmophobie　345
Autoecholalie　130
autoerotism　240, 292
autogenes Training　320
automatic obedience　116
automatic thought　246, 338
automatic writing　145, 245
automatische Angst　306
automatism　245
automatisme　245, 274
automatisme ambulatoire　211, 245
automatisme comitial　245
automatisme mental　25, 55, 246
automatisme psychologique　185, 245, 315
automatisme verbal　245
Automatismus　245
auto-mutilation　175
automysophobia　347
autonomic seizure　320
Autonomie　319
autonomy　319
autophilie　240
auto-psychische Depersonalisation　244
autopsychische Orientierung　222
Autopsychose　22
autoreprésentation aperceptive　274
autoscopie　277
autoscopie interne　278
autoscopy　246, 277
Autoskopie　277
autososie　263
autosuggestion　321
autotopagnosia　284
averted schizophrenia　75
avoiding reaction　156
awakenings　67
awareness　223
axial amnesia　381
axial dementia　392
axiodrama　204

B

bacillophobia　347
Bálint syndrome　284
ballism　106

ballisme 106
Ballismus 106
barbiturates 199
barrage 152
barrage de la pensée 334
barylalia 129
basar 177
basic anxiety 304
basic symptom 3
basic trust 50
basophobia 155
battered child syndrome 43, 207
battered parents syndrome 207
battered wives syndrome 207
bayonet finger 105
BDNF 70
Beachtungswahn 357
Bedeutungsbewußtsein 352
Bedeutungswahn 352
Bedürfnis 317
Beeinflußbarkeit 324
Beeinflussungserlebnis 249
Beeinflussungsgefühl 286
Beeinflussungswahn 364
Beeinträchtigungswahn 358
Befehlsautomatie 116, 246, 324
Befehlsnegativismus 116
bégaiement 134
Begegnungsunfähigkeit 115
Begehrungsneurose 101
Begierde 317
beginnende Schizophrenie 57
begleitende Bemerkungen 267
Begleitpsychose 178
Begleitstimme 267
Begnadigungswahn 364
Begriff 327
Begriffstaubheit 328
Begriffszentrum 328
Begriffszerfall 332
Beharrungsneigung 337
behavio(u)r 109, 147
behavioral and psychological symptoms of dementia 150
behavioral science 147
behavioral sensitization 63
behaviorism 147
behavior therapy 147
Beichteskrupel 337
being need 317
Bekanntheitsgefühl 262
Bekehrung 353
Bekehrungswahn 353
Belagerungsdelir 228

Belastung 202
Belastungssyndrom 203
belle indifférence 110
Bell's mania 294
bénéfice de la maladie 110
Benehmen 109
benign regression 55
benign senescent forgetfulness 377
Benommenheit 224
benumbness 224
benzodiazepine 199
Beobachtungswahn 269, 357
Berührungsassoziation 329
Berührungsfurcht 347
Berührungshalluzination 270
Beschäftigungsdelirium 228
Beschäftigungsdrang 150, 321
Beschäftigungszwang 153
Besessenheitswahn 364
Besetzung 316
Besitz 371
besoin 317
besonnener Dämmerzustand 231
Besonnenheit 331
Bestehlungswahn 357
Bestialität 166
bestialité 166
bestiality 166
beta coma 225
Betriebsamkeit 149
Bettbehandlung 16
Bettsucht 210
Bewältigung 148
Bewegungsdrang 150, 321
Bewegungssehen 283
Bewegungsstereotypie 117
Bewegungssturm 150
Bewegungsverarmung 151
Bewußtheit 218
Bewußtsein 218
Bewußtseinseinengung 227
Bewußtseinsfeld 218
Bewußtseinsinhalt 218
Bewußtseinslage 219
Bewußtseinspunkt 218
Bewußtseinsschwelle 236
Bewußtseinsspaltung 233, 239
Bewußtseinssteigerung 227
Bewußtseinsstörung 220
Bewußtseinstrübung 223
Bewußtseinsveränderung 227
Bezauberung 294
Beziehungsneurose 343
Beziehungs und Bekanntheitspsy-

chose 245
Beziehungswahn 358
bibliok(c)leptomania 212
bibliomania 212
bibliophilia 212
Bilanzselbstmord 174
Bildagglutination 338
Bildstreifendenken 338
binge eating 159
binge eating disorder 160
Binswanger disease 396
biographische Medizin 49
bionome Psychotherapie 319
Bionomie 319
biotypology 73
bipolar I 297
bipolar II disorder 41, 297
bipolar affective disorder 297
bipolar depression 297
bipolare Depression 297
bipolar spectrum 297
bisexuality 166
bitemporal amnesia 376, 381
bizarreness 95
Bizarrerie 95
bizarrerie 95
blaptophobia 346, 360
Blaptophobie 346
Bleiencephalopathie 194
blepharospasm 105
blind sight 282
Blitz-Nick-Salaam Krampf 387
blocking 152
blocking of thought 334
Blödsinn 10, 118, 399
blunted affect 312
body 176
body dysmorphic disorder 345
body image 78, 159
body language 181
body modification 175
body schema 78
bolisme 159
booster effect 63
borderline case 212
borderline child 213
borderline personality disorder 213
borderline personality organization 213
borderline schizophrenia 213
borderline syndrome in childhood 213
bouderie morbide 116
bouffée délirante 9, 40, 62, 69, 226, 228, 354

bouffée délirante réactionnelle 355
boulimie 159
bovarysme 331
bovine spongiform encephalopathy (BSE) 396
Boxerdemenz 186
Boxerkrankheit 186
BPSD 150
bradycinesia 151
bradyesthesia 256
bradykinesia 151
bradylalia 129
bradylexia 145
Bradylogie 129
bradyphagia 157
bradyphasia 129
bradyphémie 129
bradyphrenia 322
bradyphrénie 11, 323
Bradyphrenie 322
bradypsychia 323
Bradypsychie 323
bradypsychie 76, 323
brain death 54
brain-derived neurotrophic factor 70
brainstem auditory hallucinosis 281
brain stem syndrome 191
Brandstiftungstrieb 211
breath-holding spell 309
Briquet syndrome 113
Broca aphasia 139
Bronzekatatonie 119
Brugada syndrome 173
bruximanie *107*
bruxisme 107
bruxomanie *107*
brycomanie *107*
BSE 396
buccofacial apraxia 156
buffoonery syndrome 308
bulimia 159, 323
bulimia nervosa 160
Bulimie 159
bulimy 159
burning mouth syndrome 258
burn-out 66, 203, 300
busiliness 149

C

ça 238
cacosmia 345
cacostomia 345
cafard 203

callosal apraxia 156
camptocormie 103
Canavan disease 388
cancerophobia 347
cannabis dependence 198
cannabism 198
cannibalism 212
caractère 79
caractère prémorbide 80
carbon disulfide (CS2) poisoning 193
carbon monoxide poisoning 193
carcinophobia 347
cardiac neurosis 180
cardiac syncope 226
Cardiazolschockbehandlung 30
carphologie 150
carphology 150
casque neurasthénique 258
castration anxiety 51
castration complex 236
catalepto-catatonie 117
catalepsie 117
catalepsie hystérique 117
catalepsy 117
cataphasia *140*
cataplexy 170, 187, 290
catathymie 288
catatonia 118
catatonic disorder 119
catatonic excitement 150
catatonic features 119
catatonie 118
catatonisme 118
categorical attitude 120
catharsis 237
cathexis 316
cat's cry syndrome 387
causalgia 258
cénesthopathie 271
ceneshesia 254
cénesthésie 180, 254
cénesthésie sociale 255
cénesthésiopathie 271
censorship 235
central aphasia 142
central motor aphasia 139
central pain 259
central pontine myelinolysis 161
central sensory aphasia 141
cerebral dominance 189
cerebralization 189
cerebral lateralization 189
Cerebrasthenie 184
cerebropathia psychica toxaemica

376
cerebrotonia 77
(cerebro-)vascular dementia 393
(cerebro-)vascular depression 303
(cerebro-)vascular mania 303
champ de la conscience 218
character 79
character analysis 80
character armor 80
character defense 80, 237
character neurosis 83
characterology 79
character resistance 80
character spectrum disorder 82
Charakter 79
Charakter Analyse 80
Charakterneurose 83
Charakteropathie 93
Charakterstrukturtheorie 80
Charakterveränderung 83
charge 202
Charles Bonnet syndrome 269
charley horse 172
checking compulsion 153
child abuse 100, 194, 207
childhood aphasia 143
childhood autism 46
childhood disintegrative disorder 45
childhood schizophrenia 45
child psychiatry 49
chloropsia 259
chocolatomanie 162
Chorea 104
chorea 104, 122
chorea-acanthocytosis 104
chorée 104
choreic movement 104
choreoathetosis 105
chrematophobia 347
chromosome aberration 386
chronic 57
chronic alcoholism 196
chronic depression 64
chronic factitious illness 99
chronic fatiguesyndrome 184
chronic low-grade depression 65
chronic mania 294
chronic minor depression 65
chronic pain 257
chronic primary major depression 64
chronic secondary depression

65
chronic suicide 175
chronische taktile Halluzinose 271
chronobiology 59
chronological age 384
chronos 264
cibophobia 344
cicatrice 97
circadian rhythm sleep disorder 171
circonstancié 332
circumduction 155
circumlocution 142
circumstantial 332
CISS 148
cisvestism 166
clastomanie 211,323
claudication 155
claustphobia 209
claustphobie 209
claustrophilia 209
claustrophilie 209
claustrophobia 346
clavus 113
cleptmania 211
cleptophobia 346
Clérambault-Kandinsky-Komplex 368
Clérambault syndrome 368
climacteric melancholia 45
clinical pathways 205
clinomania 210
clinophilia 210
clinophilie 210
clinophobie 210
clinothérapie 16,210
clivage de la conscience 233
clonic perseveration 132
clopemania 211
closing-in phenomenon 157
clouding of consciousness 223
clownism 308
cluttering 129
coasting 210
cocain bugs 270
cocain dependence 198
cocainism 198
co-consciousness 235
co-dependency 321
coenästhetische Schizophrenie 272
coenothymie 255
coesthesia 254
coeur 291
cognition 385
cognitive disorders 185,385
cognitive psychology 385

cognitive style 385
cognitive therapy 385
coiffure 95
coinonia 292
CO intoxication 193
collectionism 212
collection mania 212
collectionnisme 212
collectionnomanie 212
collective psychosis 208
collective suicide 174
collective unconscious 236
color agnosia 282
color anomia 282
color aphasia 283
color-hearing 254
coma 224
coma agrypnode 225
coma carus 225
coma dépassé 225
coma léger 225
coma profond 225
coma prolongé 225
coma type 225
coma vigil 135,225
command automatism 116
command hallucination 267
commentary voices 267
commotio cerebri 185
communication disorder 128
community psychiatry 200
co-morbidity 67
compagnon imaginaire 268
comparative psychiatry 200
completion illusion 261
completion phenomenon 131
complex 236
complex hallucination 266
complex regional pain syndrome 259
complexte 236
compliance 122
comportement 109
comportement d'utilisation 153
compromise formation 235
compulsion 340
compulsive act 153
compulsive buying 211
compulsive eating 159
compulsive exercise 195
compulsive manipulation of tools 153
compulsive thought 336
compulsive water drinking 161
conation 314
concept 327

concept formation 327
concordance 122
concussion 185
concussion amnesia 378
conduct disorder 149,206,211
conduction aphasia 142
conduite 147
conduite du récit 375
confabulation 137,382
conflict 318
conflit 318
conformational disease 391
conform delusion 209
conforming behavior 205
confusion 228
confusional arousals 172,229
confusional awakenings 229
confusional state 229
confusion mentale 229
confusion mentale primitive 229,389
congenital aphasia 143
congrade amnesia 379
connaissance 385
conscience 218,219
conscience morbide 219
consciousness 218
constitution 68
constitutional psychopathic state 91
constitution cyclothymique 71,73
constitution émotive 71
constitution morbide 71
constitution mythomaniaque 71
constitution paranoïaque 71
constitution paranoien 367
constitution perverse 71
constitution schizoïde 360
constructional agraphia 144
constructional apraxia 157
consultation-liaison psychiatry 183
contact 115
contact high 209
contact vital avec la réalité 115
continuous amnesia 380
contorol of thinking 339
contractual capacity 148
contre-investissement 316
contre-transfer 111
contusio cerebri 186
convergent thinking 330
conversion 181,237,353
conversion hysteria 112
coping 148

coping behavior 148
Coping Inventory for Stressful
 Situations 148
coping skills 148
coprolagnia 163
coprolagnie 163
coprolalia 136, 163
coprolalie 136
copromanie 163
coprophagia 163
coprophagie 163
coprophemia 136
coprophilia 163
copropraxia 136
cor inquietum 306
corporeal awareness 78
corps 176
corpus 176
corpus callosum syndrome 192
cortical amnesia 381
cortical blindness 282
cortical deafness 284
cortical dementia 389
corticalization 389
corticobasal degeneration 395
corticodentonigral degeneration with neuronal achromasia 395
counter-cathexis 316
counterphobia 341
counter-transference 111
course 58
crampe des écrivains 106
craniologie 123
craniology 123
crash 198
craving 194
creative regression 55
Creutzfeldt-Jakob disease 396
criminal responsibility 205
crise clastique *323*
critical pathways 205
critical period 57
crocidism 150
crossed aphasia 143
cryptomnesia 374
cryptomnésie 374
crystal vision 235
cultural conflict 215
cultural psychiatry 200
culture-bound syndrome 214
cybernetics 33
cyclic 58
cycloid 74
cycloïdie 74
cyclothymia 73, 74, 300

cyclothymic disorder 70, 74, 300
cyclothymic personality 74
cyclothymie 74, 293
cynanthropia 365
cynanthropie 365
cynophobie 346
cynorexie 159, 365
cypridopathy 165
cypridophobia 165

D

Da Costa syndrome 180
daily fluctuation 296
Dämmerzustand 231
Daseinsanalyse 28
Daseinsbewußtsein 242
Daseinserlebnis 242
Daseinsordnung 205
das Unheimliche 310
DAT 390
Dauerschlaf 169
day care 214
day dream 318
daytime terrors 172
death feigning 152
débiles 9
decay of personality 88
decerebrate posture 102
Deckerinnerung 374
declarative knowledge 373
declarative memory 373
deconnection syndrome 192
decorticate posture 102
dédoublement 246
dédoublement onirique 247
deep coma 225
deep emotion 287
defect 65
defective route finding 284
defect schizophrenia 65
Defekt 65
Defektheilung 65
Defektpsychose 66
Defektschizophrenie 65
Defektzustand 65
defense hysteria 114
defense mechanism 237
déficit 65
deformation of visual coordinates 283
degenaracy 69
degeneration 69
Degenerationspsychose 69
Degenerationszeichen 69
degenerative Stigmata 69
dégénéré 8, 69

dégénérescence 8, 69
dégénéré supérieur 70
deinstitutionalization 204
déjà entendu 262
déjà éprouvé 262
déjà pensée 262
déjà raconté 262
déjà vécu 262, 382
déjà voulu 262
déjà vu 262, 382
Dekompensationsneurose 181
delayed echolalia 131
delayed sleep phase syndrome 171
deliberate self-harm syndrome 175
delicate self-cutting syndrome 97
deliquente nato 56, 90
Delir 227
delirant-amentielles Syndrom 227
délire 5, 350, 366
délire à éclipse 355
délire à forme raisonnante 367
délire aigu 9, 229, 294
délire asthénique 362
délire chronique 364
délire chronique à évolution systématique et progressive 9, 62
délire collectif 208
délire convergent 353
délire de culpabilité 359
délire de filiation 363
délire de grâce 364
délire de grandeur 363
délire de jalousie 357
délire d'emblée 62, 69
délire de negation 359
délire d'énormité 360, 363
délire de parasitose 271
délire de persécution 8, 357, 359
délire de persécution à forme raisonnante 386
délire de possession 364
délire de préjudice 358
délire de protection 268
délire de relation 358
délire de relation des sensitifs 361
délire de revendication 367
délire de ruine 359
délire de vol 357
délire des condamnés 364
délire des processifs 9
délire d'imagination 331, 363,

370
délire d'indignité 359
délire d'influence 364
délire d'innocence 364
délire d'interprétation 329, 367
délire d'interprétation hyposthénique 184
délire du toucher 347
délire égocentrique 353
délire émotif 340
délire hypocondriaque 158, 359
délire métabolique 352
délire onirique 230
délire palingnostique 263
délire paraphronique 234
délire polymorphe 40, 354
délire polymorphe des dégénérés 62, 69
délire triste 43
délires chroniques 23, 267
délires d'emblées 9
délires névrosiques 9
délires systématisés des dégénérés 9
deliriose Manie 294
Delirium 227
delirium 227
delirium metabolicum 365
delirium mussitans 135
delirium tremens 228
delusion 350
delusional atmosphere 351
delusional disorder 356
delusional hyper-identification 264
delusional hypo-identification 264
delusional idea 350
delusional memory 353
delusional misidentification syndrome 264
delusional mood 351
delusional parasitosis 271
delusional perception 352
delusional system 354
delusion of amnesty 364
delusion of being avoided 361
delusion of being influenced 364
delusion of belittlement 359
delusion of control 364
delusion of elitism 363
delusion of gestation 42
delusion of guilt 359
delusion of having talked to oneself in front of others 137

delusion of infestation 271
delusion of infidelity 357
delusion of injury 358
delusion of invention 363
delusion of jealousy 357
delusion of negation 359
delusion of observation 357
delusion of persecution 357
delusion of possession 364
delusion of poverty 359
delusion of pregnancy 42
delusion of reference 358
delusion of revelation 363
delusion of robbery 357
delusion of talking in sleep 137
delusion of unworthiness 359
demande 317
démarche (marche) à petit pas 155
démarche (marche) en fauchant 155
demedicalization 29
démence 5, 387, 389
démence aiguë 229, 389
démence antérograde 400
démence incohérente 333, 399
démence pragmatique 399
démence vesanique 399
dementia 389
Dementia acuta 14
dementia infantilis 45
dementia of Alzheimer type (DAT) 390
dementia of frontal lobe type 392
Dementia paralytica 14, 15
dementia paralytica 398
dementia paranoides 356
dementia praecocissima 45
Dementia praecox 13
dementia pugilistica 186
dementia simplex 402
dementia sine dementia 391
dementia tardiva 47
dementia with Lewy bodies (DLB) 394
Demenz 389
demi-vision hallucinatoire 279
démonolâtrie 132, 365
demonomania 364
démonomanie 364
démonopathie 365
denial 237
denial of illness 110
Denken 327
Denker 79
Denkfaulheit 121
Denkhemmung 331

Denksperrung 334
De Novo psychosis 190
dependence 194, 321
dependent personality disorder 321
Depersonalisation 243
depersonalization 85, 243
depersonalization disorder 244
depersonalization neurosis 244
dépersonnalisation 243
dépossession 249
Depression 296
depression 296
dépression 296
dépression bipolaire 297
dépression endogène 296
dépression masquée 181
depression mentale 185
depression spectrum disease 297
dépression unipolaire 297
Depressive 91
depressive equivalents 44, 188
depressive mood 295
depressive neurosis 300
depressive position 50, 304
depressiver Autismus 210
depressiver Stupor 151
depressiver Zustand 296
depressive state 296
Derealisation 223, 244
Dereismus 110
dereistisch 209
dereistisches Denken 334
dermatitits artefacta 100
dermatophobie 347
Dermatozoenwahn 271
désagrégation de la personnalité 232
desagregation psychioque 232
désanimation 244
descent delusion 363
descriptive dualism 177
déséquilibré 70
déséquilibre psychique 70
déséquilibrés 9
desinhibition 318
désintérèt affectif 222
désir 317
desire 317
désorganisation attentionnelle 141
desorientation 222
Desorientiertheit 222
destrudo 316
desultoriness 332

détachement 110, 222
deterioration 65
détérioration 65
determinierende Tendenz 319, 331
determinism 319
deutéroscopie 277
Deuteroskopie 277
Deutung 19, 329
development 86
developmental age 384
developmental aphasia 143
developmental dyslexia 146
developmental language disorder 128
developmental quotient (DQ) 384
developmental speech disorder 143
deviant 206
deviant behavior 205
dévidage muet des souvenirs 378
diagnosis 3
diagnostic 3
diagonistic apraxia (dyspraxia) 156
Dialogslalie 138
dialysis dementia 183
dialysis encephalopathy 182
diaphänomenaler Bereich 236
diaphänomenales Relevanzsystem 179
diaschisis 192
diastrephia 13
diathèse 68
Diathese 68
diathesis 68
diathetische Proportion 68, 74
dichotomous thinking 334
diencephalic amenesia 381
diencephalic syndrome 192
Diencephalose 170, 192
dietary chaos syndrome 160
Dieu sensible au coeur 291
diffuse axonal injury 186
diffuse Epilepsie 169
diffuse Lewy body disease (DLBD) 394
diffuse neurofibrillary tangles with calcification 392
dikemanie 368
dikephobie 368
Dinamik 316
Dingvorstellung 253
dionysisch 79
dippoldism 207
dipsomania 160, 323

dipsomanie 160
directed attention 221
direct priming 374
disconnection syndrome 192
disconnexion syndrome 192
discontinuation 195
discontinuation syndrome 315
discordance 401
discursive 332
disintegrate 79
disjection 247
Disjektion 247
Dismorfofobia 344
disorders of sexual preference 167
disorientation 222
Disposition 68
disposition 68
disruptive behavior disorder 149, 206
Dissimulation 112
dissimulation 112
dissocial (dyssocial) personality disorder 206
dissociated awakening 169
dissociation 232, 239
dissociative amnesia 233, 380
dissociative disorder 233
dissociative fugue 233
dissociative hysteria 112
dissociative identity disorder 89, 233, 247
dissonance 401
Dissoziation 232
distractibility 109, 221
distrust 358
disturbance of audio-spatial perception 285
disturbance of consciousness 220
disturbance of memorization 375
disturbance of visual-spatial perception 283
disturbing elements 40
diurnal enuresis 163
diurnal mood swing 296
diurnal variation 296
divergent thinking 330
DLB 394
DLBD 394
Dolittle phenomenon 365
domestic violence 207
dominierende Vorstellung 335
Doppelbewußtsein 223
Doppeldenken 266
Doppelgänger 246, 263, 277
Doppel-Ich 246

Doppelpsychose 209
Doppelsehen 277
Doppelselbstmord 174
doppelte Buchführung 222
doppelte Persönlichkeit 88, 247
doppeltes Bewußtsein 88, 247
Doppelwahrnehmung 262
doromania 211
double athetosis 105
double bind 206, 310
double depression 65
double insanity 208
double orientation 222
double personality 88
double suicide 174
double voix 267
douleur morale 10, 295
Down syndrom 386
DQ 384
Drang 150, 321
Dranghandlung 150
dream recall 173
dreamy state 231
dressing 95
dressing apraxia 157
drive 150, 314
drive regression 55
dromomania 211
dromophobia 211
drop attack 151, 187
drowsiness 224
Druckvision 268
drug 193
drug abuse 194
drug dependence 194
DSM-Ⅰ 31
DSM-Ⅱ 31
DSM-Ⅲ 31, 41
DSM-Ⅲ-R 32, 41
DSM-Ⅳ 32, 41
DSM-Ⅳ-TR 4, 32
D-trisomy 386
dualism 6
duration of untreated psychosis 57
Durchgangssyndrom 178
Dyagnose 3
dyesthesia 256
dying patient 55
dynamic aphasia 141
dynamic apraxia 156
dynamic psychiatry 19
dynamische Entleerung 66, 317, 326
dynamische Expansion 317
dynamische Grundkonstellation 316

欧文索引 | 449

dynamische Reduktion 316
dynamische Unstetigkeit 317
dynamisme vital 313
dysarthria 128
Dysarthrie 128
dysarthrie 128, 134
dysbasia 154
dysboulie 325
dysbulia 325
Dysbulie 325
dyscalculia 146
dysdacnic syndrome 279
dysdipsia 161
dysergasia 325
dysesthesia 256
dysgraphia 144
dyskinesia 104, 122, 129
dyskinésie 104
Dyskinesie 104
dyskinésie tardive 104
dyslalie 129, 132, 134
dyslexia 145
Dyslexie 145
dyslexie 145
dyslogie 132
dyslogie graphique 132, 144
dysmegalopsia 259
dysmimia 126
Dysmimie 126
dysmimie 126
dysmnesia 129, 378
dysmnésie 378
Dysmnesie 378
dysmorphie 344
dysmorphophobia 344
dysmorphophobie 344
dysmorphopsia 259
dysnoia 230
dysnystaxis 168
dysorexia 157
dysosmia 270
dysosmie 270
dysosmophobia 345
dyspareunia 258
dyspareunie 258
dysphagia 157
dysphasia 139
Dysphasie 139
dysphasie 132, 134, 139
dysphémie 129
dysphonie 134
dysphoria 308
dysphoric disorders 308
Dysphorie 308
dysphorie 308
dysphorie de genre 308
Dysphrasie *129*
dysphrasia 139

Dysphrasie 140
dysphrasie 140
dysphrenia 12
Dysphrenie 11
dysplastisch 76
dysprosody 134
dyssomnia 168
dysthymia 13, 73, 307
dysthymic disorder 307
Dysthymie 307
dysthymie 307
dystonia 105, 122
dystonia musculorum deformans 105
dystonic posture 105
Dystonie 105
dystonie 105

E

early adolescence 52
early infantile autism 45, 210
early intervention 57
early morning waking 168
early psychosis 57
early schizophrenia 57
eating disorder 160
EBM 31
écart organo-clinique 34
ecbiose 383
écho de la lecture 117, 267
écho de la pensée 117, 132, 266
Echo-Effekt 62
echography 145
échokinésie 131
echolalia 116, 131
écholalie 116, 131
Echolalie 131
échomatisme 131
echomimia 116, 127
Echomimie 131
echomnesia 116, 378
echonic memory 371
echopraxia 116, 127
Echopraxie 131
echo symptom 116, 324
echothymia 116, 287, 340
Echothymie 287
echte Halluzination 273
echter Wahn 350
echte Schizophrenie 115
éclipse cérébrale 226
éclipse mentale 226
ecmnesia 383
ecmnésie 383
école orthophrénique 47
ecology 200

économie animale *233*
écrit de la pensée 269
ecstasy 124, 294
ectomorphy 77
educatory sadism 208
efferent motor aphasia 139
effort syndrome 181
Ego 85, 238
ego 238
ego alien 83, 239
ego autonomy 239
ego boundaries lost syndrome 248
ego cathexis 248, 316
egocentric predicament 241
ego-centrism 240
ego-dystonic 239
ego ideal 52, 238
ego identity 52, 204, 248
egoism 240
Egopathie 21, 241
ego psychology 26, 239
ego regression 55
egorrh(o)ea symptoms 249
ego syntonic 83, 239
eidetic imagery 253
Eidetik 253
eidetische Anlage 253
éidolie hallucinosique 280
Eifersuchtswahn 357
Eigengeruchs-Paranoia 345
eight months anxiety 50, 304
Einbildung 330
Einbildungskraft 330
einfacher Rausch 196
einfache Schizophrenie 402
Einfachheit 246
Einfall 329
Einfallsarmut 332
Einfühlen 287
einfühlendes Verstehen 287
Einfühlung 24, 287
Eingebung 294, 339
Einheitspsychose 10
Einschlafdenken 169, 333
Einschlaferlebnis 169
Einstellung 120
Ekmnesie 383
Eknoia 322
eknoische Zustände 322
elaborate mental state 231
élan vital 316
elective mutism 135
Electra complex 51, 236
electroconvulsive therapy 30
electronarcossis 169
elektiver Mutismus 135
Elektrokonvulsionsbehandlung

30
elementare Halluzination　265
elementary hallucination　265
Embryonalstellung　102
Emotion　287
emotion　287
émotion　287
emotional availability　289
emotional incontinence　125, 309
emotional lability　309
emotional language　140
emotionally unstable personality disorder　213
emotional withdrawal　195
Emotionslähmung　289
Emotionsschock　289
Emotionsstupidität　290
Emotionsstupor　151, 289
empathetic failure　288
empathetic understanding　287
empathie　287
empathy　287
Empfindsamkeit　291
Empfindung　251
empirische Erbprognose　64
empirischer Dualismus　177
emprosthotonus　102
empty　244
empty nest syndrome　43
encapsulated delusion　355
encephalopathia　185
encoprésie　163
encopresis　163
Endgestalt　252
endogene Depression　296
endogene juvenil-asthenische Versagenssyndrome　272
endogene Verblödungen　15, 399
endogenic　179
Endogenität　179
endogenous depression　296
Endokinese　82
endokrines Psychosyndrom　183
endomorphe Psychose　77
endomorphy　77
Endon　82, 179
endophasy　128
endoreaktive Dysthymie　307
Endstadien　67
Endzustand　66
enechetische Konstitution　76
engourdissement affectif　312
engram　372
Engramm　372

engramme　372
enkyster　355
enlightenment　353
énonciation des actes　267
Entfremdungsgefühl　244
Entartung　69
Entartungszeichen　69
entéléchie　316
Entelechie　316
entelechy　316
entendement　385
Enterozoenwahn　271
Entfremdung　261
Entfremdung der Wahrnehmungswelt　243
Entfremdungsdepression　245
Entfremdungsgefühl　311
Entfremdungspsychose　245
Enthemmung　84, 318
Enthullung des Charakters　84
Entkernung der Persönlichkeit　88
Entlastungsdepression　301
Entmenschlichung　55
Entwicklung　86
Entwicklungspsychose　86
Entwöhnung　195
Entwurzelungsdepression　301
Entziehung　195
Entziehungskur　195
énurésie　163
enuresis　163
environmental dependency syndrome　250
eonism　166
epicritic sensation　254
epigastric aura　187
epigenetic theory　49
épilepsie　186
Epilepsie　186
epilepsy　186
epileptic seizure　186
epileptische Anfall　186
Epileptoid　75
epi-pathography　145
epiphenomenalism　176
Episode　59
episode　59
episodic　59
episodic memory　373
episodische Katatonie　60, 119
episodische Psychose　60
episodischer Dämmerzustand　60, 232
episodischer Stupor　60, 119
episodisches Pubertätsoneiroid　60

epistemology　385
epithymia　317
equivalent　188
equivalent thymopathique　288
Erbanlage　68
erbliche Belastung　64
Erbprognose　64
erethismus mercurialis　194
éreut(h)ophobia　344
éreut(h)ophobie　344
ereuthose　344
éreutopathie　344
Erfindungswahn　363
ergothérapie　17
ergotherapy　17
Ergriffenheit　287
Erinnerungskrämpfe　372
Erinnerung　371
Erinnerungsbild　372
Erinnerungsfälschung　382
Erinnerungshalluzination　382
Erinnerungsillusion　382
Erinnerungsinsel　379
Erinnerungstäuschung　382
Erkenntnis　385
Erkenntnistheorie　385
Erklären　24
Erklärungswahn　354
erlebnisbedingter Persönlichkeitswandel　88
Erlebnisverarbeitung　86
Erleuchtung　353
Erleuchtungserlebnis　294
eromania　368
érostratisme　212
eroticism　292
Erotik　292
érotique　292
erotism　292
érotisme　292
Erotismus　292
erotomania　164, 363
érotomanie　164, 292, 294, 363, 368
érotomanie pure　92
Erregbare　90
erregte Depression　299
erregt-gehemmte Verwirrtheitspsychose　230
Erregung　149
Erschöpfungsdepression　301
Erschöpfungsneurose　183
erstarrende Rückbildungsdepression　45
Erwartungsangst　304, 343, 351
Erwartungswahn　362

erythromania 344
erythromelalgia 258
erythrophobia 344
erythropsia 259
Es 238
eschrolalie 136
espace clair 265
essential tremor 103
état confusionnel 229
état crépusculaire 231
état délirant primordial 351
état dépressif 296
état de rêve 231
état-limite 212
état oniroïde 230
états dégénératifs 9
états délirants 9
état second 231
ethnopharmacology 215
ethnopsychiatry 200, 215
ethology 147
ethoplastisch 147
eupareunia 258
euphoria 307
Euphorie 307
euphorie 307
evidence-based medicine 31
évolution 58, 86
exacerbation 58, 62
exaltation 294
exaltation de la conscience 226
excitement 149
executive function 148, 189
exercise addiction 195
exercise dependence 195
exhibitionism 167
existentielle Depression 301
Existenzanalyse 27
Existenzbewußtsein 242
exogene Prädilektiontypen 178
exogene Psychose 178
exogene Reaktionstypen 16, 178
exogenic 178
exogenous 178
exogenous reaction types 178
expansive Konfabulose 241
expansive nihilism 360
expansiver Wahn 363
expectation anxiety 304
experiential hallucination 276
experimental psychosis 199
explanatory delusion 354
explicit memory 374
Explosible（Psychopathen）93, 309

explosiv 76
Explosivreaktion 87
expressed emotion 204, 289
expression 123
extension 327
extinction 222
extracampine hallucination 276
extrakampine Halluzination 276
extravagance 149
extrovert 79

F

fabrication 137
fabulation 137
Fabulieren 137
facial affect agnosia 282
facial apraxia 156
facial dystonia 105
facial expression 123
factitious anemia 100
factitious disorder 100, 111
factitious hypoglycemia 100
fainting 225
fakultatives Symptom 3
false perception 261
familiality 231, 262
familiäres Unbewußtes 208, 236
familiar tremor 103
Familienroman 208
family denial syndrome 208
family dynamics 51, 206
family psychatry 200
family suicide 174
family therapy 207
family violence 207
Fanatische 92
fantasme 330
fantasy 330
Farbenagnosie 282
fascination 294
fatal 58
fate neurosis 98
fausse reconnaissance 263
Faxenpsychose 309
Faxensyndrom 308
fear 303
fear of closeness 343
fear of emitting body odor 270, 345
fear of eye-to-eye confrontation 346
fear of fatness 159
febrile Katatonie 118

feeling 286
feeling of familiarity 262
feeling of insufficiency 296
feeling of omnipotence 223, 238
Fehlhaltung 121
Fehlleistung 319
Fernweh *87*
Fertigkeiten 155
festinating gait 155
fetishism 166
fibromyalgia syndrome 258
fibromyalsia 258
Fieberbehandlung 17
Fiebertherapie 17
field of association 330
fight reaction 202
Figur 252
finger agnosia 284
fireman buff 212
first episode of psychosis 57
fixation 316, 371
fixation invariable 118
fixation point 316
fixed delusion 355
fixed idea 335
flapping tremor 104
flashbacks 63
flesh 177
flexibilitas cerea 117
flight into illness 110
flight of ideas 332
flight reaction 202
floccillation 150
Flucht in die Krankheit 110
focal dystonia 105
focal suicide 175
focal symptom 188
folie 4, 7, 12
folie à beaucoup 208
folie à deux 208
folie à double forme 61, 298
folie à éclipse 226
folie à trois 208
folie alternante 61, 247
folie circulaire 7, 61, 73, 298
folie communiquée 208
folie des antivivisectioniste 166
folie du doute 9, 336
folie du toucher 347
folie gémellaire 208
folie héréditaire 89
folie hystérique 114
folie imposée 208
folie lucide 161, 340
folie morale 13, 90
folie raisonnante 367, 386

folies discordantes 401
folie simultanée 208
folies intermittentes 9
fonction du réel 115, 185, 223, 315
food pica 162
food refusal 158
forced crying 125
forced laughing 125
forced laughter 125
forced thinking 338
forced weeping 125
force psychologique 185, 315
forensic psychiatry 200
forgetfulness 394
forgetting curve 372
formed hallucination 266
fou rire prodromique 125
Fragesucht 336
Fragmentation 355
fraktionierte Aktivhypnose 234
freak out 198
free association 329
freedom of will 319
free-floating anxiety 305
(free) recall 371
freezing of gait 155
freier Einfall 329
Freiheitspsychose 204
freisteigendes Denken 338
Fremdneurose 83
Fremdwertgefühl 286
Freundlichkeit 114
friendliness 114
frigidity 165
frontal lobe degeneration of non-Alzheimer type 392
frontal lobe syndrome 189
frontotemporal dementia 392
frontotemporal lobar degeneration 392
frotteurism 167
frozen gait 155
frühe Kindheitserinnerungen 374
frühkindlicher Autismus 45
frühkindliches exogenes Psychosyndrom 150
frustration 152, 317
frustration tolerance 317
frustrene Erregung 317
fugue 211
fuite des idées 332
functional 179
functional autonomy 320
functional hallucination 276
functional psychosis 179

funeral mania 301
funktionelle Halluzination 276
Funktionsanalyse 321
Funktionspsychose 179
Funktionswandel 186

G

gain from illness 110
gait 109
gait disturbance 154
galeati 258
Galgenhumor 127, 308
gaménomanie 344
gamophobie 344
gang age *51*
Gangapraxie 155
Gangweise 109
Ganserscher Dämmerzustand 232
Ganserscher Symptomenkomplex 232
Ganser syndrome 232
gastrointestinal neurosis 180
gâtisme 163
Gedächtnis 371
Gedächtnishalluzination 382
Gedächtnisschwäche 378
Gedächtnisstörung 375
Gedanke 327
gedankenarme Manie 299
Gedankenarmut 332
Gedankenausbreitung 339
Gedankenbeeinflussung 249, 339
Gedankendrängen 338
Gedankenecho 266
Gedankeneingebung 339
Gedankenentzug 334, 339
Gedankenhören 266
Gedankenlautwerden 266
Gedankenmachen 339
Gedankenschriftwerden 269
Gedankensichtbarwerden 269
Gedankensprung 332
Gedankenübertragung 340
Gedankenverstandenwerden 339
gedankliche Bewußtheit 278
Gefühl 286
gefühlbetonter Komplex 236
Gefühl der Bewußtseinsstörung 220
Gefühl der Gefühllosigkeit 311
Gefühlsabstumpfung 312
Gefühlsansteckung 287
Gefühlsverödung 313
Gegenbesetzung 316

Gegenhalten 116, 189
Gegen-Sprechen 130
Gegenstandbewußtsein 242
Gegenübertragung 111
Gegenzwang 337
gehemmte Manie 299
Gehobenheit 294
Gehörshalluzination 266
Geist 177
geistes Gefühl 286
geistige Behinderung 386
geistiges Unbewußtsein 236
gelastic seizure 125
Gelegenheitsverbrecher 291
Gélineau syndrome 170
gelolepsy 125
Geltungsbedürfnis 93
Geltungsbedürftige 92, 113
Geltungszwang 337
gemachte Handlung 152
gemachtes Denken 249, 339
gemachtes Erlebnis 249
gemachtes Phänomen 249
gemischter Defekt 66
Gemüt 291
Gemütlose (Psychopathen) 93, 291
Gemütskrankheit 291
Gemütsverödung 291
Gender *165*
gender identity 165
gender identity disorder 165
genealogy 64
gene-environment correlation 201
gene-environment interaction 201
general adaptation syndrome 153, 202
generalized amnesia 380
generalized anxiety 305
generalized seizure 187
general paralysis 398
general paresis 398
general system theory 319
Generationspsychose 42
genetisches Verstehen 24
genital phase 52
genotype 68
genuine 179
genuine epilepsy 179
géométrisme morbide 401
geophagia 162
Geräuschsinntaubheit 285
Geräuschtaubheit 285
gereizte Manie 309
geriatric psychiatry 49
gerontophilia 166

gérontophilie 166
Gerstmann-Straussler-Scheinker disease 396
Gerstmann syndrome 284
Geruchshalluzination 270, 345
Geschlechtskalte 165
Geschmackshalluzination 270
Gesichtsausdruck 123
Gesichtshalluzination 268
Gesichtsschneiden 126
Gestalt 252
Gestaltanalyse 252
Gestaltkreis 253
Gestaltpsychologie 252
Gestaltqualität 252
gestalt therapy 252
Gestaltwandel 252
Gestaltzerfall 252
gestational psychosis 42
geste 123
geste clastique 323
Gestik 109, 123
gestimmter Raum 265
gestural automatisme 245
gesture 109, 123
getrübtes Bewußtsein 224
Gewissen 219
Gewöhnung 194
Giftangst 193
Gleichgültigkeit 110, 222
gliedkinetische Apraxie 155
glischroïdie 76
globus hystericus 113
globus melancholicus 109
glossalgia 258
glossodynia 258
glossolalia 138
glossolalie 138
glossomania 138
glue 199
glue sniffing 199
glyschroïdie 76
gnash 107
going my way behavior 121
graft schizophrenia 388
gramophon speech 133
grande hystérie 114
grande palilalie 130
grandiose delusion 363
grand mal 187
Graphospasmus 106
graphology 123, 145
graphomania 144
Graphomanie 144
graphomanie 144
graphophobia 106, 145
Graphophobie 145
graphophobie 145
graphorrhée 144
graphospasm 106, 145
graphospasme 106
grasping reaction 156
Grenzfall 212
Grenzsituation 303
grief therapy 296
grimace 105
Grimassieren 126
Größenwahn 363
Groupe de la Salpêtrière 22
Grübelsucht 336
Grund 252
Grundstimmung 290
Grundstörung 3
Grundsymptom 3
Grundzustand 299
Grußweise 109
gustatory hallucination 270
gyn(a)ephobia 343

H

Haarrupfsucht 96
Haartracht 95
habituation 194
haemorrhagia hysterionica 100
Haften 332
Haftpsychose 112
Haftstupor 151
hair-dressing 95
hair-pulling symbiosis 96
Halbschlaf 169
Halbschlafdenken 333
halfway house 214
hallucination 265
hallucination auditive 266
hallucination autoscopique 278
hallucination combinée 266
hallucination consciente 280
hallucination délirante 280
hallucination du compagnon 268
hallucination élémentaire 265
hallucination endoscopique 278
hallucination gustative 270
hallucination hémianopsique 279
hallucination noético-affective 280
hallucination obsédante 337
hallucination olfactive 270
hallucination panoramique 377
hallucination psychique 273
hallucination psychomotorice pure 275, 334
hallucination psychomotrice verbale 275, 322
hallucination psycho-sensorielle 273
hallucination spéculaire 277
hallucination tactile 270
hallucination unilaterale 276
hallucination verbale kinésthétique 271, 275
hallucination verbale motrice complète 275
hallucination verbale psychomotrice 138, 275, 322
hallucination visuelle 268
hallucinations of deep sensation 270
hallucinatory palinopsia 279
hallucinose 280
hallucinose pédonculaire 280
hallucinose protubérentielle 281
Halluzination 265
Halluzinose 280
Halten-wollen 357
Haltlose 90, 324
Haltung 102
Haltungsmanieren 102
Haltungsstereotypie 102, 117
Hammond disease 105
hand-finger apraxia 155
handicap 213
Handlung 147
Handlungsfähigkeit 148
haphalgésie 257
haptic hallucination 270
hardiness 70
Hartnup disease 387
hashishism 198
Hauptpsychose 70
héautoscopie 268, 277
héautoscopie négative 278
Heautoskopie 277
heavy snorers disease 171
hebephrenia 400
Hebephrenie 13, 383, 400
hebephrenie 400
hébéphrenie simple 400
hébéphréno-catatonie 118
Hebephrenokatatonie 118
heboidophrenia 400
heboïdophrenie 400
Heboidophrenie 90, 400
Hedonie 311
hedonism 311
heilige Leer 244

Heilung mit Defekt 65
Heimwehreaktion 86
Heimwehverbrechen 86
heliophobia 346
héliopode 155
Heller disease 45
Heller syndrome 45
hematophobie 346
hemiakathisia 107
hemiathetosis 105
hemiballism 106
hemifacial spasm 106
hemimimia 124
hemiplegic gait 154
Hemmung 151,322
Herdsymptom 188
hereditary predisposition 64
heredodegenerative Schizophrenie 70
Hermeneutik 329
herpes simplex encephalitis 393
Heteronom-Erlebnis 249
heteronome Symptome 217
heteronomy 319,339
heterosuggestion 321
hierarchy 34
high functioning autism 46
high-risk-study 64
Hintergrund 252
Hintergrundreaktion 290
hippocampal amnesia 376
hippocampal dementia 390
Hirnerschütterung 186
hirnlokales Psychosyndrom 189
Hirnödem 186
hirnorganische Leistungsschwäche 185
Hirnquetschung 186
Hirntod 54
histrionic personality 93
histrionic personality disorder 92
histrionism 92
HIV 397
HIV-induced organic mental disorder 398
höherer Blödsinn 399
holisme 33
holothym 77
holothymer Wahn 289
homeostasis 201
home violence 207
homicide followed by suicide 174
homicide in family 207
Homilopathie 343

Homilophobie 343
hominisation 56
homocystinuria 387
homo ferus 215
homonome Symptome 217
homophilia 167
homosexuality 166
hôpitaux psychiatriques 2
Hormé 316
hormothymie 313
hospital addiction syndrome 99
hospital hoboes 99
hospital hopper syndrome 99
hospitalism 203
Hospitalismus 203
human immunodeficiency virus (HIV) 397
humeur 125,290
Humor 125
humour 125
Huntington chorea 104
hydromania 161
hydrophobia 161
hydrophobophobia 161
hydrothérapie 17
Hydrotherapie 161
hydrotherapy 161
hylemorphism 176
hyopochondriacal state 348
hypalgesia 256
hyperacousis 255
hyperactivity 149,321
hyperalgesia 256
hyperarousal 226
Hyperästhesie 74
hyperästhetisch-emotioneller Schwächezustand 184
hyperboulie 321
hyperbulia 321
Hyperbulie 321
hypercinesia(-sis) 149
hypercinésie 149
hyperendophasie 138
hyperesthesia 255
hyperesthésie psychique 255
hypergraphia 144
Hyperhedonie 311
hyperkinesia(-sis) 103,149
hyperkinésie 103,149
Hyperkinesie 103,149
hyperkinésies de jeu 103
hyperkinésie volitionnelle 104
hyperkinesis 103
hyperkinetic disorder 149,211
hyperkinetic syndrome 149
Hypermetamorphose 221
hypermetamorphosis 190,221

hypermimia 124
hypermnesia 377
hypermnésie 377
Hypermnesie 377
hypernoia 332
hyperontomorphy 77
hyperorexia 157
hyperorexie 157
hyperpathia 257
hyperphagia 157
hyperphrasie 133
hyperphrénie 10,11
Hyperphysiognomisierung 255
hyperplastisch 77
hyperprosexia 221
hyperschematia 260
hypersemia 129
hypersensitivity 255
hypersexuality 164
hypersomnia 168
hypersomnia with sleep drunkenness 172
hypersthenia 184
hyperthymia 293
Hyperthymie 293
hyperthymie 293
Hyperthymische 91
hyperventilation syndrome 180
Hypervisilität 227
Hyperwachheit 226
hypnagoge Halluzination 277
hypnagogic hallucination 169, 277
hypnoanalysis 234
hypnocatharsis 237
hypnodrama 204
hypnodrasie 234
hypnogenic paroxysmal dystonia 105
hypnoid 235
hypnoïdal 235
hypnoïde 235
hypnoid hysteria 114
Hypnoidhysterie 235
hypnology 234
hypnophobia 234
hypnopompe Halluzination 277
hypnopompic hallucination 277
Hypnose 233
hypnose 233
Hypnosegefühl 234,364
Hypnosewahn 234,364
hypnosis 18,233
hypnotherapy 234

hypnotics 199
hypnotisation 234
hypnotism 234
hypnotist 234
hypoboulie 322
hypobulia 322
Hypobulie 322
hypobulische Automatismen 246
hypobulischer Mechanismus 87, 322
hypochodrischer Wahn 359
hypochondriacal delusion 359
hypochondriacal neurosis 349
hypochondriacal temperament 83
hypochondriasis 348
Hypochondrie 348
hypochondrische Einstellung 348
hypochondrische Euphorie 308
hypochondrische Hebephrenie 349
hypocinesia(-sis) 151
hypocinésie 151
hypocondrie 348
hypocondrie compliquée 349
hyp(o)esthesia 255
hypoéveil 171
hypokinesia(-sis) 150
hypokinésie 151
Hypokinesie 151
hypomania 294
Hypomanie 294
hypomanie 294
hypomimia 124
hypomnesia 378
hypomnésie 378
Hypomnesie 378
hyponoia 323, 332
hyponoischer Mechanismus 87
hypoontomorphy 77
hypophagia 157
hypophobie 341
hypophrenia 323
hypoplastisch 77
hypoprosexia 220
hyposchematia 260
hyposemia 129
hyposensitivity 255
hyposexuality 165
hyposthenia 184
hypothymia 295
Hypothymie 295
hypothymie 295
Hypotonie des Bewußtseins 230, 333
hypsarhythmia 387
hypsophobia 342
hysteresis 63
hysteria 112
hysterical insanity 114
hysterical psychosis 114
hysteric character 113
hystérie 112
Hysterie 112
hystérie traumatique 101
hysterischer Bogen 102
hysterischer Stupor 151
hysterisches Irresein 114
hysterische Überlagerung 114
hysterische Verrücktheit 114
hystéro-épilepsie 113
hysteroepilepsy 113
hysterogenic zone 113
hysteroïde 114
hysteropare Erscheinung 114

I

iatrogene Krankheit 179
iatrogene Neurose 179
iatrogenic disease 99, 179
iatrogenic neurosis 99
iatropathy 179
ICD-8 31
ICD-10 32, 41
Ich 238
Ich-Anachorese 248
Ich Besetzung 316
Ichbewußtsein 242
Icherlebnis 242
Ichgrenze 248
Ich-Mythisierung 248
Ichpsychose 241
Ich-Spaltung 238
Ichstörung 242
Ichtrieb 240, 314
Ich-Umwelt-Schranke 248
Ichversunkenheit 209
Ichzeit 264
iconic memory 371
ictal aphasia 134
ictal emotion 290
ictal stupor 151
ICU syndrome 182
id 238
idea 327
ideal ego 238
idéaliste passionné 92, 291
ideational apraxia 156
ideatorische Apraxie 156
ideatorische Entwurf 156
idée 327
Idee 327
idée délirante 350
idée fixe 335
idée fixe sous-consciente 235, 335
idée mère 368
Ideenarmut 332
Ideenassoziation 329
Ideenflucht 332
ideenflüchtige Depression 299
ideenflüchtige Verwirrtheit 228
idée obsédante 335
idée prévalente 335
idée subite 329
identification 247
identification with the aggressor 152
Identität 246
identity crisis 53, 248
identity diffusion syndrome 53
identity theory 176
ideomotion 156
ideomotor apraxia 156
ideomotrische Apraxie 156
Ideorhoe 340
idéorrhée 340
ideorrh(o)ea 133, 340
idiocy 387
idioglossie 387
idiolalia 138
idiot 55
Idiotie 387
idiotie 387
idiotism 387
idiotisme 5, 387
idiots 9
idiot savant 377
iktaffine Diathese 68, 76
iktaffine Konstitution 76
illness phobias 347
Illusion 260
illusion 260
illusion de Frégoli 263
illusion des sosies 263
illusion d'intermetamorphose 263
illusion mentale 261
illusory visual spread 133
image 253
image de notre corps 78
image de soi 78
imaged pseudohallucination 273
image éidétique 253

imagery 253
imaginary pregnancy 42
imagination 330
imago 253
imbéciles 9
imbécillité 55
Imitationsphänomen 116
imitative movement 116
immediate memory 371
immodithymer Charakter 81
impaired sleep-related penile erections 172
impairement of consciousness 187
impénétrable 209
imperative hallucination 267
implicit memory 374
implusion 150
implusion verbale 275
impotence(-cy) 165
impotentia coeundi 165
impotentia generandi 165
impressibility 373
impulse 320
impulse act 323
impulsion 320
impulsion verbale 138
impulsive action 150
impulsive control disorder 212
impulsive disorder 160,323
impulsive Handlung 152,323
impulsiveness 318
impulsives Irresein 323
Impulsstörung 323
imu 214
imudo 214
inadäquater Affekt 310
inattention 254
incentive 315
incest 166
incoherence 227,332
incohérence 332
inconscient 235
inconscient collectif 236
inconscient social 236
incontinence of urine 163
indeterminism 319
indifference 110,222
indirect priming 374
indirekter Selbstmord 174
individuality 85
individuation 50,239
individuation-separation 47
individu original 206
induced delusional disorder 208
induced psychosis 208

induced psychotic disorder 208
induzierte Psychose 208
infantile Amnesie 374,378
infantile autism 46
infantile spasms 387
infantilism 56
infantilisme 56
Infantilismus 56
infant psychiatry 49
informed consent 122
Inhalt 327
inhibition 151,318,322
inhibition de la pensée 331
inhibition of thought 331
Initialdelir 228
Initiative 320
initiative 320
Initiativelosigkeit 322
injection scar 99
Injektionsnarbe 99
Inkludenz 82
Inkohärenz 332
innere Konfliktreaktion 86,318
innere Sprache 128
inner speech 128
innervatorische Apraxie 155
innocence delusion 364
inquiétude vague 306
insight into disease 403
insomnia 168
inspiration 339
instinct 314
instinctual drive 314
Instinkt 314
institutionalism 203
insufficiency of perception 256
insufficiency of wakefulness 171
insufficient sleep syndrome 171
Insuffizienzgefühl 296
Insulinschocktherapie 30
integrate 79
intellect 385
intellectual disability 386
intellectualisation 341,385
intellectualism 318
intellectualization 385
intellectual language 140
intellectus 386
Intellekt 385
Intellektualisierung 385
intelligence 384
intelligence quotient (IQ) 384
intelligence standard score 384

intelligence test 384
Intelligenz 384
Intelligenzalter 384
Intelligenzprüfung 384
intension 327
intention 320
intentional disorder 222
intentionale Akt 260
intentionaler Bogen 320
Intentionalität 320
intentional memory 374
intentional neurosis 320
intentional perseveration 132
Intentionspsychose 320
Intentionsschwäche 312,320
intention tremor 104
interactionism 176
Interesse 222
Interesselosigkeit 110,222,295
interest 222
intérèt 222
intermediate term memory 372
intermission 59
intermittent 58
intermittent brief depression 60
Internierungspsychose 203
Internierungsshock 203
interpenetration 333
interpretation 329
interprétation 329
interpre(ta)tive cortex 329
interpre(ta)tive illusion 262,329
intersubjectivity 241
Intersubjektivität 241
intimforme Erlebnisreaktion 86
intoxication 193
Intoxikationspsychose 193
intractable depression 65,301
intrafamilial murder 207
intra festum 265
intrapsychic conflict 318
intrapsychische Ataxie 401
introjective identification 247
introspection 239
introversion 316
introvert 79
intuition délirante 219,278,353
inversion 166
inverted vision 259
investissement 316
Invokationspsychose 365

involutional melancholia 44	Kearns-Sayre syndrome 388	Kontrollzwang 153
involutional psychosis 44	kénophobie 343	konturverlust des Ichs 248
Involutionsmelancholie 44	kentomanie 98	Kontusionspsychose 97
Involutionsparanoia 47	keraunophobia 346	Konversion 237
Involutionsparaphrenie 47	Kernneurose 83	Konvexitätssyndrom 189
invulnerability 70	kindling effect 63	kopernikanische Wendung
iophobia 347	kinesthetic hallucination 270	353
IQ 384	Kingsley Hall 29	Kopfangst 306
Irresein *12*	Kipprezidiv 62	Koprolagnie 163
Irresein bei Rückbildungsalter	Klangassoziation 332	Koprolalie 136
14	Kleidung 95	koro 214
Irresein des Rückbildungsalters	Kleidungsapraxie 157	Körper 176
44	Kleine-Levin syndrome 170	Körperbau 72
irritability 309	Kleinheitswahn 359	Körperhalluzination 271
irritable bowel syndrome 180	Kleintiervision 268	Körper-Ich 250
irritable weakness 309	kleptmania 211	körperlich begründbare Psychose
irritation syndrome 153	kleptomanie 294,341	178
isolation 237	kleptophobia 212	Körpermal 97
isolement sensoriel 253	kleptophobie 341	Körperpflege 95
Isolieren 237	klimakterische Depression 45	Korperschema 78
iterative Beschäftigungsunruhe	Klinefelter syndrome 387	Korsakoff syndrome 376
130	Klinophilie 210	Kortikalisierung 389
Iteration 130	Klinotherapie 16,210	Kortikalperson 389
iteration 130	klopemania 211	Kotschmieren 163
itération 118,130	Klüver-Bucy syndrome 190	Krabbe disease 395
	Knick 58	Krabbe's globoid cell leukodystrophy 395
J	Knick der Persönlichkeitsentwicklung 87	Kraepelinsche Krankheit 119
	knowledge 385	Krampf 118
jamais vu 262	Koenästhesie 254	krankhaft Sammelsucht 212
Jammerdepression 296	Kollathymie 75	Krankheitsbewußtsein 403
Japan coma scale 225	kollektives Unbewußtes 236	Krankheitseinheit 13
jargon aphasia 141	Koma 224	Krankheitseinsicht 403
jet lag syndrome 171	kombinierte Defektkonstitution	Krankheitsgefühl 403
joint attention 221	76	Krankheitsgewinn 110
Jugendirresein 53	Kommotionspsychose 97,186	Krankheitswahn 359
jumping pain 257	Komplex 236	Kriegsneurose 101,203
juvenile paresis 398	komplizierter Rausch 196	Kriminographie 145
	komplizierter Selbstmord 174	Kriminose 212
	Kondition 68	Krise 62
K	Konfabulation 137	Kryptomnesie 374
	Konflikt 318	Kunstler 79
kairos 264	Konfliktspersönlichkeit 91	Kuru 396
Kampfparanoia 362,368	konformer Wahn 209	Kurzschlußreaktion 87,152
Kanner syndrome 46	konkretes Verhalten 120,333	KZ-Syndrom 203
Kastrationsangst 304	Konkretismus 120	
Katalepsie 117	konservativ 77	
kataphasia *140*	Konsolidierung 353	**L**
Kataphasie 138	Konstitution 68	
Katastrophenreaktion 186	konstruktive Apraxie 157	labilisierende Therapie 309
katathyme Amnesie 380	konstruktivgenetische Betrachtung 264	Lachen 125
katathymer Wahn 81,354		Lachkrampf 125
Katathymie 288	Kontakt 115	Lachschlag 125
Katatonie 13,118	Kontaktbereitschaft 115	lack of insight 403
katatonischer Stupor 151	Kontaktfähigkeit 115	lacunar dementia 393
kategoriales Verhalten 120	Kontaktmangelparanoid 356	Laktationspsychose 43
Kaufsucht 211	Kontaktschwäche 115	lallomanie 130
kausaler Zusammenhang 24	Kontrastidee 339	laloneurose spasmodique 132

lalopathia 130
laloplégie 130
Lampenfieber 306, 343, 351
landschaftlicher Raum 265
langage intérieur 128, 275
laparotomophilia 99
läppische Stimmung 308
läppische Verblödung 110
larvierte Depression 181
lata 214
latah 214
late adolescence 52
latency 51
latent 57
latente Schizophrenie 402
latent schizophrenia 402
late paraphrenia 48, 370
lateral orientation 223
late schizophrenia 47
lattah 214
laughter 125
Lautspielerei 136, 332
Lautstummheit 140
Lauttaubheit 141
laws of association 329
lead colic 194
lead poisoning 194
learned helplessness 93
learning disabilities 388
Lebensbilderschau 377
Lebensformen 49
Lebensgrund 80
Lebensplan 49
Lebenstrieb 314
lecture de la pensée 339
leeres Lachen 125
legasthenia 146
Leib 177
Leibempfindung 180
Leibbewußtsein 180
Leibempfindung 254, 286
Leibgefühl 180
Leibgrenzen 356
leibhaftige Bewußtheit 219, 278
Leibreiztraum 173
Leib-Seele Problem 176
Leidenschaft 291
Leidenschaftsverbrecher 291
Leidensdruck 111, 315
Leigh encephalopathy 388
Leim-Schnüffeln 199
Leitungsaphasie 142
Lennox-Gastaut syndrome 387
leptomorph 77
leptosomatic 72
le réel 328

lesbianism 167
lesbism 167
Lesch-Nyhan syndrome 387
Leseschwäche 146
le symbolique 50, 328
lethal catatonia 118
lethargy 224
leukodystrophy 395
level of aspiration 317
liability 64
liberum arbitrium 319
liberté restreinte 35
libido 315
Liebe 292
Liebeskrankheit 87
Liebeswahn 363
Liepmannsches Phänomen 268
life-centered therapy 214
life cycle 49
life event 49
life stage 49
life style 49
light coma 225
lilliputian hallucination 268
l'imaginaire 50, 328
limbic dementia 392
limbic neurofibrillary tangle dementia 393
limb-kinetic apraxia 155
limping 155
lipidosis 387
Liquorlues 398
Liquorparalyse 398
literal paraphasia 140
lobotomy 30
localized amnesia 380
local symptom 188
locked-in syndrome 136, 192
locker 332
Logik des Fühlens 335
logoclonia 132
logoclonie 132
logoclonus 132
Logoklonie 132
logoklony 132
logolâtrie 132
Logoneurose 132
logonévrose 132
Logopathie 132
logophobia 344
logoplégie 130, 139
logorrhée 133
Logorrhoe 133, 340
logorrh(o)ea 133
loi de l'âge 55
loi de la massivité 55
Lokalisationslehre der Gehirns 22

long-term memory 372
loosing of association 332
loss of consciousness 224
lotus-eaters 163
love 292
lover's suicide 174
lucid interval 59
lucidum intervallum 59
Luft disease 388
Lügner 90
luophobia 347
Lust 317
Lustmord 212
Lustprinzip 238, 311, 316
Lust-Unlust-Prinzip 238
lutte intérieure 324
lycanthropie 365
lycanthropy 365
lycorexie 365
lypémanie 5
lyssophobia 347

M

Machiavellian intelligence 384
macrographia 144
macropsia 259
macrostereognosia 285
'made' feeling 250, 286
made thinking 339
magical thinking 335
magnetic apraxia 156
major affective disorders 290
major depression 296
major depressive disorder 296
major withdrawal 195
malade imaginaire 331
maladie de Blocq 154
maladie iatrogène 179
maladjustment 202
Malariatherapie 30
malariothérapie 30
mal comitial 187, 245
malgré cela 126
malignant hyperthermia 188
malingering 111
manganese poisoning 194
mania 293
maniac defence 237
maniac excitement 150
mania hallucinatoria 294
maniaphobia 347
manic defence 294
manic-depressive psychosis 299
Manie 293
manie 5, 293

manie de deuil 301
manie depilatoire 96
manie raisonnante 9
Manieriertheit 95,116
maniérisme 95
manie sans délire 89,386
manisch-depressives Irresein 14,15,299
manischer Stupor 299
mannerism 95
manner of talking 109
Marchiafava-Bignami disease 192
masked depression 181
masochism 167
Massenhysterie 209
Masseninduktion 208
Massensuggestion 321
Mastie 113
Masturbantenwahn 165
maternal deprivation 304
maternity blues 43,302
mécanisme 235
mécanisme de défense 237
mechanism 235
Medea complex 237
médecine mentale 2
mediales Erlebnis 246,294
medical psychiatry 183
meditation 331
mediumische Psychose 365
medullary dementia 395
méfiance 358
megalomania 363
megalopsia 259
mégalopsie 259
mehrdimensionale Diagnostik 21
Meinhaftigkeit 243
melancholia 298
melancholia agitata 299
melancholia anaesthetica 299
melancholia anxia 299
melancholia attonita 13,118,152,299
melancholic features 299
Melancholie 14,44,298
mélancolie 5,298
mélancolie d'involution 44
mélancolie érotique 368
MELAS 388
mélothérapie 17
membre fantôme 278
mémoire 371
mémoire autistique 210,375
mémoire sensori-motrice 375
mémoire sociale 204,375
memorization 371

memory 371
memory-like hallucination 277
memory storage 371
Menkes disease 388
menopausal depression 45
Menstruationspsychose 42
mental acts 153
mental age 384
mental contents 218
mental deficiency 386
mental diplopia 243,262
mental health in industry 200
mental hygiene 200
mental image 253
mentallophagia 162
mental retardation 386
mentisme 338
mercurialism 194
mercury poisoning 194
Merk 371
Merkfähigkeit 373
Merkfähigkeitsstörung 375
Merkschwäche 375
mérycisme 158
mesmerism 233
mesomorphy 77
mesoontomorphy 77
metacognition 385
métallothérapie 17
Metalues 398
metamemory 371
metamorphopsia 259
Metamorphose 10
metamorphotischer Wahn 365
metanoia 181,353
Metapsychologie 235
métesthésie 133
méthode ergothérapeutique 17
metonymy 333
metromorph 77
metroplastisch 77
microbiophobia 347
micrographia 144
micropsia 259
micro-psychotic episode 212
microstereognosia 285
micturition syncope 226
Mignon delusion 363
mild cognitive impairment 377
mild depression 296
milde Wahnformen 369
milieu intérieur 200
Milieureaktion 86
miliosis 201

military psychiatry 200
mimicry 123
Mimik 123
mimique 123
mimique d'emprunt 126
mimique discordante 126
mind-body problem 176
Minderwertigkeitsgefühl 295
mind reading 339
minimal brain damage 150
minimal brain dysfunction 149
minor fears 340
minor withdrawal 195
Minutengedächtnis 375
mirror neuron 205
mirror speech 144
mirror writing 144
misanthropia 343
Mischpsychose 40
Mischzustand 299
mise en acte 148
misfold protein 391
misoneisme 348
misopédie 208,348
Mißbrauch 194
Misstrauen 358
Mitchell disease 258
Mitempfindung 254
Mitfühlen 288
mitigated echolalia 131
Mitlesen 267
Mitnahmeselbstmord 174
mitochondrial encephalomyopathy 388
mitochondrial encephalomyopathy with lactic acidemia and stroke-like episodes (MELAS) 388
mixed disorder of conduct and emotion 211
mixed transcortical aphasia 142
mixoscopia 167
Mixoskopie 167
mnémé 372
mnestic hypochondria 377
mnestische Wahnwahrnehmung 354
mnetischer Wahneinfall 354
modality 251
Modellpsychose 199
model psychosis 199
modus 176
Mogigraphie 106
moi 238
moments féconds 355
monade 176
monism 6

monoïdéisme 327
monologue 137
monomanie 5, 89
monomanie blasphematoire 136
monomanie érotique 368
Monophobia 341
monophobie 305, 341
monopolare Depression 297
monosymptomatic hypochondriacal psychosis 349
mood 290
mood (affective) disorders 290
mood disorder due to a general medical condition 302
mood disorders 290
mood stabilizer 297
moral 89, 291
moral consciousness 219
moral defect 66
moral insanity 89
moralische Behandlung 16
moralischer Schwachsinn 90
moralisches Irresein 90, 400
moraliste 219
moral therapy 16, 89
moral treatment 16, 89
morbid anxiety 304
morbid jealousy 357
morbus comitialis 187
morbus divinus 187
morbus sacer 187
moria 308
Morita therapy 84
morning anorexia 158
morphinism 198
mort cérébrale 54
mortido 316
Motilität 148
Motilitätspsychose 22, 61, 148
motility 148
motion blind 283
motivation 315
motivational enhancement therapy 315
motivation for treatment 111, 315
motive 315
motor aphasia 139
motoricity 148
Motorik 148
motor impersistence 154
motorische Asymbolie 281
motorium 252
motor perseveration 154
mourning work 295
mouvement oppositioniste

51, 104
MRI-defined vascular depression 303
mucopolysaccharidosis 387
multi-drug abuser 194
multi-impulsive bulimia 160
multi-impulsive personality disorder 323
multi-infarct dementia 393
multiple personality 88
multiple personality disorder 89
multiple sclerosis 395
Munchausen syndrome 99
Munchausen syndrome by proxy 100
Münchhausen-Syndrom 99
musical hallucination 274
musicothérapie 17
Musiktherapie 17
Muskelsinnhalluzination 270
mussitaion 135
mutacisme 135
mutism 135
mutisme 116, 135
mutisme électif 135
mutisme graphique 144
mutisme partiel 135
mutisme total 135
mutisme volontaire 135
Mutismus 116, 135
myoclonie 106
myoclonus 106
Myoklonie 106
mysophobia 347
mysophobie 347
mysticism 295
Mystik 294
mythomania 211
mythomanie 363
myxedema wit 127

N

Nachahmungsautomatie 116
Nacherleben 24
nacherleben 287
Nachhall 63
Nachlesen 267
Nägelkauen 96
Nägelreissen 96
Nahrungsverweigerung 116, 158
nail biting 96
Namenzwang 336
Narbe 97
narcissism 240

narcissisme 240
narcissistic identification 247
narcissistic neurosis 240
narcissistic personality disorder 240
narcoanalysis 169, 234
narcohypnosis 234
narcolepsie 170
narcolepsy 170
narcomanie 169
narcose 169
narcosis 169
narcosuggestion 321
Narcotherapie 169
narcotherapy 169
narcotics 197
narcotics intoxication 197
narcotique 169
Narkolepsie 170
Narr 399
narrative based medicine 31
narratology 31
Narrenbrücke 399
Narrenhaus 399
Narzißmus 240
Nasu-Hakola disease 395
natural history 59
natürliche Selbstverständlichkeit 242
NBM 31
NEAT 313
necrophagia 162
necrophilia 166
necrophobia 347
need 317
need theory 317
negative adaptation 201
negative autoscopy 278
negative hallucination 278
negative Halluzination 278
negative period 51
negativer Willensakt 318
negative therapeutic reaction 152
negativism 116, 324
negativisme 116
Negativismus 116
neglect 254
neglect syndrome 222
néo-Eyisme 35
neo-Freudian 26
néo-Jacksonisme 34
neologism 138
neophrenia 12
nephesch 1
Nervosität 83, 183
nervous consumption 158
nervous vomiting 160

neuralgische Dysphrenie 11
neurasthenia 70,183
neurasthenia mercurialis 194
neurasthenische Schizophrenie 184
neurocirculatory asthenia 181
neurogenic bladder 180
neuroleptic malignant syndrome 188
neuroleptics-induced deficit syndrome 66
neuroleptique 30
Neuropathie 68,90
neuropathische Diathese 68
neuropathy 69
Neurose 4
Neurosenwahl 180
neurosis 4
neurotic anxiety 304
neurotic depression 300
neuroticism 82
neurotische Charakterentwicklung 79
neurotische Entwicklung 87
neurypnology 234
neutral monism 176
nevralgia 257
névrose 4
névrose anagapique 293
névrose de caractère 83
névrose de contrainte 338
névrose de destinée 98
névrose de la génération 164
névrose familiale 206
névrose obsessionelle 337
névroses 4
Nevrosisme 18
Nichttraurigseinkönnen 311
night delirium 228
night eating 158
nightmare 172
night terrors 172
nihilistischer Wahn 359
Niveausenkung der Persönlichkeit 65
Nivellierung 88
noctambulism 172
nocturia 163
nocturnal enuresis 163
nocturnal myoclonus 106
nocturnal paroxysmal dystonia 105
nominal aphasia 142
non-aphasic misnaming 143
non-attendance at school 47, 211
non compliance 122
non-food pica 162

nonhuman environment 202
non-specific smile 50
non-24-hour sleep-wake syndrome 172
non-verbal learning disability 145
nooanaleptique 30
noopsychosis 288
noosphäre 7
normal 39
Normalidee 89
normal pressure hydrocephalus 395
normothymia 288
nosologie 4
nosomania 347,359
nosophobia 347
NREM sleep 168
Numinose 295
numinosum 295
nyctophobia 346
nymphomania 164

O

obéissance automatique au commandement 116
Obervorstellung 331
object agnosia 282
object consciousness 231
objectivation sociale 344
object loss 295
object regression 55
object relations theory 26
Objektivierung 355
obligatorisches Symptom 3
obligatory exercise 195
obligatory running 153
obnubilation 224
obsession 340
obsessional paranoid syndrome 338
obsessional rumination 336
obsessional slowness 153
obsessive character 50
obsessive-compulsive disorder 338
obsessive-compulsive neurosis 337
obsessive-compulsive spectrum disorder 338
obsessive idea 335
occasional utterance 141
occipitale Alexie 146
occipital lobe syndrome 191
occultism 295
occupational delirium 228
occupational therapy 17

Ödempsychose 97,186
Oedipus complex 51,236
oenolism 161
oenomania 161
Offenbarungswahn 363
Ohnmacht 225
Ohrensausen 260
oicophobie 342
Ökologie 200
old maids' insanity 48
olfactory hallucination 270
olfactory reference syndrome 345
oligomimia 124
oligophagia 157
oligophagie psychonevrotique 159
oligophrenia 386
oligophrénie 386
Oligophrenie 386
Omnipotenzerlebnis 223
Ondine's curse 171
oneiroid 230
oneiroide Erlebnisform 230
oneiroider Zustand 230
oneiroid state 269
oneirophrenia 231
one-minute-memory 375
oniomania 211
onirisme 230
onirisme dégradé 230
onirisme pur 230
onirodynie 230
onomatomania 336
onomatomanie 336
onomatopoesia 138
onychophagia 96
Onychophagie 96
onychotillomania 96
Onychotillomanie 96
onychotillomanie 96
open eye coma 225
operation 32
operation scar 99
Operationsnarbe 99
opiophagia 197
opisthotonus 102,113
opium 197
opiumism 197
Opiumkur 198
oppositional defiant disorder 149,206
optische Agnosie 282
optische Apraxie 157
optische Ataxie 284
optische Zeitlupenphänomen 283
optische Zeitrafferphänomen

283
optisch-raumliche Agnosie 283
oral character 49
oral phase 49
oral tendency 190
Orbitalhirnsyndrom 189
Ordentlichkeit 81
ordered flight of ideas 332
ordo amoris 292
oreiller psychique 102
organ choice 180
Organhalluzination 270
organic amnesia 379
organic drivenness 150
organic hallucinosis 281
organicism 185
organic mental disorder 178
organic mental syndromes 178
organic psychosis 185
organ inferiority 181
organischer Hirnprozeß 24, 58
organischer Stupor 151
organisches Hysteriod 398
organisches Psychose 185
organisches Psychosyndrom 185, 376
(organische) Wesenänderung 88
organ language 181
Organminderwertigkeit 181
organ neurosis 180, 287
organodynamisme 34
Organwahl 180
orientation 222
orientierter Dämmerzustand 222
Orientierung 222
Orientierung am eigenen Körper 222
Orientierungszwang 222
Orientkunde 215
originäre Krankheitszustände 15, 90
originäre Verrücktheit 366
orolingual dyskinesia 104
orthophrénie 47
orthophrénopédie 47
orthopsychopédie 47
orthothymia 288
örtliche Orientierung 222
Ortsgedächtnisstörung 284
osphresiophobia 345
Othello syndrome 358
outbreak 62
outcome 59

Ovarie 113
overadjustment 202
overcompensation 181
overinclusion 333
over stimulation 314
overstress syndrome 202
overvalued idea 335
oxidative stress 202

P

pagophagia 162
pain behaviors 164
painful erections 172
pain management 164
palatal myoclonus 106
paleologic thinking 335
palicinesia 131
palikinesia 131
palilalia 130
palilalie 116, 130
palilalie simple 130
palilogie 131
palinacousis 133, 274, 285
Palingnostik 382
palingnostique 382
pali(n)graphia 131
palingraphy 144
palinopsia 133, 279, 283
pali(n)phemia 130
pali(n)phrasia 130
palisyllabie 134
paludothérapie 30
panic attack 305
panic disorder 305
panneurosis 212
panophobie 305, 341
panoramic memory 276
panoramic vision 377
pantomime 123
pantophobie 305
Papier-träger 349
paramnésie 382
paraboulie 325
parabulia 325
Parabulie 325
paracusis 260
parademence 399
paradoxe Sexualstörung 357
paradoxical sleep 168
paragrammatism 141
paragraphia 140
paralalia 130
paralalie 140
paralexia 140
Paralexie 140
paralipophobia 346

Paralipophobie 346
parallelism 176
paralogia 333
Paralogie 333
paralogie 333
paralogische Denkstörung 334
Paralogismus 333
paralogy 333
Paralyse 118
paralysie générale 398
paralytic attack 398
paramimia 126
Paramimie 126
paramimie 126
paramnesia 382
paraneoplastic limbic encephalitis (encephalopathy) 191
Paranoia 14
paranoia 13, 366
paranoia d'autopunition 175, 369
paranoid anxiety 304
paranoid delusion 356
paranoid disorder 356
paranoide Persönlichkeitsentwicklung 87, 350
paranoide Schizophrenie 356
paranoid personality disorder 75
paranoid reaction 355
paranoid reaction of cophosis 254
paranoid-schizoid position 50, 355
paranoid schizophrenia 356
paranoische Eigengeruchs-Psychose 345
paranoischer Ausdruck 124
paranoischer Eifersuchtswahn 358
paraphasia 140
Paraphasie 140
paraphasie 140
paraphémie 129, 130, 140
paraphilia 167
paraphonie 135
paraphrenia 12, 369
paraphrenia confabulans 137
paraphrenia hebetica 13, 400
paraphrenia phantastica 331
paraphrénie 369
Paraphrenie 11, 15, 369
paraphrénie mélancolique 360
parapraxia 155, 156, 319
parapraxis 319
parasémie 126, 130
parasomnia 172

parasomnia usually associated with REM sleep 172
parasuicide 175
parataxic distortion 111
parathymia 310
Parathymie 310
parathymie 310
parégorisme 198
pareidolia 261
paréidolie 261
Pareidolie 261
parergasia 21, 325
Parergasie 325
paresthesia 256
parietale Alexie 146
parietal lobe syndrome 190
parkinsonian gait 155
parosmia 270
paroxysmal 57
paroxysmales schizophrenes Syndrom 261
parrot-like speaking 131
parthénoanorexie 159
partial amnesia 379
partial delusion 355
partial dystonia 105
partial object relationship 213
partial seizure 187
partial suicide 175
Partialtrieb 314
participant observation 115
passion 291
passive-agressive personality disorder 152
passivity feeling 250
pathogenetisch 21
pathography 145
Pathoklise 64
pathological gambling 211
pathological grief 295
pathological lying 211
pathologische Eifersucht 357
pathologischer Rausch 196
pathomimie 99
pathophobia 347
pathoplastisch 21
pavor diurnus 172
pavor nocturnus 172
pavor sceleris 172
pedantry 332
pédérastie 166, 292
pedophilia 166
peliopsia 259
Pelizaeus-Merzbacher disease 395
pellagra psychosis 182
penis envy 51
pensée 327

pensée captée 339
pensée devinée 339
pensée divulguée 339
pensée xénopathique 250
Pensionsneurose 101, 348
perceived pseudohallucination 273
perception 251
perception sans objet 265
perception-sans-objet-à-percevoir 265
perceptual cycle 251
perceptual representation 374
perceptual rivalry 254
peregrinating problem patients 99
period 59
periodic 58
periodic catatonia 119
periodic schizophrenia 59
periodic somnolence and morbid hunger 170
periodische Halluzinose 280
periodische Katatonie 119
periodische Schlafsucht 170
periodische Verstimmung 307
peripheral motor aphasia 140
peripheral sensory aphasia 141
permanent defence 237
perniciöse Katatonie 118
perplexité 120
perplexity 120, 227
persécuté-persécuteur 9, 360, 368
persécuté raisonnante 386
persécuté sans hallucination 368
persecutés-possedés 365
persécuteur hypochondriaque 368
persécuteur hypocondriaque 349
persécutrice amoureuse 368
perseveration 132, 332
Perseverationstendenz 337
persistent somatoform pain disorder 258
persistent vegetative state 136
Person 85
person 85
persona 201
personality 85
personality change 88
personality disorder 89
personalization 85
personal neglect 222

Personenverkennung 263
personification 85, 255
Persönlichkeit 85
Persönlichkeitsabbau 88
Persönlichkeitsniveausenkung 88
Persönlichkeitsreaktion 87
Persönlichkeitsveränderung 88
Persönlichkeitszerfall 88
personnalisme 85
personnalité 85
personnalité pathologique 89
personnalités alternantes 88
personnalités doubles 88
personne 85
perte du contact vital avec la réalité 210
pervasive developmental disorder 46
pervasive refusal syndrome 116
perverseness 95
perversion 166
pestis atra 298
petit mal 226
petit mal intellectuel 190
petit mal variant 226
Pfropfcyclothymie 388
Pfropfhebephrenie 388
Pfropfschizophrenie 388
phacomatosis 387
phagomanie 160
phallic phase 51
Phantasie 330
Phantasiophrenie 331
phantasticum 331
phantastische Konfabulation 137
phantasy 330
phantéidolie 280
phantom bite 279
phantom boarder 269
phantom breast 279
Phantomglied 278
phantom limb 278
phantom limb pain 259, 278
phantom nose 279
phantom third limb 279
phantom vision 279
pharmacomania 162
pharmacophilia 162
Pharmakapsychom 178
Phase 58, 59
phase 59
Phasophrenie 60
phénomènes d'influence 249
phénomènes subtils 339

phénomène xénopathique 250
phenotype 68
phenylketonuria 387
phlegmasie 6
phobia 340
phobic anxiety-depersonalization syndrome 244
Phobie 340
phobie 340
phobie des hauteurs 343
phobie diffuse 305
phobie du contact humaine 343
phobie du metier 346
phobie du regard 346
phobies du situations socials 343
phobophobie 347
phoneme 266
phonetic paraphasia 140
phonetische Paraphrenie 280
phonic synesthesia 254
phonism 254
phonographism 133
phonomania 347
phonophobia 347
photic synesthesia 254
photism 254
photome 268
photopsia 259
photothérapie 17
phrénalgie 10
phrénasthénie 11
phréniatrie 11
phrenitis 7, 150
phrénologie 123
phrenology 123
phrénopathie 10
physikalischer Beeinträchtigungswahn 364
physiognomy 123
physiological tremor 103
physionomie 123
physiophobie 344
pibloct 214
pica 162
Pick disease 391
Pick's lobar brain atrophy 391
Pick's vision 259
Pickwickian syndrome 170
Pickwickiertyp 171
Pickwick-Psychosyndrom 171
picture agnosia 282
pillrolling 104
Pisa syndrome 106
pithiatisme 113
placebo 321

placidity 190
Platzangst 342
pleasure principle 238, 316
pleurosthonus 102
PML 397
pneuma 177
polioencephalitis haemorrhagica superior acuta 377
polymorphic 354
polydipsia 161
poly-drug abuser 194
polyesthesia 254
polyglot aphasia 142
Polyglottenaphasie 142
polymimia 124
polyopia 260
polyopsia 260, 283
polyorexia 158
polyphagia 158
polyphrasie 133
polyphrénie 11
polypsia 133
polysurgery 99
Pŏnalpsychiatrie 200
Ponopathie 183
poor compliance 122
poor insight 403
porcupine dilemma 249
poriomania 211
porropsia 259
postconcussion syndrome 185
post festum 265
post-hypnotic suggestion 234, 321
postictal twilight state 231
postoperative delirium 182
postpartum depression 302
postpsychotic depression 66, 184, 303
post-schizophrenic depression 303
poststroke depression 302
posttraumatic stress disorder 203, 289, 348
postulat 335, 368
postural tremor 103
posture 102
postviral fatigue syndrome 184
potomania 161
power need 317
Praecoxgefühl 115
praedelirium tremens 228
pragmatic aphasia 141
Prägnanzgesetz 252
prämelancholische Situation 82
prämonitorische Depression

302
prämorbider Charakter 80
präsenile Demenz 390
präseniler Beeinträchtigungswahn 47, 358
präseniler Begnadigungswahn 364
preadolescence 52
preambivalent phase 310
préciosité 132
precocious puberty 52
preconscious 235
preconscious automatism 246
prédisposé 70
predisposition 9
prédisposition 68
pregenital phase 52
premediated suicide 174
premenstrual dysphoric disorder 42
premenstrual tension syndrome 42
premorbid character 80
prepsychotic period 57
presbyophilia 166
presbyophrenia 383
presbyophrénie 383
Presbyophrenie 383
presenile dementia 390
presenile depression 45
presentation 39
pressure of pain 111
primäre Beziehungssetzung ohne Anlaß 352
primäre Demenz 399
primärer Krankheitsgewinn 98
primarer Wahn 350
primäres Wahnerlebnis 351
Primärpersönlichkeit 80
Primarvariant 77
primary drive 314
primary empathy 287
primary gain 110
primary intersubjectivity 241
primary progressive aphasia 391
primary reading retardation 146
primary symptom 3
priming 329, 374
primitive idealization 237
Primitivreaktion 87
principle of Baillarger-Jackson 141
prion 396
proband 64
procedural knowledge 373

procedural memory 373
process 58
processus 58
prodigality 211
Prodrome 57
prodrome 57
Prognose 63
prognosis 63
prognostic factors 63
progressive 58
progressive Beziehungspsychose 358
progressive Halluzinose 280
progressive Konfabulose 137
progressive multifocal leukoencephalopathy (PML) 397
progressive Paralyse 398
progressive Somatopsychose 245
progressive subcortical vascular encephalopathy of Binswanger type (PSVE) 396
projection 237
projective identification 247
Projektion 237
prolixité 332
prolonged depression 64, 301
Prophetenwahn 363
prophetic dream 173
propositional memory 373
propulsion 155
propulsiv 77
prosody 134
prosopagnosia 282
prospective memory 374
protective factor 70
protective factors 63
protéidolie 280
proteinaceous infectious particle 396
protopathic sensation 254
protrahierte Depression 64
provozierte Depression 300
Prozeß 24, 58
Prozeßepilepsie 58
Prozeßpsychose 58
Prozeßschizophrenie 58
pseudodementia 398
Pseudodemenz 232, 398
pseud(o)esthesia 254
pseudohallucination 272
Pseudohalluzination 272
pseudologia phantastica 137, 331
pseudomania 112
pseudo-mégalomanie 360, 363
pseudmnesia 382
pseudomutuality 206

pseudoneurotic form 213, 361
Pseudopsychopathie 90
Pseudoquerulante 90
Pseudoschizophrenie 115
pseudosmia 270
psittacism 131
psittacisme 131
Psittazismus 131
PSVE 396
psychalgia 257
Psychalgie 257
psychalgie 11, 257
psychasthénie 184, 315
psychästhetische Proportion 74
psyche 1, 233
Psychiatrie 1
psychiatrie 1
psychiatry 1
psychical conflict 318
psychic blindness 190
psychic determinism 319
psychic energy 315
psychic interaction 84
psychic trauma 100
psychische Epidemie 208
psychische Infektion 208
psychische Reflexaktion 11
psychischer Prozeß 24, 58
psychischer Reflexbogen 22
psychisches Kissen 102
psychische Starre 394
psychoactive substance 193
psychoanaleptique 30
Psychoanalyse 19
psychobiology 21
psychocardiology 183
psychodermatology 183
psychodrama 204, 320
psychodynamisme spirituel 35
psychodysleptique 30
psychogene Erkrankungen 15
psychogene Reaktion 86
(psychogene) Simulationspsychose 112
psychogenesis 179
psychogene Überlagerung 179
psychogenic 179
psychogenic amnesia 379
psychogenic death 54
psychogenic depression 300
psychogenic pain disorder 257
psychogenic paranoid psychosis 355
psychogenic polydipsia 161
psychogenic vomiting 160

Psychogenie 179
psychographie 145
psychoimmunology 184
Psychokinese 322
Psychokym 316
psycholepsie 187, 226
psycholeptique 30, 187
Psychom 178
Psychomotorik 148, 322
psychomotorische Erregung 322
psychomotorische Hemmung 151, 322
psychomotor seizure 322
psychonephrology 183
Psychoneurose 83
psychonévrose 12, 18
Psychonevrose 18
Psychonomie 319
psychooncology 183
psychopath 90
psychopathic inferiority 90
psychopathic personality 91
Psychopathie 12, 90
psychopathie 90, 91
psychopathisch 91
psychopathische Diathese 68
psychopathische Minderwertigkeiten 90
psychopathische Persönlichkeit 91
psychopathische Persönlichkeiten 15, 90
psychopathische Zustände 14, 90
Psychopathologie 23
psychopathy 90
psychopharmacology 30
psychophysiologic disorder 257
psychoplégie 186
Psychose 12, 12
psychose 12
psychose délirante aiguë (réactionnelle) 355
psychose d'influence 365
psychose dissociative 233, 239
psychose dyslogique 132
psychose fantastique 370
psychose hallucinatoire chronique 267
psychose maniaco-depressive 299
psychose organique 185
psychose paranoïde 355
psychose périodique 61
psychose post-processuelle 58

psychose postpuérperale 43
psychoses élémentaires 9
psychoses lentes 55
psychoses passionnelles 291, 357, 368
psychoses simples 9
psychose toxique 193
psychosexuality 165
psychosis 12
psychosis nuptialis 42
psychosocial stressors 49
psychosomatic disease 181
psychosomatic medicine 181
psychosomatisch 181
psychostimulant 198
psychotherapeutics 19
psychothérapie 19
Psychotherapie 19
psychotherapy 19
psychotic anxiety 304
psychotic defence mechanism 237
psychotic depression 296
psychoticism 82
psychotic transference 111
psychotisch 91
psychotophobia 347
psychotrope 30, 187
psychotropica 30
psychotypology 73
ptolemäische Wendung 353
Ptomaphagia 162
ptomatophagia 162
PTSD 203
puberal emaciation 158
pubertas praecox 52
Pubertätskrise 53
Pubertätsmangersucht 158
Pubertätsprotest 53
puberty 52
puerilism 56
puérilisme 56, 232
puérilisme mental 383
Puerilismus 56
puerperal psychosis 43
pulsion 150, 314
punchdrunkenness 186
puncu-drunk syndrome 186
pure agraphia 144
pure alexia 146
pure word deafness 141, 285
pure word dumbness 140
purging behavior 160
purposive accident 98
pursuit of thinness 159
pyknic 72
Pyknolepsie 73
pyknomorph 77

pyrétothérapie 17
pyromania 211
pyrophobia 212

Q

Quasibedürfnis 317
Quasimodo complex 345
queer man 206
queerness 95
Querulant *368*
Querulantenwahn 368
Querulanz *368*
querulence *368*
querulent *368*

R

rabbit syndrome 104
raison 385
Randneurose 83
Randpsychose 70
Randsymptom 3
rapid cycler 60
rapid cycling affective disorder 60
rapid eye movements 168
rapport 115
rapprochement subphase 51
raptus hystericus 299
raptus maniacus 299
raptus melancholicus 299
ratio 386
rational emotive therapy 330
rationales Verstehen 330
rationalisme morbide 401
rationalization 385
ratloser Stupor 230
Ratlosigkeit 120
Raumerleben 265
raumliche Störung der Aufmerksamkeit 284
reaction formation 237
réaction oscillante post-agressive 153
reactive depression 300
reactive psychosis 355
reactoin to severe stress 100
reading disorder 145
Reaktion auf ein Erlebnis 58
Reaktionsbildung 237
reaktive Charakterentwicklung 79
reaktive Traurigkeit 295
Realangst 303
réalisation symbolique 328

Realitätsbewußtsein 223
Realitätsprinzip 316
Realitätsprufung 223
Realitätsurteil 223
reality principle 238, 316
reality testing 223
real self 240
reason 385
reasoning 330
recall 371
recavery 214
recent memory 372
Rechthaber *368*
recidivation 62
récidive 62
(von) Recklinghausen disease 387
reclassement 214
recognition 371
recoverable 58
recrudescence 62
recruitment 255
recurrence 62
recurrent brief depression 60
recurrent brief depressive disorder 60
recurrent hypersomnia 170
recurring utterance 141
Rededrang 129
Redeweise 109
Reduktion des energetischen Potentials 66, 325
reduplicative paramnesia 382
reduplizierende Paramnesie 382
(le) réel 328
reflective doubling 243
reflektives Bewußtsein 239
reflex epilepsy 188, 290
reflex hallucination 276
Reflexhalluzination 276
reflexhysterisch 76
Reflexionsfähigkeit 88
reflex irritation 310
refusal of food 158
registration 371
regression 55, 317
regret morbide 116
rehabilitation 214
reine Apophänie 353
reiner Defekt 66, 326
reine Worttaubheit 285
Reisepsychose 215
reizbare Schwäche 309
Reizbarkeit 309
relapse 62
religiöser Wahn 363
religious delusion 363

Remanenz 82
remedicalization 30
remember 371
remémorisation hallucinatoire 277
reminiscence 63
Remission 59
remission 59
remissive 58
remote memory 373
REM sleep 168
REM sleep behavior disorder 173
REM sleep-related syndrome 170
renfermé 210
Rentenneurose 101, 348
Rentenquerulant 101
repellent apraxia 156
repetition 131
repetitive self-mutilation syndrome 175
réponce à côté 136
representation 253, 327
représentation 253
représentation collective 253
repression 237
reproductive thinking 330
réserve 371
residual deficit 67
residual epilepsy 67
residual schizophrenia 66
residual state 66
Residualwahn 67
Residualzustand 67
resilience 33, 70
résilience 70
resistance 152
resistance to illness 70
Resonanzlosigkeit 287
responsibility 205
ressentiment 310
resting tremor 103
restless arms syndrome 108
restless legs syndrome 108
restlessness 149
restriction of freedom 35
retention 371
retention hysteria 114
réticence 112
retreat neurosis 313
retrieval 371
retro-anterograde amnesia 379
retrograde amnesia 379
retrograde Amnesie 379
retropsychische Amnesie 379
retrospective delusion 353

Rett syndrome 46, 387
rêve diurne 318
rêverie 173
rêverie morbide 115, 173
reverse tolerance phenomenon 63
reversible 58
reversible dementia 398
Rezidiv 62
rhythmic movement disorder 172
right-left disorientation 222, 284
Rindenblindheit 282
rire 125
risk factor(s) 63, 70
rite 153
rite de lavage 153
rite de vérification 153
ritual 153
ritualistic behavior 153
rogor nervorum 106
role conflict 204
role theory 201
romantische Psychiatrie 10
ruah 177
Rücksicht auf Darstellbarkeit 173
rumination 331
rumination disorder 158, 336
rumination mentale 336
running away behavior 121
rupophagia 162
rupophobie 347
rypophagia 162
rypophobie 347
rythmothérapie 17

S

saccharomania 162
sacred emptiness 244
sadism 167
saeculum 215
saisissement 287
Säkurarisation 215
salade des symptômes 401
Salonblödsinn 399
Sammelsucht 212
SANS 311
sap(p)hism 167
sarx 177
saturnine encephalopathy 194
satyriasis 164
scale for the assessment of negative symptoms (SANS) 311
scanning speech 129
scar 97

scatophagia 163
scatophagie 163
scatophilia 163
scenic hallucination 268
Schädigungsangst 346
Schädigungswahn 359
Scheintätigkeit 130
schèma corporel 78
Schichtentheorie 80
Schichtneurose 83
Schicksalsanalyse 236
Schicksalsneurose 98
Schicksalspsychose 98
Schicksalszwang 98, 337
Schiefsehen 283
schizoaffective disorder 41
schizo-affective psychosis 41
Schizocarie 65
schizocoinonia 210, 361
schizocyte 74
Schizoid 74
schizoid 74
schizoïdie 74, 360
Schizoidie 75
schizoid mechanism 75
schizoid personality 75
schizoid personality disorder 75
schizomanie 210, 360
schizonévrose 361
schizonoïa 361
Schizopathie 75
schizophasia 138
Schizophasie 138
schizophrene Erlebnisreaktion 355
schizophrene Reaktionsform 355
(schizophrene) Verblödung 399
schizophrenia paranoid type 356
schizophrenia simple type 402
schizophrenia spectrum disorders 402
schizophrenic dementia 399
schizophrenic genotype 213
schizophrenic reaction 355
schizophrénie 360
Schizophrenie 11, 20
schizophrénie dysthymique 40, 307
schizophrénie greffée 388
schizophrénie latente 402
schizophrénie paranoïde 356
schizophrénie simple 402
schizophrénie tardive 47
schizophreniform psychosis

21
schizophrenogenic mother 207
schizose 21, 360, 402
Schizothemie 334
schizothym 77
schizothymia 74
Schizothymie 73, 74, 75
schizothymie 74
schizotypal disorder 213, 361
schizotypal personality disorder 75, 213, 361
schizotype *213*
Schlaf 167
Schlafanfall 168
Schlafbewußtsein 220
Schlafepilepsie 169
schlaffer Stupor 151
Schlafhypochondrie 168, 348
Schlafinversion 168
Schlafmittelmißbrauch 199
Schlaftrunkenheit 172
Schlafwandeln 172
Schlafzeremonie 153, 168
Schlummerbilder 277
Schlüsselerlebnis 87
Schmerzasymbolie 257, 281
Schnauzkrampf 126
school drop-out 47, 211
school mental health 200
school phobia 47, 211
school refusal 47, 211
Schreckneurose 289
Schreckreaktion 289
schreibendes Lesen 146
Schreibkrampf 106
Schub 62
Schulddepression 296
Schuldfähligkeit 205
Schuldgefühl 295
Schuldunfähligkeit 205
Schwachsinn 14, 386, 399
Schwerbesinnlichkeit 224, 332
Schwermut 10
Schwindler 90
scissor gait 154
scopophilia 167
scoptophilia 167
scrapie 396
screen memory 374
scribomanie 144
scrivener's palsy 106
scruple of confession 337
SDAT 390
seasonal affective disorder 300
secondary depression 302
secondary drive 314

secondary gain 110
secondary intersubjectivity 241
secondary mania 302
secondary symptom 3
second person hallucination 267
Seele 177
Seelenblindheit 282
Seelenlähmung des Schauens 284
Seelentaubheit 284
seelisches Gefühl 286
segmental dystonia 105
segregation 252
seizure with impairment of consciousness 226
sejunktion 22
Sekundardemenz 400
sekundäre Bearbeitung 173
sekundärer Krankheitsgewinn 98
sekundärer Wahn 350
Sekundärvariant 77
Selbst 239
Selbstbeobachtung 239
Selbstbeschädigung 175
Selbstbestrafung 175
Selbstbewußtsein 242
Selbstbezichtigungssucht 112
Selbsterhaltungstrieb 240
Selbstgespräch 137
Selbstliebe 240
Selbstmord 97, 173
Selbstmord als Flucht 174
Selbstmord als Kurzschluß 174
Selbstmord als Theater 174
Selbstmorderpressung 175
Selbstmordneigung 175
Selbstreflexion 239
Selbstunsichere 91
Selbstverletzung 175
Selbstvorwurf 295
selective amnesia 379
selective attention 221
selective inattention 221
selective mutism 135
self 239
self-actualization 240
self-enucleation 97
self esteem 52, 242
self-harm behavior along a spectrum 175
self-induced hypoglycemia 100
self-injury 97, 175
self-knowledge 403

self-love 240
self-mutilation 175
self psychology 240
self punishment 175
self-realization 239
self-recognized hallucination 273
self-reproach 295
self-system 240
semantic amnesia 381
semantic aphasia 141, 142
semantic dementia 381, 392
semantic memory 373
semicoma 224
semimutisme 135
sémiologie 2
sémiologie générale 3
sémiologie "macroscopique" 39
sémiologie médicale 3
sémiologie psychiatrique 2
sémiotique 2
senile dementia 390
senile dementia of Alzheimer type (SDAT) 390
senile tremor 103
sens 251
sensation 251
sensationalism 251
sense 251
senseory neglect 222
Sensibilität 251
sensibilité 251, 385
sensibilité commune 252
sensibilité interne 251
sensibilité morale 73
sensibility 251, 385
sensiblerie 291
sensitive delusion of reference 361
sensitiver Beziehungswahn 361
Sensitivität 251
sensitivity 251
Sensitivparanoia 362
sensorielle Deprivation 253
sensorische Asymbolie 281
sensorium 252
sensory amusia 285
sensory aphasia 139, 141
sensory deprivation 253
sensory dissociation 256
sensory distortion 261
sensory extinction 254
sensory memory 371
sensory suppression 254
sensus communis 10, 252
sensus privatus 10, 252

sentiment 286
sentimentality 291
sentiment d'appropriation au moi 244
sentiment d'emprise 246
sentiment de perception incomplète 244
sentiment d'étrangeté 351
sentiment d'incapacité 244
sentiment d'influence 250
sentiment du vide 243
sentiment numineux 295
sentiment sinistre 351
sentiment social 286, 344
separation 50
separation anxiety 304
serenity 331
serotonin syndrome 188
severeness of school attendance 47, 211
sevrage 195
sexual aberration 164
sexual abuse 194
sexual addiction 195
sexual and gender identity disorders 167
sexuale Paresthesie 256
sexual neurasthenia 165
sexual neurosis 165
sexual perversion 166
Sexualtrieb 314
Sexualverachtungswahn 165, 361
sexuelle Hyperästhesie 164
sexuelles Beeinflussungserlenbis 364
shared delusion 355
shared psychotic disorder 208
shearing injury 186
shell shock 203
sheltered workshop 214
short-term memory 371
shut-in 210
sibling-rivalry 51
Sichtselbstsehen 277
siderodromophobie 342
signe 2
signe de miroir 345
signe (stigmates dits) de dégénérescence 69
sign (stigmata) of degeneration 69
Silbenstolpern 129
silent areas 330
simple phobias 346
simple schizophrenia 402
Simulant 111
simulateur 111

Simulation 111
simulation 101, 111
simulation de la mort 152
simulator 111
simultanagnosia 282
sinistrose 203
Sinn 251
Sinnentrug 261
Sinnenwahn 357
Sinnesgedächtnis 372
Sinnestäuschung 261
sinnliches Gefühl 286
Sinnlichkeit 251, 385
sinus arrest 172
sisimothréapie 17
sitiergie 159
sitiomanie 159
sit(i)ophobia 344
sitomanie 159
Situagenie 28, 300
situational mutism 135
Situationsphobie 343
situative Orientierung 222
skills 155
skin lesion 97
skinship 206
Skotomisierung 237
sleep 167
sleep apnea syndrome 171
sleep attack 168
sleep deprivation 168
sleep disorder 168
sleep disturbance 168
sleep drunkenness 172, 197
sleeplessness 168
sleep medicine 168
sleep-onset insomnia 168
sleep panic 172
sleep paralysis 168
sleep-related eating disorder 160
sleep stage 168
sleep starts 172
sleep talking 172
sleep terrors 172
sleep-wake schedule disorder 171
sleep-wake transition disorder 172
sleepwalking 172
sliming mania 159
slowly progressive aphasia without generalized dementia 142, 391
smiling 125
smiling depression 126
sociability 201
social adaptiveness 201

social adjustment 201
social anxiety disorder 343
social behavior 204
social brain 205
social character 80
social cognition 204, 385
social conflict 204
social desirability 204
social maladjustment 202
social norm 205
social pathology 200
social phobias 343
social psychiatry 200
social remission 214
social role 201
social self 240
social support 204
social withdrawal 195
society 200
sociodrama 204
socioempathy 204, 288
sociogenic 200
sociogram 204
sociometry 204
sociopathic personality 206
sociotherapy 207
soi 239
soins corporels 95
soldier's heart 180
soliloquy 138
somatesthesia 256
somatic sensation 256
Somatisierung 180
somatization 180
somatization disorder 180
somatoform disorder(s) 180, 349
somatoform pain disorder 258
somatogenic 177
somatognosis 180
somatoparaphrenia 370
Somatopathie 68, 90
Somatopsyche 244
somatopsychische Depersonalisation 244
somatopsychische Halluzination 271
Somatopsychose 22
somatotonia 77
somatotype 72
Somavariation 68
sommeil 167
somnambulism 172
somniloquy 172
somnolence 224
Sonderling 206
sophrology 235
sophrosyne 331

Sopor 224
sopor 224
soporific action 168
soul 1
source amnesia 381
souvenir 371
souvenir-écran 374
souvenir pur 375
soziale Heilung 59, 214
soziale Remission 59, 214
space experience 265
space phobia 342
Spaltung 233, 238, 401
Spaltung des Bewußtseins 233
Spannungsirresein 118
spasmodic torticollis 105
spasmomimie 126
spasmophilie 106
spastic gait 154
Spätamnesie 379
Spätbesserung 59
Spätdyskinesie 104
spatial agnosia 283
spatial agraphia 144
spatial neglect 222
Spätkatatonie 47, 119
Spätremission 59
Spätschizophrenie 47
special patient 99
specific developmental disorder 128, 388
specific phobias 346
specific speech articulation disorder 128
speech arrest 134
speech attack 134
speech automatism 134
spermatorrheophobia 133
Sperrung 152
Sphärenbewußtsein 218
Spieluhrsymptom 133
spike-wave stupor 151
spindle-coma 225
spiritische Psychose 365
spiritualisation 220
spirituality 37, 219
spiritus 177
split brain 192
splitting 75, 213, 237, 239, 247
Spontaneitätsmangel 322
spontaneity 320
spontaneous recurrence 63
Spontanstummheit 141
Sprachanfall 134
Sprachstereotypie 117, 133
Sprachverwirrtheit 338
SSPE 397

stabile Halluzination 276
stabilisierende Therapie 309
Stacheldrahtkrankheit 203
stade du miroir 50
stage-fright 306, 343
Stammeln 134
stammering 134
Stand-Gang-Apraxie 156
Standverlust 205
startle epilepsy 290
statisches Verstehen 24
status dysraphicus 76
status epilepticus 187
stehendes Redensart 133
Stehltrieb 211
Stellungsnahme 121, 403
steppage 154
Sterben 54
stereotype Halluzination(en) 118, 276
stéréotypie 117
Stereotypie 117
stereotypy 117
Sternie 113
stigmata 8, 69
stigmata hysterica 69
stigmata neurasthenica 69
stigmata vegetativa 69
stigmate 69
stigmatization 69
Stimmenhören 266
Stimmung 290
Stimmungslabile (Psychopathen) 93, 309
Stimmungslabilität 309
stormy personality 80
Störung der sympathischen Beziehungen 288
Stottern 134
stranger anxiety 50
Strangfurche 97
strangulation groove 97
Strangulationspsychose 97
stratification theory 34, 80
stream of consciousness 218
Streben 318
strephosymbolia 259
stress 202
stress disorder 100
stress management 202
stressor 202
stress situation 202
strive 318
Strukturanalyse 21
student apathy 312
study of stamm 64
Stupescenz 118
stupidité 229, 322, 389

Stupor 151, 322
stupor 151, 224
stuporöse Angstdepression 290
stuttering 134
subacute 57
subacute sclerosing panencephalitis (SSPE) 397
subacute spongiform encephalopathy 396
subaffective dysthymia 307
subcortical dementia 393
subcortical seizure 394
Subdelir 228
Subdepression 296
subject consciousness 231
sublimation 316
Sublimierung 316
substance-induced mood disorder 302
substance-related disorders 193
substance use disorder 193
Substupor 151
subwakefulness syndrome 171
Sucht 194
süchtige Fehlhaltungen 212
sudden delusional idea 353
sudden idea 329
sudden unexplained nocturnal death 173
Suggerierte 321
suggestibility 324
Suggestion 321
suggestion 321
suggestion therapy 321
Suggestor 321
suicidal tendency 175
suicide 97, 173
suicide à deux 174
suicide attempt 173
suicide cluster 174
suicide idea 173
Suizid 97
Suizidalität 175
Sündenwahn 359
sunenophobia 343
super-ego 51, 238
supernumerary phantom 279
superstition 350
sur-moi 238
sursimulation 112
susceptibility 64
swaying gait 154
Sydenham chorea 104
Symbantopathie 87
symbiosis anxiety 305

symbiotic infantile psychosis 47
symbiotic phase 50
Symbol 328
symbol 328
Symboldenken 328
symbole 328
symbol-formation 328
Symbolhandlung 328
(le) symbolique 328
symbolism 328
symbolization 328
symbolophobia 328
Symboltraum 328
sympathetic apraxia (dyspraxia) 156
sympathy 288
symptomarme Schizophrenie 243
symptomatic neurosis 83
symptomatic psychosis 182
symptomatische Labilität 182, 309
symptomatische Psychose 182
symptomatologie 2
symptôme 2
synästhetische Halluzination 266
synchronicity 86
syncope 225
Syndrom 3
Syndrom der Asymbolie 329, 390
Syndrom des Abbaues der Wertwelt 391
syndrome 3
syndrome d'action extérieure 250
syndrome de Capgras 263
syndrome de Charles Bonnet 269
syndrome de Cotard 360
syndrome de couvade 42
syndrome de Ganser 232
syndrome de Gélineau 170
syndrome d'Elpénor 169
syndrome des sosies 263
syndrome d'influence 275, 365
syndrome d'irritation neurovégétative 310
syndrome malin 188
syndrome of sensory-limbic hyperconnection 191
syndrome of the wrist cutter 97
syndrome P. E. M. A. 116
syndromes épisodiques 9

syndrome shift 182
syndrome suppression 182
synesthesia 254
synesthésie 254
synopsia 254
synopsie 254
syntactic aphasia 139
synthymer (holothymer) Wahn 81, 289, 354
synthyme Temperamentstypen 81
Synton 81
syntone 81
syntonie 81
syphilomania 347
syphilophobia 347
systematic desensitization 147
systematic elementary amnesia 380
systematischer Wahn 354
Systematisierung 354
systematized amnesia 380
systematized delusion 354
szenenhafte Halluzination 268

T

tachyphagia 157
tachyphémie 129
tachypsychia 322
tachypsychie 11
tactile agnosia 285
tactile anesthesia 256
tactile aphasia 285
tactile hallucination 270
tactile hyperesthesia 256
tactile perseveration 133
tactlessness 110
Tagesschwankung 296
Tagtraum 318
Taktlosigkeit 110
taphephobia 347
tardive acathisia 104
tardive dyskinesia 104
tardive dystonia 104
tardive syndrome 104
target symptom 3
tasicinésie 107
tasikinesia 107
Tasikinesie 107
Tatendrang 150, 321
tätiges Denken 334
Tätigkeitsneurose 183
tauopathy 391
technoanxious 203
technocentered 203
technostress 203

teilnahmlos 209
Teilnahmlosigkeit 110, 222
teleologic hallucination 267
teleology 267, 316
temper tantrum 309
temporales Psychosyndrom 191
temporal gradient 378
temporal lobe epilepsy 190
temporal lobe syndrome 190
temporary and partial regression 55
temporomandibular joint disorder 258
temps vécu 264
tendance paralogique 333
Tendenzblutung 100
Tendenzneurose 101
tension athetosis 105
tension psychologique 185, 315
tenue vestimentaire 95
Terminalschlaf 228
terrain 68
tetania 106
tétanie 106
thalamic amnesia 381
thalamic aphasia 143
thalamic degeneration 395
thalamic dementia 381, 394
thalamic pain 259
thalamic syndrome 192
thanatophobie 341
Thanatos *314*
theatralism 93
thema of delusion 356
théomanie 363
theonomy 319
theory of cerebral localization 22, 123
theory of mind 204, 288
thérapie 16
Therapie 16
therapy 16
therapy-resistant depression 65
thériaque 199
thériaque psychologique 199
therm(o)anesthesia 256
thermohyperesthesia 256
thermohypoesthesia 256
Thersites complex 345
thinking 327
thinner abuse 199
Thinner-Mißbrauch 199
third person hallucination 267
thought 327
thought broadcasting 339

欧文索引

thought disturbance 331
thought echo 266
thought insertion 339
thought withdrawal 339
thought writing 269
thymia 288
Thymie 288
thymie 288
thymoanaleptique 30, 288
Thymopathie 288
thymopathique 288
thymopsychosis 288
Tic 107
tic 107, 122
tic douloureux 107
Ticker *107*
Tiefenpsychologie 235
Tierverwandlungswahn 365
time experience 260
tinnitus 260
tiqueur *107*
Tobsucht 11
Todesangst 54
Todestrieb 152, 314
tödliche Katatonie 118
tolerance 194
Tollheit 10
tonitrophobia 346
topographical disorientation 284
topographical memory loss 284
topophobie 215, 343
torpid 323
torsion dystonia 105
total amnesia 379
total aphasia 139
Totstellreflex 152, 289
Tourette syndrome 107
toxicology 193
toxicomanie 193
toxicopathie 193
toxicophilie 193
toxicophobia 193
toxic psychosis 193
toxic tremor 103
traitement moral 16
trance 234, 324
transcortical motor aphasia 141
transcortical sensory aphasia 141
transcultural psychiatry 200
transference 111
transference analysis 111
transference psychosis 111
transfert 111
transient 58

transient delusion 354
transient global amnesia 376
transitional facilities 214
transitional objects 51
transitivism 352
Transitivismus 352
transit syndrome 178
transmissible dementia 396
transmission de la pensée 339
transsexualism 166, 167
transvestism 166
Trauerarbeit 295
Traumarbeit 173
traumatic dementia 97
traumatic epilepsy 97
traumatic neurosis 100, 348
traumatic phobia 348
traumatic psychosis 97
Traumbewußtsein 220
Traumdeutung 173, 329
Träumerei 173
traumhaftes Bewußtsein 230
treatable dementia 398
Trema 306, 351
tremblement 103
tremblement cinétique 103
tremblement d'attitude 103
tremblement de repos 103
Tremor 103
tremor 103
tremor at rest 103
Trennungsangst 304
tribadism 167
trichomanie 96
trichophobia 96
trichorrhéxomanie 96
trichotillomania 96
Trichotillomanie 96
trichotillomanie 96
tricophagia 162
Trieb 150, 314, 318
Triebhandlung 152, 323
Triebhemmung 318
Triebmensch 90, 323
Triebtheorie 314
Triefenperson 389
trimming of the body 95
trip 198
Tropenkoller 215
tropisme psychologique *30*
Trotzalter 51
trotzdem 126
trouble de la conscience 220
Trugbilderlebnis 261
Trugwahrnehmung 261
truncopedal apraxia 155
tuberous sclerosis 387
Turner syndrome 387

22q 11.2 delection syndrome 388
twilight state 231
two-motor act 154
two storehouse model 371
type 72
type naturel 7, 61, 72
typisch schizophrene Defektpsychose 66
typologie humaine 72
Typus 12, 72
typus manicus 82, 294
typus melancholicus 81, 299

U

Überaktivität 149
übercharakterlich 86
Überempfindlichkeit 255
Über-Ich 238
Überstieg 121, 402
Übertragung 111
Übertragungsneurose 111
Überwachheit 227
überwertige Idee 335
ultradian cycling 61
ultra rapid cycler 60
ultra-ultra rapid cycling affective illness 61
Umfang 327
umständlich 332
Umzugsdepression 300
unanschauliches Denken 218, 330
Unaufmerksamkeitsillusion 261
unauthentic origin syndrome 208
Unbesinnlichkeit 224
Unbewußte 235
unbewußter Gott 236
uncinate fits 191
unconditional positive regard 287
unconscious 235
underactivity 151, 322
understanding 385
Uneinfühlbarkeit 287
Unfallneurose 100, 203, 348
(das) Unheimliche 310
Unheimlichkeitsgefühl 351
unilateral akathisia 107
unilateral dyscopia 157
unilateral kinetic apraxia 156
unilateral spatial neglect 283
unilateral visual-spatial agnosia 283

uninterestedness 222
unio mystica 294
unipolar depression 297
Unruhe 149
Unschuldswahn 364
unsystematische Schizophrenie 62
unsystematische Schizophrenien 119
Unterbewußtsein 236
Untergrund 290
Untergrunddepression 290
unvollständige Remission 59
unzugänglich 209
Urangst 55,303
uranism 167
uranisme 167
Uranismus 167
urge 320
urolagnia 163
Urolagnie 163
urolagnie 163
urophilia 163
Urphantasie 331
Urszene 374
utilization behaviour 153

V

vagabondage 211
vagovagal syncope 226
Valenz 317
velo-cardio-facial syndrome 388
vascular dementia 393
vascular depression 303
vascular mania 303
vecordia 12
vegetative Depression 181
vegetative Neurose 287
vegetative neurosis 180
vegetative Schizophrenie 272
vegetative state 54
Veraguthsche Falte 124
verändertes Bewußtsein 224
Verantwortlichkeit 205
Verarbeitung 86
Verarmungswahn 359
verbal aphasia 139
verbal hallucination 266
Verbalhalluzinose 279
verbal paraphasia 140
verbal short term memory 142
verbal stereotypy 141
Verbigeration 133
Verblödung 399

Verblödungsprozeß 14
verbose 332
Verdichtung 173
Verdoppelungserlebnis 246
Verdrängung 237
Verenden 54
verfälschte Lebenshaltung 121
Verfolgungswahn 357
Verfolgungswahn der Schwerhörigen 254
Vergiftungswahn 357
Verhalten 109
Verhältnisblödsinn 399
Verhirnlichung 189
Verichung 209
Verkehrspsychose 343
Verkehrtsehen 283
Verkehrtvision 259
Verkehrtvision in der Frontalebene 259
Verkehrtvision in der Horizontalebene 259
Verlauf 58
Verlegenheitskonfabulation 137
Verlustdepression 301
Verlust der Grazie 95
Verlust der Spannkraft 67
vermindertes Bewußtsein 223
verminderte Schuldfähigkeit 205
verminderte Zurechnungsfähigkeit 205
Verneinung der Krankheit 110
Verneinungswahn 359
Vernichtungslagersyndrom 203
Vernunft 385
Vernunftidee 89
Verödung 65,399
Verrücktheit 10,14,366
Versagung 317
Versandung 399
Verschiebung 173
verschlossen 210
Verschrobene 90
Verschrobenheit 95,116
Verschwendung 149
Verschwendungssucht 211
Versenkung 331
Verstand 385
verständlicher Zusammenhang 24
verstehende Anthropologie 28

Verstiegenheit 116
Verstimmung 307
Versündigungswahn 359
vertige épileptique 226
Verwandlungsdelir 365
Verwirrtheit 11,118,228,389
Verwirrtheitspsychose 61,229
verworrene Formen 228
verworrene Manie 228,294
Verzweiflung 82
vesania 12
vesania catatonica 118
vesania typica 12
vesania typica circularis 73
vésanie 12
vésanies 4
vigilance 223
violence by partner 207
VIP syndrome 99
viral dementia 397
visceral sensation 255
viscerotonia 77
viscosity 332
visible thoughts 269
viskos 75
viskoses Temperament 75
visual agnosia 282
visual all(o)esthesia 283
visual disorientation 284
visual extinction 284
visual hallucination 268
visual hypoemotivity 289
visual illusion 260
(visual) object agnosia 282
visual perseveration 133
visual seizure 191
visual-spatial agnosia 283
vitale Depression 295
vitale Leibempfindung 180
vitales Gefühl 180,286
vitale Traurigkeit 295
volatile solvent 199
vol de la pensée 339
vollständige Remission 59
Vollzugsbewußtsein 243
volonté 318
voluntarism 318
von Recklinghausen disease 387
voodoo 215
Vorbeihandeln 137
Vorbeireden 136,232
Vorbereitungsfeld 351
Vorbewußte 235
Vordergrund 252
Vorgestalt 252,254
Vorlesen 267

Vorpostensyndrome 57
Vorstellung 253
voyage pathologique 215
voyeurism 167
vulnerability 70

W

Wachanfall 168
Wachbewußtsein 218
wächserne Biegsamkeit 117
Wachsuggestion 321
Wachtraum 318
waddling gait 154
Wahn 350
wahnähnliche Reaktion 350
Wahnarbeit 354
Wahnbedürfnis 350
Wahnbewußtheit 278,354
Wahneinfall 353
Wahnentwicklung 350
Wahnerinnerung 353,382
Wahngebäude 354
wahnhafte Auslegung 354
wahnhafte Deutung 354
wahnhafte Idee 350
Wahnidee 350
Wahninhalt 356
Wahn ohne Wahnidee 351
Wahnsinn 10,366
Wahnspannung 351
Wahnstimmung 351
Wahnsystem 354
Wahnvorstellung 354
Wahnwahrnehmung 352
Wahrnehmung 251
Wahrnehmungsstarre 352
Wahrnehmungstrug 261
Wahrtraum 173
WAIS 384
WAIS-R 384
WAIS-Ⅲ 384
wakefulness 223
Wandersucht 211
Waschzwang 153
washing compulsion 153
water intoxication 161
weaning 195
wear and tear syndrome 202
Wechsler Adult Intelligence Scale (WAIS) 384
Wechsler Intelligence Scale for Children (WISC) 384
Weckamin 198
Weckaminpsychose 198
Weckaminvergiftung 198
weekend hospital 214
weight phobia 159
weitschweifig 332
well-being 308
Weltuntergangserlebnis 351
Werdenshemmung 264
Werdenzeit 264
Werktherapie 17
Wernicke aphasia 141
Wernicke encephalopathy 376
Wernicke-Korsakoff syndrome 377
Wesenseigenschaft 255
Westphal-Gélineausches Syndrom 170
West syndrome 387
white matter dementia 395
WHO 31
widening of the range of conscious perception 262
Wiedereingliederung 214
Wiederholungszwang 130,337
wihtico psychosis 215
wihtigo 215
wild child 215
will 318
Wille 318
Willenlose (Psychopathen) 93,324
Willenlosigkeit 324
Willensfreiheit 319
Willenshemmung 323
Willensschwache 324
Willenssperrung 325
Wille zum Sinn 318
Wille zur Krankheit 112
Wille zur Macht 152,318
windigo 215
WISC 384
WISC-R 384
WISC-Ⅲ 384
wish 317
wish-fulfillment 317
wishful thinking 318
Wissen 385
withdrawal 195
withdrawal delirium 195
withdrawal psychosis 195
withdrawal syndrome 315
Witzelsucht 308
Wochenbettpsychose 43
Wohlbefinden 308
Wohngrenzen 356
word amnesia 141
word dumbness 139
word salad 332
working memory 372
work psychiatry 200
wormlike movement 105
Wortblindheit 146
Wortneubildung 138
Wortrest 140
Wortsalat 332
Wortsinntaubheit 141
Wortspielerei 136
Wortstummheit 139
Worttaubheit 141
Wortvorstellung 253
Wortzauber 337
wrist-cutting syndrome 97
writer's cramp 106,144
Wundmal 69
Wunsch 317
Wunscherfüllung 317
Wunschparanoia 318,362

X

xanthopsia 259
xénopathie 250

Z

Zählsucht 324
Zählzwang 324
Zahnknirschen 107
Zeitbewußtsein 264
zeitliche Orientierung 222
Zeitlupenphänomen 260
Zeitrafferphänomen 260
Zellweger syndrome 388
Zeremonie 153
Zeremoniell 153
zerfahrene Verwirrtheit 228
Zerfahrenheit 332
zerfallendes Bewußtsein 223
Zielvorstellung 253
zirkuläres Irresein 61
Zittern 103
zoanthropie 365
zoanthropy 365
Zönästhesie 254
zönästhetische Schizophrenie 272
zone hystérogène 113
Zooerastie 166
zoophilia 166
zoophilie 166
Zoophilie erotica 167
zoophobia 346
zoopsia 268
Zopfschneider 96
zornige Manie 309
Zugänglichkeit 114

Zunäherungsinstinkt 115
Zungenreden 138
Zurechnungsfähigkeit 205
Zurechnungsunfähigkeit 205
Zuspitzung 88
Zwangsdenken 335
Zwangshalluzination 337
Zwangshandlung 153
Zwangsidee 335

Zwangskrankheit 338
Zwangslachen 125
Zwangsmensch 338
Zwangsneurose 337
Zwangsskrupel 336
Zwangstrieb 324
Zwangsvorstellung 337
Zwangsweinen 125
Zweckreaktion 86,320

Zweifelsucht 336
zweiten Knick 66,87
Zwischenhirndemenz 394
Zyclothymie 73
Zykloid 74
zykloide Psychose(n) 61,74,
  119,230
zyklothyme Veranlagung 73
Zyklothymie 73,74,299

人名索引

- イタリック体の数字は，当該ページの注部分から採った索引語であることを意味する．
- 姓の前に von, van, de などが付く名前はその部分を省略した箇所と，省略しない箇所の両方に配列し，いずれでも検索できるようにしてある．
- 漢字名はローマ字読みし，該当アルファベットの末尾に一括して配列した．

A

Abeles M　380
Abély X　345
Abouesh A　301
Abraham K　113,310
Achard C　161
Ach NK　218,319,331
Ackerman NW　206
Adams JH　186
Adams RD　281,376,395
Adler A　49,152,181,318,374
Adolphs R　204
Ajuriaguerra J　390
Akelaitis AJ　156
Akiskal HS　82,297,307,311
Alajouanine T　141
Alarcon RD　60
Albert ML　393
Alexander F　181,287
Alexopoulos GS　303
Alfrey AC　182
Allport GW　320
Alzheimer A　390
Amiel HF　*243*
Anderson JR　373
Andreasen NC　311
Angelergues R　376
Angst J　60,297
Anton G　191,282
Apert　325
Aretaios　*102*,169,*226*,298
Areteios　164
Arieti S　75,80,335
Aristophanes　167
Aristoteles　72,176,179,*237*,252,267,316,329,333
Aschaffenburg G　228
Asher R　99
Asperger H　46
Augustinus　*371*
Augustinus　*92*,306
Ausubel DP　204,288
Axenfeld A*A*　18
Azam E　231

阿部裕美　32
浅井昌弘　98

B

Babinski J*FF*　18,110,113,159,404
Baddeley AD　372,374
von Baelz E　289
von Baeyer W　28,86,201,209
Bahnsen J　79
Baillarger J*GF*　6,36,61,245,273,298,375,399
Balint M　27,55
Bálint R　284
Ball B　208,209,240,265
Ballet G*LS*　18,23,61,159,*232*,267,306,370
Ball MJ　390
Barbizet J　380,381
von Baren C　357
Barker JC　99
Baron-Cohen S　205,288
Baruk H　219,230
Basaglia F　29
Bash W　252
Bateman F　132
Bateson G　26,206,310
Baudelaire C　198
Bauer RM　289
Bayle A-L*J*　6,7
Bean　77
Beard G*M*　70,183,310
Bear DM　191
Bearwood J　100
Beck AT　385
Beers CW　200
Behrmann M　283
Bell C　278
Bell LV　294
Bemporad JR　213
Benedikt M　143
Benjamin H　166
Benjamin J　241
Benjamin W　188
Benson DF　398

Benton AL　284
Bergeron M　398
Bergmann　103
Bergson H　27,36,115,125,177,253,316,375
Beringer K　35,199,320
Berkhan　146
Berlin　145
Bernard C　200
Berner P　351
Bernheim H*MF*　19,117,234,278
Berrios GE　274,377,403
Berson RJ　263
Bers V　271
von Bertalanffy L　33,319
Berze J　35,184,230,333
Besançon J　106
Besnier　96
Bignami A　192
Billings EG　183
Bilz　228
Binder H　196,355
Binet A　18,166,327,384
Binswanger L　28,35,95,116,265,402
Binswanger O　390,396
Birnbaum K　3,21,64,69,90,112,147,321
Blanc-Vontenille H　383
Blankenburg W　28,35,241,242
Bleuler E　3,20,34,45,73,75,81,90,110,114,131,138,185,209,213,222,233,235,238,265,266,276,287,288,309,310,316,325,334,360,376,380,399,401,402
Bleuler M　47,59,65,67,183,185,189,223
Blocq P　154
Blondel C　219
Blos P　52
Boas I　160
Bobon J　306
Bodamer J　282,379
van Bogaert L　78,281

de Boileau Castelnau P 208	Caelius Aurelianus *102*,293	Crow TJ 31,222
Boissier（de la Croix）de Sauva-	Cairns H 135	Cullen W 4,184
ges F 348	Calmeil L*F* 118,226,229,294,	Cullerre A 325
Boll M 71	363	Cummings JL 394
Bolzinger A 350	Cameron N 333	千葉裕美 59
Bonhoeffer K 16,69,112,178,	Camuset 231	
184,227	Camus P 271	**D**
Bonnet C 270	Cannon WB 201	
de Bono E 330	Capgras *J-MJ* 23,184,211,	Da Costa J 180
Bosch G 46	263,323,329,367,386	Dagonet H *291*,369
Bosquillon M *4*	Carnes P 195	Dally PJ 41
Boss M 28	Carrell RW 391	Dany G 271
Bourget P 99	Cascino GD 281	Daquin J 16
Bourneville D-M 18	Casper JL 344	Daremberg CV *162*
Boutenko 376	Cassierer E 328	Darwin C 8,286
Boutonier J 310	Ceillier A 275,365	David AS 403
Bower GH 372	Celsus 106	Davidson JRT 301
Braid J 234	Cénac M 139	de Boileau Castelnau P 208
Brain R 157,254,283	Cerletti U 30,169	de Bono E 330
Bratz E 290	Chapman J 99,262	de Fleury A 140
Braun E 86	Charcot J-M 18,23,101,102,	de Gaultier J 331
Braunmühl AV 121	113,117,154,155,231,234,258,	de Montaigne ME 306
Bräutigam W 88	259,291,336,379,*380*	de Morsier G 269
Breuer J 19,114,235,236,	Charpentier P 230	de Renzi E *140*,381
237,334	Chaslin P*EA* 23,126,229,	de Sanctis S 11,45
Briand M 215	230,338,376,389,401	de Saussure F 2
Brickner R 189	Chiarugi V 16	de Spinoza R 176
Bridgman PW *32*	Christian J 22	de Valensi 378
Brierley JB 191	Christodoulou GN 264	Decourt J 159
Brierre de Boismont A*JF*	Ciompi L 33,289,335	Déjerine J*J* 128,145,155
166,277,295	Claparède E 381	Delasiauve L*JF* 229
Brill AA 214	Clarke E 99	Delay J*LP* 30,61,114,145,
Briquet P 17,113	Claude H*CJ* 21,25,33,71,	187,188,204,210,226,285,288,
Brissaud E 203	103,210,250,280,356,360,361,	293,375,381,382,383
Broca P 139,140,333	362,402	Delbrück A 92,137
Brothers L 205	Clements SD 149	Delmas A 71
Brown JW 289	Clouston 398	Dement WC 171,315
Bruch H 160	Codet H 361	Demokritos *306*
Brugada P 173	Cohen LA 150	Denborough MA 188
Brühl-Cramer 161	Cohen NJ 373	Deniker P 30,114,187,226,
Brun A 392	Cohn R 279	288
Bruner JS 221	Columbus C *162*	Denning TR 365
Bruns 145,308	Condillac EB 252	Denny-Brown D 156
Bucy PC 190	Conrad K 35,36,58,66,67,	Deny G 73
Bühler K 353,403	77,81,121,223,227,241,252,	Descartes R 6,176,291
Bumke O 307,355	271,306,325,351,352,375,402	Desmartis 305
Bunney WE 60	Cooper D 29	Deutsch H 81,181
Bunz 394	Cooper JM 215	Dewhurst K 358
Bürger-Prinz H 28,301	Copernicus N *353*	Diatkine R 204
Burq P 17	Corrigan PW 204,214	Dickens C 262
Burwell CS 170	Corsellis JAN 186,191	Diclemette CC 315
Byrne R 384	Cotard J 132,360,363	Dide M 92,291,313
馬場 存 274	Cotard L 131	Diem O 402
	Courbon P 17,215,263	Dilthey W 24,329
C	Craig B 203	Dollard J 152
	Cramer A 266,271	Dreyfus GL 44
Cabanis PJ*G* 251	Creutzfeldt HG 396	Driesch H 316
	Critchley M 78,170	

Dromard G　196
Dublineau J　219,353
Dubois PC　18,19
Duchenne GBA　125
Ducosté M　323
Duensing F　395
Dufour　117
Dugas L　131,243
Dunbar HF　64,98,181
Dunner DL　60,297
Dupré FP-LE　23,56,71,102,
　186,232,271,280,331,363,370,
　383
Dupuytren G　228
Durand C　266
Durkheim E　206,253,255

E

Ebbinghaus H　372
Eckhart J　295
von Economo C　224
Edwards AL　204
van Eeden F　19
Ekbom KA　106,108,271
Ekstein R　213
Ellis A　330
Ellis H　166,240
Emminghaus H　23,311,321
Endler NS　148
Enke W　75
Epikouros　306,311
Erasmus D　177,319
Erikson EH　26,49,50,52,53,
　239,248,320
Esquirol JED　5,10,13,32,61,
　89,144,212,229,265,294,340,
　349,366,367,368,387,389
Evans FJ　381
Exner S　144
Ey H　23,34,36,39,218,265,
　280,343,361,370
Eysenck HJ　82,147
江熊要一　214

F

Fail G　263
Fairbairn RD　26
Falret J-P　7,14,47,61,72,
　73,117,131,261,298,336,348
Falret JPJ　114,191,213,347,
　368,386
Farnsworth DL　313
Faust C　186
Favazza AR　175

Favre-Bismuth C　162
Ferenczi S　223
Federn P　26,248,316
Feinstein AR　67
Fenichel O　180
Féré CS　106,166,277,327,
　378
Ferrand J　368
von Feuchtersleben E　12
Fialho O　168
Filley CM　395
Finkelnburg FC　281
Finkel SI　150
Fisher CM　154,376,393
Fish FJ　266,273
Fisk NM　308
Flaubert G　331
Flavell JH　371
Flechsig P　330
Fleck U　271
de Fleury A　140
Fleury M　17
Fliess W　51,166
Flounoy T　129
Flournoy　254
Flügel F　325
Foerster O　257
Foillé A　236
Follin S　230
Fordyce WE　164
Forel A　197,332
Foucault M　29
Fouquet P　193,196
Foville A　281
Frankl VE　27,126,179,236,
　318
Frank RT　42
Freiberger H　312
Freud A　26,148,152,237,
　238,241,385
Freud S　18,19,24,27,34,49,
　50,51,55,78,79,83,98,111,
　113,114,120,125,126,152,173,
　208,209,220,223,233,235,236,
　237,238,239,240,249,253,281,
　292,295,303,304,306,310,311,
　314,315,316,317,319,328,329,
　331,334,337,357,374
Freudenberger HJ　203,300
Freyhan FA　3
Friedmann P　73,369
Friedreich JB　372
Froment J　104
Fromm E　26,80
Fromm-Reichmann F　207,
　343
Fünfgeld　229
Fuss M　196

Fuster JM　189
藤森英之　356
藤縄昭　249

G

Galenos　69,112,117,157,164,
　187,348
Galewski　96
Gall FJ　123
Galton F　254
Gamper E　376
Ganser SJM　232
Garmezy N　70
Garrazona E　107
Gascon GG　190,392
Gastaut H　387
Gatian de Clérambault GHAELM
　25,36,55,92,131,220,246,250,
　266,274,280,291,334,335,339,
　340,349,354,357,368,369,378
de Gaultier J　331
Gaupp R　369
Gautier T　198
Gazzaniga MS　157
von Gebsattel VE　264,338
Gehlen A　27
Gélineau JBE　170
Génil-Perrin G　241
Gennarelli TA　186
Georget EJ　6,229,322,389
Gerstmann J　156,259,284,
　370
Geschwind N　23,144,190,
　192,221,259,283
Gesner J　141
Ghika-Schmid F　107
Gibbs FA　226
Gibb WRG　395
Gilles de la Tourette G　18,
　107,131,136
Gillespie RD　28
Giraudox J　171
Gjerde P　227
Gjessing L　119
Gjessing R　119
Glatzel J　262,272
Gloor P　276
Goddard GV　63
von Goethe JW　298,363
Goldstein K　24,120,139,140,
　141,142,186,189,223,273,303,
　328,333
Goodglass H　140,142
Gould J　210
Goulon M　225
Gowers WR　389
Graf P　374

Graff H 97
Graham JM 268
Grasset J 341
Graves RJ *259*
Greenberg H 96
Greenfield JG 397
Greenhalgh T 31
Griesinger W 8, 11, 13, 22, 114
Groen JJ 182
Gruhle HW 25, 91, 323, 350, 352
Grünthal E 119, 120, 375, 394
Guariglia C 283
von Gudden JBA 399
Guiraud P*LE* 116
Guilford JP 330
Guilleminault C 171
Guiraud P*LE* 35, 118, 130, 250, 255, 259, 313, 383, 400
Guislain J 10, 11, 325, 388
Gull W*W* 158
Gustafson L 392
Guye 220
Guze SB 113

H

Hachinski VC 393, 396
Haeckel E 200
Häfner H 189, 301
Hagen P 277
Hagen W 272
Halbey K 269
Halgren E 277
Hallé 72
Hallopeau M 96
Haltmann H 26
Hamilton MW 273
Hammond WA 105
Hanus M 398
Hardy T 262
Hart B 48
Hartenberg 344
Hartmann H 239, 246
Haskovec L 107
Haug K 244
Haymans G 79
Head H 78, 139, 141, 142, 354
Hebb DO 372
Hécaen H 140, 142, 277, 285
Hecker E 13, 14, 73, 242, 307, 400
Hegel GWF 245
Heidegger M 28, 329
Heinroth J-C*FA* 1, 10, 181, 366
Heller T 45

Hellpach W 178
Henneberg R 365
Herbart JF 236
Herpin T 187, 191
Herz E 70
Hippocrates 7, 16, 69, *102*, 106, 112, 134, 150, 164, 187, 298, 307, 348, 366
Hirsch SJ 114
Hoch P 213, 361
Hoche AE 3, 16, 178, 399
Hodges JR 377
Hoening J 273
Hoffbaner JC 1
Hoffman H 149
Hoffmann F 188
Hoffmann J 279
Hohnbaum C 298
Hollander E 338
Hollender MH 114
Holmes G 78, 284
Holm-Hadulla RM 120
Homburger A 308
Homeros 73, *163*, *184*, *340*, 345
Hoppe F 317
Horney K 26, 239, 304
Horowitz MJ 63
Horsley 169, 234
Howship J 180
Huber G 57, 66, 81, 272, 326
Huchard C 158
Hugo V 345
Husserl E 24, 241, 242, 329
萩生田晃代 249, 303, 361
濱田秀伯 45, 48, 249, 266, 269, 274, 275, 334, 356, 362, 369, 400
濱中淑彦 391
半田貴士 381
原田憲一 130, 224, 359, 383, 390
鳩谷 龍 40
平澤 一 296
広瀬徹也 313
保崎秀夫 271, 281, 364

I

Ideler K*W* 10
Ignatius de Loyola 295
Irwin M 159
Isaacus Potanis *298*
池田研二 377
今村新吉 210, 361
井村恒郎 142
井上哲次郎 85
石川貞吉 76

伊東昇太 227

J

Jackson JH 16, 24, 34, 55, 140, 191, 231, 243, 245, 262, 375
Jacquet 157, 306
Jaensch ER 79, 253
Jakob A 396
James W 218, 232
Janet P*MF* 18, 19, 34, 35, 110, 115, 128, 184, 199, 209, 220, 223, 226, 230, 232, 235, 243, 244, 245, 246, 286, 294, 315, 325, 335, 336, 343, 344, 362, 375, *380*
Janzarik W 66, 316, 326, 352, 355, 356
Janz D 169
Jaspers K 23, 24, 25, 33, 58, 86, 91, 218, 219, 224, 227, 242, 260, 273, 274, 278, 303, 350, 351, 352, 357, 371, 403
Jastrowitz 308
Jellinger KA 393
Jennett B 225
Jensen 262
Johnson AM 47, 211
Joint RJ 392
Jolly 376
Jones E 239, 304
Jouvet M 171
Jung CG 20, 51, 54, 55, 79, 86, 111, 116, 201, 208, *209*, 236, 239, 253, 290, 316, 329

K

Kahlbaum K*L* 6, 12, 13, 14, 53, 72, 73, 86, 90, 118, 131, 133, 210, 272, 276, 299, 307, 334, 367, 383, 400
Kahn E 150
Kahn JM 47, 211
Kahn RL 143
Kandel ER 33
Kandinsky V 128, 272
Kanner L 45, 131, 211
Kant I 10, 35, 85, 89, 251, 252, 286, 291, 319, 330, 333, *353*, 366, 386
Kaplan E 140
Kasanin J 41, 44
Keats J *1*
Kehrer F 361, 366
Keller MB 65
Kempe CH 43

Kendell RE　28
Kérandel JF　347
Kernberg O　213, 244
Kertesz A　394
von Kestemberg E　204
Kety SS　213, 402
Keup W　63
Kielholz P　297, 301
Kierkegaard S　303
Kinsbourne M　282
Kirschbaum WR　397
Kisker KP　21, 242
Klages L　123, 238
Kläsi J　169
Kleffner FR　143
Klein DF　308, 342
Kleine W　170
Klein M　26, 50, 75, 237, 238, 239, 247, 294, 304, 328, 355
von Kleist H　368
Kleist K　22, 40, 47, 60, 61, 69, 93, 116, 130, 137, 138, 139, 140, 141, 155, 156, 157, 182, 189, 217, 228, 229, 232, 241, 245, 280, 284, 290, 308, 312, 322, 331, 334, 358
Klerman GL　302
Klotz HP　106, 159
Klüver H　190
Knobloch H　150
Koch JLA　90
Koffka K　252
Kohut H　26, 240, 288
Kolvin I　46
Korsakov S*S*　230, 376
Kraepelin E　8, 13, 16, 22, 23, 32, 33, 43, 44, 45, 47, 72, 73, 87, 90, 92, 93, 95, 118, 119, 131, 137, 138, 140, 183, 213, 214, 227, 228, 266, 298, 299, 308, 321, 323, 324, 325, 331, 334, 343, 344, 345, 347, 356, 358, 362, 366, 367, 369, 370, 388, 390, 399, 400
von Krafft-Ebing R*FJ*　8, 163, 164, 166, 167, 196, 256, 257, 357, 367
Kral VA　181
Kramlinger KG　61
Kranz H　210, 357
Kraus F　389
Krauthammer C　302
Krayger MH　168
Kreitman N　175
Kretschmer E　21, 34, 40, 53, 64, 68, 71, 72, 74, 75, 76, 79, 87, 91, 136, 152, 218, 234, 246, 289, 290, 293, 299, 318, 321, 322, 338, 343, 361, 362, 368, 369
Kris E　55

Krishaber M　*243*
Krishman KR　303
Kübler-Ross E　55
Kulenkampff C　28
Kussmaul A　126, 129, 132, 135, 140, 141, 146, 285
門脇真枝　365
香川修庵　158
影山任佐　358
亀山正邦　393
神谷美恵子　220
神戸文哉　90, 187
笠原 嘉　297, 313, 346
鹿島晴雄　189, 381
木田文夫　68
木村 敏　35, 208, 241, 252, 264, 265, 297, 344, 362
喜多川歌麿　123
小林八郎　214
古茶大樹　44, 48, 119, 312
近藤章久　343
高良武久　84, 343
小阪憲司　377, 392, 393, 394
古沢平作　237
呉 秀三　*12*, 90

L

Labbe M　160
Laborit H　153
Lacan J*ME*　27, 35, 50, 175, 236, 317, 328, 369
Lacey JH　160, 323
Laforgue R　206, 361
Lahey FH　312
Laing R*D*　29, 35
Lamy H　279
Landau WM　143
Landolt H　191
Landouzy H　113
Lange J　145, 300
Langfeldt G　21
Lanteri-Laura G　*265*
La Rochefoucauld F　*219*
Lasègue E*C*　8, 158, 167, 230, 359, 360
Lask B　116
Laurent A　126, 325
Lauter H　302, 338
Lebovici S　204
Leff JP　289
Legrain M　170, 226
Legrand du Saulle H　208, 292, 342, 344, 347, 369
Lehmann HE　126
Leibniz GW　131, 176, 235, 251
Lemesle　257

Lemke R　181
Lennox MA　187
Lennox WG　187, 387
Leonardo da Vinci　*144*
Leonhard K　22, 40, 61, 65, 119, 121, 138, 229, 280, 290, 297, 308, 369
Lersch P　80
Leuret F　333, 399
Levi Bianchini　293
Levin M　170
Levinstein　198
Lévy-Darras　365
Lévy-Valensi J　249, 263
Lewander T　66
Lewandowsky M　156
Lewin K　200, 317
Lewis AJ　28, 338
Lezak MD　148, 189
Lhermitte F　153, 250
Lhermitte J　78, 280
Lichtenstein　130
Lidz T　26
Liébeault A*A*　234
Liepmann HC　155, 156, 268, 331
Lilly R　190
Lindemann E　296
Linné C　4, 215
Lipps T　287
Lissauer H　282, 398
Littré E　2, 254, 303, 366
Livi C　165
Llopis B　81
Loftus GR　371
Logre J　23, 169, 193, 363, 370
Lombroso C*EM*　8, 56, 90, 174, 374
Loney J　149
Lonnas DA　391
Lopez Ibor JJ　288
Lordat　130, 140, 382
Lorenzer A　301
Louyer-Villermay　379
Lucangeli G　132
Lugaresi E　105, 171
Lumbroso P　159
Luria AR　139, 140, 141, 142, 156, 189, 193, 381
Luther M　177
Luxenburger JH　64
李 曉白　346
劉 鉄榜　215

M

Mabile H　131

Magnan J-JV	8, 9, 23, 33, 62, 69, 70, 130, 161, 166, 276, 336, 364, 367	
Mahler G	167	
Mahler MS	47, 50, 51, 289	
Mahurkar SD	183	
Maier HW	81, 288	
Main TF	99	
Mallin R	97	
Mannoni M	29	
Marbach JJ	279	
Marbe K	219	
Marc CCH	211	
Marcé LV	43, 143, 158	
Marcel G	286	
Marchiafava E	192	
Marie P	18, 140	
Marinow A	67	
Marks IM	342, 343	
Markva IS	403	
Marneros A	262	
Marro	255	
Marsden CD	103	
Maslow AH	240, 317	
Masters	345	
Masterson JF	53, 304, 344	
Matthey A	211	
Matussek P	255, 352	
Maudsley H	8, 45	
Maugham S	163	
Maury A	277	
Mauz F	64, 65, 68, 76	
Mayer W	369	
Mayer-Gross W	25, 66, 87, 121, 133, 157, 223, 230, 244, 349, 398, 403	
McCulloch W	231	
McDougall W	314	
McGhie A	262	
McGlashan TH	66, 303, 304	
McGorry PD	31	
Mckith IG	394	
McLean PD	286	
Mead GH	201, 240	
Meadow R	100	
Medow W	45	
von Meduna LJ	30, 231	
Meige H	105	
Mellor CS	266	
Mendel E	367, 382	
Menninger K	98, 175	
Menninger-Lerchenthal E	277	
Merleau-Ponty M	78, 177, 242, 278, 320, 403	
Mesmer FA	19, 233	
Messer AW	318	
Mesulam MM	142, 221, 391	
Metzger W	255	
Meyer A	20, 31, 200, 202, 325	
Meyer JE	81, 158, 214	
Meyer L	16, 210	
Meynert T	14, 22, 227, 281	
Michell RA	171	
Michon JH	123	
Miller GA	371	
Millon T	94	
Minkowska F	76	
Minkowski E	4, 27, 35, 115, 121, 173, 210, 264, 265, 334, 399, 401	
Mirschfeld M	166	
Mitchell SW	258, 278	
Möbius PJ	145, 179, 257	
Modell AH	249	
Molière	263, 331, 343	
Moll A	163	
Mollaret P	225	
Moloney JC	43, 302	
von Monakow C	192, 313, 316	
Money J	165	
Moniz E	30	
Monrad-Krohn GH	134	
de Montaigne ME	306	
Montgomery SA	60	
Moore GL	100	
Moreau de Tours JJ	232, 351	
Morel B-A	8, 69, 89, 267, 305, 340, 367	
Morel F	267	
Morel-Lavalée	98	
Moreno J-L	204, 320	
Morgan HG	175	
Morlaas J	157	
Morselli E	118, 123, 124, 129, 344	
de Morsier G	269	
Morton R	158	
Mosinger M	153, 201	
Mounier E	85	
Mourgue R	244, 313, 316	
Mozart WA	164	
Müller C	168	
Müller GE	337	
Müller-Lyer	201	
Muller O	11	
Mundt C	312, 320	
Munk H	282, 284	
Myers CS	203	
Myklebust HR	145	
松尾芭蕉	255	
松下正明	390, 395	
松浦雅人	190	
三村 將	268	
満田久敏	40	
三浦謹之助	18	
三浦岱栄	281	
宮本忠雄	145	
宮岡 等	262	
水野雅文	363	
森田正馬	83, 365	
森本陽子	275	
森山公夫	294	

N

Navia BA	397
Naville F	323
Nayrac P	399
Neary D	392
Neisser A	132
Neisser U	251
Neumann H	10, 65, 221
Nevin S	396
Nicoulaou E	341
Nietzsche FW	79, 310, 316
Nilsson L	215
Nodet CH	58, 360
Novalis	298
Nursten JP	47, 211
長井真理	239, 263, 340
中 脩三	81
中井久夫	262, 362
中田 修	137
中谷陽二	268
中安信夫	35, 57, 262, 340
西丸四方	266, 340, 358
西園マーハ文	61, 357
野上豊一郎	123

O

Obersteiner H	256
Oesterreich TK	88, 243, 246
Olton DS	372
Oppenheim H	101, 203, 308
Origenes	177
Ossip-Lourie	144
Otto R	295
Owens DGC	103
大橋博司	189
岡 一太郎	81
奥田三郎	45, 65
太田富雄	225

P

Paget J	258
Pao PE	97
Parchappe du Vinay J-BM	6
Paré A	2

Parnas J   81
Partridge GE   206
Pasamanick H   150
Pascal B   *219*,291
Pauleikhoff B   40,60,119,227,357
Paulhan F   220
Paulos   259
Pavlakis SG   388
Pavlov I*P*   79
Pearson J   194
Peirce CS   328
Pelops   *187*
Pende   72
Penfield W   262,276,329
Perls F   252
Perrin J   17
Perrin P   196
Perris C   297
Perrot P   276
Perry SW   398
Peters JE   149
Peterson RL   377
Peters UH   114,171
Petit G   274
Petrilowitsch N   245,308
von Pfaundler   203
Pfister-Ammande M   203
Piaget J   240,384
Pichon E   47
Pichot P   94
Pick A   78,131,133,383,388,391,403
Pierre-Kahn   73
Pinel P   4,5,16,17,33,89,102,112,117,134,158,159,164,165,293,298,340,386,387,389
Pitres A*JMM*   142,234,257,305,341,344,347,383
Pitt B   43
Platon   166,176,*237*,*245*,292,*368*
Plessner H   *27*,125
Ploutarchos   *368*
Plum F   136
Plutchik R   286
Poeck K   222
Polatin P   213,361
Polonio P   59
Poppelreuter W   157
Posner JD   136
Pötzl O   146,260,282
Premack D   204,288
Pretzer J   334
Prichard J*C*   89
Prigerson HG   296
Prill HJ   100
Prince M   232,235

Prochaska JO   315
Proust M   262,308
Prusiner SB   396
Pryse-Philips W   345
Pseudo-Dionysius   *34*
Ptolemaios K   *353*
Putnam H   177

Q

Quercy P   133

R

Rachman SJ   153
Rado S   *213*,311
Raecke J   151,232
Ralph RO   214
Ramon L   161
Raphael B   296
Raspe RE   *99*
Rayer   161
Raymond   285
Reboul-Lachaux J   211,263,323
Régis *JBJ*E   208,210,211,215,230,305,333,341,342,343,344,346,347,360,*367*
Reich W   80,237
Reid JP   *303*
Reil J-C   1,16
Reilly J   153,310
Reilly TM   350
Reisberg B   377
Reiter   279
van Renterghem   19
de Renzi E   *140*,381
Rett A   46
Revault d'Allonnes   11
Ribot T*A*   23,*220*,311,325,342,377,378
Richer P*MLP*   18,154
Riese W   156
Rizzolatti G   205
Robeiz JJ   395
Robin C   2
Robinson RG   302
Rochet   133
Roemer H   75
Rogers CR   287
Rogers D   103
Rogues de Fursac *MHJPE*   227,401
von Rohden   73
Rose   155
Rosenfeld M   272

Rosenthal D   213
Rosenthal NE   300
Rosenthal RJ   97
Rosenzweig S   317
Ross ED   134
Roth B   171,172
Roth M   28,48,244,370
Rotschuh KE   319
Rouma   131,133
Rousseau J-J   *92*
Rouyer   228
Rowan EL   269
Rowntree LG   161
Ruch B   16
Rüdin E   64,364
Rümke HC   24,115,219
Russell B   176
Russell G   160
Ruther M   319
Rutter M   70,201

S

Sacks O   67
Sakel M*J*   30
Salemi-Paee   342
de Sanctis S   11,45
Sander W   366
Sapelier   196
Sappho   167
Sarner C   *96*
Sarraute N   *30*
Sauguet   83
de Saussure F   2
Scaife M   221
Schacter DL   375
Schäfer O   299
Schafer R   55
Scheler M   *27*,79,85,238,241,286,310
Scheller H   329,390
Schenk CH   160,173
Schilder P   78,257,281
Schmidt   145
Schneider C   133,261,333
Schneider K   3,25,68,73,86,88,91,113,174,177,178,242,248,290,295,299,308,311,318,324,339,350,352,354,400
Schopenhauer A   35,249
Schott   294
Schrenck-Notzing C   257
Schröder P   69,280
Schüle H   8,11
Schulmann   131
Schulte W   28,301,311,403
Schulthess   347

Schultz JH 83,121,319,320	Stern W 384	Trélat U 161,325,340
Scott 210	Stewart JW 302	Trenel M 131
Scoville WB 198	Still GF *149*	Trevarthen C 241
Searles HF 202	von Stockert FG 393,394	Trousseau A 139
Sechehaye MA 328	Stoller R 305	Tuke H 19
Seevers MH 63,195	Stolorow R 241	Tuke W 16
Séglas L *JE* 8,23,117,126,	Störring G 23,267,375	Tulving E 373,374
129,130,132,134,138,140,144,	Strambio 161	Tusques J 263
245,271,275,322,337,343,352,	Stransky E 34,47,130,266,	高木隆郎 59
365,368,369	335,401	武井茂樹 275
Selye H 153,202	Straus E 264,265,288,338	武正建一 368
Semon R 372	Strich SJ 186	滝上　正 *298*
Sérieux P 23,329,367,386	Stunkard AJ 159	田中寛郷 275
Serko A 47	Stutte H 60,345,388	辰沼利彦 222
Severinghaus JW 171	Sullivan HS 26,53,111,115,	辻井正次 44
Shakespeare W *138*,358	119,215,221,233,240,287,305,	鶴田　聡 222
Shapira Y 388	308	
Shaw GB *164*	Sutter JM 320	**U**
Sheehan DV 349	Sutton T 228	
Sheldon WH 77	Sydenham T 57	
Sicard JA 107	Szaz TS 29,78	Ulrich J 393
Siefert 309	Szondi L 208,236	Ulrichs KH 167
Sifneos PE 312	佐藤田実 262	内田裕之 262
Sigaud C 72,131	関　忠盛 359	内村祐之 214
Simonds CP 106	島崎敏樹 249,319	植元行男 346
Simon H 17	下田光造 81	宇野昌人 67
Sioli 60	新海安彦 379	臺　弘 63,214
Smats JC *33*	新福尚武 181,342	
Snell L 136	塩入円祐 373,380	**V**
Snowden JS 392	白川静 *115*	
Sollier P 159,277	諏訪　望 82	de Valensi 378
Sommer M 47,119	鈴木大拙 *219*	Valette P 212
Sommer R 179		van Bogaert L 78,281
Soukhaoff 376	**T**	van Eeden F 19
Souques 130,134		van Renterghem 19
Spatz H 377	Targowra R 219,353	Vaughn CE 289
Spencer H 23	Tausk V 248	Veale DMW 195
Sperling M 160,323	Taylor FK 273	Venables P 227
Sperry RW 192	Teasdale G 225	Venzlaff U 88
de Spinoza B 176	Teilhard de Chardin P 7,56	Veraguth O *124*
Spiro HR 99	Tellenbach H 28,33,81,179,	Verga A 136
Spitzer M 241,350	247,299,346,357	Victor M 195,377
Spitzer RL 65,160	Tennyson A *163*	Vié J 263
Spitz R *A* 50,125,304,321	Thibierge G 271	Villeneuve A 104
Spoerri T 138,145	Thomas Aquinas *303*,319	Villiers de L'Isle-Adam A 1
Spranger E 49,79	Thomsen J 366	Villinger W 90
Spurzheim *JG* 123	Thorn WAF 381	Vischer AL 203
Squire LR 373	Thuilié H 47	Voelkel H 181
Stanley MA 175	Tillich P 126,240,244,264,	Vogel 366
Stauder KH 118	319	Vogt H 186
Steck H 30	Titchener EB 287	Vogt O 64
Steffens DC 303	Todrov T *31*	Voisin F 47
Steinthal H 140,155	Todd J 260,358	Volpato S 162
Stekel W 180	Tolstoy L 262	von Baelz E 289
Stengel E 131,257	Tramer M 135	von Baeyer W 28,86,201,209
Sternbach H 188	Trautmann EC 203	von Baren C 357
Stern DN 241,289	Treasure JC 315	von Bertalanffy L 33,319
Stern K 395		

von Economo C   224
von Feuchtersleben E   12
von Gebsattel VE   264,338
von Goethe JW   298,363
von Gudden JBA   399
von Kestemberg E   204
von Kleist H   368
von Krafft-Ebing R*FJ*   8,163,
  164,166,167,196,256,257,357,
  367
von Meduna L*J*   30,231
von Monakow C   192,313,316
von Pfaundler   203
von Rohden   73
von Stockert FG   393,394
von Weizsäcker V   49,186,
  201,253
von Zeller EA   10
von Zerssen D   82,294

W

Waddington JL   103
Wagner R   *231*
Wagner von Jauregg J   30
Walters PA   312
Walther-Büel H   378
Warren W   47,211
Warrington EK   142,381
Watson JB   147
Waxman SG   144
Weber A   359
Wechsler D   384
Weinstein EA   110,143
Weintraub W   99
Weise RW   311

Weiss E   316
Weitbrecht HJ   307
von Weizsäcker V   49,186,
  201,253
Wepman JM   139,141,142
Werner EE   70
Wernicke K   22,36,117,120,
  141,142,222,229,232,244,245,
  279,322,335,339,341,352,354,
  372,373,375,377,383
Wertheimer M   252
West A   365
West ED   41,302
West WJ   387
Westphal K*OF*   73,170,342,
  366
Wetzel A   351
Weygandt W   299
Whiten A   384
Wieck HH   178,179,236,376
Wiener N   33
Wigert   119
Willis T   170,298
Wilmanns K   25,73,90
Wilson SAK   276
Wingate P   99
Wing L   46,210
Winkler WT   248
Winnicott DW   27,50
Winokur G   297
Wolf SM   195
Wolpert I   282
Woodruff G   204,288
Wright   161
Wundt W   218,251,316
Wynne LC   26,206

Wyrsch J   243,402
渡辺 憲   262

Y

Yap PM   214
Yates A   153
Youngs D   198
Yourcenar M   *1*
Youssef H   103
八木剛平   33
山田正仁   393
山鳥 重   156
山口直彦   262
山下 格   59
安永 浩   35,81
吉田哲雄   395
吉松和哉   272
吉本伊信   239
吉村正博   394

Z

von Zeller EA   10
Zeller W   252
von Zerssen D   82,294
Ziehen GT   90,221,227,319,
  322,332,346
Zihl J   283
Zisook S   296
Zola E   *8*
Zola-Morgan S   372
Zubin J   60
Zutt J   28,115,205,227,269

濱田秀伯（はまだ ひでみち）

　1948年東京生まれ。72年慶応義塾大学医学部卒業。医学博士。79〜83年パリ大学サン・タンヌ病院へフランス政府給費留学。慶応義塾大学医学部精神神経科専任講師，准教授，客員教授，群馬病院長を歴任。六番町メンタルクリニック精神療法センター長。日本精神医学史学会理事長。
専攻：臨床精神医学，精神病理学，フランスの妄想研究。
著書：『精神症候学　第2版』（弘文堂，2009），『精神医学エッセンス　第2版補正版』（弘文堂，2020），『著作選集ラクリモーサ』（弘文堂，2015），『精神病理学 臨床講義　第2版』（弘文堂，2017），『第三の精神医学』（講談社，2021），『メランコリー』（弘文堂，2008，共編著），『統合失調症』（医学書院，2013，共著）ほか。
訳書：ランテリ・ロラ『幻覚』（西村書店，1999），ジョルジェ『狂気論』（弘文堂，2014），セリュー & カプグラ『理性狂』（弘文堂，2018），香川修庵『一本堂行余医言』（創元社，2019）ほか。

精神症候学〔第2版〕

1994（平成 6）年12月15日	初　版1刷発行
2007（平成19）年12月30日	同　7刷発行
2009（平成21）年12月15日	第2版1刷発行
2024（令和 6）年 5 月30日	同　9刷発行

著　者　濱田　秀伯
発行者　鯉渕　友南
発行所　株式会社　弘文堂　　101-0062 東京都千代田区神田駿河台1の7
　　　　　　　　　　　　　　TEL 03（3294）4801　　振替 00120-6-53909
　　　　　　　　　　　　　　https://www.koubundou.co.jp

印　刷　三報社印刷
製　本　井上製本所

ⓒ 2009　Hidemichi Hamada. Printed in Japan
[JCOPY]〈(社)出版者著作権管理機構 委託出版物〉
本書の無断複写は著作権法上での例外を除き禁じられています。複写される場合は，そのつど事前に，(社)出版者著作権管理機構（電話 03-5244-5088，FAX 03-5244-5089，e-mail: info@jcopy.or.jp）の許諾を得てください。

ISBN978-4-335-65141-0

弘文堂刊　　●価格は 2024 年 5 月現在の本体価格です。別途消費税が加算されます。

書名	著者	内容	価格
精神病理学 臨床講義 第2版	濱田秀伯著	118に及ぶ症例をきめ細かく考察し、膨大な数の文献を読み解きながら、症状のとらえ方、診断のプロセス、疾患の概念を明晰かつ精緻に解説する。「心の病」の病理解明をめざす重厚にして華麗な仮想講義録。	6,500 円
精神医学エッセンス 第2版補正版	濱田秀伯著	ベテランの精神科医が長年にわたる臨床経験をもとに、精神医学とその関連領域の最新動向にバランス良く目配りして詳細にかつわかりやすく説いた、この分野のプロフェッショナルを目指す人のための書。	2,400 円
ラクリモーサ ──濱田秀伯著作選集──	濱田秀伯著	「妄想」「幻覚」「人間学」を柱に、生物学的研究や操作診断に回収されない人間精神の病理を捉えようとする著者の 30 年余の研究の歩みを集約する。（発行：群馬病院出版会／発売：弘文堂）	3,800 円
精神医学対話	松下・加藤・神庭編	個々の精神疾患や精神症状・症候をめぐる重要テーマを、臨床と基礎研究の第一人者が方法論的に異なる立場から詳細に論じ、さらにそれぞれの視点から双方向的にコメントを加え今後の方向を探る。	13,000 円
精神医学文献事典	松下・中谷・加藤・大野・神庭編	精神医学 200 年余の歴史をふまえ、精選された約 750 の重要文献の概要と学問上の意義について各分野の最適任者 330 名が具体的に記述。精神医学のさらなる発展のための指標である。	12,000 円
精神科ポケット辞典 新訂版	加藤・保崎・三浦・大塚・浅井監修	精神医療関係者のみならず心理・福祉領域で活躍するスタッフや学生、さらに教育・司法関係者にも必携。新項目を追加し全体を見直してリニューアルした信頼できるスタンダード。	3,800 円
現代精神医学事典	加藤・神庭・中谷・武田・鹿島・狩野・市川編	精神医学、精神科医療のあらゆる分野から厳選された 3000 余の項目を第一線で活躍する 570 名の専門家が明快・簡潔に解説する、今望みうる最高水準の事典。参考文献一覧・各種索引を完備。	18,000 円
パンセ・スキゾフレニック ──統合失調症の精神病理学──	内海　健著	統合失調症の病像が軽症化する一方でこの疾患の病態解明はむしろ停滞さえしている。生物学的アプローチと操作的診断基準隆盛の時代のなかで展開されるしなやかで緻密な精神病理学的思考の軌跡を集約する。	3,800 円
人の絆の病理と再生 ──臨床哲学の展開──	加藤　敏著	患者の語りに耳を傾け患者を師としつつ人間について思索する精神科医は、その治療実践を基礎に絆の再生に向けた倫理的課題をになうことを求められる。精神病理学の現場から発する臨床哲学のメッセージ。	3,400 円
「うつ」の構造	神庭重信・内海　健編	現代のうつ病とは何か、いかなる病態の変化があったのか、どのように治療を進めるべきか、精神病理、精神分析、医療人類学、精神薬理、神経生物学の専門家が相互の討議を踏まえ多角的に論じる。	3,200 円
生活習慣病としてのうつ病	井原　裕著	うつ病患者の多くは、薬だけでは治らない。現代社会がもたらす睡眠不足、過度の飲酒など、生活習慣が発症の誘因となっているからである。「薬に頼らない医療」による精神科医の臨床力アップを訴える。	3,400 円